现代眼库实用技术

Practical Guide for Modern Eye Banking

主　编　姚晓明　祝枚东　于　莉

副主编　黎　明　康　黔

主　审　徐锦堂

秘　书　姚　迪

编　者（以姓氏笔画为序）

于　莉　王　岚(Lan Wang)(美)　王明武(Mingwu Wang)(美)
王雪文(Wong Catherine)(香港)　未　阳　邢宝刚　刘语菲
齐　卫　孙铁军　李志伟　杨朝忠　连　浩　张远平　张　凯
张智勇　陈梅珠　林宝涛　周文强　赵　敏　祝枚东(澳)
姚　迪　姚晓明　袁凤波　诸凤娇　黄玉蓉　曹　群　曹端荣
银　勇　康　黔　辜凤娟　谢汉平　黎　明
Christina Sanchez Miller(美)
Janath Saman Matara Arachchige(斯)
Mohammed Hassain Sirry Cassim(斯)
Rachel Peltier(美)

人民卫生出版社

图书在版编目(CIP)数据

现代眼库实用技术/姚晓明,祝枚东,于莉主编.—北京:人民卫生出版社,2017

ISBN 978-7-117-24809-9

Ⅰ.①现… Ⅱ.①姚…②祝…③于… Ⅲ.①角膜-保藏 Ⅳ.①R779.65②R322.9

中国版本图书馆CIP数据核字(2017)第182225号

人卫智网	**www.ipmph.com**	**医学教育、学术、考试、健康,购书智慧智能综合服务平台**
人卫官网	**www.pmph.com**	**人卫官方资讯发布平台**

现代眼库实用技术

主　　编: 姚晓明　祝枚东　于莉
出版发行: 人民卫生出版社(中继线 010-59780011)
地　　址: 北京市朝阳区潘家园南里19号
邮　　编: 100021
E - mail: pmph @ pmph.com
购书热线: 010-59787592　010-59787584　010-65264830
印　　刷: 北京盛通印刷股份有限公司
经　　销: 新华书店
开　　本: 787×1092　1/16　**印张:** 27
字　　数: 674千字
版　　次: 2017年9月第1版　2017年9月第1版第1次印刷
标准书号: ISBN 978-7-117-24809-9/R·24810
定　　价: 185.00元
打击盗版举报电话:010-59787491　E-mail:WQ @ pmph.com
(凡属印装质量问题请与本社市场营销中心联系退换)

主　编
Editor-in-Chief

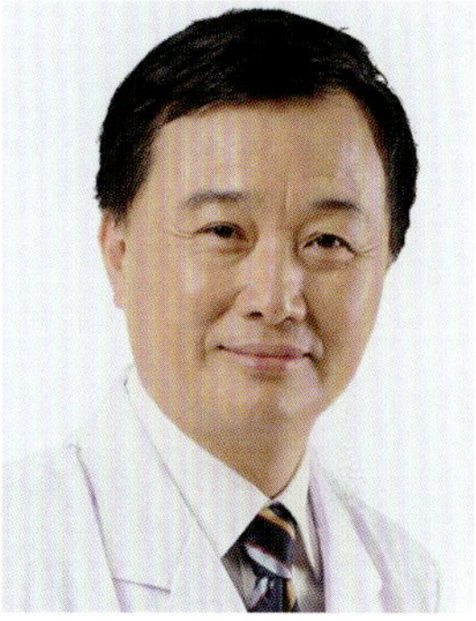

姚晓明，医学博士、主任医师。1995 年毕业于广州暨南大学。现为成都爱迪眼科医院业务院长、深圳市政协委员、中国医师协会理事、深圳市慈善会晓明眼库基金创始人兼法人、斯里兰卡国际眼库国际荣誉顾问、美国国际复明眼库会员、仲和视觉康复发展中心理事。《中华眼外伤职业眼病杂志》《中国实用眼科杂志》和《山东大学耳鼻喉眼学报》编委。曾任暨南大学硕士研究生导师、深圳市眼科医院眼表与角膜病区主任，云南省中心眼库、长沙爱尔眼库、金华红十字眼库、呼和浩特红十字眼库和西安市眼库的顾问。推动中国大陆第一部器官移植法《深圳经济特区人体器官捐献移植条例》的立法，促成了深圳、湖北、吉林、湖南、新疆等多个省市的角膜捐献。主编和参编了《眼库》《眼表移植学》《共焦显微镜临床应用指南》《手法无缝线小切口白内障手术》等 10 多部专业著作。获多项省市科技成果奖、2 项发明专利和 6 项实用新型专利。从 1999 年至今，率队前往西藏、云南、青海、新疆、江苏等国内多数省区和缅甸、柬埔寨、尼泊尔等国为上万例贫困患者实施复明手术。2014 年 9 月，参与了由中国和斯里兰卡两国元首夫人共同启动的“爱的回馈——中斯友好光明行”大型慈善活动，为 1000 例斯里兰卡白内障患者成功实施了复明手术，受到了两国元首的接见。获得的荣誉包括：2009 年“感动伊春年度人物”、2012 年深圳市“十佳医务工作者”、2013 年度深港生活大奖“年度致敬人物”、深圳关爱行动 10 年“慈善楷模”。

Dr. Yao Xiaoming, MD Ophthalmology (China Ji'nan University), Deputy Director of the Chendu Aidi Eye Hospital, member of Chinese Medical Association, Shenzhen CPPCC member, founder of Xiaoming Eye Bank Fund (China), the Honorary International Advisor of Sri Lanka International Eye Bank, member of International Sight-Restoration Eye Bank, USA, member of Zhonghe Visual Rehabilitation & Development Center. Editorial board member of *Chinese Journal of Ocular Trauma and Occupational Eye Disease*, *Chinese Journal of Practical Ophthalmology* and *Journal of Otolaryngology and Ophthalmology of Shandong University*. He was professor of Ji'nan University, director of corneal and ocular disorders department of Shenzhen eye hospital. He promoted the first Chinese public legislation for the organ transplantation Shenzhen Special Economic Zone Human Organ Donation and Transplantation Regulations. As an adviser of many eye banks around China, he helped to brought about the first corneal donation historically in several provinces.

He is an expert surgeon in corneal disease and cataract blindness, edited more than 10 books for medical professional such as *Eye Banking*, *Ocular Transplantations*, *Clinical Application Guide for In vivo Confocol microscopy*, *Manual Sutureless Small Incision Cataract Surgery*, et al. He hold a numbers of patent including 2 invention patents 6 application patents approved by State Intellectual Property Office (PRC).

He has providing free operation for more than 20,000 cataract patients from China, Nepal, Myanmar, Cambodia and other countries since 1999. Invited by the Chinese Ministry of Foreign Affairs, he participated the charity "Tribute to Love —Sri Lanka Free Cataract Surgery Campaign for a Brighter Tomorrow" in 2014 and was received by the Presidents of the two countries. He has been awarded with the 2005 Lions Clubs International "President Award", Shenzhen-Hong Kong Year 2013 Living Award "Annual Tribute people", "China Shenzhen Care Action Charity Model", "The 10 Top Doctors in Shenzhen, China" and other honors.

主　编
Editor-in-Chief

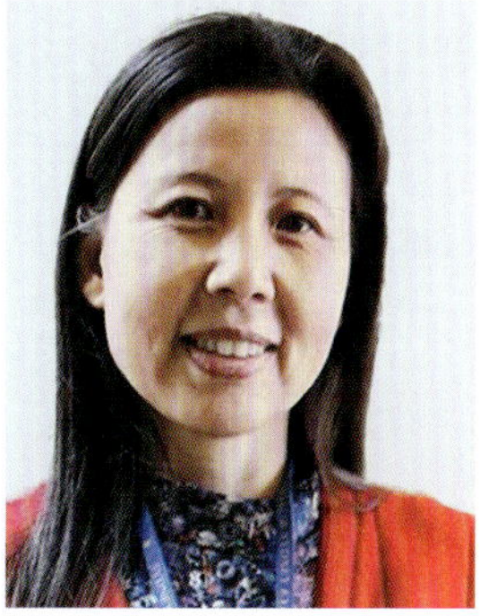

祝枚东，中国南京医科大学医学、外科学学士（MBBS），眼科学医学硕士、澳大利亚悉尼大学眼科学博士。现任澳大利亚新南威尔士州狮子会眼库和新南威尔士州组织库及澳大利亚眼生物库高级科学家、悉尼大学医学系副教授、高级研究员、医学硕士和博士生导师、南京医科大学第一临床医学院客座教授、江苏省眼库医学顾问及国际华人海外眼科及视觉研究协会理事。长期于国内外从事眼科临床、科研和教学，擅长视网膜眼底病、角膜病和眼库专项及各类眼科药物临床实验，参与完成及在研各级科研课题 40 余项，临床药物试验 50 余项，在 SIC 杂志发表论文 50 余篇，主、参编 *Macular Degeneration*、*Eye and Vision Research Developments*：*Eye Disease Associated with Sleep Disorders* 等专著。自 1995 年以来一直致力于中国现代眼库的建设。自 1996 年起帮助中国眼科医生在悉尼大学眼科系和悉尼眼科医院培训并向中国眼库输送新技术，同时帮助中国眼库工作人员的技术培训。除参与指导中国的眼库工作外，她还在印度和越南等亚洲国家为眼库建立、技术支持和员工培训做出贡献。

Dr. Meidong Zhu obtained her MBBS, and MMed of Ophthalmology from Nanjing Medical University in 1982 and 1988, respectively. She was later awarded PhD in Ophthalmology in 1998 by University of Sydney, Australia. Currently she works as a Seniorhospital scientist in Lions New South Wales Eye Bank, New South Wales Tissue Bank and Australian Ocular Biobank in Sydney, Australia. As an Honorary Associate Professor in University of Sydney, she supervises students in Master of Medicine, Master of Philosophy and Doctor of Philosophy studies in School of Medicine of the University. Other positions she holds include Honorary Professor of the First Clinical Medical College, Nanjing Medical University, Medical Advisor in Jiangsu Province Eye Bank and Board Member of *the Overseas Chinese Association for Visual and Eye Research*.

She has been engaged in clinical ophthalmology, ocular scientific research and teaching, in Australia, China and other countries since her graduation. Her special interests are in retinal and fundus disease, corneal transplantation and eye banking. She also has expertise in various types of ophthalmic clinical trials, in both academic and commercial environments. She has led or participated in more than 50 clinical trials and completed more than 40 research projects at all levels. She published more than 50 articles in the SIC journals. She also participated writing and editing books including *Macular Degeneration"* ,*Practical Technology in Modern Eye Bank*,*Eye and Vision Research Developments*: *Eye Disease Associated with Sleep Disorders* and other monographs.

Since 1995, she has been committing to and leading to the construction of Chinese modern eye banks. She has been introducing new technology to the Chinese Eye Banks in many cities, and at the same time, conducting staff training in Chinese Eye Banks. She also set up the relationship with China to help Chinese ophthalmologists participating in training at the Department of Ophthalmology, University of Sydney and Sydney Eye Hospital. In addition, she contributes her expert knowledge to other Asian countries, such as India and Vietnam, for the establishment of eye banks, technical support and staff training. Her work won her high reputations.

主　编
Editor-in-Chief

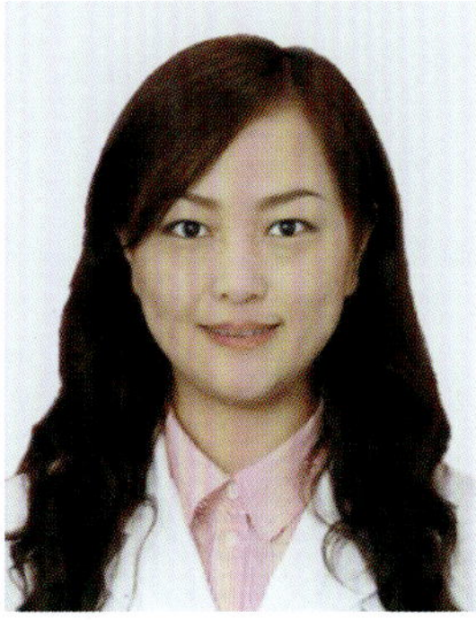

于莉，医学博士，深圳市眼科医院副主任医师，美国亚利桑那大学眼科系访问学者。

从事角膜与眼表病专科医师工作十年，任深圳市眼科医院眼库副主任、外联办主任，深圳市显微外科专业委员会委员，广东省医疗行业协会眼科管理委员会委员。第一作者发表国内外眼科核心期刊论文10余篇，主持省市级科研项目4项，授权专利11项，出版眼科专著3部。曾多次赴缅甸、柬埔寨、斯里兰卡、尼泊尔及大陆老少边穷地区开展免费白内障扶贫手术，擅长白内障、角膜及眼表病的诊治。

Yu Li, MD, Associate chief physician, Shenzhen eye hospital, visiting scholar at University of Arizona (USA).

Yu has been engaged 10 years as a specialist in the field of cornea and ocular surface diseases. She acts as the Deputy Director of Eye bank, Shenzhen eye hospital, director of department of Communication, member of Shenzhen microsurgery specialty committee, and member of Guangdong healthcare industry association Ophthalmology Management Committee. As the first author, she has published more than 10 research papers in core journals at home and abroad. She has been in charge of 4 scientific researches at provincial and municipal levels. She has 11 authorized patents and 3 published ophthalmology treatises. Yu is also an expert in the treatment of cataract, cornea, and ocular surface disease. She has traveled multiple times to Myanmar, Cambodia, Sri Lanka, Nepal, and undeveloped and some poverty-stricken area in China to provide free cataract operations to served the poor patients.

副主编

Associate Editor-in-Chief

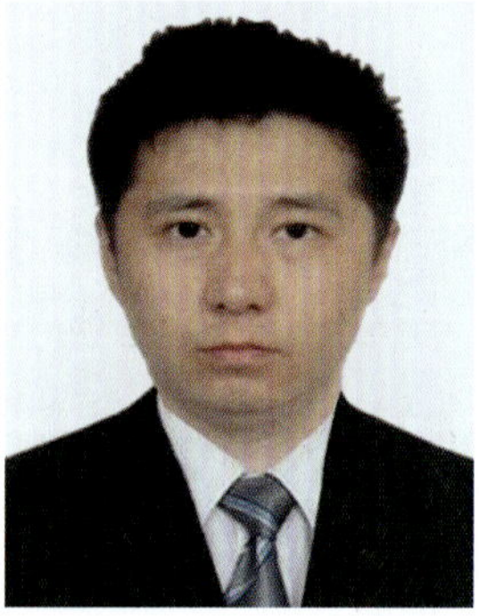

黎明，医学硕士，深圳市眼科医院眼科副主任，2003 年毕业于中山大学中山眼科中心，其间参与了重组人表皮生长因子(rhEGF)滴眼液Ⅱ期临床试验及卫生部课题基金(961122)、广东省自然科学基金(960145)和广东省重点科技攻关项目(962205004)资助的系列科研，致力于眼表疾病，特别是角膜共焦显微镜的相关临床研究。毕业后多次参与深圳狮子会组织的防盲扶贫活动。2005 年于 SCI 期刊 *EYE* 发表 *Tear Function and Goblet Cell Density after Pterygium Excision*，在国内眼科杂志上发表论文 30 余篇，主编《共焦显微镜临床应用指南》等。参与的“角膜移植免疫排斥反应的系列防治研究”获 2004 年中华人民共和国教育部二等奖和 2005 年广东省科学技术三等奖。2009 年获深圳市高层次人才奖。

Li Ming, M. Med. , deputy director of ophthalmology department of Shenzhen eye hospital, the Guangdong Provincial Natural Science Foundation of China (960145) and the key scientific and technological project of Guangdong Province (962205004), and participated in the clinical research of the recombinant human epidermal growth factor (rhEGF) eye drops and the Ministry of Health(961122), et al of funded series of research, committed to the ocular surface disease, especially the corneal confocal microscope related clinical research. After graduation, I participated in the anti-blind and poverty alleviation activities organized by the Shenzhen Lions Association. 2005 published in the SCI journal *EYE Tear Function and Goblet Cell Density after Pterygium Excision*, published in the domestic ophthalmology magazine more than 30 articles. Participated in the “corneal transplantation immune rejection of the series of prevention and control research” by the People's Republic of China in 2004 the Ministry of Education and the Guangdong Provincial Science and Technology Award in 2005 third prize. 2009 by the Shenzhen high-level talent award.

副主编

Associate Editor-in-Chief

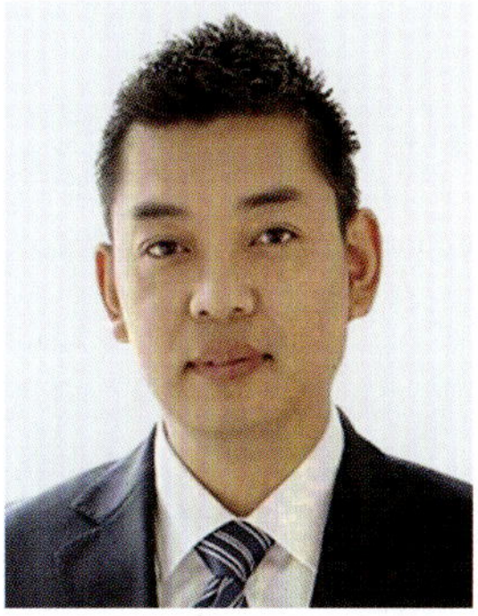

康黔，成都爱迪眼科医院角膜眼表疾病专科主任、眼库医学主任、四川省医学会眼科专业委员会委员、西南眼库联盟理事。致力于角膜和眼表疾病的诊断和治疗，尤其擅长于药物联合角膜移植治疗严重感染性角膜疾病。参与组建中-斯国际联合眼库。在国内专业期刊发表论文20余篇。

Kang Qian is the director of cornea & ocular surface disorders department and medical director of Eye Bank of Chengdu AIDI Eye Hospital, member of Ophthalmology Special Committee of Sichuan Medical Association, council member of Southwest China Eye Bank Alliance. Kang Qian devotes himself in diagnosis and treatment of corneal diseases and ocular surface diseases. He is especially skilled at the treatment of seriously infectious corneal diseases with the combination therapy of medicine and corneal transplantation. Kang Qian participated with enthusiasm in the establishment of China-Sri Lanka Cooperative Eye Bank in Chengdu. He has published more than 20 papers on the academic periodical in China.

主 审

Chief Reviewer

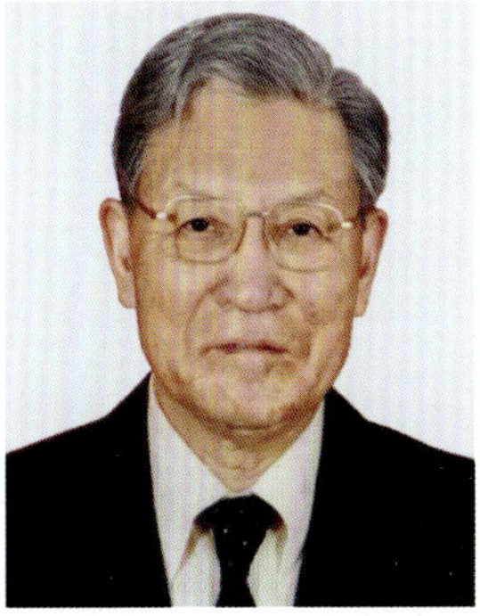

徐锦堂，眼科教授、主任医师、博士研究生导师。1955 年毕业于大连医学院，1956 年被派往前苏联莫斯科医学院攻读眼科研究生，并在乌克兰 Filatov 眼科研究所学习角膜移植。1959 年获前苏联副博士学位。学成回国后到哈尔滨医学院附院眼科工作。

1980 年起，先后任暨南大学眼科教研室主任、眼科教研室主任、中华医学会眼科分会角膜病学组组长、广东省眼科学会副主任、卫生部眼科实验室学术委员会委员、暨南大学学术学位委员会委员、医学院学位委员会主席、《眼科研究》和《眼科新进展》等杂志副主编及其他 5 本杂志编委，主编《眼科急症的防治》《角膜移植术》《角膜病基础理论与临床》《眼科全书》（角膜、结膜及巩膜病）、《眼表疾病的基础理论与临床》《中西医角膜病学》《眼烧伤基础理论与临床》《眼卫生保健》；参编《眼科临床药理学》《实用眼表病学》《中华眼科学》和《医学金鉴》（眼科卷）等。1991 年和 1996 年获国家教委科技进步一、二等奖，1997 年获国家科技进步奖（第一合作单位），1998 年获国务院侨办科技进步一等奖、解放军总后卫生部科技进步三等奖，2002 年和 2004 年广东省科技进步奖，1998 年和 2003 年先后获实用新型专利和发明专利授权。

先后获 1991 年广东省高教“七五”科技先进工作者、1992 年国务院特贴专家、1998 年国务院侨办所属院校优秀教师、2003 年广东省老科技先进工作者、2006 年暨南大学“终身贡献奖”、2007 年广东省医学会“突出贡献专家奖”。

Xu Jintang, professor of ophthalmology, chief physician, doctoral supervisor. He graduated from China Dalian Medical University in 1955. Dispatched to Moscow Medical College of the former Soviet Union to study for a graduate degree and studied corneal transplantation in the ophthalmic research institution of Filatov, Ukraine, in 1956.

Got the degree of Candidate of Sciences of the former Soviet Union in 1959 and returned to China after graduation he worked in Ophthalmology department of Harbin medical college affiliated hospital. From 1980, he successively served as research director of Ophthalmology in China Ji'nan University; research director of ophthalmology, head ofcorneal disease group of Chinese medical association; deputy director of Guangdong provincial academy of ophthalmology; committee member of ophthalmology academic board of the Ministry of Health; committee member of academic board of Ji'nan University; president of academic degrees committee of medical college; editorial board member for 5 magazines such as *Ophthalmic Research* and *Evolution of Ophthalmology*, etc.); acted as the chief editor of *Control of Ophthalmic Acute Diseases*" , *Corneal Transplantation*, *Basic Theories and Clinic of Corneal diseases*, *Encyclopedia of Ophthalmology* (*Corneal*, *Conjunctival and Scleral Diseases fascicle*) , *Basic Theories and Clinic Medicine of Ocular Surface Diseases*, *Keratonosus in Traditional Chinese and Western Medicine* and *Basic Theories and Clinic medicine of Eye Burns*, *Ophthalmic Hygiene*, Participated in the editing of *Clinical Pharmacology of Ophthalmology*, Functional Theories of Ocular Surface Diseases, *Chinese Ophthalmology* and *Essential References for Medical Science*. He was awarded the First and Second Prize for Science and Technology Advancement by National Board of Education in 1991 and 1996, the Prize for National Science and Technology Advancement (the First Cooperating Organization) in 1997, the First Prize for National Science and Technology Advancement by the Overseas Chinese Affairs Office of the State Council and the third prize for National Science and Technology Advancement by the Health Department of the Liberation Army in 1998, Guangdong Provincial Prize for National Science and Technology Advancement in 2002 and 2004, obtained Utility Model Patent and Invention patent Authorization in 1998 and 2003, Scientist and Technologist of Guangdong Province, the expert received special benefit from the State Council in 1992, prominent teacher of the universities affiliate to the Overseas Chinese Affairs Office of the State Council in 1998, the Senior Advanced Scientist and Technologist of Guangdong Province in 2003, Lifetime contribution award of Ji'nan University in 2006, the experts who have Outstanding Contributions in Guangdong Province in 2007.

编　者
Editors

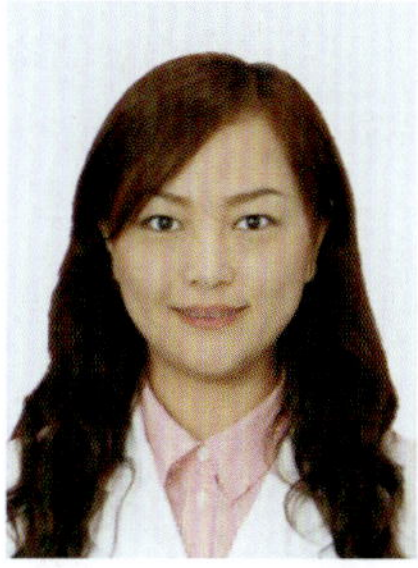

于莉，医学博士，深圳市眼科医院副主任医师，美国亚利桑那大学眼科系访问学者。

Yu Li, MD, Associate chief physician, Shenzhen eye hospital, visiting scholar at University of Arizona (USA).

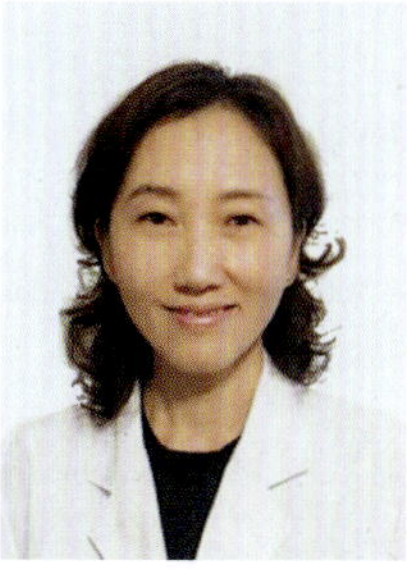

王岚，医学博士，美国阿拉巴马眼库亚洲事务总监。

Wang Lan, Director of Asia distribution, Alabama eye bank, USA

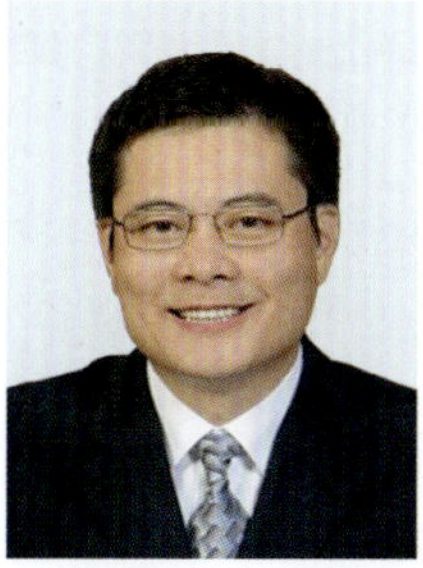

王明武，医学博士，美国亚利桑那大学医学院眼科与视觉科学系角膜及眼表疾病中心主任，临床眼科副主任，副教授。

Mingwu Wang, MD, PhD

Vice Chair, associate professor of clinical ophthalmology, director of cornea and external disease service, department of ophthalmology and vision science, The university of Arizona college of medicine, USA

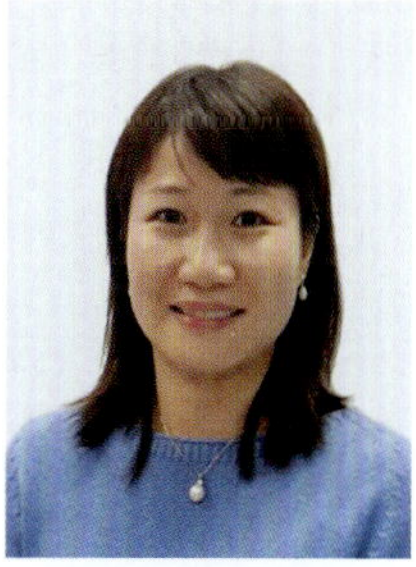

王雪文(Wong Catherine)，香港医管局眼库主管。

Wong Catherine, Director of Hongkong hospital authority eye bank, China.

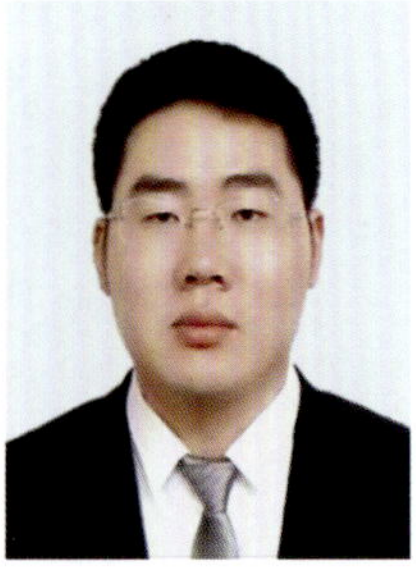

未阳，成都爱迪眼科医院-斯里兰卡眼捐献协会国际联合眼库协调员。

Wei Yang, CEBT, Coordinator of Chengdu AIDI eye hospital-Sri Lanka international cooperative eye bank, China

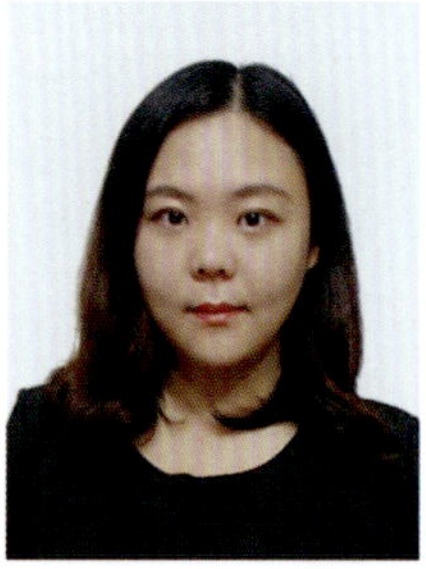

刘语菲，爱尔眼科医院集团眼表及眼库项目主任。

Liu Yufei, Manager of ocular surface disorders & eye bank Project, Aier eye hospital group, China

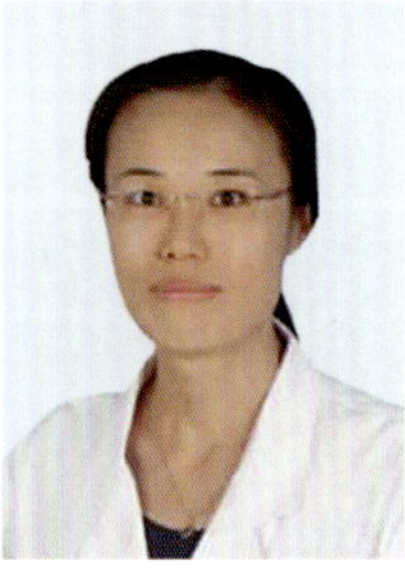

齐卫，医学硕士，汕尾亮睛工程眼科医院主任，主治医师。

Qi Wei, M. Med., Director, Shanwei Project Vision eye hospital, China.

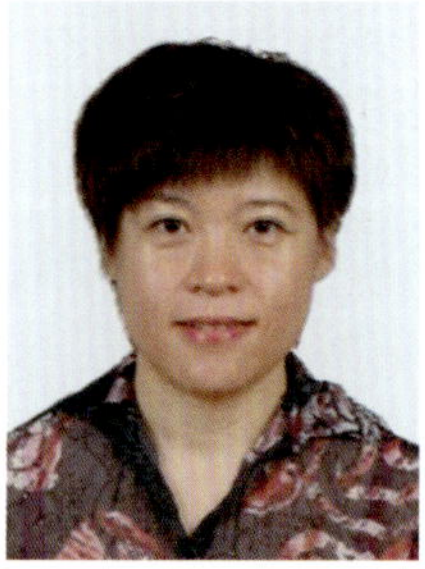

孙轶军，秦皇岛市第一医院眼科，副主任医师。

Sun Yijun, Associate chief physician, department of ophthalmology, The first hospitalof Qinhuangdao, China.

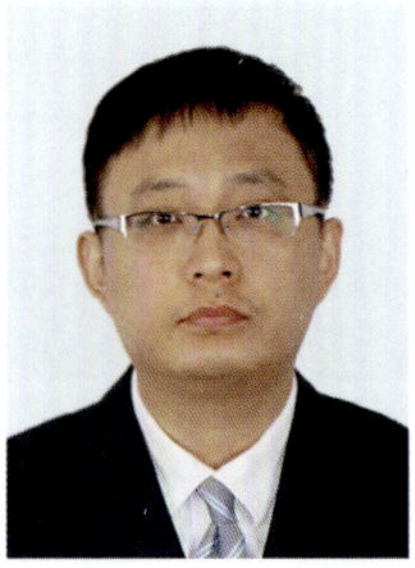

李志伟，医学博士，山东省立医院主治医师。

Li Zhiwei, MD., Attending doctor, department of ophthalmology, Shandong provincial hospital, China

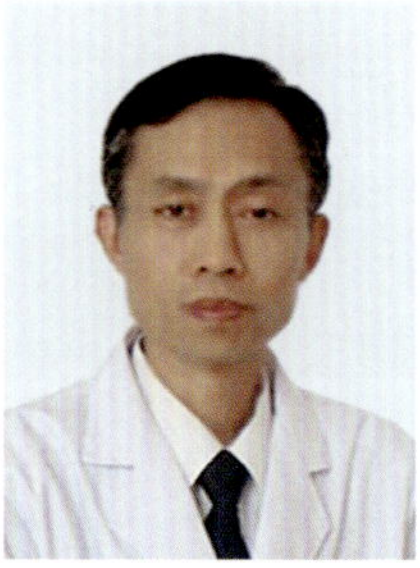

杨朝忠，主任医师、教授、硕士研究生导师，山东省菏泽医学专科学校眼科研究所所长、菏泽医专附属医院副院长、中华医学会眼免疫学组委员。

Yang Chaozhong, Chief physician, professor, director of ophthalmic institute of Shandong Heze medical college, China

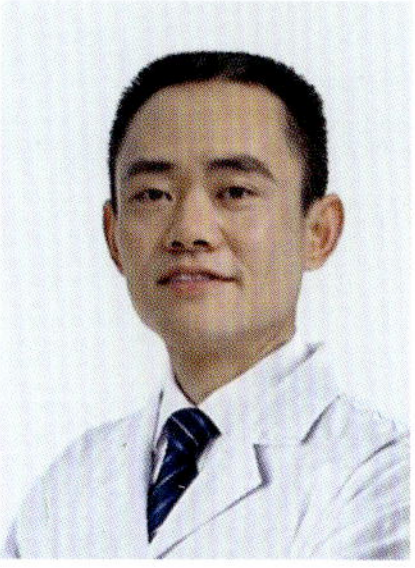

连浩，成都爱迪眼科医院业务院长，副主任医师，白内障复明国际（亚洲）援助项目专家。

Lian hao, Director, department of cataract and deputy-president of Chengdu AIDI eye hospital, expert of international (Asia) cataract aid surgery service, China.

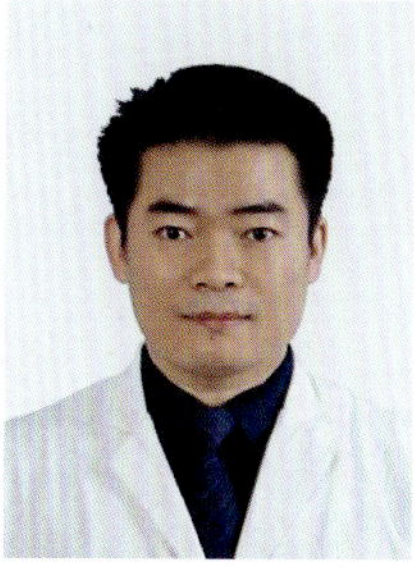

张凯，山东省立医院眼耳鼻喉科医院眼科中心副主任，医学博士，主治医师。

Zhang Kai, MD, Vice director, Ophthalmic center of Shandong provincial hospital, China.

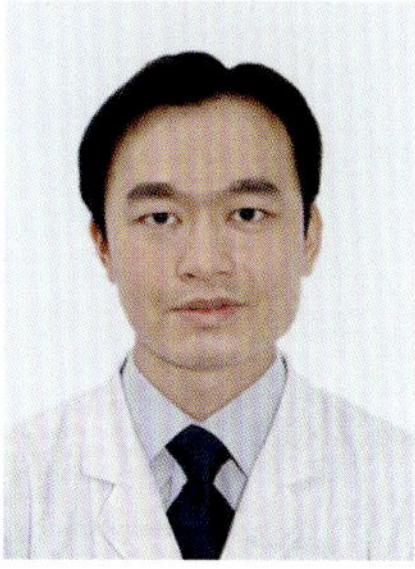

张智勇，福州东南眼科医院角膜与眼表疾病科主任，副主任医师。

Zhang Zhiyong, Department of ocular & corneal diseases, associate chief physician, Fuzhou Southeast eye hospital, China.

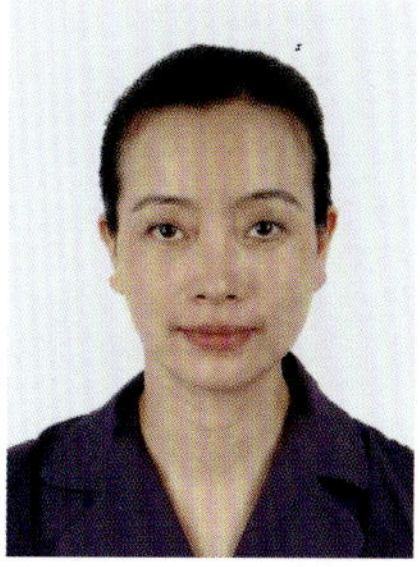

陈梅珠，医学博士、主任医师、解放军福州总医院眼科主任，福建省眼科学会常委、福建省角膜病学组副组长，厦门大学医学院教授。

Chen Meizhu, MD, chief physician, director of ophthalmology department of the people's liberation army Fuzhou general hospital, member of the standing committee of the Fujian provincial society of ophthalmology, vice-director of Fujian provincial corneal diseases group, professor of Xiamen University school of medicine, China.

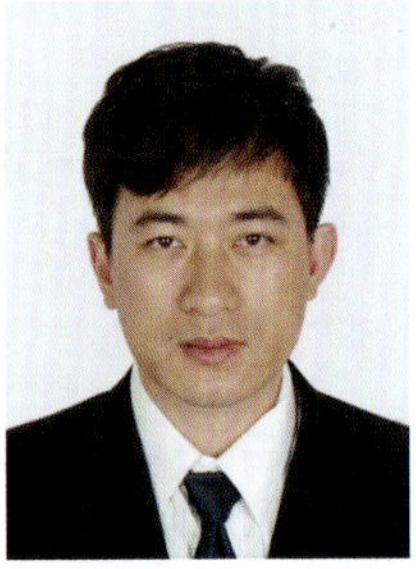

林宝涛，医学硕士，深圳市眼科医院主治医师。

Lin Baotao, MMed, Attending doctor, Shenzhen eye hospital, China.

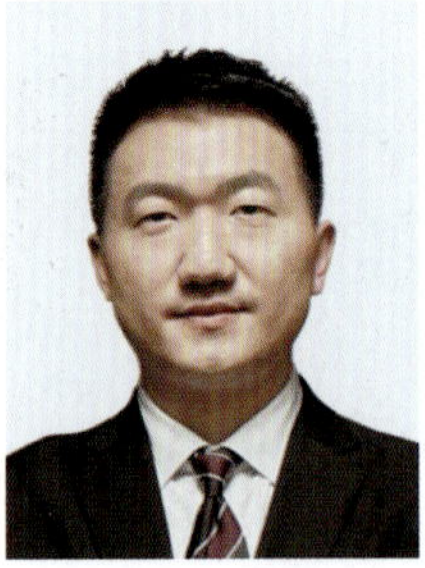

周文强，成都爱迪眼科医院院长助理，国际部主任。

Zhou Wenqiang, Head of International affairs, Assistant to the general manager of Chengdu AIDI eye hospital, China.

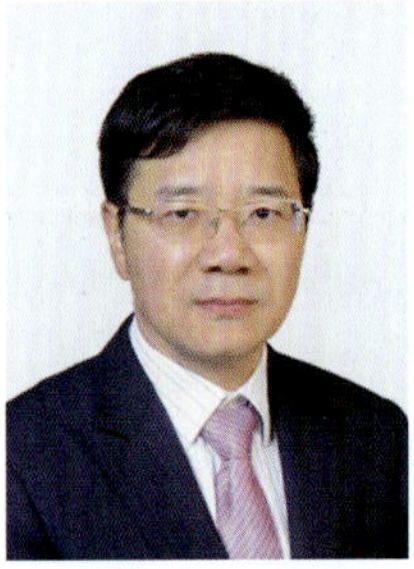

赵敏，重庆医科大学附属第一医院眼科教授、主任医师、重庆市眼库主任、川渝眼库联盟理事长、重庆市视觉光学学会主任委员、中华眼科学会角膜病学组委员。

Zhao Min, professor, chief Physician of The first hospital affiliated to Chongqing medical university, director of Chongqing eye bank, board chairman of Sichuan-Chongqing eye bank alliance, chairman of committee of Chongqing academy of visual optics, member of the Chinese medical association corneal diseases group, China

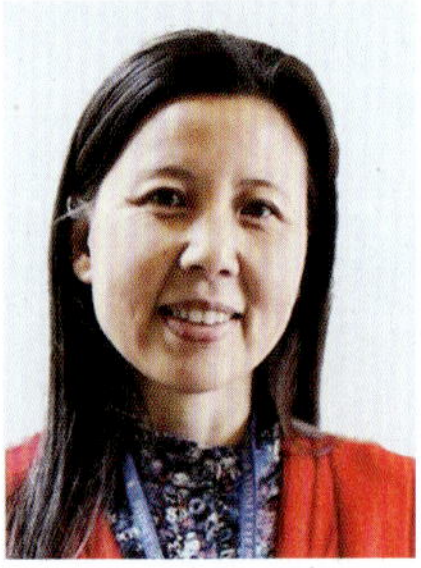

祝枚东，中国南京医科大学医学、外科学学士、眼科学医学硕士，澳大利亚悉尼大学眼科学博士。澳大利亚新南威尔士州狮子会眼库和新南威尔士州组织库及澳大利亚眼生物库高级科学家、悉尼大学医学系副教授。

Zhu Meidong, MBBS, MMed Ophthalmology, PhD Ophthalmology. Senior hospital scientist in Lions New South Wales Eye Bank, New South Wales Tissue Bank and Australian Ocular Biobank in Sydney, Australia.

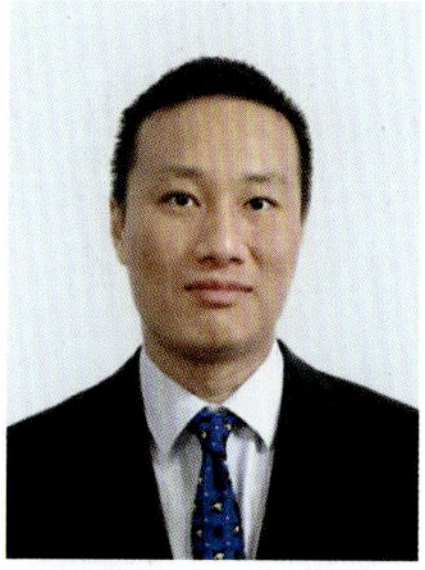

姚迪，商学硕士，免疫学、微生物学士，卡图科技（澳大利亚）高级顾问。

Yao Di, MCom, BSc, Senior consultant of Catus Technology Australia, Australia.

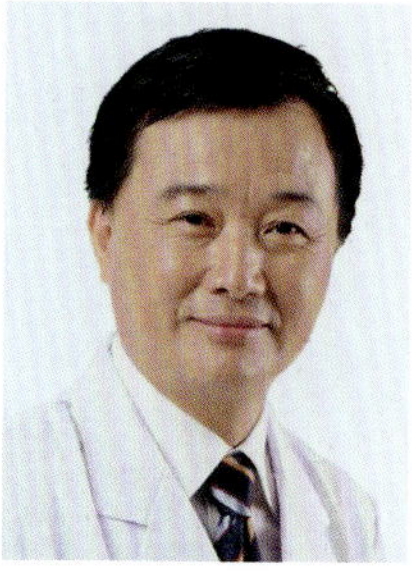

姚晓明，医学博士，主任医师，成都爱迪眼科医院业务院长、中国医师协会理事、深圳市慈善会晓明眼库基金创始人兼法人、斯里兰卡国际眼库国际荣誉顾问。

Dr. Yao Xiaoming, MD Ophthalmology (China Ji'nan University), chief physician, deputy Director of the Chendu Aidi Eye Hospital, member of Chinese Medical Association, founder of Xiaoming Eye Bank Fund (China), the Honorary International Advisor of Sri Lanka International Eye Bank, China.

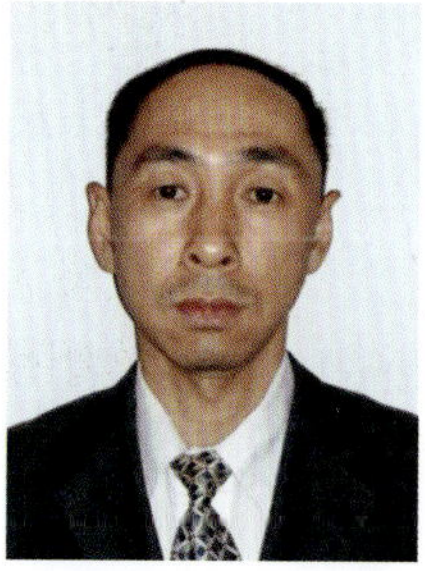

袁凤波，深圳市眼科医院眼库技师。

Yuan Fengbo, CEBT, Shenzhen eye hospital, China.

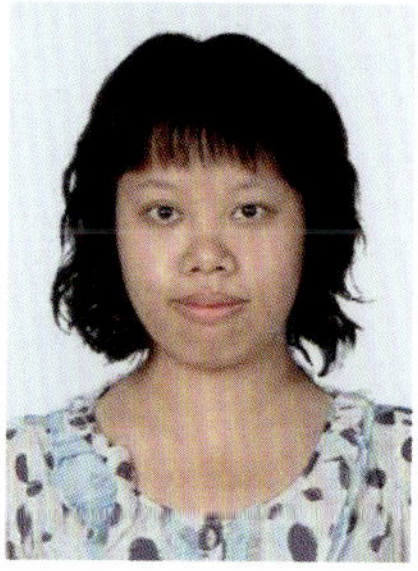

诸凤娇，医学硕士，主治医师，上海市浦东新区眼病牙病防治所。

Zhu Fengjiao, M. Med., Attanding doctor, Pudong newdistrict eye & dental diseases prevention and treatment center, Shanghai, China.

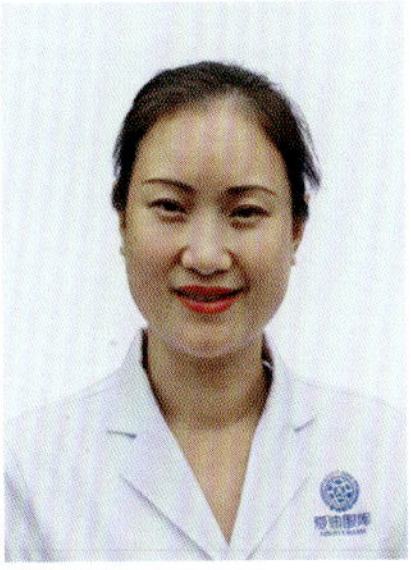

黄玉蓉，成都爱迪眼科医院-斯里兰卡眼捐献协会国际联合眼库协调员、持证眼库技师。

Huang Yurong, CEBT, Coordinator & office director of Chengdu AIDI eye hospital-Sri Lanka international cooperative eye bank, China.

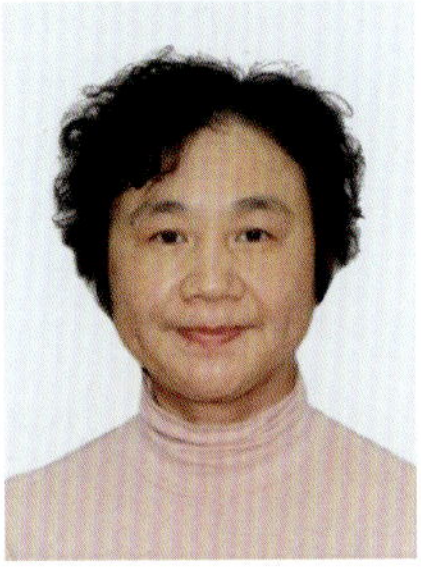

曹群，主任医师，北京医院。

Cao Qun, Chief physician, Beijing hospital, China.

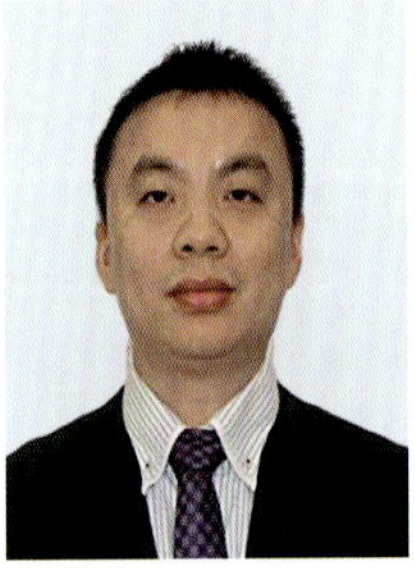

曹端荣，医学硕士，深圳市宝安区人民医院眼科主治医师。

Cao Duanrong, MMed, Attending doctor, Department of ophthalmology, Shenzhen Baoan people's hospital, China.

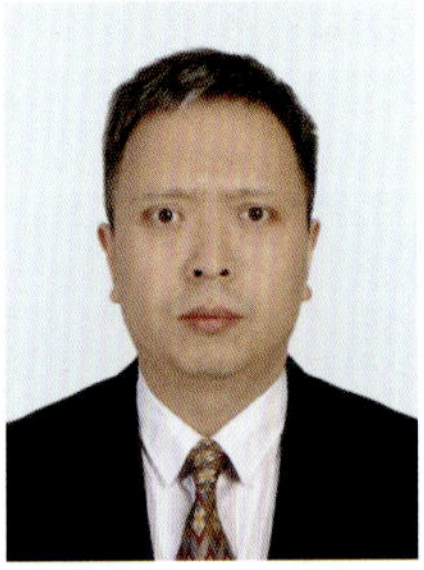

银勇，西安市第一医院、西安市眼库主任。

Yin Yong, Director of Xi'an eye bank, The first hospital of Xi'an city, China.

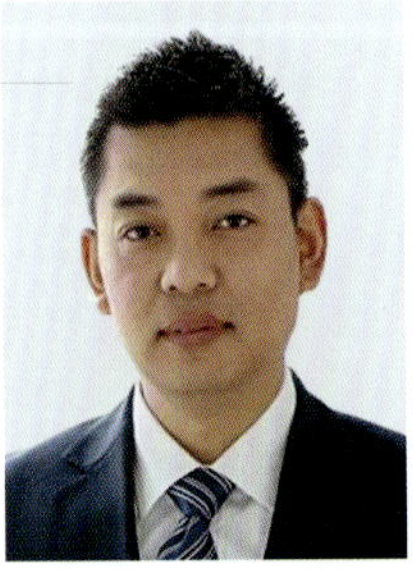

康黔，四川省医学会眼科专业委员会委员、成都爱迪眼科医院角膜眼表病专科主任、成都爱迪眼库主任。

Kang Qian, Director of ocular surface & corneal diseases group, medical director of Chengdu AIDI international eye bank, associate professor of Chengdu medical college, China.

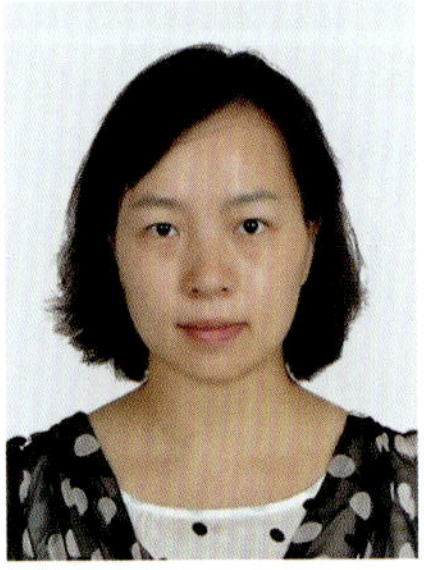

辜凤娟，重庆市眼库秘书、重庆市器官捐献协调员。

Gu Fengjuan, Secretary of Chongqing eye bank & Sichuan-Chongqing eye bank alliance, Chongqing organ donation coordinator, China.

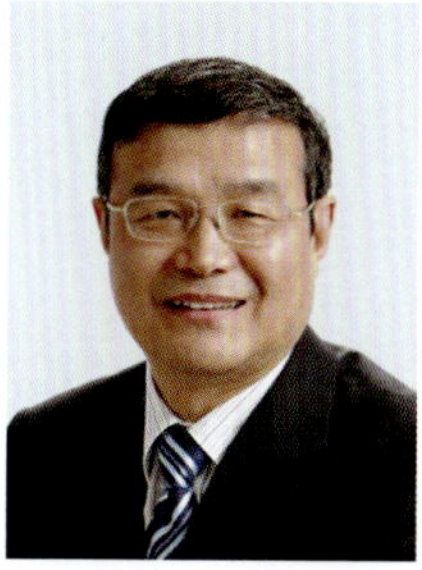

谢汉平，医学博士，第三军医大学西南医院教授，主任医师。中国医师协会眼科分会角膜病学组委员，第十届全国角膜病学组委员，第三军医大学学报编委。

Xie Hanping, PhD & MD, Prof. and Chiefphysician of Southwest hospital affiliated to the third military medical university, member of Cornea society of Chinese national ophthalmologist association and of 10th Cornea society of Chinese medical association, China, member of ActaAcademiaeMedicinaeMilitarisTertiae.

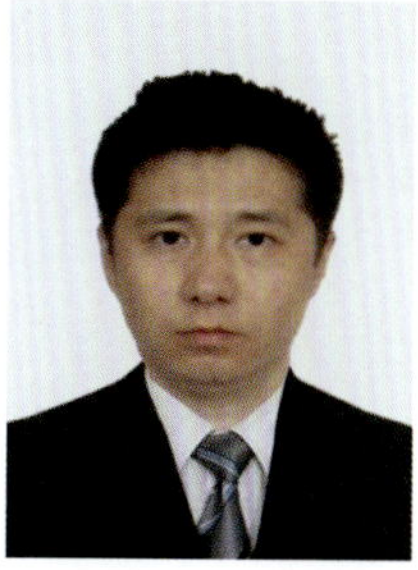

黎明，医学硕士，深圳市眼科医院眼科副主任。

Li Ming, M. Med., deputy director of ophthalmology department of Shenzhen eye hospital, China.

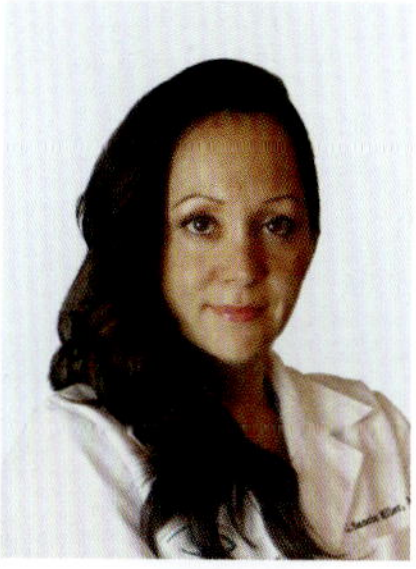

克里斯提娜·桑切斯·米勒，哲学博士，美国国际复明眼库首席执行官，持证眼库技师。

Christina Sanchez Miller, MPH, CEO & CEBT, International sight restoration eye bank, USA.

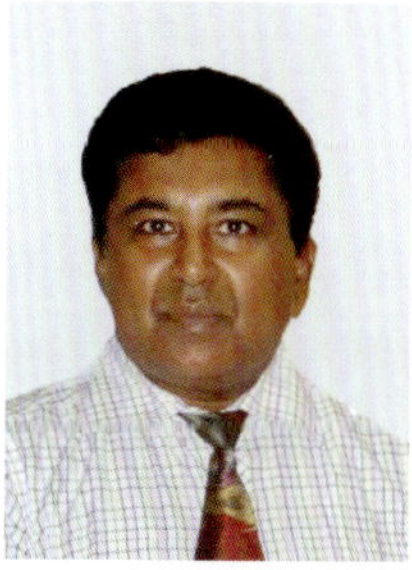

戛纳特·沙曼·马特拉·阿拉奇，斯里兰卡国际眼库经理，成都爱迪眼库顾问。

Janath Saman Matara Arachchige, Manager of Sri Lanka international eye bank, Sri Lanka, Consultant of China Chengdu AIDI eye bank.

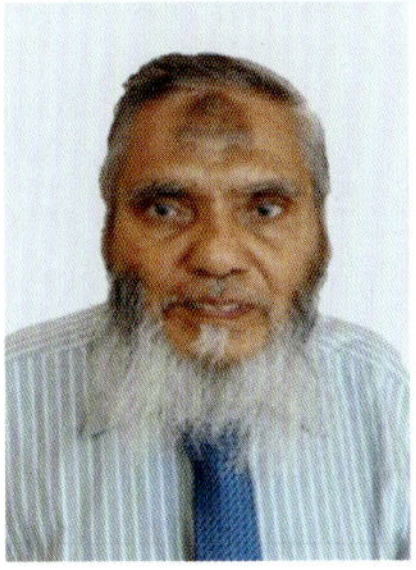

穆罕默德·侯赛因·希瑞·卡西姆,皇家外科医师学院学者、英国皇家眼科学院学者、伦敦眼科专业证书、巴基斯坦总统ThamgaImitiaz奖、斯里兰卡眼捐献协会医学主任、斯里兰卡哈德逊·希尔瓦医生纪念眼科医院主任。

Mohammed Hassain Sirry Cassim, FRCS (Eng.), FRCOPH(UK),TI(Pak)

Member of Council of Sri Lanka academy of ophthalmology, Director of Dr. Hudson Silva memorial eye hospital,Sri Lanka.

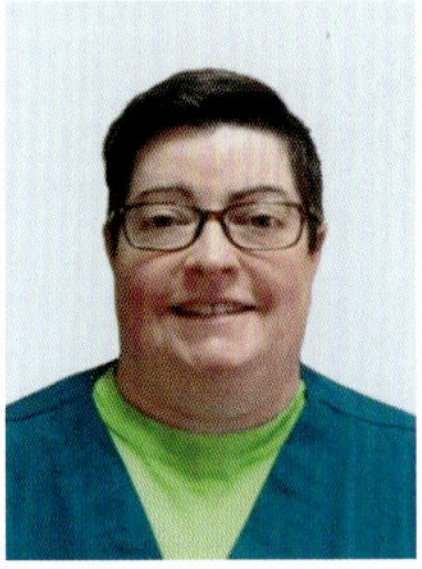

雷切尔·珀尔帖,博士,美国阿拉巴马眼库持证眼库技师,特别项目总监。

Rachel Peltier, PhD. ,CEBT, Director of special projects, Alabama eye bank, USA.

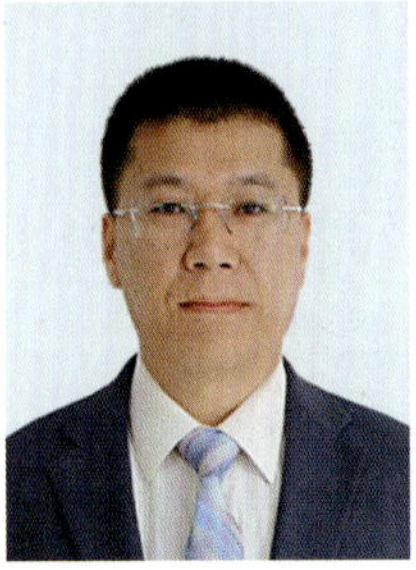

邢宝刚,深圳华厦眼科医院副主任医师,眼科主任。

Xing Baogang, Director, Department of ophthalmology, Shenzhen Huaxia eye hospital, China.

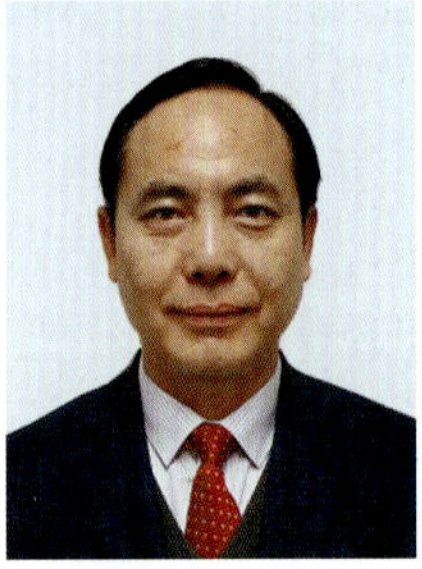

张远平,医学博士、主任医师、教授,昆明医科大学第二附属医院眼科主任、云南省中心眼库主任。

Zhang Yuanping, MD, chief physician, director of ophthalmology, professor, the 2nd affiliated hospital of Kunming medical university, head of Yunnan central eye bank, China.

序 一

根据我国角膜病学组的流行病学调查，我国约有角膜病患者3337万，其中角膜盲患者302万。角膜移植术是公认的最有效的治疗方法，也是成功率最高的组织移植，但由于角膜供体的匮乏，每年只有约5000例患者能够通过角膜移植来恢复视力或保留眼球。

我认识《现代眼库实用技术》主编之一的姚晓明博士已近30年，当时我作为他硕士毕业的答辩委员会主席参加过他的毕业论文答辩。后来他攻读我国著名的角膜病专家徐锦堂教授的博士，开始了他从青年时代的追求，经过多年的努力，在推动国内首部器官捐献移植条例的立法、设立个人冠名基金促进眼库建设等方面做了很多有益的探索。他身体力行、捐献并亲手移植了他母亲角膜的事迹体现出他献身角膜移植和眼库事业的情怀和执着的专业精神，是我们学习的楷模。另一位主编祝枚东（Zhu Meidong）教授也是我的老朋友，长期在悉尼眼库工作，熟悉西方国家的捐献文化和眼库流程，近年来多次应邀在国内大型眼科学术会议上演讲，受到国内学者的关注。

本著作的编著者阵容强大，既有长期从事角膜移植的临床医生，也有热衷于推动眼库发展的社会工作者，既有发达国家的眼库专家，也有发展中国家的研究学者；作者除详细论述眼库的历史和现状之外，还用大量篇幅介绍了涉及眼库的所有功能，并在国内同类型著作中首次将眼库环境监控、眼库质量保障以及眼库的慈善事业和社会责任等内容编入章节，使读者在理解质量是眼库生命的同时，也体会到角膜捐献对推动医学进步和促进社会文明的重要意义。

我十分高兴地接受邀请，为两位教授的新著《现代眼库实用技术》作序。并向广大眼科同仁郑重推荐这部便捷、实用的著作。

谢立信

中国工程院院士

二〇一六年五月十三日

Preface 1

According to the epidemiological survey of corneal diseases group in China, the number of the patients who suffered from corneal diseases is 33. 37 million including 3. 02 million with corneal blindness. Corneal transplantation is recognized as the most effective treatment, and it is also have a highest success rate among tissue transplantations.

However, with only less than 5,000 patients can have their sight restored or even keep eyeball intact with a corneal transplant due to the lack of donated cornea.

I knew Dr. Yao Xiaoming, one of the editors of "*A Practical Guide for Modern Eye Banking*", for more than 30 years. As the president of Thesis Defense Committee back then, his outstanding performance in Master's thesis defense impressed me a lot. After that, he studies his PhD degree under the tutelage of Professor Xu Jintang, a famous experts of Chinese corneal diseases. Dr. Yao had made a lot of positive attempts to promote the legislation of the first organ transplantation law in Mainland China, establish personal naming sponsorship fund to facilitate the practice of eye banking. He always devoting himself to corneal transplantation and eye banking career, moreover, he donated his mother's corneas and took charge for his mother's operation. He is the hero that is really worth learning.

Another co-author Mrs Zhu Meidong is also my old friend, have been serviced in Sydney Eye Hospital, Lions Eye Bank for many years, familiar with the developed country healthcare system, donation culture and eye banking, she has been invited to give speech at the National Ophthalmology Conference in recent years, which has attracted the attention of many Chinese academics.

The team of the writers and editors who compile this monograph is professional and authoritative. They are clinical doctors for corneal surgery, the social worker who is full of enthusiasm about promoting the development of eye banking, the eye bank staff from developed countries and the research scholar from developing countries. The authors not only elaborate the history of the current situation of eye banking, but also introduce all functions relating to eye banking. At the same time, the monograph firstly incorporates the chapters refer to environment monitoring, quality guarantee, charity and social responsibility of eye bank. This innovation allows the audience to understand that the quality control is the first priority of eye banking and the important meaning of cornea donation in promoting the development of medical science and social civilization.

I am very grateful to be invited to preface the new "A Practical Guide for Modern Eye Banking". And I sincerely recommend this practical book to every fellow.

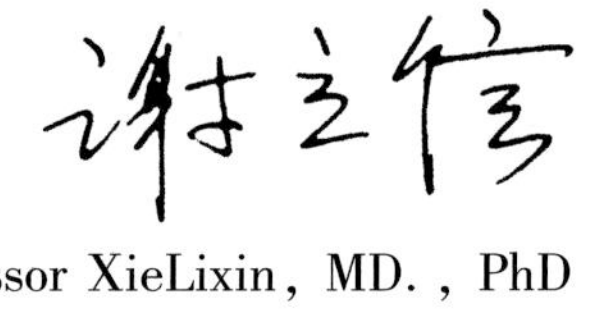

Professor XieLixin, MD., PhD
Academician of China Engineering Academy
May 13, 2016

序　二

据世界卫生组织2010年的统计，全球盲人总数3936.5万人，等待角膜移植的近1000万人，而在发展中国家，每年仅有10万人接受角膜移植。我国角膜盲患者数为302万，每年又有新增病例。其中80%左右可以用角膜移植手术得以复明，但是仅有5000例患者有幸接受角膜移植手术。造成这种现象的主要原因就是对身后捐献角膜的认识比较落后，为此必须加强科普宣传，改变旧的伦理道德和社会习俗，使人人觉得身后捐献角膜是光荣、高尚之举，是人生的最后贡献。进一步健全器官移植法，也是我国能够大量开展角膜移植的保证。促进眼库建设，形成供体网络，通过先进的交通设施把角膜供体运达需要的医疗单位。如此才能使许多角膜盲患者脱离漫长的等待、重见美丽的中华。

1992年，姚晓明医生在我指导下攻读角膜移植博士学位时，他目睹了角膜供体匮乏给患者留下的无助和眼科医生的无奈，决心要编著一本眼库专业参考书。当时，他和李志杰博士正在对各自的课题进行刻苦钻研，以期完成博士学位的课程。如再要挤出时间编著这一尚无先例的专著，难度可想而知。幸而得益于已故李辰教授的悉心指点和协助，《眼库》才得以在20世纪90年代末出版发行。据我所知，那是当时国内第一部也是迄今为止出版的唯一眼库专业著作，对普及眼库知识起到了较好的推动作用。

目前，从全球的发展趋势看，眼库由功能单一的机构演进成为集公众宣教、供体获取、病原检测、活性保存、成分制备、合理分配于一身的复合体。《眼库》问世已过去近19年，其内容已显滞后。本书的编著者们显然察觉到这些不足，于是便有了不同于以往的全新创作。经学生多次力邀，盛情难却下，我欣然同意为本书的内容安排提出建议并对全书进行技术性审校。客观而论，本书除系统论述角膜捐献和眼库的历史沿革、眼库技术的革新完善之外，还在眼库专业和捐献移植人文的结合上做了有益的探索和尝试，内容新颖独特、形式别具风格。它既借鉴了国内外经典图书的传统内容，又在参考大量文献的基础上用将近二分之一的篇幅对眼库技术的最新进展进行了详尽的描述，涉及面广、操作性强，最难得的是，针对角膜捐献立法、眼库运行及社会责任等方面的叙述，大多来自编著者个人的亲身经历和体会，符合中国国情，实具中国特色，这对我们这个拥有13亿人口、角膜盲患者众多而捐献角膜者较少的大国加快推进角膜捐献、规范眼库操作具有重要的指导意义。也可以说，本书是继1998年版《眼库》之后又一部系统阐述眼库技术的佳作。

值此专著出版之际，我谨表达由衷的喜悦和祝贺，也对我的学生姚晓明博士学以致用、术有专攻的敬业精神表示赞赏。希望本书的出版有助于读者特别是对致力于眼库和角膜病专业的医务人员和社会工作者可以从中学到有益的思维方式和知识经验。

是为序。

徐锦堂

2017 年 2 月 15 日

Preface 3

I consider it an honor to have been asked by Dr. Xiaoming Yao to share my thoughts as a foreword to this milestone Chinese-language book on modern eye banking. *Practical Guide for Modern Eye Banking* covers a full range of relevant topics in detail and can be considereda firsthand reference book on eye banking. I am especially proud to have personally contributed to the section on Descemet membrane graft preparation for DMEK (Descemet membrane endothelial keratoplasty).

Cornea specialists in China face multiple hurdles in providing care to their patients. Among them, an increasingly large population of patients with corneal blindness and the unparalleled scarcity of sustained ocular tissue donation sources present two critical public health challenges. Thus, establishing a modern eye banking system is of utmost importance to the welfare of corneal patients in China. Currently, eye banks in China only serve individual institutions and represent small facilities usually equipped with a super-clean bench, a slit-lamp microscope, a refrigerator, and a liquid nitrogen jar. By contrast, eye banking in the West is a much more centralized process. While it is clear that a complete adoption of Western eye banking practices is inappropriate for China, the process through which current Western standards have evolved can serve as a valuable model for creating a functional system that suits China's unique social and cultural circumstances. In reference to the established Western standards, this book comprehensively provides needed guidance for constructing eye banks in China.

I have worked closely with Dr. Yao, accompanying him on missions to remote China, and find him to be an outstanding cornea surgeon. Dr. Yao is among the pioneers attempting to establish an eye banking system in the country and has worked tirelessly to bring it to its current state. His efforts during the system's infancy led to creation of new Chinese regulations and guidelines surrounding organ donation. This book serves as yet another testament to his contribution towards the ongoing endeavor of eye bank development in China. Within each chapter, I found nuggets of wisdom and clinical pearls to apply in my own practice, and I strongly believe readers who invest in this book will consider it just as rewarding as I have. To Dr. Yao and the other authors of this book, thank you for sharing your valuable time and knowledge.

Mingwu Wang, MD, PhD
Founder and President of NeuVision Medical Institute
Clinical Professor of Ophthalmology
Department of Ophthalmology and vision Science
University of Arizona College of Medicine
Tucson, Arizona, USA
December 9, 2016

前　言

据统计，全球的角膜盲约 1000 万，其中我国的角膜盲约 400 万，而每年实施的角膜移植手术仅有 5000 例。这个数字的背后就是绝大多数需要角膜移植的角膜病或角膜盲患者将因供体角膜的匮乏而无法接受角膜移植手术。

1993 年，当我还在广州暨南大学攻读角膜移植专业博士学位，听闻国内尚无一本论述眼库的专著后，便萌发了编撰《眼库》的想法。我的建议得到了李辰教授和我的导师徐锦堂教授的鼓励和支持。李辰教授还向他任顾问的广东优秀科技专著出版基金会申请了出版基金资助，由李辰、李志杰和我共同担任主编。不过，由于出版时仅仅印刷发行了 600 册，以至于甫一面世便告售罄，至今仍有不少同事和朋友向我索要该书。有趣的是，某些电商仍称有存货，但售出的却是质量低劣的复印本。

2000 年 10 月，我受邀前往日本群马县桐生市的日本临床眼科研究所，师从著名眼科学家百濑皓教授学习角膜移植和白内障手术技术。为了更方便快捷地进口角膜，百濑皓教授特地从斯里兰卡雇请了一位秘书，专职负责与斯里兰卡国际眼库的联络。每隔几天，便有数只装有僧伽罗人无偿捐献的角膜的保温泡沫箱空运到日本，这给我以极大冲击和震撼，也使我萌生了去探访这个神秘眼库的念头。为此，百濑皓教授为我写了一封访问斯里兰卡国际眼库的推荐信。但由于当时斯国内“猛虎”组织活动猖獗，我始终未能成行。斯战乱结束后，我终于在 2011 年 1 月前往科伦坡参观这个享誉全球的眼库，并拜访了斯里兰卡角膜捐献之父 Hudson Silva 先生的遗孀、时任斯里兰卡眼捐献协会主席 Silva 夫人。2011 年 4 月，在 Silva 夫人的支持和时任斯里兰卡总统 Mahinda Rajapaksa 的夫人 Shirandi Rajapaksa 女士的推动下，斯里兰卡国际眼库向深圳市眼科医院捐献了 4 只角膜。之后，我先后协助成都爱迪眼科医院、西安市第一医院眼库、中山大学中山眼科中心、河北省眼科医院、朝聚眼科医院和厦门眼科中心等从该眼库获赠 1000 多只角膜。2014 年 9 月，国家主席习近平和夫人彭丽媛访问斯里兰卡，我带领由深圳市眼科医院等国内医院的专家组成的医疗队在科伦坡 Lanka Hospital 共实施了 1000 例白内障复明手术，并应邀出席了由两国元首夫人启动的仪式，其主题“爱的回馈——中斯友好光明行”（Tribute to love，Sri Lanka Free Cataract Surgery Campaign for Brighter Tomorrow）正是对斯里兰卡人民向中国捐赠角膜的真诚回报。

随着中国社会的进步和科技的发展，特别是 2003 年我与时任深圳市人大常委会常委的吴江影等数届人大代表和社会有识之士共同推动了国内第一部器官移植法规《深圳经济特区人体器官捐献移植条例》的立法之来，以深圳为先导的国内角膜捐献和器官捐献持续加速，对国内其他省市的组织器官捐献起到了引领示范作用。现在，再回头审视《眼库》发现，尽管它对眼库和角膜的保存做了较为全面的综述，但未涉及与捐献者亲属沟通、捐献者筛查、眼库的社会责任等工作细节，很多内容亦嫌过时，论述亦显粗糙，因此，很有必要撰写一部更能全面介绍现代眼库的专著。于是，在4年时间里，我先后前往新加坡国立眼科中心眼库、澳大利亚悉尼眼库、墨尔本眼库、美国SightLife眼库、得克萨斯移植服务中心、国际复明眼库、佛罗里达眼库、斯里兰卡国际眼库、斯里兰卡国家眼库等地考察，获得了大量第一手资料。在此基础上，我邀请中国大陆、中国香港以及美国、斯里兰卡、澳大利亚的眼库同道共同编写了这部全新的著作。除在内容上不囿于传统思维外，在形式上也进行了创新，并荣幸地采纳了人民卫生出版社编辑李海凌博士的建议，将书名确定为《现代眼库实用技术》。全书共17章，30余万字，300多张照片，26张表格。编者们试图以与时俱进的方式展示近20年来中外与眼库相关的人文和理念的发展，侧重反映眼库的最新实用技术。

2009年6月13日，深圳的一位大学教师向春梅去世，她捐献角膜的善举开深圳角膜捐献之先河。2001年9月24日，鲁彩云(蒙古族名宝丽德)不幸去世，她的丈夫赵显廷先生毅然捐出妻子的角膜，使一位藏族和汉族角膜盲患者得到及时救治。2005年9月17日，我的母亲丁剑芬，一位普通的离休医生去世。我遵照母亲生前的嘱托，和我的同事袁风波一道，摘取了她的角膜，并亲手移植给了8例角膜病患者。怀着对逝去生命的惋惜和对传承光明的景仰，我亲自参与了深圳大多数角膜捐献的获取和移植全过程，在伴随一个个生命消逝和见证一只只盲眼复明的过程中，我历经了无数沉重和兴奋并行、悲痛与喜悦交集的难忘时刻。在本书付梓之际，我特地邀请角膜捐献者亲属、书法家赵显廷先生为本书题写书名，以表达对向春梅、鲁彩云、我的母亲等为中国角膜捐献和眼库建设做出贡献的角膜捐献志愿者及其亲属的崇高敬意，我还要感谢斯里兰卡和美国的不知名的逝者将角膜捐到中国，在异国他乡延续着光明。不过，我坚信，在不久的将来，中国眼科医生实施角膜移植所需的供体将完全来自于中国公民的无偿捐献！

在本书交付出版之际，我要对一直以来关心角膜捐献、移植和眼库发展的前辈、同事和朋友们表示由衷的感谢。他们是(排名不分先后)：吴玉华、刘丽华、王磊、唐珂、百濑皓(日)、Ellen R. Kerns、Paul Graves(美)、April M. Gilbert(美)、Eric E. Abdullayev(美)、张游、陈忠华、赵丽珍、林瑜、洪涛、应宪、梁明、李力、文源静、陈远忠、杨长虹、魏承庆、肖爱明、许颖荃、吴江影、黄挺、姚玉峰、陈蔚、袁进、洪晶、曲洪强、潘志强、史伟云、徐建江、林桃、毕永涛、宁春旭、万伟、刘云树、肖云、赵铁英、吴长恩、刘媛、陈强、梁智聪、李娅莉、谢伯林、唐瑜鸿、朱强荣、郑中天、胡茂强、陈文峰、崔秀、萧明聪、柏英、周和政、段国平、刘晓军、李才锐、尹智坚、张远平、查旭、Scott Davis(美)、Fazna Ajward(斯)、Elizabeth Fout-Caraza(美)、Setsuko Susan Oak(日)、Yu-Guang He(何宇光)、Donna Drury、深圳市眼科医院、中国医师协会、深圳市红十字会、深圳博士眼镜连锁股份有限公司、深圳航空有限公司、深圳华明生物科技有限公司、深圳市越众投资控股股份有限公司、浙江省防盲指导中心、江苏康视佳医疗器械有限公司、深圳市科裕康医疗器械有限公司、深圳市瑞霖医药有限公司、科林医疗仪器(上海)有限公司、北京美隆国际公司、北京天鼎经济技术开发公司、上海视强医疗器械有限公司、广州宏达医疗设备有限公司、苏州康捷医疗器械有限公司、深圳斯尔顿科技有限公司、北京米赫医疗器械有限责任公司、招商局科伦坡国际集装箱码头有限公司(Colombo International Container Terminal Co. ,CICT)、Sri Lanka Eye Donation Society、Sri Lanka International Eye Bank、National Eye Bank of Sri Lanka、成都爱迪眼科医院、成都爱迪国际眼库、华厦眼科医院集团、湖南省人民医院眼科、朝聚眼科医院集团、呼和浩特红十字眼库、贵州晶朗眼科医院、福州东南眼科医院、爱尔眼库、中国驻斯里兰卡大使馆、中国驻尼泊尔大使馆、中国驻缅甸大使馆、深圳市慈善会晓明眼库基金、昆明医科大学附属第二医院眼科、云南省中心眼库、金华眼科医院、金华红十字眼库、大理大学附属医院眼科、深圳狮子会、深圳市真实视觉文化传播有限公司广州分公司、日本临床眼科研究所、美国 SightLife 眼库、美国佛罗里达眼库(Florida Lions Eye Bank)、Konan Medical(USA)、美国 HAI TechCo.、Vivian Xu(美)、美国阿拉巴马眼库(Alabama Eye Bank)、美国佛罗里达狮子会眼科研究所(Florida Lions Eye Institute)、美国德克萨斯大学西南医学中心(The University of Texas Southwest Medical Center)、美国德克萨斯移植服务中心(Texas Transplant Services Center), Lions New South Wales Eye Bank, Australia 以及 Eye Bank Association of Australia and New Zealand 等为本书无偿提供了许多有价值的资料。最后,我要特别感谢我的妻子高翔医生,她花费了大量时间和精力协助我整理书稿,是我推动角膜捐献和献身角膜移植事业的坚定支持者。

著书立说永远是一种遗憾。由于不同编著者所在国和地区的具体情况不同,眼库的操作程序各异,受其个人的学术背景和工作经验所限,撰写的内容无法以一概全,甚至差错谬误在所难免。这些,只能留作日后再版时一一勘正了,我恳请广大读者予以见谅,并提出宝贵意见。

姚晓明

2017 年 2 月 22 日

Foreword

Dr. Yao Xiaoming, MD

According to the current investigation, there are 10 million corneal blindness in the world with 40% of them live in China. However, only 5,000 cornea transplantation surgeries can be performed each year. It means that most patients with corneal blindness or corneal diseases cannot receive cornea transplant due to the lack of cornea.

I started thinking about compiling the book "Eye Banking" in 1993 when I was studying cornea transplantation inJi' nan University for doctor' s degree. Because I knew that there was no domestic monograph on eye banking at that time. Luckily, I got encouragement and support from Professor Li Chen and Professor Mr. Xu Jintang. Furthermore, Professor Li Chen applied publishing fund from the Guangdong Provincial Publishing Foundation for excellent scientific and technical monograph. With Professor Li, Mr. Li Zhijie and I acted as the chief editors together. Only 600 books published and they were sold out soon after launching. A lot of fellows still ask me for the copy. In fact, some e-businesses still have inventory, but they are selling press copies with inferior quality. , In October 2000, I was sponsored to study corneal transplantation and cataract surgery under Professor Akira Momose, the famous ophthalmologist from the Japanese Institution of Clinical Ophthalmology, Gunma, Japan. To facilitate cornea import, Professor Akira Momose hired a Sri Lankan secretary took charge of the contact with Sri Lankan International Eye Bank. Every few days, several corneas donated by Sinhalese arrived in Japan by air trans-portation. I was extremely shocked and eager to visit this mysterious eye bank in Sri Lanka. Professor Akira Momose wrote a recommendation letter for me to visit Sri Lankan International Eye Bank. Nevertheless, I was not able to implement the visit due to the civil conflict in Sri Lankan.

Until January 2011, I had the chance to visit the world-renowned eye bank in Colombo and met with Madam Silva who was the president of Sri Lanka Eye Donation Society (SLEDS) and the widow of Mr. Hudson Silva, father of cornea donation inSri Lanka. In April 2011, with the help of Madam Silva and the then First Lady Shirandi Rajapaksa, SLEDS donated 4 corneas to Shenzhen eye hospital where I worked then.

After that, I have successively assisted Chengdu AIDI Eye Hospital, the Eye Bank of the Xi' an First Hospital and Xiamen eye center etc. receiving more than1,000 corneas from the eye bank in Sri Lanka. President Xi Jinping and the First Lady Madam Peng Liyuan visited Sri Lanka in September 2014. The medical team I led which formed by experts from Shenzhen eye hospital and other domestic hospitals performed one-thousand cataract surgery in Lanka Hospital, Colombo. We' ve also invited to attend the ceremony of "Tribute to Love, Sri Lanka Free Cataract Surgery Campaign for Brighter Tomorrow" that was launched by the two First Ladies. This was there tribution for the corneal donation from Sri Lanka.

The society and technology are developing. The first organ transplantation law in Mainland China—"Human Organ Donation and Transplantation Regulation of Shenzhen Special Economic Zone" comes into forced in Shenzhen city, which promoted by Ms. Wu Jiangying, a member of Shenzhen people's congress standing committee, and myself, as well as many other NPC members. This legislation made Shenzhen a pioneer city for speeding up the development of cornea and organ donation.

If we review the book "Eye Banking", it can be noticed that, it does not involve the details refer to the communication with donor's families; the screening of donor or the social responsibilities of eye banking, even itprovides a relatively comprehensive summary. Besides, some contents are out of date and the discussion is rough. From the above, it is necessary to compose a monograph comprehensively introduces the modern eye banking.

Whereupon, I've successively visited the Eye Bank of Singapore National Eye Center, Sydney Eye Bank of Australia, Melbourne Eye Bank, American Sight Life Eye Bank, Texas Transplantation Service Center, International Sight Restoration, Sri Lankan International Eye Bank and Sri Lankan National Eye Bank to acquire firsthand information. On this basis, I invited the colleagues in the field of eye banking from America, Sri Lanka, Australia, Hong Kong and Mainland China to compile this monograph together.

The contents of the book are not restricted to the conventional thinking and it has innovation on form. It is honored to adopt the suggestion from Ms. Li Hailing, the editor of People's Medical Publishing House to name the monograph as "A Practical Guides for Modern Eye Banking". This book has 17chapters, thirty hundred thousand words, more than 300 pictures and 30 charts.

The editors try to demonstrate the development of humanity and theories refers to domestic and international eye banking in the recent 20 years. The emphasisis to illustrate the latest practical methods.

On June 13th, 2009, Ms. Xiang Chunmei, a college teacher from Shenzhen donated her corneas after her death. She set a precedent for cornea donation in Shenzhen, the following September 24th, Ms. Lu Caiyun past away. Her husband Mr. Zhao Xianting donated his wife's corneas without hesitation. The cornea helped two patients from different ethical background at the same time. On September 17th, 2005, my mother Mrs. Ding Jianfen past away. According to my mother's last word, my colleague and I collected her corneas and transplanted them to 8 corneal patients with my own hands.

I personally participated in the majority of cornea donation and transplantation in Shenzhen. I always feel sorry for the entire farewell and show my respect for the inheritance of brightness. I've experienced countless moments of pain, excitement, sorrow and happiness. At the time when this book is ready to go to press, I specially invited the family of cornea donor, the calligrapher Mr. Zhao Xianting to write the title of this monograph to show the great respect to all the cornea donors like Ms. Xiang Chunmei, Ms. Lu Caiyun and my mother and their families. I also appreciate the nameless donors from Sri Lanka and America who donated their cornea to China and help our people. But I firmly believe, in the near future, all corneas transplanted by Chinese ophthalmologists would be donated only by our Chinese citizens.

I'd like to take this opportunity to the following to express my heartfelt thanks and highest respect for their supports during my compiling: Wu Yuhua, Liu Lihua, Wang Lei, Tang Ke, Yao Shuhan, Liu Yunshu, Xiao Yun, Akira Momose, Yu-Guang He, Donna Drury, Ellen R. Kerns, Paul Graves, April M. Gilbert, Eric E. Abdullayev, Zhang You, Chen Zhonghua, Xie Yating, Scott Davis, Fazna Ajward, Elizabeth Fout-Caraza, Setsuko Susan Oak, Konan Medical, HAI Tech Co., Vivian Xu, SightLife, Florida Lions Eye Bank, Alabama Eye Bank, Florida Lions Eye Institute, Transplant Services Center of the University of Texas Southwest Medical Center, Chinese Doctor Association, Shenzhen Red Cross, Shenzhen Airlines Company, Shenzhen Huaming Biotech Co., Ltd, Jiangsu Konska medical instrument Co., Ltd, China regenerative medicine international Ltd., Shenzhen AiNear connea engineering Co., Ltd., Shenzhen K&K medical instrument Co., Ltd, Shenzhen Relin medicine Co., Ltd, Clinico medical (Shanghai), Shanghai scan optics Pty Ltd, Guangzhou DMK medical devices Co., Ltd, Hongda medical equipment Co., Ltd. Suzhou Kangjie medical instruments Co., Ltd, Shenzhen Certainn technology Co., Colombo International Container Terminal Co., CICT、Sri Lanka Eye Donation Society、Sri Lanka International Eye Bank、National Eye Bank of Sri Lanka、Chengdu Aidi eye hospital, Chengdu Aidi International eye bank, Chaoju eye hospital group, Hohhot red cross eye bank, Guizhou Jinglang eye hospital, Fuzhou southeast eye hospital, Aier eye bank, Shenzhen charity federation Xiaoming eye bank fund, Yunnan central eye bank, ophthalmology department of Dali university affiliated hospital, Shenzhen Lions Club, Japan clinical ophthalmic institute, Lions New South Wales Eye Bank, Australia, and Eye Bank Association of Australia and New Zealand, and the like.

Finally, I would like to thank my wife, my son, who continue to give me encouragement, provide support and the considerable time needed to produce what my teachers and friends hope is a popular professional book.

目　录

网络增值服务

扫描二维码，
免费下载

人卫临床助手

中国临床决策辅助系统

Chinese Clinical Decision Assistant System

Table of Contents

第一章 全球防盲形势

根据世界卫生组织(World Health Organization,WHO)发布的2010年全球视力障碍报告*Global Data on Visual Impairments 2010*,全球大约2.85亿人患视力障碍,其中,3900万盲,2.46亿低视力。大约90%的视力损害者为低收入阶层。82%的盲和65%的视力障碍发生在50岁以上人群。未矫正的屈光不正是中度和重度视力障碍的主要原因;白内障仍是低收入和中等收入国家的首要致盲原因。过去20年,全球传染眼病所致视力损害的人数已经在减少,80%的视力障碍可以预防或治愈。最明显的例子是,巴西通过国家社会保障体系已提供眼保健服务;摩洛哥启动公共资源以控制青光眼;中国自2009年以来已投入1亿多美元用于白内障复明手术;阿曼已完成了初级卫生保健网络的眼保健服务的整合;印度自1995年起向最贫穷的地区提供用于眼保健服务的资金,而在非洲等最不发达地区因盘尾丝虫病-沙眼导致的失明以及因这些感染性疾病所造成的负担已大幅降低。

自20世纪90年代初期以来,尽管全球人口呈现老龄化趋势,但视觉损害的程度在总体下降。这主要得益于社会经济的发展、公共卫生的协调行动、眼保健服务的改善以及提高人们对与视力损害有关问题(手术、屈光产品)的关注,使传染性眼病导致的视觉损害明显减少。

本章着重叙述盲和视力损害的标准、流行病学、全球盲及角膜盲的概况,探讨世界各国防盲治盲办法。

第一节 盲和视力损害

长期以来,各国采用的盲和视力损害的标准并不一致,不利于对盲和视力损害的流行病学研究和国际交流。因此有必要统一标准。

一、盲和视力损害的分类标准

1973年,WHO提出了盲和视力损害的分类标准(表1-1),将盲和视力损伤分为五级,较好眼的最佳矫正视力<0.05时为盲,较好眼的最佳矫正视力<0.3、但≥0.05为低视力。该标准还考虑到视野状况,不论中心视力是否损伤,若以中央注视点为中心,视野半径≤10°、但>5°为3级盲,视野半径≤5°为4级盲。1979年,中国第二届全国眼科学术会议上决定采用这一标准。为能全面地反映盲和视力损伤情况,将盲和低视力分为双眼盲、单眼盲、双眼低视力和单眼低视力。双眼最好矫正视力均<0.05,为双眼盲;若双眼最好矫正视力均<0.3但≥0.05,则为双眼低视力。这与WHO标准是一致的。如果只有一眼最好矫正视力<0.05而另

眼≥0.05 时,则称为单眼盲。如果只有一眼最好矫正视力<0.3 但≥0.05,而另眼≥0.3 时,则称为单眼低视力。按这种规定,有些人同时符合单眼盲和单眼低视力的标准。这些人归于单眼盲,而不归入单眼低视力中。

表 1-1 视力损伤的分类(WHO,1973)

视力损伤	最佳矫正视力		
类别	级别	较好眼小于	较差眼等于或大于
低视力	1 级	0.3	0.1
	2 级	0.1	0.05(指数/3m)
盲	3 级	0.05	0.02(指数/1m)
	4 级	0.02	光感
	5 级	无光感	

二、视功能分级

根据国际疾病分类-10(2006 年修订版),视功能被分为 4 个等级,即正常视力、中度视力损害、严重的视力损害、失明。中度和严重视力损害一同被列为“低视力”组,低视力和盲一起代表全部视力损害。导致全球视力损害的主要原因中,屈光不正(近视、远视或散光)占 43%,未手术的白内障占 33%,青光眼占 2%。约 90% 的视力损害患者生活在发展中国家,65% 的视力损害患者为 50 岁及以上人群,这个年龄组约占世界人口 20%。许多国家逐渐进入老龄化社会,越来越多的人因慢性眼病和老龄化而面临视力损害的风险。约 1900 万 15 岁以下的儿童遭受视力损害。其中,1200 万儿童视力障碍为屈光不正所致,易于诊断和矫正。其他 140 万为不可逆失明,需要为其心理和个性发育而采取视力康复干预措施。

由于各国社会经济状况不同,采用的盲和视力损伤的标准也有所不同,多数国家采用下列标准:

(1) 视力正常者:双眼中较差眼的视力≥0.3;

(2) 视力损伤者:双眼中较差眼的视力<0.3、但≥0.1;

(3) 单眼盲者:双眼中较差眼视力<0.1,较好眼视力大于等于 0.1;

(4) 经济盲者:双眼中较好眼的视力<0.1,但≥0.05;

(5) 社会盲者:双眼中较好眼的视力<0.05。

第二节 全球盲概况

在全球 28 538.9 万罹患视力障碍的人群中,3936.5 万为盲,24 602.4 万为低视力。中国人口总数占世界总人口的 20%,是全世界视力障碍患者最多的国家,约有盲人 824.8 万,低视力患者 6726.4 万,视力损伤 7551.2 万,分别占全世界盲人、低视力和视力损伤总人数的 20.9%、27.3%和 26.5%。2016 年 6 月 6 日,北京大学中国健康发展研究中心发布的《国民视觉健康》白皮书称,中国面临着比西方国家更为严重的视觉健康危机。2012 年 5 岁以上总人口中,各类远视力缺陷的患病人数大约在 5 亿,其中近视的患病人数达 4.5 亿。每年，中国有45万人失明，几乎每分钟发生1例新的盲人。这些群体中，75%可以通过手术和屈光矫正而恢复或提高视力。

一、全球盲流行病学

世界上90%的盲人居住在发展中国家，主要分布在亚洲（约2000万）和非洲（约600万），他们大部分集中于农村地区和城市贫民区里。这些地区盲的发病危险是欧美等发达国家的10～40倍（表1-2）。

表1-2　全球不同年龄段视力损害人数估计

年龄（年）	人口（百万）	盲（百万）	低视力（百万）	视力损害（百万）
0～14	1848.50	1.421	17.518	18.939
15～49	3548.2	5.784	74.463	80.248
≥50	1340.80	32.16	154.043	186.203
所有年龄	6737.50	39.365（0.58）	246.024（3.65）	285.389（4.24）

所有年龄一行中圆括弧中数字为相应发病率

盲和视力损伤是世界范围内的严重公共卫生、社会和经济问题。2010年，WHO调查公布了根据全球人群、年龄相关的盲和视力损伤数据。近十几年来，全世界致盲的原因也随着社会、经济、战争等呈现一些变化。1995年的调查发现，致盲原因中，白内障占42%，沙眼占15%，青光眼占14%，河盲占1%，其他原因占28%。根据2002年盲的调查结果，致盲原因依次为白内障占47%，青光眼（12%），沙眼（4%）、河盲（0.8%）；一些眼底疾病在致盲原因中的比例也有了明显上升，其中年龄相关性黄斑变性占9%，糖尿病视网膜病变占5%；儿童盲占4%，角膜盲占5%，其他占13%。而2010年进行的一项研究则显示，全球视力损害的病因分别是，未矫正的屈光不正42%、白内障33%、其他原因18%、青光眼2%、角膜混浊1%、糖尿病视网膜病变1%、儿童盲1%、年龄相关黄斑变性1%、沙眼1%，白内障和未矫正的屈光不正是这类可避免的视力损害的主要原因（图1-1）；全球盲的病因分别是，白内障51%、其他原因21%、青光眼8%、年龄相关黄斑变性5%、角膜混浊4%、儿童盲4%、未矫正的屈光不正3%、沙眼3%、糖尿病视网膜病变1%，无法手术治疗的白内障和青光眼是这类可避免盲的主要原因（图1-2）。全球视力损害的原因和程度因不同国家和地区的社会经济发展现状而异（表1-3）。

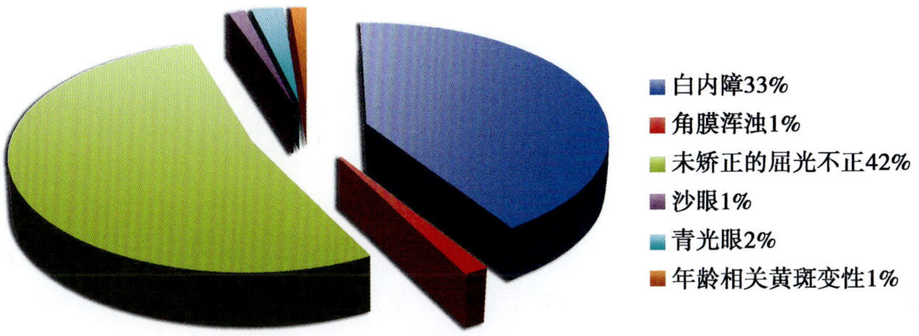

图1-1　全球视力损伤的原因分布图

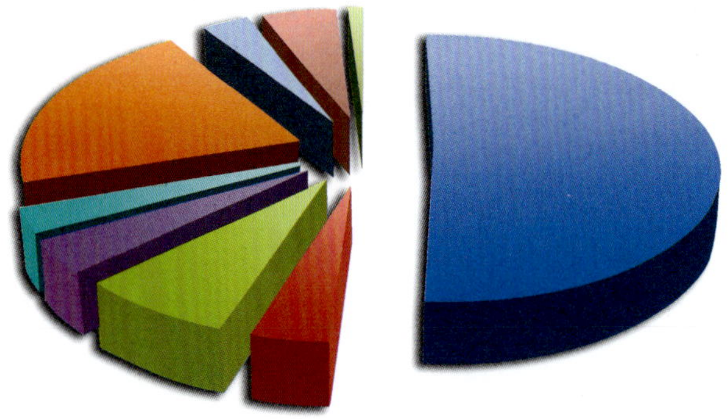

图 1-2　全球盲的病因分布图

表 1-3　WHO 不同地区和国家视力损害人数及其占全球视力损害的比例
（摘自 WHO Global data on visual impairments 2010）

WHO 划定地区	总人口（百万）	盲 百万人数（%）	低视力 百万人数（%）	视力损害 百万人数（%）
非洲	804.9(11.9)	5.888(15)	20.407(8.3)	26.295(9.2)
美洲	915.4(13.6)	3.211(8)	23.401(9.5)	26.612(9.3)
中东地区	580.2(8.6)	4.918(12.5)	18.581(7.6)	23.499(8.2)
欧洲	889.2(13.2)	2.713(7)	25.502(10.4)	28.215(9.9)
东南亚地区（不含印度）	579.1(8.6)	3.974(10.1)	23.938(9.7)	27.913(9.8)
西太平洋地区（不含中国）	442.3(6.6)	2.338(6)	12.386(5)	14.724(5.2)
印度	1181.4(17.5)	8.075(20.5)	54.544(22.2)	62.619(21.9)
中国	1344.9(20)	8.248(20.9)	67.264(27.3)	75.512(26.5)
全球	6737.5(100)	39.365(100)	246.024(100)	285.389(100)

二、全球盲的发病特点

1. 不同经济地区的盲患病率明显不同。

2. 不同年龄人群中盲患病率明显不同，老年人群中明显增高。发展中国家老年人群盲患病率增高更为明显。

3. 低视力患病率约为盲患病率的 2.9 倍。如果不认真防治低视力患者，盲人数将会急剧增加。

4. 不同经济地区盲的主要原因明显不同，经济发达地区为老年性黄斑变性、糖尿病性视网膜病变等，而发展中国家以老年性白内障和感染性眼病为主。

5. 由于世界人口的增长和老龄化，盲人数将继续增加。

盲是全球性流行眼病，发展中国家因人口众多、卫生条件不尽如人意而患病率更高。据估计，目前每年有 500 万儿童患干眼症，其中 50 万累及角膜，其中 50% 会致盲。中央角膜溃疡也是世界范围内单眼致盲的重要原因，据估计，印度每年新发生 85 万角膜盲病例。为唤起社会对盲人的重视，1984 年，总部设在巴黎的世界盲人联盟（The World Blind Union）在沙特阿拉伯首都利雅得召开的成立大会上，将每年的10月15日定为国际盲人节（International Day of the Blind），又称“白手杖节（White cane Festival）”。

第三节　角膜盲的病因及防治

角膜病是严重威胁视力的致盲性眼病。根据WHO的2010年全球盲统计数据（global blindness data），全球双眼角膜盲患者约490万，占3900万的12%。

一、角膜盲病因

有很多疾病都可以破坏角膜的结构和形状，导致视力障碍甚至盲。包括感染性、营养障碍性、免疫性、遗传性、外伤性、医源性和退行性病变（表1-4）。疾病模式因环境不同而有不同表现。总体来说，在中低收入国家，感染性角膜炎为最常见问题，其他疾病如沙眼、盘尾丝虫病在某些地方也是主要原因。

表1-4　角膜盲的病因

病因	角膜疾病	病因	角膜疾病
感染性	细菌性角膜炎 真菌性角膜炎 病毒性角膜炎 沙眼 盘尾丝虫病 麻风病 新生儿眼炎	遗传性	角膜基质营养不良 Fuchs角膜内皮营养不良
		退行性	圆锥角膜
		外伤	角膜擦伤诱发微生物性角膜炎 穿通伤 化学伤
营养性	维生素A缺乏（角膜软化症）	医源性	大泡性角膜变性
免疫性	匍行性角膜溃疡 Steven-Johnson综合征		

二、角膜盲的防治

解决角膜盲有三个重要因素：预防、治疗和康复。在执行过程中，它们都将面临挑战。

1. 预防　一些可致盲的角膜病，一旦患病就很难治愈，可通过专门的公共健康干预来预防。例如，角膜软化症是由维生素A缺乏导致，并且麻疹会加重症状。补充维生素A、麻疹疫苗接种和营养咨询，可显著减少患病。沙眼衣原体反复感染，引起睑内翻、倒睫，损伤角膜，继之致盲性的角膜混浊。沙眼盲可通过实施SAFE策略（Surgery倒睫矫正手术、Antibiotics抗生素治疗感染、Face clearance面部清洁、Environment环境改善）加以控制传播。对存在于视网膜和角膜的盘尾丝虫产生免疫反应可导致盘尾丝虫病（河盲），早期服用伊维菌素杀灭黑蝇幼虫可有效控制病情/降低致盲率。角膜外伤是低、中等收入国家微生物性角膜炎的主要危险因素。用抗生素滴眼液可防止角膜继发感染及溃疡。

2. 治疗　外伤后未及时使用抗生素预防，感染的概率就会增加。在温带地区，大部分属于细菌感染，而在热带地区，真菌性角膜炎最常见，占病例的50%左右。在有条件的地方，应采取避免就诊延误、规范用药、病原检测、及时手术等措施以减少微生物性角膜炎致盲的危险。不过，在许多中、低收入国家，角膜病患者对视力康复的选择有限，及时获得角膜供体也并非易事。

第四节 国际防盲组织和主要防盲项目

由于全球范围内特别是发展中国家的眼病患者众多，经费的短缺、医疗设施的落后以及眼科医生的不足常常使患者得不到及时的治疗。单靠一国之力无法完成如此大规模的防盲工作。因此，一些友好国家的组织机构纷纷寻求与发展中国家合作，帮助这些国家开展防盲工作。为了合理利用有限资源，全球各洲纷纷成立了眼库协会，有组织地开展培训、供体分享等工作。以下是常年在中国开展防盲活动的国际组织的概况。

一、国际防盲协会

国际防盲协会（International Association of Preventing Blindness，IAPB）成立于 1975 年 1 月 1 日，其创始成员包括世界盲人联合会（World Blindness union，WBU）、国际眼科联盟（IFOS/ICO）、世界卫生组织防盲和防聋团队（WHO prevention of blindness and deafness team，PBD）等。IAPB 在动员国际防盲资源方面起着领导的作用，其主要成就之一是促成建立了 WHO 的防盲项目。1980 年以来，IAPB 与世界卫生组织建立起紧密的合作关系。1999 年 2 月 18 日，WHO 与 IAPB 等非政府组织共同发起了“视觉 2020：享有看见的权利”（Vision 2020，Global Initiative for the elimination of Avoidable Blindness，The Right To Sight）这一全球性行动，即到 2020 年，在全世界根除可避免盲（所谓可避免盲就是指通过预防或治疗，使致盲眼病患者中约 2/3 者复明或不成为盲人），将致盲性眼病从干预前的 7500 万下降到 2500 万。中国原卫生部于 1999 年 9 月在北京代表中国政府在宣言上签字并承诺，2020 年之前在中国根除可避免盲：包括白内障、沙眼、河盲（只存在于某些非洲及少数拉美国家）儿童盲及低视力与屈光不正。

“视觉 2020”将分别从 2000 年、2005 年、2010 年及 2015 年开始，通过 4 个 5 年计划分阶段实施。这一运动的发起单位是世界卫生组织（WHO）、国际防盲协会（IAPB）、基督教盲人会（CBM）、海伦·凯勒基金会（Hellen Keller International）、国际奥比斯（Orbis International）和国际视觉救助者（Sight Savers International）。尚有 10 多个非政府组织为支持单位，如：美国眼科学会（American Academy of Ophthalmology），亚洲防盲基金会（Asian foundation for the Prevention blindness）和世界盲人联合会（World Blind Union）等。2013 年 5 月，第 66 届世界卫生大会一致通过“预防可避免盲和视力障碍全球行动计划——为了全球眼健康（2014—2019）”（the Global Action Plan for the Prevention of Avoidable Blindness and Visual Impairment 2014—2019-Towards Universal Eye Health）以取代“VISION 2020”和“2009—2013 行动计划”（2009—2013 Action Plan）。

在早期，IAPB 在中国的成员主动聚集，形成了每年一次的 NGO 协调论坛，这个已形成常规的工作机制为利益相关方和主要的防盲项目参与者提供了沟通的渠道。2014 年底，为加强这一协作关系，相关机构一致同意正式成立 IAPB 中国委员会（IAPB China Committee）。主席王宁利，三名联席主席分别为何伟、何明光、张波洲。成员包括同仁医院、何氏眼科、中山大学中山眼科中心、朝聚眼科医院集团等国内医院和国际奥比斯组织、华柏恩视觉研究中心(中国)(Brien Holden Vision Institute in China)、弗雷德·霍洛基金会(Fred Hollows Foundation)、海伦凯勒国际基金会(Helen Keller International)、塞瓦基金会(SAVA)、SightLife 等国际防盲机构。IAPB 中国委员会目前有 14 家成员组织,为共同推动中国的防盲工作而聚集在一起。委员会成员之间包容、多样,包括来自各地的非政府组织,民营医院,研究机构和公立医院。IAPB 旨在通过共同协作,提升中国的眼健康,推动卫生政策和工作机制,为实现普遍的眼健康动员新资源。

二、国际奥比斯组织

国际奥比斯组织(Project Orbis-ORBIS)是一个致力于为世界各国盲人和眼疾患者恢复光明的国际性慈善机构,它的宗旨是“使全球失明者重见光明”。20 世纪 70 年代中期,美国德州眼科医生戴维培顿开始构思一间能飞行的眼科培训医院。其后,戴维培顿得到美国联合航空捐赠一架在 1960 年建成的德格拉斯 DC-8 飞机,其内部被大规模改装成为一间设备完善的眼科医院,到了 1982 年 3 月,奥比斯飞机医院(Flying Eye Hospital,FEH)正式起航,在巴拿马城进行了第一次治盲工作;此后,奥比斯邀请各国的眼科专家志愿者,到发展中国家为失明人士实施复明手术。1986 年,奥比斯将医疗工作由飞机伸延到地面医院,向医疗设施贫乏地区的医护人员示范眼科手术及分享临床经验。随着治盲计划不断扩充,1994 年奥比斯用 DC-10 飞机取代了已有 30 年机龄的 DC-8 飞机,重点专注于长线的防盲项目。首先在埃塞俄比亚推行全年的眼科医疗行动,改善当地医疗设施及加强治盲工作的影响力。其后在孟加拉国、中国、印度及越南等地相继展开同类型项目。奥比斯除与其他关注失明的非政府机构合作外,还是视觉 2020 计划的始创成员。奥比斯 1982 年首次访问广州,通过与中山大学中山眼科中心的合作,拓展在中国内地的行动计划,包括着重在提供培训和设备的基础上培养医疗人员的实力、注重儿童眼睛健康、减少白内障致盲以及新近出现更复杂的疾病,如糖尿病性视网膜病变和青光眼上的防治。多年以来,奥比斯已在中国 25 个地区开展了 220 个项目,同时培训超过 20 000 名医疗工作者,执行了超过 450 万个筛选考试,并完成超过 13 万次拯救视力的手术。

目前,奥比斯北亚办公室总共管理 10 个项目,其中包括 9 个中国项目和 1 个位于蒙古的项目。中国项目包括“甘肃儿童视力”、“四川全视野”、山西 CHEER、广东 CREST、沈阳何氏眼科护理系统等。国际项目包括蒙古现代眼科卓越模型(MEMO Mongolia)和小儿视力网等。

三、华柏恩视觉研究中心(中国)

2011 年,华柏恩视觉研究中心(Brien Holden Vision Institute)在中国广州设立分支机构,立足中国,将一流的视觉服务带给中国民众。同年,机构与中山大学中山眼科中心携手成立了中澳眼视光研究发展中心,增进双方在屈光不正的临床和基础研究方面的合作,特别是针对亚洲人群的研究。

华柏恩视觉研究中心促进中国视光学发展的行动始于 20 世纪 90 年代,通过国际眼保健教育中心(现更名为“华柏恩视觉研究中心公共卫生部”)以及国际角膜接触镜教育者协会和亚太角膜接触镜教育项目开展师资培养、教学材料的撰写和翻译、对本土现有视光学课程的优化升级、实地教学和研究督导等。

四、弗雷德·霍洛基金会

弗雷德·霍洛基金会(Fred Hollows Foundation)受已故的国际著名眼科教授和社会运动家 Fred Hollows(1929～1993)生平事迹的鼓舞而于 1992 年成立。总部设在澳大利亚,致力于防治全球可避免盲和改善澳大利亚原著人的健康,努力实现使世界上没有人因可避免的盲而失去光明的目标。

1998 年,霍洛基金会开始与江西省合作培训具有现代白内障手术技术的专业眼科人员,共有来自 63 家医院的 85 名医生和支持人员接受了培训。该项目的成功促成江西省政府启动省级白内障民生工程,并已推广到中国其他省份。

五、海伦凯勒国际基金会

成立于 1915 年的美国海伦凯勒国际基金会(Helen Keller International,HKI)是美国主要的非盈利性防盲组织之一,总部设在纽约。HKI 自 20 世纪 80 年代末开始就致力于帮助中国的防盲事业的发展。2001 年,HKI 在中国广州成立代表处,依托中山大学中山眼科中心在广东省内建立一种有别于传统眼科流动医疗队的“低价格、高质量的基地医院”的眼科服务模式,提高眼科服务质量和白内障手术数量。10 多年来,HKI 资助约 700 名眼科医生接受短期白内障手术的培训。

六、塞瓦基金会

塞瓦基金会(SEVA Fundation)是非政府、非宗教、非盈利性民间慈善组织,在美国加利福尼亚注册,总部设在伯克利。1982 年,在温哥华成立了 SEVA 协会。塞瓦致力于改善落后地区的医疗卫生状况及经济条件,为实现全球“视觉 2020,享有看见的权利”而努力。

SEVA 西藏视觉项目是美国 SEVA 基金会与加拿大 SEVA 协会的一项合作,致力于消除青藏高原地区可避免盲,最终建立以病人为中心的可持续眼保健服务模式。自 1995 年以来,SEVA 为藏、川、青等地的省、地级医院培养眼科技术人员,并配备了现代眼科设备,使各项目医院最终具备自负盈亏、独立运作的可持续发展能力。SEVA 所扶持的医院已能开展白内障、青光眼、斜视等手术,部分医院已开展小儿眼病及眼底病专科业务。2010 年 12 月,青藏高原第一所社区眼科中心在四川康定落成并投入使用。SEVA 还通过捐赠人工晶状体和其他眼科手术耗材等措施,使各合作医院的白内障手术费(2000 多元人民币)大幅降低,让每个病人都能负担治疗费用。

七、视觉生命

视觉生命(SightLife)成立于 1969 年,是唯一一个旨在集中消除美国和世界各地角膜盲的非盈利卫生机构,总部设在西雅图。SightLife 善用创新科技和最佳管理实践,为角膜盲病患创造新的人生希望。他们已与数十个国家的医疗组织和外科医师建立了合伙关系,在以下几方面开展合作:

1. 眼库和角膜移植服务。为眼库的开发提供咨询服务、质量认证以及提供研究和移植用途的眼角膜和手术设备。2014 年,SightLife 设立了第一家研发内皮植片植入系统 EndoSerter 的公司 Ocular Systems 和 EndoSaver,使得内皮移植更为简便。

2. 开发培训/人力资源。组织对眼库的管理、经营的扶持、对眼库技师和眼角膜手术医生的培训。

3. 完善设施。SightLife 全球总共有 5 个办事处、4 个眼库实验室、18 个 SightLife 全球眼库合伙人。

4. 开展政策研究,为全球的器官、组织、角膜捐赠政策提供建议及执行的指引;致力于眼库科学与最佳实践方面的研究;寻找研究创新手术技巧的合作伙伴。

目前,SightLife 在中国的工作重点是眼库研究和支援眼科医师,以期快速促成眼库和角膜移植的实力成长。措施包括培训、质量改进和宣传等,与中国领先的眼科医疗机构以及个人建立关系,形成一种独特的协同合作,为国内在这方面的运作提供范例。

八、国际狮子会

国际狮子会(Lions Clubs International,LCI)为狮子俱乐部国际协会,于 1917 年成立,是世界最大的服务组织。拥有 46 000 个分会(服务队)及 140 万个会员。会员分布于世界 209 个国家和地区。总部设于美国。国际狮子会的英文名称是“LIONS”,其中“L”代表 Liberty(自由),“I”代表 Intelligence(智慧),“O”代表 Our(我们的),“N”代表 Nation’s(民族的),“S”代表 Safety(安全)。这几个首字母连在一起就组成了“LIONS”,在英文里恰好是“狮子”的意思,便被称为“狮子会”。

为顺应社会发展进步潮流,发扬人道主义和博爱奉献精神,整合社会资源,推动慈善服务以及社会公益事业的发展,借鉴深圳狮子会和广东狮子会的成功经验,中国狮子联会于 2005 年 6 月 14 日在北京成立,对内组织引导会员开展形式多样的慈善服务活动,对外统筹中国与国际狮子会的合作关系。中狮联目前有大连、青岛、北京、浙江、沈阳、陕西、哈尔滨、四川、海南、江苏等十个区的会员管理委员会。自 2002 年以来,深圳、广东、大连、北京等地服务队联合当地医疗机构持续开展了“视觉第一中国行动”,使数以万计的贫困白内障患者恢复了视力。

第五节　中国防盲治盲的历史、现状与展望

中国曾是盲和视力损伤十分严重的国家之一。新中国成立之前,人民生活贫困,卫生条件极差,眼病非常普遍,以沙眼为主的传染性眼病、维生素 A 缺乏、眼外伤和青光眼是致盲的主要原因。沙眼患病率高达 50% ~90%。新中国成立后,各级政府大力组织防治沙眼。使全国沙眼患病率和严重程度明显下降。“文革”十年动乱中,全国防盲治盲工作受到干扰而中断。1984 年,国家成立全国防盲指导组,统筹全国防盲治盲工作,制定了《1991—2000 年全国防盲和初级眼保健工作规划》。1996 年,中国原卫生部等 12 部委将每年的 6 月 6 日定为“全国爱眼日”。1987 年,中国国务院批准实施的《中国残疾人事业五年工作纲要》将白内障手术复明列为抢救性的三项残疾人康复工作之一。1991 年,中国国务院批准的《中国残疾人事业“八五”计划纲要》规定了白内障复明任务。全国各省、市、自治区也相继成立了防盲指导组。根据中国国家卫生计生委医院管理研究所 2014 年对全国眼科能力资源的调查,全国现有眼科医师 36 342 人,其中,公立医疗机构 29 368 人,民营医疗机构 6874 人。防盲治盲工作的突出标志是,2001 年白内障盲的年手术量首次超过了白内障盲的年新发病例数,实现了白内障盲的负增长。

一、视力障碍的发病率

2006年第2次全国残疾人抽样调查结果表明,我国包括盲和低视力在内的视力残疾的患病率为1.53%。以此推算,中国视力残疾的人数达1223万人,60岁以上的视力残疾占68%。导致视力残疾的主要原因是白内障(56.7%)、视网膜和葡萄膜病变(14.1%)、角膜病(10.3%)、屈光不正(7.2%)、青光眼(6.6%)。儿童视力残疾占1.56%,约19万人(1~14岁为13万)。儿童视力残疾的病因依次为:先天遗传性眼病(48.5%)、屈光不正/弱视(18.0%)、角膜病(10.4%)、视神经病变(6.3%),其余为脉络膜视网膜病变、先天性白内障、青光眼、外伤等。与1987年第1次全国残疾人抽样调查相比,19年来,全国视力残疾增加了478万人,平均年新增25万人。2012年,WHO在其发布的《全球视力报告》中显示,以日常生活视力计算,中国视力损伤(包括盲和低视力)人数高达7550万人。视力残疾前5位的原因分别为白内障、视网膜和葡萄膜疾病、角膜病、屈光不正、青光眼。2009年至2012年,中国工程院开展了重点咨询研究项目《中国感染性角膜病社会危害和干预策略研究》。中华医学会眼科学分会角膜病学组组织了全国10省、市、自治区(共抽样191 242人)的感染性角膜病流行病学调查研究,结果显示,中国角膜病患者3237万人,角膜病致单眼盲患者292.5万人,双眼盲患者44.0万人,感染性角膜病居角膜盲之首。

二、主要复明项目

1. “健康快车”慈善项目(Lifeline express) 1997年正式成立,创立之初的运行费用来自香港民众的捐款。为此,健康快车香港基金在香港注册(编号:91/4895),主要为健康快车在内地的复明工作筹募经费。2002年11月,国务院批准中华健康快车基金会在北京成立,时任副总理吴仪担任基金会名誉主席,首任香港特别行政区行政长官董建华担任第二届及第三届理事长,基金会现有二十多名部长和副部长担任副理事长。自此,健康快车作为公募基金会可以发动社会力量,与香港同胞共同行动,为防盲工作与扶贫规划筹措资金。基金会还争取到了慈善捐款全额免税的政策,以鼓励捐款者的慈善之举。健康快车是特别建造的眼科火车医院,由四节火车车厢组成,包括手术室、病人休息间、多用途会议室和医护人员起居室,旨在为内地贫困白内障患者提供免费手术治疗。首列健康快车火车医院于1997年7月1日从香港驶往安徽省阜阳市,其余三列火车医院分别在1999年、2002年及2009年投入服务。目前,四列火车医院每年提供约12 000例免费白内障手术,时任国家领导人朱镕基等为健康快车题词。

2. 视觉第一中国行动(Sight First,China Action,SFCA) LCI与中国政府合作的全球最大规模的防盲治盲项目是“视觉第一中国行动”。2002年,LCI向中国政府捐赠1500万美元,启动“视觉第一中国行动”二期项目。全世界因白内障而失明的病例中,超过20%的病例在中国,且每年新发生40万病例。病例数量持续增加的原因之一是国内大部分乡镇医院没有设立眼科诊所,更缺乏训练有素的医生和设备。为此,港澳狮子会于1993年在中国开展了首个“视觉第一”服务计划,获LCI拨款62万多美元,协助6省7县实施了25 612例白内障复明手术。1997年,狮子会港澳303区再次向国际狮子会基金会(Lions Clubs International Foundation,LCIF)争取1538万美元,配合中国政府投入的1540多万美元,与中国残联和原卫生部合作,推行“SFCA计划”,为期五年。从1997年至2002年,为104个县医院建立眼科,完善了3345个(城市)白内障复明机构;为县级以上医院培训了11 000余名眼科医务人员；白内障年手术量超过40万例，实现了白内障致盲人数的负增长；建立了国家级眼病防治数据库，为我国防盲治盲工作奠定了基础。项目二期自2012年4月启动，获得1550万美元拨款，与中国政府的2亿美元拨款配套使用。截至2005年底，已使222万白内障盲人重见光明，其中，免费施行复明手术22万例；组派国家级和省际对口支援医疗队145批，分赴31个省的1052个边远、贫困和技术力量薄弱的县，为15万名贫困患者免费施行了复明手术；建立了106个县医院眼科，6个国家级区域培训中心和25个省级培训基地，培训了1万余名基层眼科医务人员，CSR由一期结束时的377提高到目前的445。项目三期在于2011年10月启动，除继续提供267万美元以扩大SFCA的实施和发展地区训练活动模式之外，还增加弱视服务并开展沙眼防治活动，计划在2020年在中国彻底根治沙眼。

3. 亮睛工程（Project Vision）　2012年，中国除港澳台之外的全国白内障手术量为120万，仅能消除每年新增的白内障盲（根据WHO报告，发展中国家每年新增白内障盲1000例/100万人口），无法消化既往积存的病例，而同为发展中国家的印度则完成了600万例。

2004年，为了协助解决白内障等致盲眼疾带来的问题，推动中国内地防盲复明工程可持续发展，秉承"授人以鱼，不如授人以渔"的理念，香港眼科医生林顺潮在香港发起"亮睛工程"。2009年，"亮睛工程"在海南省建立三个手术点，开展了大规模的"高质量高流量免费白内障复明手术"，一年半内完成手术30 000例。2011年，"亮睛工程慈善基金"经全面论证后决定开拓由基金会独立筹办、管理、运作及发展眼科医院的新模式。2012年，新模式在广东省汕尾市创办了汕尾亮睛工程眼科医院。这是国内第一家慈善眼科医院，也是国内第一家由境外非营利性机构独立创办的慈善眼科医院，一年能完成3000例白内障免费手术。"亮睛工程"在内地8个省份与25家县级或以上的医疗机构合作建立"扶贫眼科中心"，通过捐赠眼科设备，提供手术培训，帮助基层医院建设眼科及培训眼科人才，为当地留下一支"带不走的眼科医疗队"，使生活在基层的眼疾患者享受到方便可及、优质有效、负担得起的眼科服务。2012年，"亮睛工程"开始探索更大规模的扶贫模式，在眼科医疗技术落后的地区设立"慈善眼科医院"，一年完成3000～5000例白内障复明手术，培训3～5名白内障手术医生，并逐步开展斜视、青光眼、玻璃体视网膜手术等综合性眼科业务。至当年9月，"亮睛工程"已在广东、内蒙古、陕西、海南、云南、河南、甘肃、贵州等地捐助成立24个扶贫眼科中心（亮睛点），筛查眼病患者接近50万人次，培训了84名基层眼科医生独立开展白内障手术，开展白内障复明手术超过82 000例，其中50%以上免费，其余低收费。

"亮睛工程"计划于2020年前，开办20个慈善眼科医院、完成20万例白内障手术、培训200名白内障手术医生。2013年8月，"亮睛工程"在广东省成立了"广东省亮睛工程慈善基金会"，确定了"香港出发、立足广东、面向全国"的战略部署，并配合《广东省防盲治盲规划（2012—2015）》，制订了《亮睛工程广东省防盲治盲五年计划（2013—2017）》。

三、角膜病的防治

中国角膜盲患者约400万例，每年新增10万多病例。常见的角膜和眼表疾病包括单纯疱疹性角膜炎、细菌性角膜炎、真菌性角膜炎、干眼症、蚕食性角膜溃疡、圆锥角膜、角膜和眼表化学伤等。

1. 基础研究　中国对常见角膜疾病的发病和致病机制的认识更加深入。许多学者对单纯疱疹性角膜炎、真菌性角膜炎、角膜化学伤、蚕食性角膜溃疡、角膜移植术后排斥反应等的病理生理、免疫机制等进行了较为系统的研究；通过结膜下或前房植入包被有环孢霉素

第一节　中国的眼库发展历程

中国有近14亿人口，角膜病是其第二位致盲眼病。据统计，约有1700万视力障碍患者，其中，约400万因角膜病所致。角膜移植仍然是恢复视力、保存眼球的主要手段。不过，由于角膜供体的严重匮乏，每年仅有约5000例患者可以接受角膜移植术。

一、内地眼库的发展阶段

中国眼库及角膜移植的发展大致经历5个阶段，即探索阶段（1940～1949年）、推广阶段（1950～1965年）、停滞阶段（1966～1976年）、复苏阶段（1977～2002年）和发展阶段（2003～）。

（一）探索阶段（1940～1949年）

1940年，第一例角膜移植在哈尔滨实施。时为日伪时代，角膜移植的供体和受体不得而知。之后在北京和上海也有移植的案例。

（二）起步阶段（1950～1965年）

1950年，石增荣在国内率先实施了8例角膜移植。其中2例使用自体角膜，其余采用冷藏保存的尸眼角膜。1952年，北京宣武医院也开展了角膜移植。1952年，哈尔滨医学院第一附属医院、吉林铁路局医院、长春市立第一医院、长春军医学院附属医院、十八路军医院和哈尔滨市第一医院等联合发表105例角膜移植的论文，称58.7%的患者术后视力得到改善。此时的中国内地，角膜移植成为衡量一个医院技术水平的标志。俞德葆（1952年）、郭仲宣（1953年）、于岩竹（1953年）、张莲静（1953年）、夏德昭（1954年）、高健夫（1954年）、李辰（1954年）等人先后发表角膜移植的有关学术论文。1956年，《中华眼科杂志》出版角膜移植专刊，号召全国眼科医师积极开展角膜移植手术。

眼库的建设也得到政府和专家的重视。1964年，中山医学院附属医院眼科陈耀真毛文书夫妇创立了第一个眼库。1981年，中华眼库协会成立。此时，一些医学院或省、市医院陆续设立眼库，但多数为设备简陋的实验室，并不具备现代眼库的全部甚至基本功能。

（三）停滞阶段（1966～1976年）

“文革”期间，掌握角膜移植技术的专家教授几乎无一例外地受到冲击，有的甚至被迫害致残致死，角膜移植完全陷入停滞状态。

（四）复苏阶段（1977～2002年）

“文革”结束后，受到十年浩劫的医学院校陆续恢复了眼科学的专科教育。国家对眼科学人才梯队的培养也愈加重视。1981年，中华眼库协会成立，谢立信（1942～）（图2-3）任会长。此时，一些医学院或省、市医院陆续设立眼库，但多数为设备简陋的实验室，并不具备现代眼库的全部甚至基本功能。1997年，中山医科大学和温州医科大学先后设立了眼视光学系和眼视光学院。眼科医师也从传统的从医学院校本、专科随机随意选择过渡到全系全院均成为眼科临床和科研人才的摇篮。角膜移植专业的硕士和博士等高层次人才日益增多。角膜

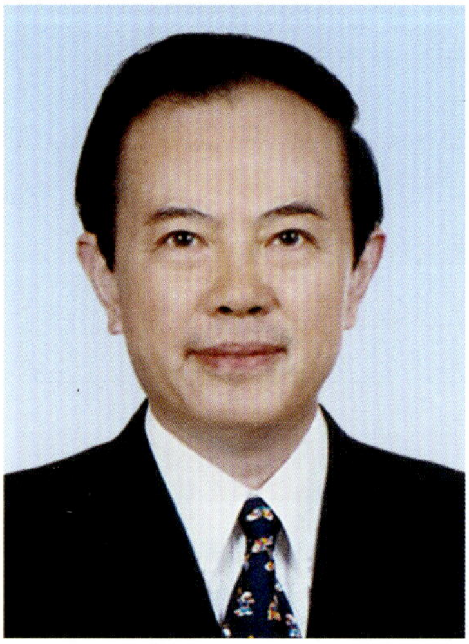

图2-3　中国工程院院士谢立信
（1949—　）

移植逐渐成为大医院治疗角膜盲的手段之一。死囚是供体角膜的主要来源,其余来自外伤摘除的眼球等。此阶段,对供体角膜内皮活性保存的研究也有了一些进展。1981 年,马镇西等报告了小牛血清和无血清保存液。谢立信等报告了人脐带血清保存液。1988 年,邱孝芝等报告了改良深低温冷冻保存法。1997 年,董晓光和谢立信研制出 DX 角膜保存液,其保存的供体角膜质量与 Optisol 保存液相当。2002 年,谢立信等研制出人脐带血清器官培养液。遗憾的是,迄今为止,中国尚未自主生产商品化角膜保存液。

2002 年 2 月,重庆医科大学附属第一医院在重庆召开第一届国际眼库及眼表疾病学术研讨会。中华医学会眼科学分会角膜病学组制订了《眼库准入标准》(征求意见稿),尽管未最终付诸实施,但为《眼库管理》的制定奠定了基础。

(五) 发展阶段(2003 ~)

以 2003 年 8 月 22 日深圳市人大常务会发布、同年 10 月 1 日实施的《深圳经济特区人体器官捐献移植条例》(附录 8)为重要标志,中国内地角膜捐献和器官捐献从此进入快速发展的通道。4 年后,即 2007 年 3 月 21 日,中国国务院第 171 次常务会议通过《人体器官移植条例》,2007 年 3 月 31 日发布,同年 5 月 1 日实施,成为中国内陆第一部规范器官捐献和移植的全国性法律。不过,它将人体组织移植排除在管辖范围之外。而《深圳经济特区人体器官捐献移植条例》并未排除角膜捐献和移植,因此,它是国内第一部同时管理器官和角膜捐献移植的地方法规。2010 年,《眼库管理》(*Standard for Eye Bank*)发布,成为中国首个规范眼库行为的行业标准。它规定,眼库应设置在持有《医疗机构执业许可证》的综合性医院和专科医院内,这实际上禁止个人或非政府组织(往往不拥有医院)建立眼库。而欧美、印度和斯里兰卡等国的眼库有不少为独立运作的非营利组织,能够补充政府在开展花费巨大、艰难繁复的动员和获取角膜捐献方面的不足。《人体器官移植条例》生效以来,国家加大了整治器官非法交易的力度,外国人以来华旅游的名义接受器官移植等现象得到大幅度遏制。从 2010 年至 2014 年,各地红十字会介入组织、器官和遗体捐献的协调和领导,使角膜捐献的公益性得到越来越广泛的社会认知度。为获得器官移植资质而设立的器官获取组织(OPO)在获取器官的同时也扩大了角膜供体的来源。

长期以来,由于缺乏公民自愿捐献,死囚器官成了器官移植的主要来源。其依据是 1984 年 10 月 9 日中国最高人民法院、最高人民检察院、公安部、司法部、原卫生部、民政部等联合颁布实施的《关于利用死刑罪犯尸体或尸体器官的暂行规定》,对无人收殓或家属拒绝收殓的死刑罪犯自愿将尸体交医疗卫生单位利用;经家属同意捐献的死刑罪犯尸体或尸体器官可供给医疗卫生单位使用。据原中国卫生部的统计,2009 年中国 35% 的移植器官来自亲体,65% 来自死亡者遗体,后者即是死囚。因死囚器官真菌感染率和细菌感染率高,可直接导致移植失败,同时,死囚在被囚禁的环境下所作出的自愿捐献器官的决定真实性令人质疑,容易引发国际社会的担忧和指责。对此,国际器官移植界曾对中国采取不承认中国器官移植的临床成果、不允许中国医生在国际权威杂志上发表有关临床器官移植研究论文、不同意中国器官移植专家加入世界器官移植协会等“三不”原则。

从 2014 年起,广东、北京、浙江等 38 家大型器官移植中心已经停止使用死囚器官。2014 年 12 月 6 日,中国原卫生部副部长黄洁夫代表中国政府正式发表声明,从 2015 年 1 月 1 日起,禁止使用死刑罪犯器官作为移植手术的器官来源,公民逝世后自愿捐献的器官将成为器官移植供体的唯一来源。自此,中国的角膜捐献与国际通行的做法保持一致,供体来源只能取自无偿捐献,别无选择。

目前，中国国内角膜供体主要有两个来源，一是公民的无偿捐献，二是国外进口。后者绝大多数来自美国和斯里兰卡。1997 年 2 月 19 日，中国改革开放的总设计师邓小平逝世。按照他的遗愿，他的角膜捐献给医学事业，为中国的角膜和器官捐献树立了榜样。据不完全统计，2015 年，国内主要城市角膜捐献例数分别为，重庆 248 例、成都 160 例、北京 200 例、广州 150 例、长沙 130 例、上海 110 例、武汉 100 例、西安 98 例、南昌 34 例、深圳 83 例、哈尔滨 80 例、温州 40 例、合肥 50 例、南京 54 例、沈阳 35 例、邢台 17 例、南宁 25 例、苏州 25 例、厦门 19 例、青岛 120 例。全国除香港、澳门和台湾之外，公民捐献角膜人数总计 1000 ~ 1500 例，加上进口约 2000 只角膜，每年实施角膜移植约 5000 例。重庆市眼库于 1999 年 3 月正式成立，先后有 3 名医生在美国眼库接受培训并取得美国 EBAA 的资格认可，现配备 3 名专职人员负责眼库日常工作，重庆市的角膜捐献数量已从 1999 年的 10 例增加至 2015 年的 209 例捐献，实施角膜移植 2140 例，调剂到外院的角膜 126 只。目前年角膜捐献量已突破 200 例。2016 年 4 月 21 日，由重庆市眼库主任赵敏倡议，川渝眼库联盟成立，标志着中国的区域性眼库合作启动，现已有 18 家单位加入，以期实现资源共享。除角膜外，眼库还开展羊膜、睑板、巩膜的制备及保存，成为西南地区各医院羊膜提供的重要基地；眼库实验室还在国内较早开展规范化血液制品，包括自体血清、血小板血浆、血浆冷沉淀等。

据不完全统计，目前除隶属于医学院校附属医院或省、市政府背景的眼库之外，爱尔眼科集团、朝聚眼科医院集团、华厦眼科医院集团、成都爱迪眼科医院、普瑞眼科医院等民营眼科企业也纷纷建立了眼库，成为推动角膜捐献的重要力量。

据应邀出席 2017 年 2 月梵蒂冈“反对器官买卖全球峰会”的中国器官捐献委员会主任委员黄洁夫宣布，截至 2016 年，中国实现公民逝世后自愿捐献 4080 例，比 2015 年增长了 50%，每百万人口器官捐献率接近 3.0，器官捐献数量处于亚洲国家首位。至 2017 年 3 月 6 日，全国共 219 365 人通过书面和网络途径，成为逝后器官捐献志愿者，其中绝大多数捐献了角膜。由于捐献器官的同时捐献角膜的比例达 95% 以上，因此，器官捐献也是获取角膜供体的重要来源。尽管如此，国内角膜供体匮乏的现状并未得到根本的缓解。在这种情况下，一些医院和眼库开始了从国外进口角膜的尝试。

2014 年 8 月，成都爱迪眼科医院与斯里兰卡眼捐献协会合作建立的国际联合眼库在科伦坡宣告成立。时任斯里兰卡总统马欣达・拉贾帕克萨的夫人施兰蒂・拉贾帕克萨和时任中国驻斯里兰卡大使吴江浩出席揭牌仪式。

尽管进口角膜在一定程度上缓解了国内的供体角膜的匮乏，但由于国外眼库所获取的供体一部分来自当地，另一部分则来自各眼库之间的调剂，从而加大了对可能经移植传播疾病的实际监管难度，因此，国内有关部门限制直至完全禁止从境外输入角膜只是时间问题，与器官捐献的发展进程一样，中国公民无偿捐献迟早将成为角膜供体的唯一来源。

二、中国香港的眼库和角膜移植

中国香港狮子会眼库（Hong Kong Lions Eye Bank）由国际狮子会港澳 303 区及香港眼科学会于 1962 年共同创立，其经费包括日常开支及员工薪酬均由医院管理局负责。眼库的行政办事处和实验室设在香港眼科医院，下设三个眼捐赠中心，分别位于威尔斯亲王医院、屯门医院及伊利沙伯医院，各驻有一名眼角膜联络主任。眼库仅设 2 名眼库技师，负责摘取全香港市民捐献的角膜。眼库后勤支持人员负责实验室的管理、眼组织的分配、递送以及质量保证(quality assurance)的工作。公营医院患者仅负担住院费用,并不需要支付眼库就角膜的收集和检测等所产生的费用;而自费患者则需支付部分必要的行政费用。以往,香港的角膜移植术式主要采用穿透角膜移植。随着科技的发展,板层角膜移植已成为近年角膜移植的主要术式之一。2008 年 10 月,香港医管局为眼库配备了全港唯一的角膜自动板层刀,为手术医生提供板层剖切的角膜供内皮移植(图 2-5)。

眼库的职责是从逝世病人中选择合适的捐赠者;鼓励家属捐赠逝世亲人的眼组织,并向捐赠者家属讲解有关捐赠之安排;摘取、检测、处理、储存及分发眼部组织以及举办角膜捐赠的公众教育活动等。各捐赠中心覆盖某一地区的医院。例如,伊利沙伯医院的眼睛捐赠中心除了处理该院的捐赠案例外,还同时负责广华医院、将军澳医院以及所有港岛区医院的捐献案例。其经费包括日常开支及员工薪酬均由香港医院管理局负责。可以说,特区政府把眼库作为关乎医学和社会发展的要务主动列为政府的工作职责。

香港眼角膜的募集主要来自两个途径。其一是通过自愿捐赠(voluntary donation)获得,占整体捐赠的 30%,另外的 70% 是通过角膜联络主任动员而来。自愿捐赠是指病人或其家属主动向医护人员提出捐赠的意愿,这些个案由医护人员转介给角膜联络主任,后者会根据可能捐赠者(possible donor)的年龄、死亡时间和临床状况等因素决定是否适合捐赠。香港本地角膜捐献的来源,大部分是由眼库角膜联络主任主动向死者家属(香港称丧亲家属)劝捐而得来的。根据医院管理局统计年报(2011 ~ 2012)的统计,95.9% 以上的死亡个案在医院管理局辖下的医院发生,角膜联络主任通过电子化的死亡登记和病人医疗记录系统,寻找合适的捐赠者,继而联络家属商谈捐赠事宜。

眼库角膜联络主任负责从死者中选择合适的捐赠者,为死者近亲属提供辅导,鼓励他们捐出去世亲人的角膜,并与病房、殓房、化验室、病理科等不同部门协调处理捐赠案例的相关工作。此外,联络主任还会定期筹办公众教育活动,借以推动市民大众对角膜捐献的支持。眼库经常通过开办讲座、设立展位和举办展览等活动开展眼捐赠的推广活动。经过多年的努力,市民对眼捐赠的观念正逐渐发生改变,劝捐角膜的工作比以往更容易,死者亲属对捐献角膜的响应也较以往更积极。许多市民了解到,角膜捐赠有较严苛的时间限制,香港气候炎热,应配合眼库并作出最快的决定尽快在死后 6 小时内摘取眼组织。大多数死者亲属逐渐知晓捐赠器官的意义,纵然面对家人离世,仍愿意将亲人的光明遗爱人间、帮助需要帮助的人。当家属同意捐出亲人的眼角膜时,眼库技术员便会着手摘取工作,所有收集得来的眼部组织均会存放于眼库实验室,期间会进行供体评估和处理。与角膜联络主任一样,眼库技术员需要全天 24 小时待命,以便能适时处理捐赠个案。眼库的后勤支持人员负责实验室的管理、眼组织的分配和递送以及质量保证(quality assurance)的工作。

香港医院管理局眼库按照香港医院管理相关部门的中央移植统筹委员会的服务指引运作,并参照欧洲眼库协会(European Eye Bank Association,EEBA)及美国眼库协会(Eye Bank Association of America,EBAA)的医学标准执行。2013 年 6 月,眼库成为 EBBA 的国际会员。和亚洲很多地区一样,香港的器官捐赠模式采用“选择加入”机制(opt-in),即“预设不同意”。该机制假设市民不同意捐赠器官,如同意就主动登记成为器官捐赠者,当死亡发生时,医护人员会向合适捐赠者的家属解释捐赠手续和程序,并在取得他们的书面同意(informed consent)后,才可摘取器官,这与美国、英国、澳洲、加拿大、日本、韩国等国所采用的“选择加入”机制是相同的。目前,全香港约有 300 名病人等候角膜移植,其中公营医院(俗称“政府医院”)的病人约占 90%,自费病人(俗称“私家症病人”)占 10%,因此,眼库以 8:1的分配机制，轮流把合格的供体角膜分发给公营医院所辖的8个角膜移植中心，自费病人则统一列入一个私家症病人的名单。与其他器官移植一样，医生会依据临床情况，决定病人接受角膜移植的先后，情况紧急的，会被优先安排手术。公营医院病人除了要负担住院费用外，并不需要支付眼库就角膜的收集和检测等所产生的费用；而自费病人则需要支付部分行政费。

2008年11月23日，香港卫生相关部门成立器官捐赠注册机构（www. organdonation. gov. hk）。成立至今，已有超过十三万人登记成为器官捐赠者，除了积极推动市民登记外，也鼓励他们将捐赠的意愿告知家人。根据香港医院管理部门的统计，其眼库近年获得的捐献角膜分别是，2008年211只、2009年203只、2010年250只、2011年238只、2012年259只、2013年248只、2014年337只、2015年262只。

眼库成立后的头30年，即1962～1990年，主要接收从斯里兰卡进口的角膜。1991年起，眼库设立眼角膜联络主任，开始主动寻找合适的捐赠者，进口角膜数量逐年减少。1997年7月以后，香港本地角膜捐献达到自给自足，便不再进口角膜（图2-4）。

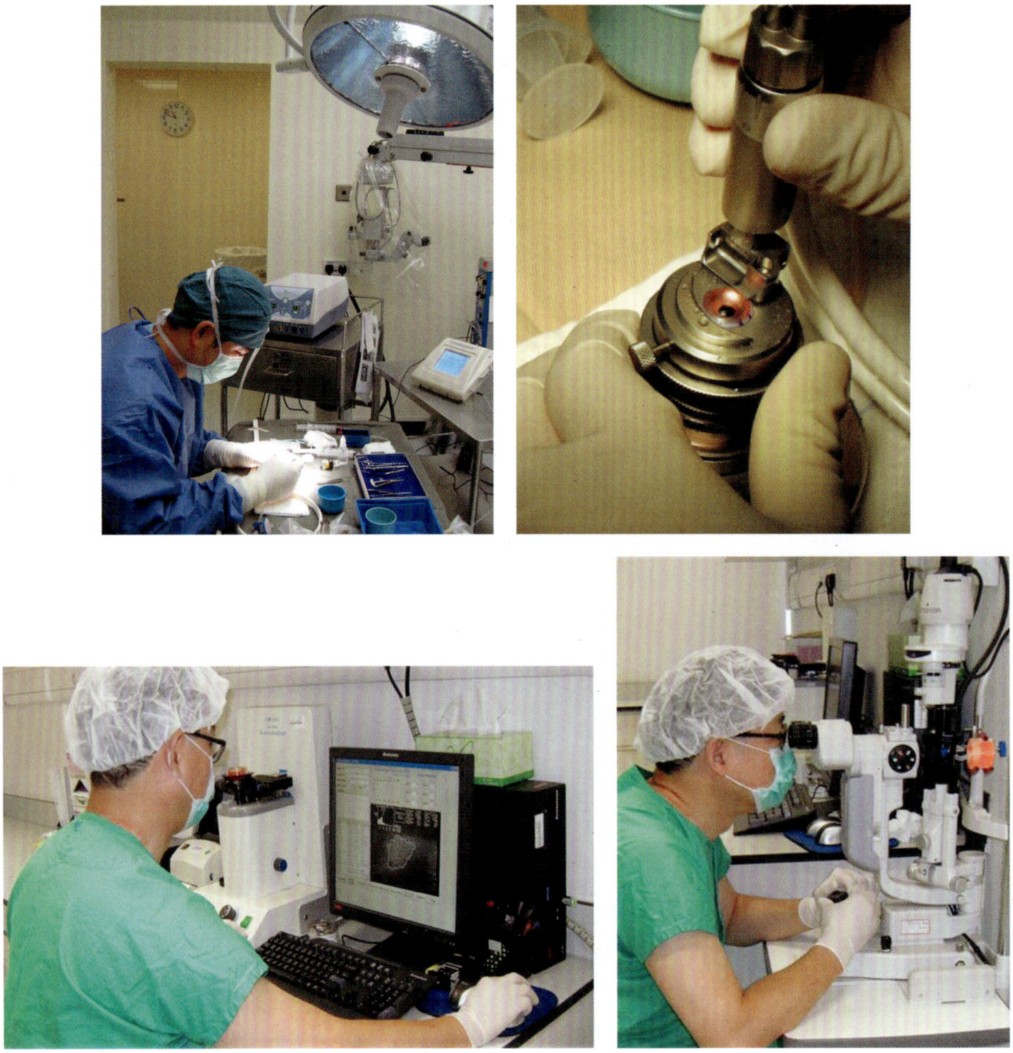

图2-4　香港医管相关部门眼库技师在进行内皮植片的制备和供体评估

三、中国台湾的眼库和角膜移植

2012年，中国台湾角膜移植数量为510例，角膜供体来源中，市民捐献占44%，进口（主要从美国）占56%，等待角膜移植的时间2011年为162天，2012年为204天。到2013年底，全台湾尚无1个功能齐全、标准操作程序（Standard Operation Procedures，SOP）的眼库，仅有2个为进口角膜提供服务的机构和25个设在医院的获取组织中心。2002年，中国台湾卫生相关部门设立了"台湾器官捐献登记和分配中心"（Taiwan Organ Registry and Sharing Center），在供体、受体、器官获取医院和器官移植医院之间架设桥梁，以期建立一个公平、公开、透明的器官分配系统，缩短移植轮侯时间，改善捐献器官的有效利用。

2015年7月1日，台湾相关立法机构对其移植条例进行修改，允许经认证的眼库技师独立开展摘取供体角膜的业务。2013年8月，台湾建立了一个功能齐全的眼库，负责确保全台湾境内的供体角膜质量。

第二节 国外的眼库发展史

眼库的建立源于角膜移植，而美国创立的全球第一个眼库及其后制定的旨在防止经移植传播疾病的医学标准为全世界的眼库建设起到了非常重要的示范作用。

本节重点介绍美国、斯里兰卡等国的眼库发展概况。

一、美国

美国是全球眼库技术最先进、眼库标准最严格、供体质量最优良的国家之一。美国眼库的发展经历了5个阶段：

（一）创立阶段（20世纪40年代～20世纪60年代）

世界上第一个眼库于1940年由现代眼库之父Paton在美国创立，国际狮子会和一些社团组织向眼库提供了资金和志愿者服务等项支持，他们把角膜捐献的资讯扩散到社会，让普通民众深入了解角膜捐献的意义。1955年，美国眼科协会（American Academy of Ophthalmology，AAO）设立了眼库委员会（Eye Bank Committee）。1961年，该委员会演进成美国眼库协会（the Eye Bank Association of America，EBAA）。1968年，美国颁布《统一解剖捐赠条例》（*Uniform Anatomical Gift Act*，UAGA），为公民捐赠器官和组织提供了标准一致的尸体解剖捐赠的法律依据和框架。

（二）职业化发展阶段（20世纪70年代～20世纪90年代）

为了规范眼库的行为，以获取优质供体角膜，EBAA于1974年起对眼库进行认证。1977年，EBAA开始建立眼库的医学标准和经认证的眼库技师（certificated eye bank technician，CEBT）制度，并于1980年发布第一个医学标准。每年的春秋季会议将对标准进行审核，医学咨询委员会根据形势的变化对标准进行修改。按照有关规定，非经认证的眼库技师不得摘取供体角膜。EBAA还批准眼库向供体使用单位或个人收取供体处理费（donor processing fees），包括摘取、检测、评估、保存、运输等费用。这期间，各州陆续建立了捐献登记机构，数个角膜保存液也研制成功，较好地解决了角膜内皮的活性保存问题，以Herbert E Kaufman等发明的Optisol GS保存液最具代表性，至今仍是全球绝大多数眼库广泛使用的保存营养液。1987年和2006年，美国先后2次对《统一解剖捐赠条例》进行了修订。

（三）捐献体系完善阶段(20 世纪 90 年代～21 世纪)

1993 年，FDA 开始制订和执行眼库的有关制度，重点是供体的质量管理体系及其持续的改进。由于角膜供体来源充足，角膜移植手术可以择期实施，这也促进了信息系统的发展。此外，在角膜供大于求的情况下，除优先满足国内的角膜移植需求之外，逐渐增加了出口的数量，这也引发了眼库之间的竞争。在知情同意方面，强调第一人称同意(first person consent)的权威性，各医院有责任将所有死者的信息通知器官获取组织(organ procurement organizations，OPOs)，眼库也开始与 OPOs 在获取眼组织上开展合作，以扩大共同来源。随着深板层内皮移植术(deep lamellar endothelial keratoplasty，DLEK，Terry & Ousley，2004)、后弹力层撕除板层刀制备内皮移植术(Descemet't stripping automated endothelial keratoplasty，DSAEK，Gorovoy，2006)、后弹力层内皮移植术(Descemet't membrane endothelial keratoplasty，DSAEK，Price &Giebel，2009)和内照明辅助下后弹力层内皮移植术(endoilluminator-assisted Descemet's membrane endothelial keratoplasty，E-DMEK)等先进移植技术的开展，以往由手术医生自行制备植片的情形受到挑战，这也催生了眼库制备植片的方法。眼库已从单纯动员、获取、保存、发送供体发展成为从获取供体到制备随取随用的标准植片的加工厂。

（四）全球化阶段(2010 年至现在)

为了帮助角膜供体匮乏的国家和地区扩大角膜来源、提高供体利用率，美国的许多眼库组织单独或联合开展国际人道主义眼库援助项目。如，全球眼库协会联盟(the Global Alliance of Eye Bank Association，GAEBA)由美国眼库协会(EBAA)、欧洲眼库协会(the European Eye Bank Association，EEBA)、亚洲眼库协会(the Association of Eye Banks of Asia，AEBA)、澳大利亚和新西兰眼库协会(the Eye Banks Association of Australia and New Zealand，EBAANZ)、泛美眼库协会(the Pan American Association of Eye Banks，PAAEB)和印度眼库协会(the Eye Banks of Association of India，EBAI)共同组成，利用科技会议和教育场合与与会人员分享眼库的知识和经验、提供技术指导。它还致力于建立全球范围内的眼库注册，开发国际编码以利于供体的追踪。

2016 年，GAEBA 开始进入其第一个全球统计资料采集阶段。该项目由 WHO 倡导，旨在获取有价值的数据，以便寻找服务上的差距，最终发现国际社会相互支持的途径。按照协议，各协会成员需从 2016 年起每年向 GAEBA 报告协会所在地区的角膜供体和角膜移植的总数。这些数据自动汇总到大数据库中(表 2-1)。GAEBA 还定期发布一个数据以便于 WHO、器官组织移植界和眼科界检查，这将有助于上述专业机构建立公平可及的制度。

表 2-1　全球五大地区角膜捐献和角膜移植统计(2014)

眼库协会	眼捐献(只)	角膜移植(例)
EEBA	18 770	24 026
EBAA(含国际会员)	68 956	75 391
EBAANZ	1307	2204
EBAI	23 434	20 429
总计	112 467	122 050

二、斯里兰卡

早期，斯里兰卡的角膜移植所用的角膜供体来自于死刑罪犯。1956 年，该国废除死刑，角膜移植医生无法从死刑犯人得到角膜供体。

当时，正在医学院学习的大学生 Fransisicohettige Gerald Hudson Silva 在得知这一情况之后，对角膜盲患者的生存状态进行了调查，同时萌生了从去世的国民捐赠获取角膜的想法。Silva 发表了一篇名为 *LIFE TO DEAD EYE* 的文章，呼吁国民开展角膜捐献活动，在斯里兰卡人民中间引起极大反响。Silva 大学毕业后成为眼科医生，并在母亲和时任总督的支持下创立了斯里兰卡眼捐献协会(Sri Lanka Eye Donation Society，SLEDS)。Silva 医生的倡议得到了国民的响应，角膜捐献的数量迅速增加。Silva 医生的母亲和前总督去世后先后捐献出角膜。1964 年，由于获得的角膜超过国内需求，眼库开始向国外赠送角膜。1999 年 10 月 22 日 20 点整，69 岁的 Silva 医生去世，其捐献的角膜由科伦坡眼科医院进行了移植。其夫人 Padma Irangani Silva 女士接替丈夫继续管理眼库，并把捐献的范围扩大到器官、骨骼等。2012 年 1 月 26 日 23 点 45 分，78 岁的 Silva 夫人去世，其角膜捐赠给巴基斯坦拉合尔医院和卡拉奇医院进行了角膜移植。

目前，斯里兰卡国际眼库，拥有 47 名工作人员，在各地分设 6 个角膜捐献处理中心和 450 个联络处，每个中心设 1 个技术员负责日常角膜捐献事务。平均每年获取约 1500 人捐献的角膜，截至 7 月 2 日，在眼库获取的角膜中，已有 45 024 枚用于斯里兰卡本国的角膜移植，36 000 枚用于科学研究，64 863 枚捐献给中国、日本、韩国、泰国、印度、巴基斯坦、沙特阿拉伯、希腊、南非和新西兰等 57 个国家的 114 个城市，另有 1 113 600 人在眼库正式登记身后捐献角膜。尽管美国是世界上最大的角膜供应国，2010 年向国外输出角膜 16 000 多枚，但斯里兰卡人口只有美国的 1/15，每年实际人均捐赠眼角膜的数量是美国的 2 倍。角膜捐献已经成为斯里兰卡人引以为傲的文化象征。

斯里兰卡禁止从捐献者死亡场所直接原位摘取角膜以防止供体污染。眼库需首先确定捐献者的病史及死因，摘取供体者负责填写捐献者的个人信息。一经发现尸体存在自行文身感染或体外感染的证据，应停止摘取供体。摘取供体者还应仔细检查外眼，如发现瘢痕等明显缺陷，亦不能摘取眼球。捐献者死亡后，应立即将冰块置于闭合的眼睑之上降温以改善内皮细胞活性。尸眼摘取后置入 4℃湿房内，再放进装有冰块的聚苯乙烯泡沫贮藏箱内，在供体死亡 2 ~ 6 小时内被送往眼库做进一步处理。如果供体角膜需要转运到其他地方，则采用 4℃湿房的形式冷藏。

眼库实验室为层流装置，紫外线消毒。供体眼球和角膜片的处理均在无菌操作台上实施。所有化学试剂均达到分析纯级。对供体眼球和角膜上皮、基质需进行裂隙灯显微镜检查，除外前房炎症。最后，用眼库专用角膜内皮细胞显微镜进行内皮密度和形态的检测，合格供体角膜的报告提供给角膜移植医生。眼库实行 24 小时值班制度，在得到捐献志愿者死亡讯息后及时前往摘取供体眼球。

斯里兰卡国际眼库执行 WHO 推荐的标准，死亡-供体摘取时限一般在 4 ~ 8 小时。由于斯里兰卡是热带国家，眼库要求尸眼应在死亡后 4 小时内摘取，以避免内皮细胞水肿或衰竭。摘取尸体眼球前，需用 3% 聚维酮碘消毒面部皮肤，再用 2% 聚维酮碘液滴入结膜囊留置 2 分钟。眼球摘取后，需取血样本进行血清学检测。所有摘取眼球的技术员均需经过无菌和手术培训。摘取供体的场所可以是医院、殡仪馆或住宅内。原位摘取者，剪除尸眼上的所有结膜和直肌止端组织，将尸眼浸泡于2%聚维酮碘溶液中，2分钟后，移至2%硫代硫酸钠(sodium thiosulphate solution)中停留2分钟，以中和所有碘离子。最后用缓冲液冲淋尸眼2分钟。全眼球摘取者，将尸眼置于湿房内，在其表面滴抗生素溶液，4℃保存。角膜片应保留8mm巩膜，清除附着的虹膜和脉络膜组织，滴氧氟沙星溶液后放入保存液。供体需采用眼库专用内皮细胞显微镜检查内皮细胞。死亡6小时后，角膜将出现后弹力层皱褶，通过皱褶之间的区域仍可观察到角膜内皮密度。用于穿透性角膜移植的供体角膜应达到以下标准：内皮细胞密度>2300/mm^2；无或仅有少数异形细胞；无或仅有少数多形性细胞；内皮细胞损失<20%；无内皮细胞死亡。

供体角膜的保存方式有短期和中期保存2种形式。短期保存(湿房)是将死亡4小时内摘取的尸眼置于4℃湿房中可保持内皮活性3天左右。中期保存是将角膜片置入M-K培养液或Optisol GS液，分别保存内皮活性4~5天和14天。由于供体来源充足，所以斯里兰卡不采用器官培养法和冻存技术进行长期保存。

眼库由医学主任经理和技术人员管理。所有职员需经过培训并由政府有关部门颁发眼库资格认证。眼库依照斯里兰卡政府《角膜捐献法》(1955年)和《人体组织法》(1987)开展活动。法律规定，如果捐献者生前签署身后捐献角膜的书面同意书，但其亲属反对，则捐献将被终止。如果捐献者生前签署拒绝身后捐献角膜的书面意见，其角膜也不得被摘取。角膜移植手术由有资质的眼科医生实施。眼库从接受供体角膜的国内外手术医生处获得有关供体的信息反馈。

眼库采用WHO推荐的试纸对供体的血样进行HIV1/HIV2、HBsAg和梅毒检测。捐献者死亡后4小时内完成摘取。摘取的眼球置入湿房内再装入内有冰块或人造冰袋的聚苯乙烯泡沫箱内，并在捐献者死亡后2~5小时内送抵眼库进一步处理。原位摘取角膜片近年来有增多的趋势。

三、韩国

1936年，韩国还处于日本殖民统治时期。日本医生Hayana和Sadake在汉城(今首尔)实施了韩国史上的首例角膜移植。第二次世界大战结束后至1960年，战场角膜外伤和恶劣卫生条件导致的角膜病使得角膜盲患者人数激增。但由于其20世纪50年代战争的后遗症，加上战后经济凋敝，角膜移植基本陷入停顿。1967年，美国眼科医生ORBIS的创始人David Paton和Miguel Martine携带眼库设备和耗材，帮助韩国在韩国立大学建立了第一个眼组织库。不过，由于传统观念的影响，20世纪60~70年代，多数韩国民众仍不愿意身后捐献角膜。在美国医生和志愿者的推动下，经过宣传教育，这种情况有所改善。1973年，韩国政府制定政策，对开展角膜移植和建立眼库的医疗机构给予资金援助，相关主管部门制定角膜捐献的医学标准等。到了1975年，共完成231角膜移植手术，供体来自死于医院的孤寡老人或独身者。韩国民众的无偿捐献。不过，这对于10万例等待角膜移植的角膜病患者无异于杯水车薪。20世纪90年代起，韩国在国际狮子总会的指导下设立了韩国狮子会355B2区，按照美国的模式推动角膜捐献。2000年2月9日，韩国开始实施《器官移植条例》。为了规范捐献和移植行为，韩国还设立了国家器官捐献管理中心，指导和协调各大型综合医院和眼科专科医院开展器官和角膜的捐献工作。

在推动角膜捐献的过程中，韩国十分注意利用名人效应。例如，国家器官捐献管理中心聘请某位知名演员为捐献大使，经常邀请其他艺人参与角膜捐献的推广活动。2005年，某女演员在拍摄电影时眼部受伤,险些失明。一在押服刑犯得知此事后给其写信表示,如果需要移植角膜,他愿意无偿捐献。尽管活体捐献健康眼角膜不可能发生,然而却深深打动了该女演员。当她因此事了解到韩国的角膜供体奇缺的现状后,便签署了角膜捐献志愿书。她表示,她之所以这样做,一是报答影迷们对她的关心,二是希望韩国民众关注角膜盲患者的痛苦,勇敢地在去世后捐献角膜。2009 年 2 月,86 岁的韩国前罗马天主教堂大主教病逝后捐献器官和角膜,其两只角膜成功地用于移植。这一事在韩国引发强烈反响,受其感染,许多当红艺人自愿前往国家器官捐献管理中心登记,声明身后捐献角膜和器官,仅当年 2 ~ 12 月,就有 3825 位首尔市民登记捐献角膜。2009 年 9 月,旨在连接捐献者和移植机构受益者的网站 Korea donate Life Network (Kodonet)在最著名的佛教学府 Dong-Guk University 举行了开通仪式。

四、日本

在日本,眼库被称作眼球银行。日本眼球银行协会成立于 1965 年。由日本眼球银行基金会资助。协会通过义卖《爱之光》杂志和角膜移植科普资料等方式筹措经费,维持眼库运行。眼库还通过企业和个人赞助培训眼库和医务人员、普及角膜捐献的科学知识。几乎每期出版的《爱之光》杂志都邀请公众人士作为封面人物,当红明星撰写文章,宣传角膜捐献和角膜移植的意义,唤起全社会对角膜盲患者的同情和关注。

日本眼球银行协会的重要职责是监管日本的眼库日常工作,定期召集各成员眼库举办学术会议、眼库技师继续教育、眼库及眼库技师资质评审、角膜捐献和角膜移植数据统计等。目前,该协会下共有 54 个成员眼库,每年共有 1000 多人捐献角膜,实施角膜移植 1500 例,每年大约有 20 000 人签署角膜捐献志愿书。尽管日本的眼库和角膜捐献取得了不小的进步,但仍然远远不能满足众多角膜病患者的对供体角膜的巨大需求,每年仍需从美国和斯里兰卡进口数以千计的角膜。

五、泰国

1965 年,泰国红十字会为眼科和角膜捐献成立了第一个委员会,并由该委员会设立了泰国红十字会眼库。直到 1969 年 8 月 17 日,泰国红十字会眼库才正式接受了首例角膜捐献,2 例角膜病患者受益。8 月 17 日也因此被确定为“国家眼库日”。泰国红十字会与我国的红十字会职能十分相似。1996 年 1 月至 2008 年 12 月,泰国红十字会眼库共获取 3889 例泰国国民的角膜捐献,除一小部分不适宜移植外,其中 3582 例的双眼角膜顺利捐献,近 8000 例角膜病患者得到及时救治。

六、印度

印度是宗教大国。印度教、佛教锡克教、基督教等教派林立,主导着人们的价值取向和社会倾向。针对角膜捐献,赞成和反对声各执己见,但角膜捐献仍获得大多数印度国民支持。印度国内有不少眼库,分别隶属于医学院、医院、NGO 甚至个人,它们在开展业务和遵守规则方面接受印度眼库协会的管辖和协调。在政府、非政府组织和社会有识之士的推动下,印度的角膜捐献成绩斐然,已成为亚洲与斯里兰卡和新加坡角膜捐献率最高的三个国家之一(详见有关章节)。

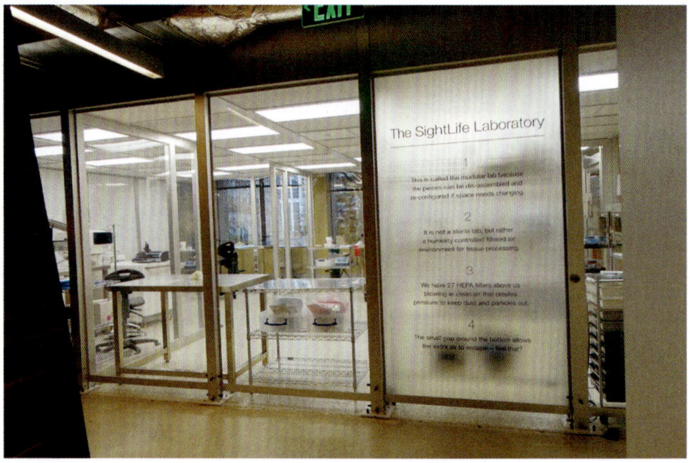

图 3-4　眼库实验室

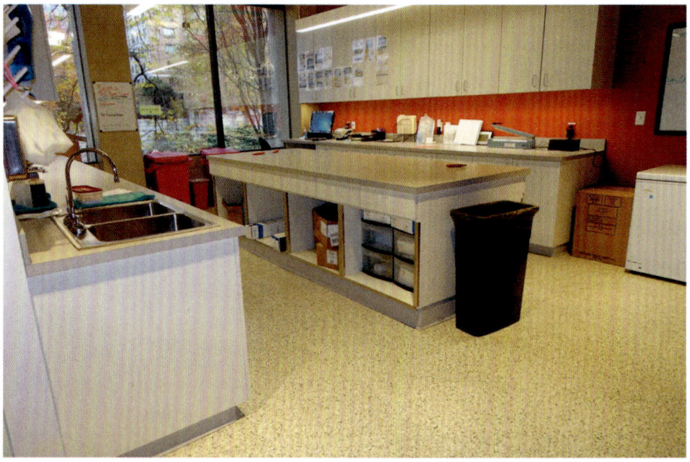

图 3-5　供体处理台

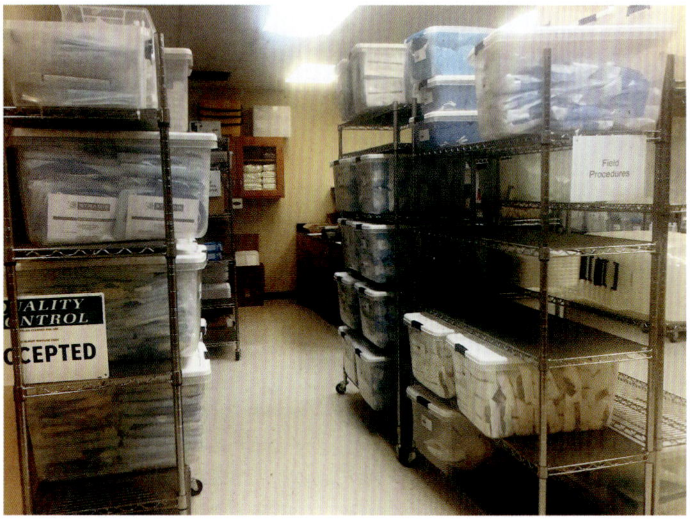

图 3-6　贮藏室

（二）设备

一般来说，眼库的设备包括通信电子设备、实验室设备、角膜保存设备以及支持/合作设备。

1. 通信电子设备　角膜捐献协调员、眼库技师及其办公室需配备电话、传真机、计算机录音系统和内部网络以便与不同的工作对象沟通。

2. 实验室常规设备　眼库的设备多为实验室所使用。包括：

（1）裂隙灯显微镜：检查供体眼组织。

（2）ISO 5 生物安全柜/ISO 5 级洁净室（~5000 ~ 10 000USD）：为了防止在角膜处理过程中保存容器开盖后被污染，眼库应具有维持室内<3520 个悬浮粒子（0.5μm）/m^3（ISO 5 级标准）的装置。ISO 5 级超净工作台应可移动，但每次移动后应按照 ISO 标准重新认证。超净工作台比 ISO 5 级洁净室更实用。ISO 5 级洁净室虽然更昂贵，但其相对大的空间可容纳更大的设备。打开角膜保存容器后处理供体必须使用 ISO 5 级过滤系统，以防止眼组织的污染（图 3-7）。

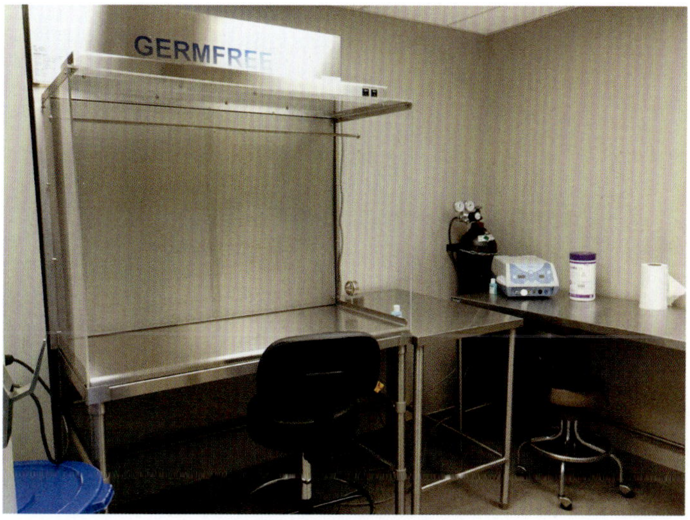

图 3-7　层流无菌操作台

（3）温度外显示冰箱（-4℃）：可用于贮存血样本、保存液和眼组织。其中一个用于贮存已经过检疫的供体组织，另一个用于贮存拟发送的供体组织。眼库智能冰箱的供体保存温度恒定维持在 2 ~ 8℃。冰箱外部应有 LED 温度显示器，其附带内部数据记录器具备网络或图录记录温度变化的功能（图 3-8，图 3-9）。当内部温度超出调定范围时，冰箱发出声音报警，可通过短信、电子邮件或电话通知眼库技师。如果缺乏警报系统，则可能延误维修，导致角膜内皮细胞的不可逆损伤。此外，供体所在房间也应安装温度监控报警系统。

（4）制冰机（图 3-10）：用于外出摘取眼组织的冷藏以及运输供体包装箱内的降温材料；在供体运输过程中，眼组织需保持在 2 ~ 8℃的泡沫保温箱中。如果运输时间在 24 小时内，小冰块（ice cube）就足够。如果运输时间超过 24 小时，眼库需自备制冰机制造大冰块（ice block）。

（5）高压灭菌炉：高压灭菌炉可对获取或制备供体的手术器械进行灭菌处理。价格因

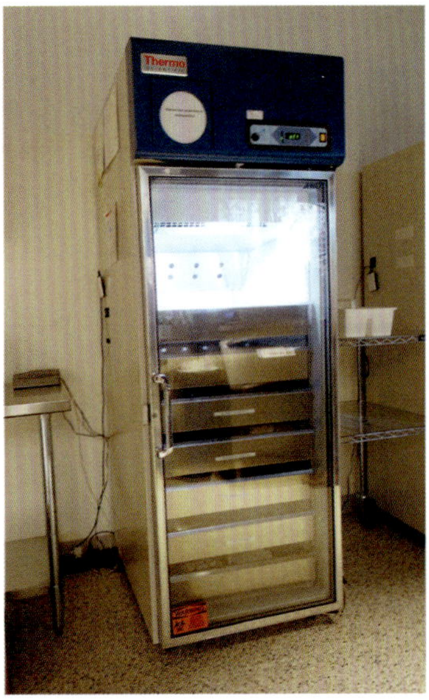

图 3-8　保存待检供体的冰箱

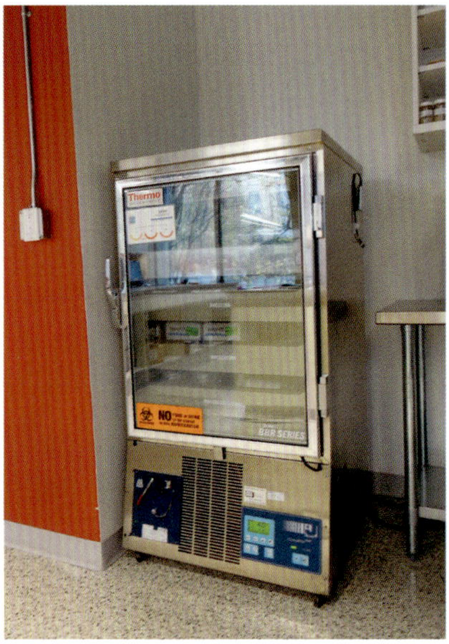

图 3-9　短中期角膜保存和/或储存保存液的冰箱

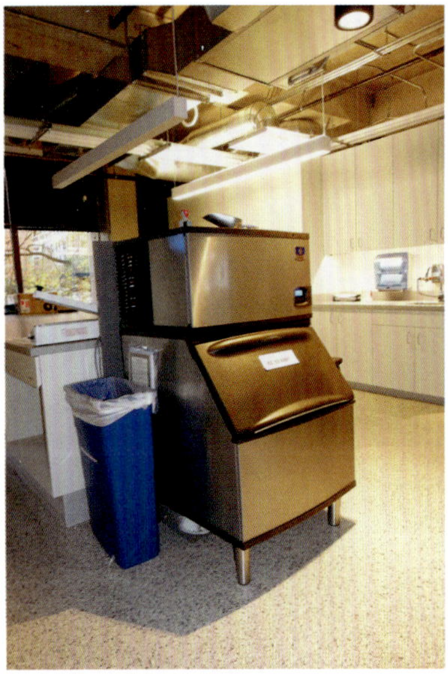

图 3-10　制冰机

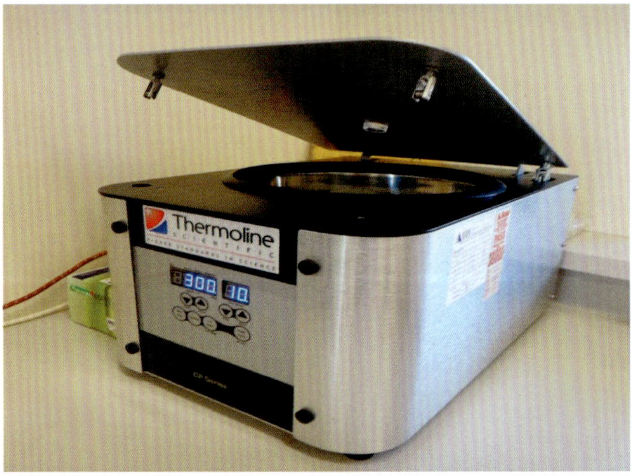

图 3-11　离心机

高压锅的大小、类型而不同。推荐台式快速消毒炉。

（6）孵育箱：孵育箱是必需的生物学指示装置（图 3-12），可以用于空气或致病菌培养，其种类有很多。临床上建议使用一小时快速读取的孵育箱，不过，它比需要 48 小时孵育时间的孵育箱更贵。

（7）热风枪：用热缩塑料包装时，可用热风枪取代封口胶密封眼组织保存容器。

（8）热封机：用于密封冰块和供体资料，可避免液体泄漏和损坏文件。

（9）离心机：用于处理血清学检测的样本（图 3-11）。

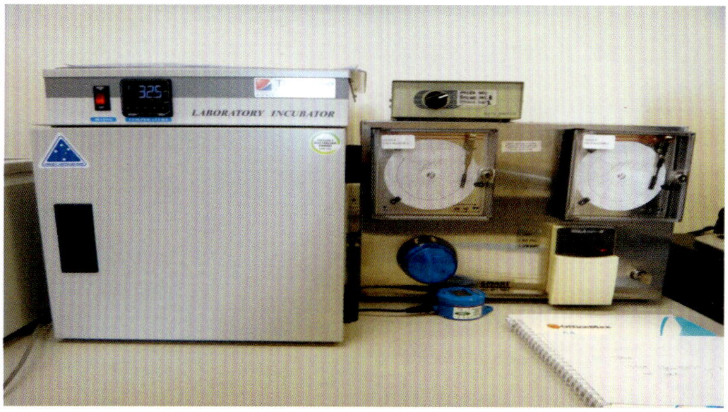

图 3-12　微生物学孵育箱

（10）眼库专用角膜内皮显微镜：用于确定内皮细胞密度并记录细胞的形态，有两个主要类型：美国产 HAI 和日本产 Konan（图 3-13，图 3-14）。

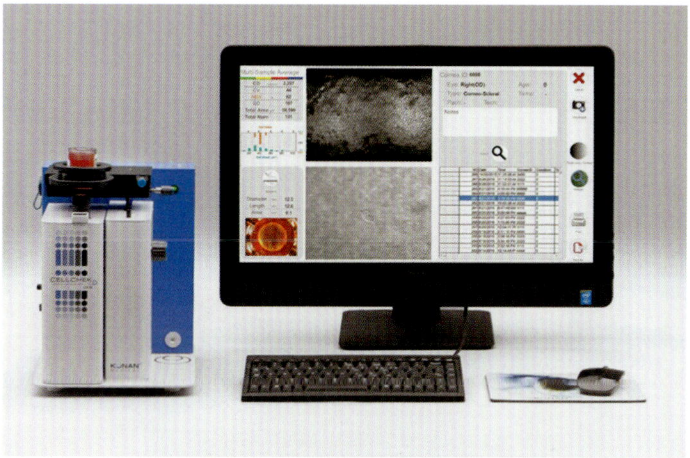

图 3-13　Konan 眼库专用内皮细胞显微镜

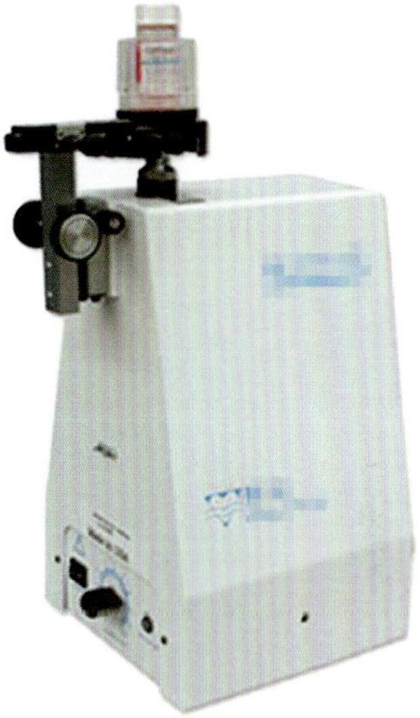

图 3-14　HAI 眼库专用内皮细胞显微镜

3. 耗材　眼库必须储存基本的医疗和技术耗品。眼库常用耗材如下：

（1）供体摘取器械包；

（2）EK 工具包；

（3）无菌白罩衣和无菌手套、防喷溅装置（spill kits）；

（4）100% 医学酒精；

（5）生物指示器、化学指示器、灭菌带、消毒剂和清洁剂；

（6）除菌肥皂、普通肥皂及清洗刷；

（7）冷却器、盒子、胶带、泡沫塑料、不同大小厚 2 毫米聚亚氨酯袋、密封袋；

（8）角膜保存液及角膜保存瓶；

（9）一次性手套、口罩、实验外套、鞋套、带檐帽（bouffant cap）；

（10）生物医学垃圾桶、带子、锐器盒、贴纸。

4. 实验室特殊设备　如果采用除 Optisol 液保存之外的其他保存技术如器官培养液保存和深低温冷冻保存，或对植片进行预切（pre-cut）处理，则还需要其他相关设备。并非每个眼库都开展器官培养保存、制备预切植片和深低温冷冻法的业务。这取决于眼库服务覆盖的范围、人口及手术医生的需求。

（1）器官培养法：

1）带温度指示的孵育箱：用于保存液的微生物培养；

2）光学显微镜：用于检查培养液的污染情况（图 3-15）；

3）制备培养基的有关设备：如过滤器（或滤纸）、电热炉、玻璃器皿等。

（2）供体植片预切

1）眼科手术显微镜：用于制备角膜植片（DSAEK、ALK、DMEK）。

2）角膜测厚仪：在制备角膜植片之前或之后测量角膜植片的厚度。

3）自动板层刀：它通过一个刀片和真空涡轮机制备植片。所制备的植片可用于角膜内皮移植和前板层角膜移植。该板层刀有 3 种类型，Moria、Amadus 和 Horizons（图 3-16）；

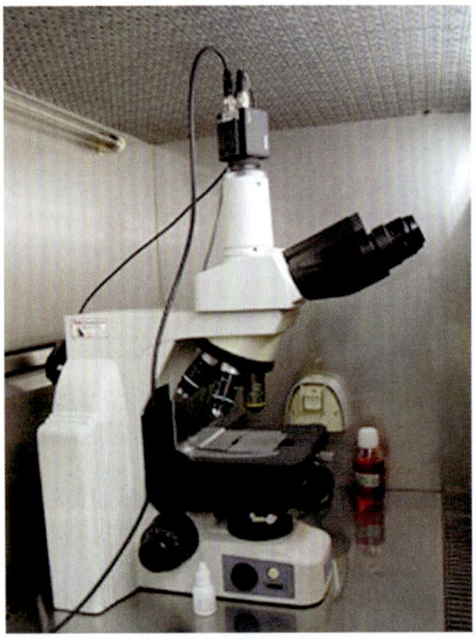

图 3-15　带 CCD 照相机的显微镜

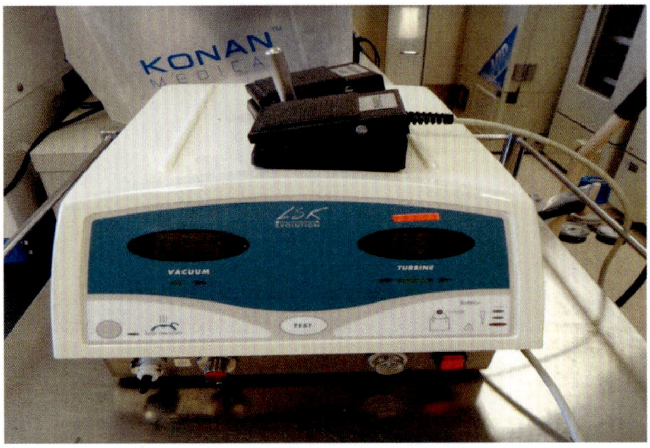

图 3-16　自动板层切削刀

4）液氮罐（图 3-17）。

（3）深低温冷冻法

1）自动组织程控冷冻仪（图 3-18）；

2）液氮（罐）；

3）冰箱（-80℃）。

（三）协作部门

眼库在日常工作中，还需要得到实验室和合作单位的支持和协助。所有合作实验室和单位必须拥有 TGA 执照。

1. 血清学实验室　对供体进行 HIV、HBV、HCV 和其他所需的血清学检测机筛查。

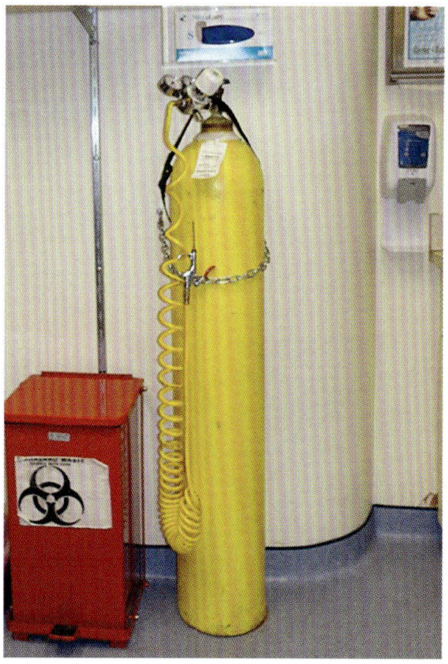

图 3-17　氮气系统

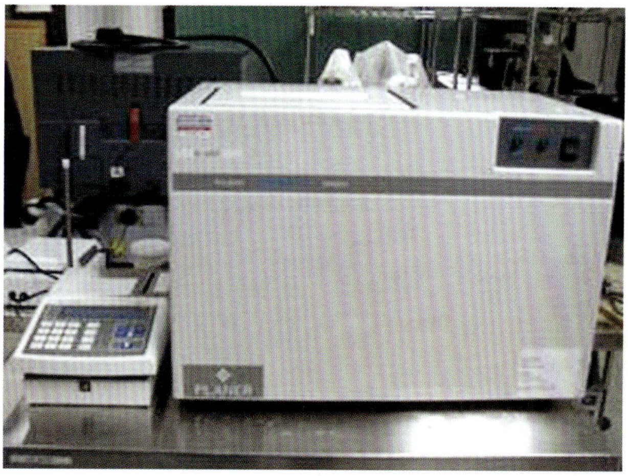

图 3-18　Planer Kryo 10 Ⅲ型程序控温冷冻冰箱

2. 微生物实验室　进行供体的微生物学检测和筛查。

3. 法医病理学实验室　确定供体死因。该实验室也可提供供体信息。

4. 灭菌室　为眼库的器械和设备提供消毒服务。

5. 药房　为眼库提供常规的药物，如抗生素、无菌生理盐水和碘制剂。

二、印度

印度约有 1500 万盲人。其中 75% 为可预防的盲。然而，印度每年捐献的角膜为 25 000 只，而每年的需求量为 250 万。如果每年实施约 10 万例各类角膜移植手术，将在治疗可治性角膜盲方面获得满意效果。要达到这个目标，每年至少需要 20 万只供体角膜。每个眼库每年处理 4000 只角膜，换句话说，全印度至少需要 50 个眼库。

（一）眼库和 EDC 的设置

印度十分重视眼库与人口和眼捐献中心（eye donation center，EDC）的匹配，以最大限度地节约成本，提高效率。

1. 眼库设立的人口基数　印度建立眼库通常在每 200 万人口区域设置一个眼库，且与 40 个眼捐献中心发生业务联系。

眼库向公众普及角膜捐献的知识；实施角膜捐献；保存、处理和评估供体角膜；实施供体的血清学检测；按照登记名单顺序分配供体角膜；在邻近眼库的医院启动 HCRP 项目；募集捐款用于支付资金和日常开销。

EDC 设立在 20 万～40 万人口的地区，可望每年获取 25 只捐献的供体角膜。这种布局可有效节约基础设施和人力成本，眼组织的摘取、保存和分配等工作可交由邻近的具备基础设施和人力资源的眼库实施。其作用是获取供体眼组织并将组织送到最近的眼库进行处理、评估和分配。

在设立眼库前需现已设立的乡村、城市或城郊的眼库和 EDC、位于乡村、城市或城郊的医院、医院与眼库和 EDC 之间的距离和资金来源的可行性等进行可行性研究。如果在拟开设眼库的地区现有眼库或 EDC 运作良好，则可与 EDC 扩大合作而不必另设立一个眼库。眼库的不必要的扩张和碎片化(fragmentation)有可能适得其反。在一个大城镇适宜建立一到两个具有摘取、处理、评估和分配供体等项功能的设备完善的眼库。其他仅作为行使 EDC 功能的卫星眼库。所有在 EDC 登记的轮候名单应由中心社区的眼库核对和保管。供体的分配也仅按照中心眼库的名单顺序进行,急诊例外(表 3-1)。如果眼库未行使正常功能但已存在多年,则应考虑建立其他的眼库或 EDC。

表 3-1 印度 EDS 角膜移植优先顺序

	角膜移植适应证	优先顺序
角膜穿孔	1a 急诊+弱视年龄段儿童+双眼盲	1
非溶解性角膜炎	1b 急诊+双眼盲	2
	1c 急诊+弱视年龄段儿童(单眼)	3
	1d 成人急诊(单眼)	4
弱视年龄段儿童	2a 弱视年龄段儿童+双眼盲	5
	2b 弱视年龄段儿童	6
双眼盲		7
常规		8

2. 眼库和 EDC 的位置　按照一个地区的人口确定是否建立眼库或 EDC。在人口少于 20 万的地区,甚至没有必要建立 EDC。将该地区死亡率的 1% 作为眼捐献的最初目标,可统计出该粗略的捐献率。

了解当地医院的有关信息至关重要,因为医院的协作将保证日常角膜的获取。通过这种联系,可将灾难心理咨询师或眼捐献顾问安排在具有一定死亡率的医院。眼库到医院的距离应在 15 公里之内。

眼库或 EDC 应独立设立服务于社区,而不论其居民的种族、信仰或宗教。不过,印度的眼库或 EDC 多设立在总医院(general hospital)或眼科门诊(eye institute),因为在这些机构可以使用电话、接待站、实验室和普通雇员。最重要的原因是在上述机构里开展业务容易获得人们的信赖。如果这些机构设有眼科,则可将其中的眼科医生聘为医学主任,供体角膜也可直接提供给开设角膜移植的专科使用。如果眼库或 EDC 所在的医院无法使用供体角膜,就需要将角膜发送到其他医院以保证供体被及时移植。

(二) 设立眼库所需的设备和可行性标准

与美国的大型眼库相比,印度标准配置的眼库的设备仅能满足基本的评估需求,基本不配备 OCT 等昂贵的仪器。

1. 基本要求　眼库和眼捐献中心的面积至少应分别达到 500 平方英尺(约 46 平方米)和 300 平方英尺(约 28 平方米),包括清洁隔离室(8 英尺×10 英尺,约 2.4m×3.0m):用于切取角膜后手术器械清洗消毒;血清学实验室(10 英尺×12 英尺,约 3.0m×3.7m):用于检测血液样本;供体处理隔离室(10 英尺×15 英尺,约 3.0m×4.6m):用于供体评估、制备及其发送前包装。有条件应安装层流装置;评估实验室和发送区(10 英尺×12 英尺,约 3.0m×3.7m):应有污水池、裂隙灯、工作站、文件柜和冰箱;眼库技师办公室(10 英尺×10 英尺,约 3.0m×

3.0m)：用于通信以记录畅通；经理办公室(10英尺×10英尺，约3.0m×3.0m)：办公桌、电话、传真、文件柜。

2. 基本配置　包括裂隙灯、冰箱四轮车、层流生物柜、手术器械、电话、血清学检测仪、消毒炉、内皮细胞显微镜等。总费用分别为2 041 000卢比(约21.6万元人民币)和103 000卢比(约1万元人民币)。

(三) 经费来源

财政支持是给予防盲治盲公益事业的最大赠礼。如果缺少合理合法的器官捐献和公众的慷慨捐款，则高昂的运行成本将使这项公益事业无法在成本允许的范围内持续发展。眼库运行的资金支持来自两个方面：

1. 非经常性资助(non-recurring grant)　政府分别给予眼库和EDC50万卢比(约5万元人民币)和5万卢比(约5000元人民币)的资助，用于购买汽车、冰箱、摘取供体手术包、保存角膜的容器以及投影仪等。

2. 经常性资助(recurring grant)　每为EDC获取1只角膜，给予250卢比(约26元人民币)补助；每为眼库获取1只保存于MK液中的角膜，给予500卢比(约53元人民币)补助。眼镜或其他临时支出也补助500卢比。

印度阿拉文眼库(Aravind eye bank)还从社会人士得到角膜移植费用的定向捐赠。一例角膜移植手术费用约为5000～10 000卢比，眼库从中可获取每只角膜2000卢比的处理及保存成本。眼库每个月大约需要17 000卢比维持眼库的日常运作成本。

(四) 可行性标准

除了中央、邦、地区、流动单位、私人慈善医院和私人疗养院之外，如果志愿者组织符合如下标准，也将具备成为眼库的资格：

1. 根据《人体器官移植条例》(*Human Organs Transplantation Act*)登记注册；
2. 应当是不为任何个人或个人集团谋取利益的非政府组织；
3. 其工作和财务状况令人满意，财政补助由邦政府推荐；
4. 应有自己的基础设施以便开展眼库的相关工作；
5. 有良好的跟踪记录；
6. 需获得印度眼库协会(Eye Bank Association of India, EBAI)的认可并与其保持联系。

不过，社区角膜采集中心也面临着挑战。经费的不足掣肘了为执行眼库医学标准而在设备消毒灭菌和供体运输等方面的支出。普通内科医生对摘取角膜缺乏足够和持续的兴趣也将使眼库的工作秩序受到影响。一些有识之士认为，使供体获取技术和评估技术标准化、增加来自医院的患者死亡通知率以及增加医院获取角膜项目(Hospital Cornea Recovery Project, HCRP)场所等将有利于提高捐献率。

三、德国

德国是欧盟中最富经济活力的国家。与美国等国一样，为了不漏掉角膜捐献的案例，德国眼库全年工作，技师轮流值班。每个月安排10天时间开展有关角膜捐献教育活动、会议或疾病咨询。无论从道义上还是法律上，眼库所获取的供体本身不得出售，但应考虑对眼库开办运行以及处理供体过程中的损耗和支出予以补偿。

表 3-2 德国眼库运行费用

运行费用	配置	价格(欧元)
人力资源	2 名技师	102 200
	2 名医生	130 000
总计		232 200
耗材	供体 HLA 配型(600 欧元)	180 000
	医药制品	57 822
	病毒/微生物学检测	40 410
	仪器维修	3500
	管理	1500
用房	租金($100m^2$)	24 000
	清洁/环境适应/电力	12 000
折旧	年折旧率(20%)	17 527
认证(ISO)	年度检查	5000
软件编程	承包商	10 000
总计		351 759

引自 Bohringer D. Maier P, et al. Costs and financing. A cost calculation of up-to-date eye bank in Germany, in《Eye Bankng》, Bredehorn-Mayr T, Duncker GIW, Armitage WJ (eds): Dev Ophthalmol. Basel, Karger, 2009, vol43, pp. 120-124.

注:1 欧元(EURO)= 7. 4368 人民币(RMB)(2016 年 11 月 28 日)

每年处理 600 只供体角膜的总费用为 584 000 欧元。因质量控制的原因,每年仅有 300 只用于临床移植,从而导致每例角膜植片的处理费达 1950 欧元,300 例总费用高达 584 000 欧元。由于眼库的运行成本实际上保存稳定,角膜移植费用与发放供体的数量成反比,即供体利用越多,角膜移植费用越低,因此,高容积眼库比年供体处理量<600 只的低容积眼库能够提供更低处理费的供体角膜。

基于诊断相关的角膜移植患者组(diagnosis-related based groups for a keratoplasty procedure)的拨款需返还给眼库 850 欧元,这距离眼库 1950 欧元的实际处理费还有很大差距,剩余的 1100 欧元的缺口则由眼库和相关的眼科医院通过业务营收和社会募捐自行解决。

第二节 眼库人力资源

眼库并非仅仅简单的接收、处理和制备供体植片的机构。在中国,以往为数不多的眼库均隶属于医学院校的附属医院或大医院,眼库并无完整的组织架构,眼科主任兼任眼库主任,眼库技师由眼科医生临时替代,财务运行经费多由所在医院拨付。这主要与国内眼库的属性不属于非政府组织有很大关系。

各国人力资源的配置相差较大。德国对眼库配备全职医生和技术各 2 名,数据处理和软件编程则社会对专业公司外包。印度的情况与中国较为相似,但眼库人员固定、独立、专业(表 3-3)。澳大利亚眼库设定的角膜捐献协调员较多,把重点放在公众教育方面(表 3-4)。斯里兰卡目前有 2 个眼库,分别是斯里兰卡国际眼库(Sri Lanka International Eye Bank)和斯里兰卡国家眼库(National Eye Bank of Sri Lanka)。仅斯里兰卡国际眼库就有近 56 名工作人员，还在全国各地分设6个角膜捐献处理中心和450个联络处，每个中心设1个技术员负责日常角膜捐献事务。这在很大程度上扩大了信息来源、降低了综合成本。斯里兰卡国家眼库坐落于科伦坡国立眼科医院内，是斯里兰卡政府与新加坡政府的合作项目，双方投资300 000卢比（约合人民币13 440元）共同建设，于2011年2月开始运营。眼库引进新加坡眼库的管理模式，除满足国立眼科医院自身的角膜移植手术外，还同时优先向新加坡国内的角膜移植医生提供供体角膜。

表3-3　印度眼库和眼捐献中心的人力资源配置

人力资源	人员配备	
	眼库	眼捐献中心
医生团队	法定	—
医学主任	1	1
眼库经理	1	1
眼库技师	法定1人	法定1人
社会兼卫生教育工作者	法定1人	法定1人
司机兼投影员	法定2人	法定1人

表3-4　澳大利亚和新西兰眼库人力资源

分类	职位	职数
管理团队	医学主任	1/2
	总经理	1
	质控经理	½～1
	秘书/接待员	1
协调员团队	角膜移植协调员	3～5
产品团队	实验室经理	1/2
	实验室技师	1～2

美国是世界上第一个建立眼库的国家。每年4月为国家器官捐献月（National Donation Month），时任总统都会发表宣言，启动器官捐献月。在眼库的运行方面积累了丰富的经验，值得借鉴（详见第十七章）。美国眼库的规模因地区、人口和范围区域不同而异。大型的眼库如SightLife、ISR眼库，每年接收处理50 000多只角膜。中、小型的眼库如佛罗里达狮子会眼库（Florida Lions Eye Bank），每年近获取2000只左右角膜。现以美国国际复明眼库为例，介绍眼库的人力资源。按专业角度，眼库成员可分为技术人员和非技术人员。技术人员包括：CEO或医学主任、首席财务官（chief financial officer，CFO）、非技术人员又分为拓展协调员（outreach development coordinator）、医院发展协调员（hospital development coordinator）、接待生或办公助理、会计协调员、市场协调员、公共关系协调员等。从薪酬角度，眼库成员又可分为免限制职员（exempt employee）和非免限制职员（non-exempt employee）。前者是指那些在眼库固定职位长期工作领取薪酬的人，不需要打卡计时工作，超时工作也没有额外的薪

酬;而后者则是利用业余时间为眼库工作或虽全职工作但按工时领取薪酬的人,超时工作会获取加班薪酬。至于职员究竟领取哪一种职位薪酬则由眼库管理层决定。一般来说,眼库管理人员属于免限制职员,因为他们的工作时间不定;其他要求临时性工作的职位也领取相应的义务职员薪酬。

一、管理类雇员

1. 首席执行官(chief executive officer,CEO) CEO须由董事会或理事会选举产生,除非CEO本人是眼库创始人。目前,美国许多非盈利眼库自创立之初就按照盈利性模式设立相应架构,因而不再使用CEO的称呼。CEO应与董事会定期沟通,主持日常的理事会会议。理事会可选举某公司的人员作为理事会成员担任主席。一般认为,CEO应为理事会的非自主成员,保留除报酬和利益之外的选举权。这样做的优点是,CEO可代表理事会签署法律文书,特别是涉外文件。作为理事会成员,CEO可以投票决定未来眼库的发展。例如,购置办公用楼、启动新项目等。CEO的设立有利于整个眼库人员结构的稳定。根据眼库理事会的人员结构,有时需要一些短期任职的理事,随着新的理事的不断更新,保证有一位具备眼库运营专业知识的理事十分重要。

第二年的年初,CEO需向眼库理事会报告上一年度眼库的供体获取和使用情况。表3-5为佛罗里达狮子会眼库的年度报告。

表3-5 佛罗里达狮子会眼库2014—2015年度报告

	2014. 7. 1—2015. 6. 30		自1962年以来
供体总人数			
眼组织总数	1022		
用于移植		752	
用于科研		270	
获取的眼/角膜总数	2038		88 249
眼库分配用于移植的眼组织			
用于移植的眼组织总数	881		44 254
在美国进行的角膜移植		696	
在美国外进行的角膜移植		185	
从其他眼库进口用于国际慈善项目的角膜	285		
用于移植的巩膜和干燥保存的角膜	454		15 618
提供的眼组织总数	1620		
用于科研和病理学实验室的供体			
用于科研和教学的尸眼/角膜	618		
用于眼病理实验室检验的标本	3924		97 091
标本来自Balcom Palmer医院	3409		
标本来自其他医疗机构	433		
标本来自验尸官	82		
用于科研和病理学学检测的眼组织总数	4542		

2. 医学主任(medical director) 美国要求眼库必须指定一名医学主任,眼库主任应当具备一定的资质,担负与其职位相一致的责任。

(1) 医学主任的认证:CEO或理事会负责根据眼库的组织架构选举眼库医学主任。医学主任不属于眼库雇员。眼库可以要求医学主任作为志愿者或顾问。如果医学主任作为顾问受聘,则仅能领取1099美元的报酬。医学主任需居住在眼库所在地区,以便全天24小时接听电话和回复咨询。美国要求眼库医学主任必须有医师资格证并完成角膜病专业的住院医培训。各个管理部门有另外的资质要求。例如,2013年版EBAA Medical Standards要求眼库医学主任3年内需参加医学顾问委员会会议和科研论坛(Scientific Symposium)。因此,在开办眼库时,应当注意各个管理机构的不同规定。

(2) 眼库医学主任的职责:眼库医学主任对眼库的眼组织处置和机构运行负责。应监管质量保证和培训计划,包括制定、升级、批准标准的操作程序、帮助培训年度眼库教程和标准操作步骤、核查眼库技术人员的技能以帮助他们获得相关资质。医学主任要对供体信息记录、眼库维护日志、眼库登记簿等进行内部审核并决定是否给予许可证。他的目标是使眼库能够遵守所有需遵守的规定,提供其医学专业知识,确保向受体提供高品质供体眼组织。由于医学主任不可能全天24小时都在眼库工作,因此,要选择并授权至少2位眼库雇员去培训其他雇员,执行所有眼库职能,包括决定供体是否合格及其是否适用。眼库人员有事需要请示时,医学主任应及时到场,解决所发生的问题。在每个季度或每半年一次的审核时,眼库医学主任仅需审查所有记录的10%或10份记录,并不需要在每份记录上签名,这在一定程度上避免了权力的滥用。医学主任除鼓励眼库工作人员在眼库和医学领域采用先进技术之外,其本人也需要接受眼库知识的培训并备案。

(3) 共同医学主任(co-medical director):通常情况下,每个眼库应当由CEO或医学主任指定以一名共同医学主任。其应具有与医学主任相同的资质和要求,职责是作为回复公众咨询和处理眼库事务的第二负责人。共同医学主任虽然不担负等同于医学主任的责任,但当医学主任因工作或健康原因缺位时,共同医学主任即代行职务,如遇医学主任退休,则其空缺的职位可由共同医学主任取代,以实现顺利平稳的过渡。但这种过渡仍需经过必要的程序。

3. 首席财务官(chief financial officer,CFO) 负责管理眼库的财务账簿,其与财务经理地位相同,但不同之处是后者并非眼库的官员。通常,CFO是经认证的公共会计。二者均可完成联邦或州政府要求填写的税表。一些机构会根据CFO的资格,要求起担负上述职责,或外派到其他企业。CFO或财务经理的职责包括:

(1) 应付账款;

(2) 应收账款;

(3) 工资单;

(4) 人力资源;

(5) 损益表;

(6) 资产负债表;

(7) 设备清单;

(8) 资产账户;

(9) 公司年度财务报告;

(10) 雇主税收文件;

（11）州税申报；

（12）州失业保险；

（13）机构（一般、机动车、职员和主任、个人、财产）保险；

（14）联邦税申报。

CFO 每年要向 CEO 和理事会汇报收入支出的财务报告。表 3-6 是佛罗里达狮子会眼库的 2014—2015 年度财务报告。

表 3-6　佛罗里达狮子会眼库财务报告

	2014—2015 年度	2013—2014 年度
收入和收益		
项目服务费	2 541 590	2 045 754
资金来源		
民众捐赠	37 882	72 218
遗赠	111 379	399 529
狮子会筹款	46 535	24 810
捐赠的机构和服务收费	115 091	110 344
利息和分红	420 811	338 190
长期投资的未实现和已实现的净利润	（461 150）	1 520 466
总收入	2 812 138	4 511 311
费用		
项目服务		
医疗服务	2 482 336	2 433 299
科研拨款	128 015	155 114
支持服务		
管理费用	205 586	252 192
发展	140 037	177 652
总支出	2 955 974	2 955 974
总费用	2 955 974	2 955 974
无限制净资产	（143 836）	1 493 054

4. 运营经理（director of operations，DO）　DO 负责监管眼库的日常运作，与首席运营官地位相同，但后者并非眼库的官员。DO 相当于 CEO 的左右手，在特殊情况下可临时替代 CEO 行使职务。不过，取代或替代 CEO 需经理事会讨论决定。DO 的主要职责是：

（1）管理多个部门；

（2）顾客交流；

（3）维护实验室及设施认证；

（4）处置存货及无菌设施证书。

5. 技术总监(technical director,TD) TD眼库实验室和眼组织摘取技师、眼库专家和捐献协调员等技术人员的培训。技术总监的职责是:

(1) 开发和维护培训计划;

(2) 培训技术人员的眼库专业知识;

(3) 维护实验室。

6. 临床拓展总监(director of clinical development,DCD) 这是眼库的一个新职位。在美国,并非所有眼库都设立这一职位。该职位对眼库的拓展十分重要。其功能与技术总监相似,但具备更大的发展空间,具体职责是:

(1) 制订和实施雇员培训计划;

(2) 开拓和维护转诊合作伙伴;

(3) 拓展和维护地方手术会员;

(4) 实施和维护临床培训计划;

(5) 设计、实施和改进眼库技术。

7. 科研主任(director of research,DR) DR对实施研究项目十分重要。科研公司或研究型医生对开发新的眼库技术、发现治疗眼病的新技术以及试验新的药物或设备可能产生兴趣,这时,DR应集中精力,引导内部研究项目以促进眼库技术的发展。

8. 质量保证总监(director of quality assurance,DQA) DQA必须使质量保证的原则贯彻到眼库的每个工作过程和项目中,应专注于质量保证和质量控制,有权核查所有技术环节,包括CEO和DO的技术流程。DQA的职责是:

(1) 内部审核;

(2) 外部审核;

(3) 感染控制;

(4) 眼库标准操作培训课程的实施和复审;

(5) 对眼组织分配前供体信息记录的复核;

(6) 对供体信息记录的最终复核;

(7) 环境监测;

(8) 受体随访追踪。

9. 医学顾问委员会(medical advisory board,MAB) MAB是由眼库所信赖的一些在医学和技术上有建议权和检查权的专家、学者组成的咨询小组。通常由3~7人组成、由CEO或医学主任指定。成员至少包括医学主任、共同医学主任、传染病专家,也可吸纳护士、医生或与公共卫生有关的专业人员。美国的某些州要求必须设立该委员会,但FDA和EBAA并未对此作硬性要求。委员会要求对眼库的一些重大事务进行富有意义的讨论,例如确定眼库禁忌证或开展血浆稀释算法(plasma dilution algorithms)的新项目等。2016年2月1日,医学顾问委员会召开紧急会议,对一接受异体角膜缘移植的受体术后2个月内发生恶性黑色素瘤的案例进行了讨论。该患者的供体来自一例恶性黑色素瘤的捐献者。尽管所有的检测均无法证实患者罹患的黑色素瘤系由植片转移所致,但MAB在讨论了该病例的特点及对相关文献进行复习之后仍一致做出决定,任何有黑色素瘤病史的眼组织都不得用于任何移植手术;任何来自转移性大器官恶性肿瘤的结膜或角膜缘等含血管组织不得用于手术移植,但其角膜和巩膜可以使用。这一限制性规定即时生效,直到2016年10月13日EBAA秋季会议召开时新的医学标准修订为止。可见MAB的咨询建议具有很强的权威性。

MAB 应每年或根据需要举行会议,因为它采用或建议采用的往往是当今本行业最先进的专业技术成果。MAB 接受医学主任的领导。

二、非管理类雇员

非管理类雇员是若干部门的雇员总称,他们对眼库的日常运行同样十分重要。在可能情况下,将非管理类雇员提升到管理职位也很有必要,因为这些非管理类雇员有着非常丰富的保证质量、控制感染的经验。对危险、艰苦职位的雇员应设计薪金、奖励等方面的激励机制。

1. 眼库专家(eye bank specialist,EBS)　EBS 与眼库技师的应用相当,对临床拓展总监或技术总监负责。其主要职责是:

(1) 获取眼组织。

(2) 处理眼组织。

(3) 评估眼组织。

(4) 完成供体信息记录的填写。

2. 眼组织分配协调员(tissue distribution coordinator,TDC)　负责将合格的眼组织介绍给手术医生、研究机构,然后联系物流企业将眼组织发送给受托人。在这个过程中,TDC 应保证透明公正,及时向 DO 和 TD 报告。其具体职责是:

(1) 顾客交流和拓展。

(2) 眼组织配置。

(3) 物流规划和预订。

(4) 进口收据。

(5) 实验室维护。

(6) 编制眼组织清单。

(7) 运送眼组织。

(8) 布展。

3. 捐献协调员(donor coordinator)　也称为分类经理(triage manager),受临床拓展主任或技术总监的领导,负责接收转介和获得潜在捐献者的捐献同意书。捐献协调员必须有超人的沟通技巧。国内也不例外。深圳市率先在内地开创“劝捐员”机制,第一位“劝捐员”陈淑莹起初在与死者亲属沟通过程中常常被辱骂、驱赶,随着人们观念的转变,这种现象才逐渐改善。

4. 拓展协调员(outreach development coordinator)　拓展协调员与临床拓展主任协同工作。其任务是针对普通民众和医疗卫生界对角膜捐献的关注制定发展和教育项目,工作性质与转诊伙伴密切相关,需要与一些关键人物建立良好的关系。

5. 眼库助理(receptionist,eye bank assistant)　这是一个针对眼库是支持性的职位,主要是接听来电、文件、传真、电子邮件,答疑解惑,维护办公区的正常秩序。眼库助理应具备公证人身份。

6. 会计协调员(accounting coordinator)　会计协调员协助财务经理或 CEO 记账和开具发票,该职位需设 24 小时值班,以便为国外手术医生进口角膜提供开具收据或发票等服务。

7. 质量保证协调员(quality assurance coordinator)　协助质量保证总监工作,主要负责安排总监管辖范围内的工作。

8. 信息技术专家(information technology specialist) 每个眼库应雇用一名信息技术专家或将有关业务外包给信息技术公司。该专家或信息公司要有战略眼光,采用先进信息技术,提高工作效率,具备应对网络攻击和及时清除病毒的经验。其工作对眼库运营主任或CEO负责。

9. 公共关系协调员(public relations coordinator) 负责开拓捐献群体,保持与捐献者家庭和受体的联系,最好有劝募慈善基金的工作背景以便于眼库举办各类活动和获取捐助。

10. 科研助理(research assistant) 负责向临床拓展总监报告有关事务,协助设计研究项目以推动眼库和临床工作。

第三节 眼库发展的资源拓展

眼库的生存离不开社会的支持。所有支持单位和个人都可称作合作伙伴,他们是眼库持续发展的不竭源泉,应当努力发掘,精心维护。

一、合作伙伴

为眼库提供供体信息或供体组织的单位和个人对扩大供体来源至关重要。眼库应建立转诊(转介)合作伙伴发展计划,以便获取更多的供眼组织。合作伙伴包括以下单位:

1. 医院
2. 收容所
3. 殡仪馆
4. 养老院/长期护理机构
5. 器官获取组织和组织库
6. 紧急医疗服务公司
7. 遗体捐献组织
8. 眼库

转诊(转介)合作伙伴的发展是眼库成功的关键。如果没有转诊,则眼库所在地区将不得不输入角膜。创建与转诊合作伙伴的关系的方法之一是举行由眼库管理层与潜在转诊合作伙伴参加的会议,解释眼库的项目,强调眼库是致力于消除角膜盲的人道主义组织。

会议演示文稿应包括当前的等候角膜移植名单和进口国内或眼库的角膜数量。有时候会遇到提问,角膜捐献的益处是什么?此时可将受捐者及其家庭的感言介绍给上述潜在伙伴。眼库应指定专门人员对合作伙伴进行例行走访,留下眼库联系名片、贴纸、手环、宣传册和笔等宣传品等,以提醒合作伙伴及时转诊潜在角膜捐献志愿者。

如果患者需要填写捐献知情同意书,眼库应给予协助。宣传品上应印有眼库的转诊热线电话号码,便于转诊合作伙伴与眼库联系。眼库还应为转诊合作伙伴提供眼库的培训课程,告知有关眼库的工作及在捐赠过程中应起的重要作用。角膜捐献需要眼库和推荐合作伙伴的共同努力才能实现,目的是为社会和人类提供足够的眼组织。

二、拓展客户

眼库需要花费时间以不断发展和维护与医院、眼科医生和其他眼库的关系。没有客户终端用户,资金来源就会中断,转介也将失去意义。客户需在眼库登记并接受眼库的服务。

眼库不要对客户的要求不予重视。手术医生对所接受的供体组织的来源地有选择权，因此，要为他们提供最优质的服务。如果眼库没有合适的组织，则应进口眼组织以满足客户的需求。

三、兄弟眼库

我国的眼库多数处于“有库无眼”的状态，满足不了自身需求。而美国的每个眼库应与另一眼库或眼库网络保持良好的关系。新建眼库或小型眼库将在很大程度上依赖于另一兄弟眼库的供体来源，直到其供体捐献量增加为止。在选择合作眼库前，需确认其信誉良好，且有相应监管以保证高品质的供体及其移植安全。与一个名声不佳或曾在其国内有不安全眼组织分配记录的眼库合作，将会给你的眼库造成不良影响。与其他眼库或网络保持良好关系，也将为眼库技术和处理过程提供有价值的信息。

在接受兄弟眼库的供体同时，眼库也应在供体充裕或兄弟眼库所在区域的急症病例需要角膜移植时优先向兄弟眼库提供供体。这种交流能降低角膜病致盲的概率、有助于增进眼库间的了解和合作。

（Miller CS　诸凤娇　袁凤波　姚晓明）

第四章 角膜移植的历史与现状

1905年12月7日，在前捷克斯洛伐克（现斯洛伐克）邻近布拉格的摩拉维亚小城Olmutz，眼科医生Eduard Zirm（1863—1944）对石灰烧伤双眼的患者Alois Golgar实施了角膜移植（图4-1，图4-2）。该患者双眼角膜中央严重白斑，周边透明，视力均为手动。供体来自11岁男孩Karl Braur，他于1905年7月因眼内金属异物而失明。Zirm将该失明眼球摘取后用直径5mm的von Hippel环钻（1888年由von Hippel倡用）切取成2个直径5mm的供体角膜片进行移植。他把角膜植片对准植孔，将桥状结膜从角膜上方跨越缝合。术后左眼植片透明，右眼角膜移植失败。术后患者住院15周。1年后，患者左眼视力用裂隙片矫正至6/36，戴镜矫正至J4。这是世界上首例成功的增视性角膜移植术。1944年3月，Zirm去世，而他移植的角膜在术后存活了3年。

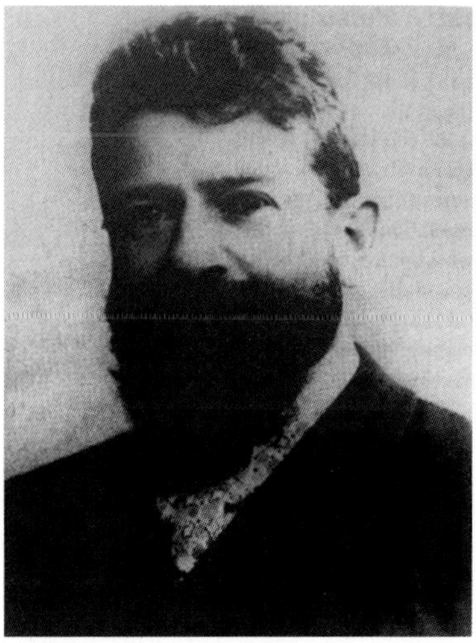

图4-1 Eduard Konrad Zirm实施了人类首例异体角膜移植

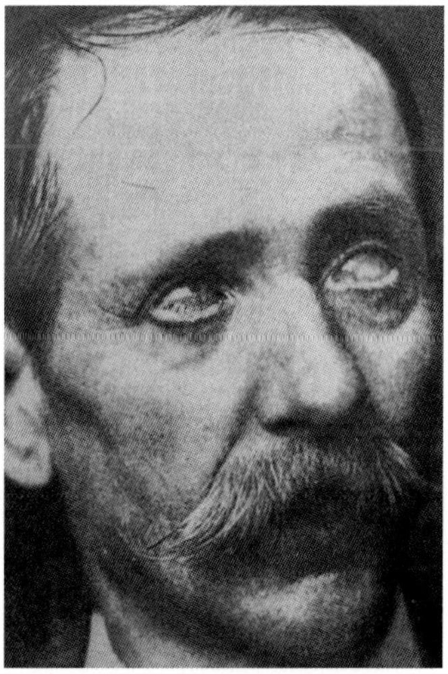

图4-2 1905年，Alois Golgar接受世界上首例穿透性角膜移植

由于缺乏细菌学、无菌消毒、免疫学和组织生物学、角膜解剖学、角膜生理学以及麻醉学等预防移植失败的总体观念，因此，19世纪开展的角膜移植术多以失败告终。

第一节 角膜移植的历史

早在公元130～200年，Galen就建议通过切除角膜浅层治疗角膜混浊。1796年，英国著名生物学家达尔文(Charles Robert Darwin)的祖父 Erasmus Darwin(图 4-3)认为,用动物的羽茎或刚毛作为环钻切除角膜溃疡愈后遗留的白斑后再用加工成饰纽形状的玻璃移植取而代之可达到治疗目的,这应被视为角膜移植的雏形,但无证据表明 Erasmus Darwin 实施了上述手术。1824 年,Franz Reisinger 创造出名词"keratoplasty",意为角膜成形术。当时,也有人相信用其他种属的动物角膜可以取代人类角膜。19 世纪起,Castroviejo、Paton 等开始了对角膜移植的研究。1966 年,Sir Benjamin Rycroft 在其 *Doyne Memorial Lecture* 中对 19 世纪角膜移植的历史进行了回顾。1999 年,Mannis MJ 和 Mannis AA 在他们合著的 *Corneal Transplantation* 一书中对角膜移植的历史也作了详细的描述。1950 年,中国的眼科医生杨德旺和石增荣首次报道了穿透性角膜移植术。

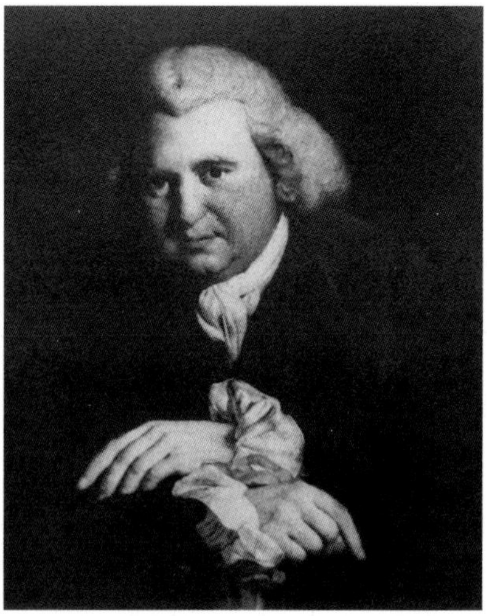

图 4-3 Erasmus Darwin(1731—1802)首次提出置换角膜的设想

一般认为,角膜移植的演进分为 5 个阶段,即,灵感触发阶段、试验和挫折阶段、信心建立阶段、成功阶段和改进创新阶段。现分别予以介绍。

一、灵感触发阶段(1789~1824 年)

1789 年,法国医生 Guillaume Pellier 提议用玻璃制成角膜替代人类角膜,他绘出第一个人工角膜的草图,但从未实施过。3 年之后,他的哥哥用玻璃片替换混浊角膜,但未获成功。1797 年,Erasmus Darwin 建议通过切除角膜病变组织,病变可望重新生长变为透明。当然,这不过是美好的愿望而已。1818 年,Franz Reisinger 提议用活体角膜组织进行移植,并在 1824 年《巴伐利亚编年史》(*BayerischeAnnalen*)发表论文 Die Keratoplastik:einVersuchzur Erweiterung der Augenheilkunst(德文,意为:角膜移植术:一项提升眼科技术的实验),首次提出名词"keratoplasty"。

二、试验和受挫阶段(1825~1872 年)

19 世纪初,直到 Reisinger 提出将活体组织用于移植之前,角膜移植一直未获进展,显然,用不同种属的角膜进行移植,注定了失败的结局。1834 年,尽管 Wilhelmus Thome 未曾做过一例角膜移植手术,但却首次用"corneal transplantation"定义角膜移植术。James Bigger 也许是实施首例角膜移植的眼科医生,他被撒哈拉贝都因人(Sahara Bedouins)抓获后,用一只瞪羚的透明角膜为当地部落头领的宠物瞪羚的混浊角膜进行了置换,以此为代价重新获取了自由。其他眼科医生也进行了不同种属的动物角膜移植实验,但均以失败而告终。1840 年,Michael Marcus 对角膜移植的原则作了概述,包括供体和受体的直径要相似、供体要快速转移到受体、固定供体时采用无损伤方式保护眼内容等。同年,Franz Mühlbauer 用三角形植片实施了首例前板层角膜移植。1844 年,Kissam 提出角膜移植的指导意见,提出供体和受体的直径要相同;在运送供体角膜时需迅速和无创;谨慎缝合植片,避免伤及晶状体、虹膜和玻璃体等。尽管这个指导意见完成于 170 年前,但实际上与当前的角膜移植技术相当一致。直到今天,这些观点仍具有重要意义。

三、验证阶段(1873～1905 年)

19 世纪 70 年代初期,Herry Power 建议用同种角膜进行移植。1877 年,Arthur von Hipple 发明了环形机械性环钻,用来切除供体和受体角膜(图 4-4)。他的这些实践又重新点燃了角膜移植的热情。现代角膜移植术仍采用与其相同的原则。不久,他开始用异种角膜移植取代异体角膜移植,因此,他暂停了一段时间的角膜移植术。Vladimir Filatov(1875—1956)首次倡用尸眼角膜进行移植(图 4-5)。当时成就角膜移植成功的另一个因素是在术中采用了全身麻醉技术。1846 年,乙醚(ether)首次在马萨诸塞州总医院的乙醚实验室(etherdome)中应用;1847 年,氯仿(chloroform)开始应用;1867 年,Lister 首次提出为成功的手术创造无菌环境的观念,从而引起人们的关注。1884 年,Kohler 发明了局部应用可卡因(cocaine)。如果没有麻醉技术和无菌环境,即使进行同种角膜移植,也不可能获得成功。

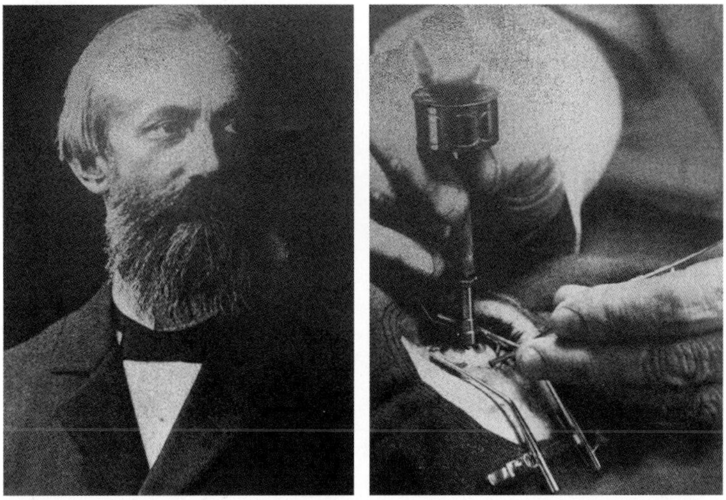

图 4-4　Arthur von Hipple(1841—1916)和他发明的机械环钻

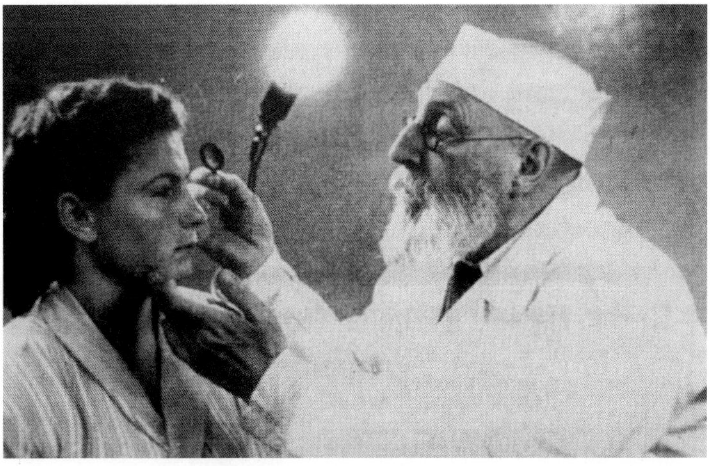

图 4-5　Vladimir Filatov(1875—1956)首次使用尸眼角膜进行移植

四、成功阶段(1906～1965年)

该阶段实际上始于Edward Zirm为Alois Golgar成功地实施了角膜移植手术。尽管该手术是穿透性角膜移植的个例,但在20世纪前20年仍未被接受。如果植片不敷使用,则更常实施板层角膜移植。直接缝合经数年后拆除,几乎所有的穿透性角膜移植均以失败告终。除了实施首例异体术,Zirm还确立了现代角膜移植的原则。当时,大多数角膜移植的研究是在欧洲由Magitot和Elschnig等著名眼科医生完成的。其中,Magitot在1912年首次采用保存的角膜进行移植。到1930年,Elschnig在其诊所实施了170例角膜移植术,且在局部不滴用抗生素和激素的情况下,手术成功率竟然达到22%。此时,大多数角膜植片直径很小,约4.0mm,固定植片的方式与Zirm的方法一样,包括结膜瓣、闭合睑裂或跨植片缝合等。1921年,Harry Gradle在*American Journal of Ophthalmology*上发表了*The present status of keratoplasty*。他发现,当时角膜移植的结局均很差,公开的病例报告均为个案,仅有一次报道为2例,患者均未改善视力。他还认为,异种角膜移植在生物学上是不可能获得成功的。至于同种角膜移植能否获得成功的问题,尚未取得一致意见。在布拉格,人类角膜移植已经实施了10年以上并取得了些许成功。这个时期,美国眼科界关注着欧洲,许多希望丰富其经历的美国眼科医生都在欧洲学习。

19世纪30年代,在英国工作的眼科领军人物Sir Tudor Thomas进行了实验性角膜移植。他认为,在角膜移植效果差的情况下实施角膜移植的时机并不成熟。20世纪初,Anton Elschnig(1863—1939)是角膜移植的主要倡导者,他还和Filatov一起倡导板层角膜移植以降低穿透角膜移植术后高发的排斥反应(图4-6)。Filatov还倡用鸡蛋膜覆盖以保护植片。1930年,Elschnig和Vorisek报道了20年来进行异体角膜移植的经验,并确信,当采用全厚角膜供体时,只有部分穿透性角膜移植才是唯一获得成功的手术。他们用von Hipple圆形环钻从供体角膜切取直径4.0～5.0mm的角膜片,植入相应大小的植孔内,用角膜缘-角膜缘双行牵制缝线固定,直至吻合口愈合。Elschnig对结膜囊的清洁的关注与认真缝合叠压缝线对齐角膜片一样,他认为清洗结膜囊对于预防感染十分重要,即使在术后2天拆除缝线时也是如此。术后3周去除绷带。在19世纪50年代早期和60年代,供体角膜直径5.0～7.0mm,供体缘-植床缘用8-0丝线缝合8～12针。患者术后需卧床3周,头部被沙袋固定防止移动。3周后拆除全部缝线。19世纪60年代,50%～60%的植片维持透明。

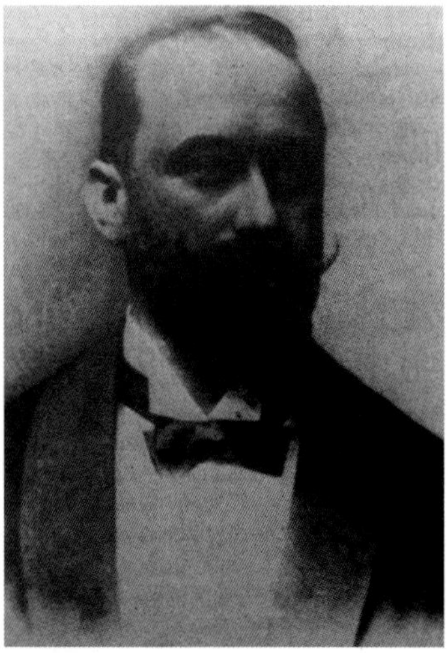

图4-6 Anton Elschnig(1863—1939)倡用板层角膜移植

影响角膜移植效果的还有角膜植片的固定技术。结膜瓣和横跨植片缝合等多种方法被用于确保植片对齐。起初的角膜植片直径小于4.0mm,用相当于4-0或5-0丝线的缝合材料叠压缝合时,其固定植片的效果满意。多数固定技术都优于供体缘-受体缘对位固定方法。缝线固定于角膜缘后的巩膜上,因担心缝线松脱和新生血管生长,这些缝线在手术结束后即被拆除。19世纪60年代之前,Ramon Castroviejo都是有一把平行的剃须刀片制备独特的方形植片,多用于圆锥角膜。他认为,方形植片的一个角正对6点方位,可为圆锥角膜的植片提供更好的固定技术。19 世纪 40 ~ 50 年代，Castroviejo 对角膜移植的研究、手术器械的独特设计和精细的手术技巧大力促进了医生的技术水平，推动了角膜移植的普及。二战前，在美国，除 Castroviejo 之外，几乎没有眼科医生开展动物实验性或人类角膜移植术。

1947 年 10 月，美国眼科学会（American Academy of Ophthalmology，AAO）在芝加哥 Palmer House 赞助举办了一次角膜移植研讨会（Corneal transplant symposium），Townley Paton、John McLean、Ramon Castroviejo 和 Edward Maumenee 等著名眼科医生出席会议。他们讨论了患者的选择标准、角膜移植技术以及角膜移植的生理病理学。而 Castroviejo 则回顾了角膜移植的术后并发症，包括有临床意义的虹膜前粘连、虹膜脱垂、感染（青霉素是当时唯一使用的抗生素）、青光眼、新生血管、炎症、植片水肿和因植片边缘突起所造成的变形，还阐述了固定植片的叠压缝合技术。1948 年，人们还不清楚新移植的植片是否仅仅作为受体细胞长入的支架，或移植后供体基质和内皮细胞是否持续存在，当时，角膜内皮在维持角膜水化的重要性还不为人所知。1952 年，Stocker 的工作引发人们对角膜内皮细胞的关注。英国医生 Davson、美国医生 Harri 等对于人们理解角膜内皮细胞的重要性做出了贡献。直到 19 世纪 60 年代中期，角膜内皮显微镜才问世，Bourne 一直在研究角膜移植术后内皮细胞的寿命。法国的 Paufique 和 Sourdille，英国的 Billingham 和 Boswell，纽约的 Pollack 以及巴尔的摩的 Khodadoust 和 Silverstein 都在研究角膜移植术后排斥反应，内皮细胞排斥线也以发现者的名字命名为 Ali Khodadoust，即 Khodadoust 线。在 Owens 报告的 417 例角膜移植患者中，有 36.5% 的植片维持透明。其中，圆锥角膜和角膜营养不良的植片透明率分别为 66% 和 59%，而 Fuchs 内皮营养不良的植片均发生混浊。旧金山的 Max Fine 首次在密西西比以西开展角膜移植，他还倡用角膜移植治疗 Fucks 角膜营养不良和无晶状体眼大泡性角膜病变。

五、改进和创新阶段(1966 年至今)

角膜移植技术也因先进设备和缝线材料的出现而逐渐改进。19 世纪 50 年代，西班牙角膜移植的领军人物 José Barraquer 将供体直径加大至 6.5mm，并用纤细的丝线和锐利的瑞士产 Grieshaberz 缝针将其与植床直接缝合。19 世纪 50 年代末到 60 年代初，前西德图宾根大学的 Mackensen 和 Harms 首次由丝线改为尼龙线对位缝合角膜。1963 年，Richard Troutman 把尼龙线引进美国，在显微镜下实施角膜移植术。1968 年，10-0 尼龙线由 Ethicon（Johnson & Johnson）生产并用于角膜移植。

随着角膜移植成功率的提高，对尸眼角膜的需求也日益加大。1945 年，Richard Towley Paton（1901—1984）（见图 2-1）在美国纽约建立了世界上第一个眼库——美国复明眼库（Eye Bank for Sight Restoration）。1961 年，美国眼库协会（Eye Bank Association of America，EBAA）成立，据其统计，仅在成立后的第一年，全美就实施了近 2000 例角膜移植术。一些不适宜移植的角膜则用于科学研究。2013 年，Dua 等人观察角膜显微结构时发现，在 Descemet 膜之前还有一层无细胞组织，并将其命名为 Dua 层，从而改变了数十年来人们对角膜 5 层结构的传统定义，研究所需的角膜就全部由眼库提供。

在以往从尸眼获取角膜的年代，供体死亡后 48 小时内必须将其角膜用于手术，以保存角膜内皮细胞的活性。但这种方式给患者、医生、手术室工作人员带来很大不便。尤其对处于代谢房水环境中的健康临界角膜内皮细胞将构成威胁，这类角膜如果不在死后 48 ~ 60 小时使用，则大多会导致内皮衰竭。19 世纪 70 年代早期，McCarey BE 和 Kaufman HE（见图 2-9）引入了用人造培养液保存角膜的概念。他们配制了组织培养液并进行了不同的强化以维持内皮细胞活性，之后又加入抗生素以防止感染。在美国实施的角膜移植所用的供体角膜几乎全部采用角膜保存液4℃保存。而在英国和欧洲其他国家，则部分采用器官培养法保存角膜。

角膜保存液的不断改进可使角膜内皮生理活性延长至少一周。新技术的发展已使移植角膜内皮和 Descemet 膜成为现实。1996 年，Laibson 等在为纪念美国眼外科学会（American Academy of Ophthalmology Surgery）成立 100 周年而编著的 *100-year Review of the Cornea* 一书中披露，圆锥角膜、Fuchs 角膜营养不良和人工晶状体眼大泡性角膜病变这 3 种疾病角膜移植成功率达 90%，因而被广泛认可。2006 年，人们发现，选择性拆除缝线可使穿透性角膜移植术后最佳矫正视力持续 18 个月以上。采用丝线缝合，在角膜表面打结，愈合通常需要 21 天，然后才拆线；而用尼龙线缝合的线结能迅速埋入眼表以下，角膜植片的愈合期将更长些。除非出现新生血管沿线道侵入植片可能诱发排斥反应，或缝线松动和断裂导致异物刺激感、植片磨蚀甚或植片感染，间断或连续缝线至少保留 1 年以上。术后角膜散光是角膜移植术后常见并发症，可导致视物变形等。如患者裸眼或矫正视力良好且散光轻，缝线可保留更长时间。

早在 1965 年，Polack 就首次提出后板层角膜移植的概念，直到 1993 年，Ko 的动物实验才引发人们的关注。1998 年，Melles 等报告了后板层角膜移植的技术，为 DSAEK 和 DMEK 术式特别制备植片成为许多发达国家眼库的必备业务。2008 年，中国眼科医生姚玉峰发明了姚氏钩镊（Yao's hook），使得分离后强力层更加便利和安全（图 4-7）。

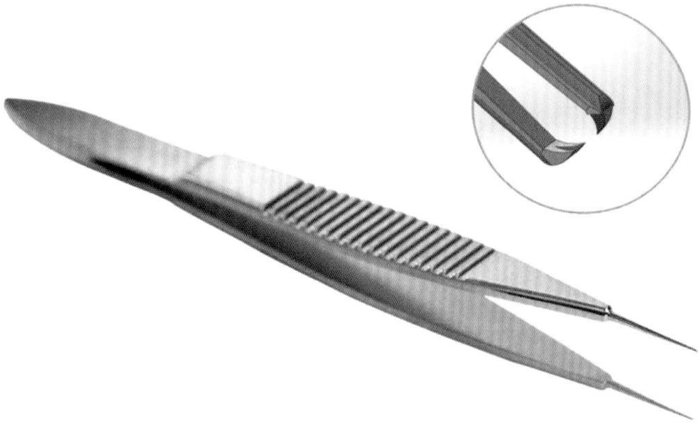

图 4-7　姚氏钩镊
（苏州贝尔一锋医疗器械有限公司供图）

板层角膜移植、穿透性角膜移植和麻醉的里程碑事件总结见表 4-1。

表 4-1　板层角膜移植、穿透性角膜移植和麻醉的里程碑事件

年份	板层角膜移植（LKP）	穿透角膜移植（PKP）
1824	Reisinger 首次移植动物角膜并创造词汇“keratoplasty”	
1831	Dieffenbach 倡议部分厚度角膜移植	
1834	WilhelmusThome 首次使用“corneal transplantation”	
1839	Königshofer 实施同种和异种动物板层角膜移植	

续表

年份	板层角膜移植(LKP)	穿透角膜移植(PKP)
1840	Muehlbauer 实施三角形板层角膜移植(羊→人)	
1844	Kassam 建立角膜移植指导方针	
1846	马萨诸塞州总医院首次在手术中应用全麻	
1847	氯仿(chloroform)开始应用	
1878	Arthur von Hippel 发明环钻和不同直径的刀	
1884	Kohler 首次应用 Cocaine 滴眼	
1888	Arthur vonHippel 首次成功实施人眼 LKP	
1905		Edward Zirm 成功实施人 PKP
1908	Plange 首次实施人自体 LKP(供体来自对侧盲眼,保持透明 5 年)	
1911	Magitot 证实同种角膜移植优于异种角膜移植	
1912	Magitot 采用事先保存于抗生素溶液中的角膜进行移植	
1914 ~ 1930	LKP 因 PKP 兴起而被弃用	角膜移植手术的兴趣转向 PKP
1921		Harry Gradle 发表角膜移植论文
1935		Filatov 用保存冰中尸眼角膜移植
1948	Paufique,Sordille,Offret 出版 *Les Graffes De La Cornée*	Paton 在美国建立首个眼库
1940s	Charleus 等建立法国移植学校,强调 LKP 的重要性	
1940s		Ramon Castroviejo 实施方形角膜移植并发明新的手术器械
1947		AAO 举办首届角膜移植论坛
1949	José I. Barraquer 设计首个手工微型角膜刀和角膜磨镶术步骤	
20 世纪 50 年代	José I. Barraquer 创立角膜屈光手术概念,并联合 Steinway 公司开发出商业性微型角膜刀和冷冻车床实施角膜磨镶术	
1950	板层角膜移植之父 José I. Barraquer 实施首例 PLK(前角膜瓣呈方形,置换带 DM 和内皮的后板层,Flap-PLK)	
1952	Stocker 发现内皮细胞在角膜移植中的作用	
1956	Charles Tillett 实施首例无瓣 PLK	
20 世纪 60 年代		PKP 普遍开展
1961		EBAA 成立

续表

年份	板层角膜移植(LKP)	穿透角膜移植(PKP)
1970～1990	Malbran 首创 peeling-off 技术(1970s)	
1974	McCarey 和 Kaufman 发明角膜保存液	
1976	Ward 和 Nesburn 发明人工前房	
1980s	Wilblin 和 Kaufman 实施表层角膜镜片术矫正无晶状体眼	
1982	Wilblin 和 Kaufman 实施表层角膜镜片术矫正圆锥角膜	
20 世纪 80 年代后期	Ruiz LA 发明自动显微角膜刀	
1984	Arenas 向基质注空气用于 DLK	
1985	Hanna 发明控制不同深度的负压环钻	
1990	Ruiz 首次使用自动显微角膜刀	
1993	Ko 在进行动物 PLK 时选择角膜缘入径	
1998	KazuoTsubot(坪田一男)在 ALK 中采用 divide and conquer 技术	
1998	Culbertson W 首倡角膜瓣下内皮移植术	
1999	EManche 等在 LKP 中采用黏弹剂分离板层基质	
1999	Melles G 首次采用无缝线技术,用气泡将供体内皮植片固定于植床	
2000	Jesus Vidauri 应用 Moria ALTK 系统微型角膜刀实施角膜移植	
2000	Terry M 在美国发表首篇 PLK 论文,并称其为 DLEK	
2002	Anwar 和 Teichman 在 ALK 术中用 big-bubble 技术暴露 DM	
2002	John T 用 Moria LSK 微型角膜刀实施 DLEK	
2002	Melles G 实施小切口 DLEK	
2002	Balestrazzi E 用台盼蓝进行角膜基质内染色	
2003	Sinha 倡用 Descemetorhexis(DM 撕除术)	
2003	Seitz B 采用飞秒激光实施 PLK	
2003	John T 采用 upside-down phaco 技术实施 DLEK	
2003		Steinert 开展飞秒激光 PKP 尸眼研究
2003	Kaufman 将纤维蛋白胶用于 200μm 板层角膜修补术	

续表

年份	板层角膜移植(LKP)	穿透角膜移植(PKP)
2003	John T 将纤维蛋白胶用于 TALK(涂布于受体 DM 与无内皮全厚供体之间)	
2004	John T 在 TALK 中将台盼蓝用于内皮染色以便撕除 DM 和内皮	
2004	John T 在 TALK 中应用吲哚氰绿(ICG)和水分离技术	
2004	Melles G 撕除患者 DM 后将供体植片直接贴附于植床基质并用气泡固定	
2004	Terry M 在 DSEK 术中用 Healon 取代溶液注入前房	
2004	John T 发明新的 DSEK 器械 dexatome 刀,可由一处切口进入前房抵达角膜内穹隆的任何部位	
2005	Melles 的术式被 Price 命名为 DSEK,并在美国普及	Price 首次用飞秒激光实施 FLEK 或 IEK
2005	John T 为供体角膜的巩膜缘制订标准以便固定于人工前房	
2005	Terry M 使受体角膜 DM 撕除区边缘粗糙化以有助于植片贴附	
2005	John T 用台盼蓝将基质染色以便透过混浊受体观察	
2006	Gorovoy 用微型角膜刀实施 DSEK,并称之为 DSAEK	
2006	Melles G 首次实施 DMEK	
2006	John T 出版首部 ALK & PLK 教科书	
2006	Davis E 在 DSEK 术前行下方周边虹膜激光切除术	
2007	John T 对 DXEK/DSEK 术后的角膜生物力学特性进行测定	
2008	姚玉峰倡用全厚基质深板层移植术(full-bed deep lamellar keratoplasty,FB-DLKP)并发明板层钩镊(Yao's hook)	
2008	Busin 发明供体植片植入滑板(glide)	
2008	John T 在手术裂隙灯下实施板层角膜移植(ALK & PLK)	

(摘自著作 *Cornea*)

第二节 角膜移植的现状

近 30 年来,尤其是进入 21 世纪之后,伴随着科技发展而问世的各类眼科手术设备层出不穷,为眼科手术的改进提供了物质基础。各国所处地理位置、国民受教育程度、医疗卫生条件等不同，穿透性角膜移植的主要适应证亦有不同。在英国，依次为再移植、圆锥角膜和Fuchs内皮营养不良；在以色列依次为圆锥角膜、植片衰竭和人工晶状体植入术后大泡性角膜病变（pseudophakic bullous keratoplasty，PBK）；在印度，依次为角膜白斑、角膜再移植和活动性感染性角膜炎；在哥伦比亚，依次为PBK、角膜白斑和活动性感染性角膜炎；在中国，依次为活动性感染性角膜炎、圆锥角膜和大泡性角膜病变。

一、供体匮乏状况改善

角膜捐献知识的普及、眼库供体制备技术的建立和角膜保存技术的完善，使得角膜移植例数有了显著的增加。2015年，中国开始全面禁止利用死囚器官组织进行移植，无偿捐献成为唯一选择。在政府的主导下，民众积极参与，器官捐献数量迅速跃居全球第二位，角膜供体数量也随之明显增加，但按照百万人口捐献数计算，中国与发达国家的差距仍十分巨大。2008年，EBAA眼库提供32 524只角膜用于穿透性角膜移植术，17 468只角膜用于内皮移植术，1072只角膜用于前板层角膜移植术，931只角膜用于Boston人工角膜植入术。而到了2014年，美国的角膜捐献人数达到62 274人，捐献的角膜数为123 079只。其中，中期保存68 526只，长期保存4849只（49.2%）。身为发展中国家的南亚岛国斯里兰卡堪称全球角膜捐献的榜样。斯里兰卡现有2个眼库，分别是斯里兰卡国际眼库（Sri Lanka International Eye Bank）和斯里兰卡国家眼库（National Eye Bank）。截至2015年10月6日，仅国际眼库已向全球数十个国家累积捐赠了70 588只角膜，向中国、日本、韩国、希腊、南非和新西兰等57个国家的114个城市，另有55 024枚用于其本国的角膜移植，36 000枚用于科学研究，另有1 123 600人已在眼库登记捐献角膜。

二、角膜移植术式的改变

近30年来，尤其是进入21世纪之后，伴随着科技发展而问世的各类眼科手术设备层出不穷，为眼科手术的改进提供了物质基础。在角膜移植领域，传统的穿透角膜移植和板层角膜移植在手术方式和手术技术上发生了颠覆性的变化。

从20世纪末到21世纪前10年，角膜移植技术发生了重大的革命。而与其密切相关的正是手术器械的划时代革新。1980～2004年，美国95%以上的角膜移植为穿透性角膜移植，主要适应证是PBK、圆锥角膜、Fuchs内皮营养不良和角膜再移植等。之后，前板层角膜移植（deep anterior lamellar keratoplsty，DALK）、后弹力层撕除自动板层内皮移植术（Descemet stripping automated endothelial keratoplasty，DSEK，DSAEK）、后弹力层内皮移植术（Descemet membrane endothelial keratoplasty，DMEK）等3项新的板层角膜移植技术在美国逐渐得到普及。在2005年到2014年的10年间，角膜移植数量虽略有所减少，从2014年的46 513例降至2015年的44 277例，但穿透性角膜移植中5%～10%已被各种不同类型的板层角膜移植所替代，其在角膜移植手术总数中的占比从95%下降到42%，在被替代的这部分板层角膜移植中，约50%为DSAEK（表4-2）。2011年以来，DMEK的数量每年增加1倍，2014年，DMEK占内皮移植术的11%。其中，Fuchs内皮营养不良为首要手术适应证，占22%，其次为白内障术后角膜水肿，约12%。由眼库提供预先切割（pre-cut）制备的内皮板层供体者占所有供体总数的68%。

表 4-2 美国 2005～2014 年角膜移植供体使用概况

时间	PKP	ALK	内皮移植			人工角膜	总计
			DSEK/DSAEK	DMEK	角膜缘移植		
2005	4 206 3(94.9)	641(1.4)	1398(3.2)		175(0.4)	NA	44 277
2006	37 776	806(1.8)	6027(13.5)		138(0.3)	NA	44 747
2007	34 806	950(1.9)	14 159(28.2)		207(0.4)	NA	50 122
2008	32 534	1072(2.1)	17 468(34.1)		173(0.3)	NA	51 237
2009	2326	774(1.8)	18 221(43.0)		120(0.3)	222(0.5)	42 606
2010	2197	1041(2.4)	19 159(44.9)		130(0.3)	342(0.8)	42 642
2011	21 620	932(2.1)	21 211(47.7)	344(0.7)	69(0.1)	332(0.7)	44 508
2012	21 422	883(1.9)	22 301(48.8)	748(1.6)	80(0.2)	232(0.5)	45 670
2013	20 954	951(2.0)	23 465(49.7)	11522(3.2)	91(0.2)	223(0.5)	47 206
2014	19 294	914(2.0)	23 100(49.7)	2865(6.2)	80(0.2)	230(0.6)	46 513

(括弧内为所占角膜移植总数的百分比数;NA 未实施)

三、高科技手术设备的应用

(一) 微型角膜板层刀

传统的板层角膜移植是用虹膜恢复器或角膜板层刀制备板层角膜植片和植床。这种手工剖切的缺点显而易见,即植片和植床的厚度无法精确控制,剖切面粗糙、易剖穿植床以及术后散光严重等。

1976 年,Ward 和 Nesburn 发明了人工前房(artificial anterior chamber,AAC),摒弃了沿用已久的将角膜片固定于球形体如纱布球或玻璃球上或直接在全眼球进行剖切等陈旧方法,使得角膜移植手术更加便捷。而上世纪 80 年代 Ruiz 发明的自动显微角膜刀则使供体角膜的制备技术有了明显的提升。这种刀具可在一个平面对供体做快速剖切,创面整洁光滑。最初的剖切深度相对固定,在一定程度上限制了对不同厚度白斑的精确切除。随着 AAC 的不断革新,各种供手工和自动剖切板层角膜的 AAC 问世,当与 Moria ALTK 手术系统配套时,可使眼科医生在角膜的任何基质层面剖切,极大地提高了手术质量和手术效率。

(二) 飞秒激光辅助下的角膜移植

1. 原理　飞秒(femtosecond,fs),也称毫微微秒,是标衡时间长短的一种计量单位。1 飞秒是 1 秒的一千万亿分之一,即 1×10^{-15} 秒或 0.001 皮秒(1 皮秒 $=1\times10^{-12}$ 秒)。即使是每秒飞行 30 万千米的光速,在 1 飞秒内仅能移动 0.3μm,不及一根头发丝的 1%。可见光的振荡周期为 1.30～2.57 飞秒。

飞秒激光是一种以脉冲形式运转的固体激光,持续时间非常短,是目前人类在实验条件下所能够获得的最短脉冲。它通过光爆破作用对角膜组织进行切削,以极低的能量瞬间切割组织并且精准控制切削深度,仅产生一些水和气泡,不产生热效应和冲击波。它还可根据

第五章 眼库的医学、社会和法律关注

眼库在采集、保存和分配尸眼和(或)角膜的过程中,无不牵涉到法律问题。此外,在绝大多数情况下,器官捐献者都会捐献角膜,因此,所有器官捐献的医学法律问题均与角膜捐献的医学法律问题密切相关。

最早建立眼库的美国,意识到法律对于获取人体器官的重要性,成为最早为相关行为立法的国家。*Required Request Law* 更是将为医院获取器官作为其中的部分予以规定。现行的 *Uniform Anatomical Gift Act* 和 *Presumed Consent* 等法律也覆盖人体器官移植范畴。本章仅对美英等国涉及眼库和角膜捐献、移植的医学和法律问题给予重点介绍。

第一节 各国与角膜捐献有关的法律

2012 年,全球肾、心、肝移植的数量达到近 80 万例次,器官移植已经成为常规性的医疗,随之而来的问题是移植所需的器官供不应求。为了有效解决人体器官来源极度匮乏的问题,世界上许多国家都有器官捐献及移植立法,器官捐献和包括角膜在内的组织捐献逐年增加。2016 年 8 月,国际器官捐献与移植注册(International Registry in Organ Donation and Transplantation,IRODaT,www. irodat. org)发布了《2015 年国际器官捐献与移植注册数据报告(第一版)》,中国公民逝世后器官捐献数据首次出现在 IRODaT 的统计报告中。2015 年,中国的器官捐献总例数为 2766,按绝对数排名居全球第三位。至 2017 年 7 月,中国器官捐献人数累积超过 12 000 例。但若按照每百万人口器官捐献人数(donation per million population,DPMP)统计,中国仅为 2,全球排名第 44 位。西班牙仍以 39. 7 排名第一,其他国家和地区依次为:克罗地亚 39. 0、比利时 32. 4、葡萄牙 30. 9、马耳他 28. 6、美国 28. 5、法国 27. 5、斯洛文尼亚 26. 7、捷克 24. 4、奥地利 24. 2、芬兰 23. 5、意大利 22. 5、挪威 22. 5、英国 20. 5、白俄罗斯 20. 1、拉脱维亚 18. 8、波兰 18. 4、澳大利亚 18. 3、爱尔兰 17. 7、匈牙利 17. 7、瑞士 17. 4、斯洛伐克 17. 3、瑞典 16. 9、荷兰 15. 7、丹麦 15. 1、巴西 14. 1、阿根廷 13. 8、乌拉圭 13. 7、加拿大 13. 2、新西兰 11. 5、德国 10. 8、伊朗 10. 3、韩国 10. 0、以色列 9. 3、智利 6. 7、保加利亚 6. 3、土耳其 6. 3、中国香港 5. 8、卢森堡 5. 3、罗马尼亚 5. 7、俄国 3. 0、沙特阿拉伯 2. 9、特立尼达和多巴哥 2. 3、中国 2. 0、日本 0. 7、格鲁吉亚 0. 0。

最普遍的立法原则,一是选择同意(opt-in law),即生前签署同意书表达身后捐献器官的意愿。我国及世界大部分国家均采用该原则;二是选择拒绝(opt-out law),即公民死亡后,其器官依法成为器官移植的供体来源,除非该公民于生前签署书面意见拒绝器官捐献,施行国家有西班牙、拉脱维亚、奥地利、比利时、法国、意大利、芬兰、匈牙利、丹麦、波兰、瑞典、以色列、卢森堡、斯洛伐克、希腊、保加利亚、新加坡等国。日本于2009年对原有的《器官移植法》进行了修订,大大放宽了器官捐赠条件,它规定,当事人生前未明确表示反对捐献器官,只要获得近亲属同意,就可获取器官。这意味着,只要当事人生前未曾拒绝捐献,则经家属同意,即使未满15周岁也可捐献器官。2016年8月,哥伦比亚总统批准了一项涉及器官捐献的新法规,规定所有哥伦比亚公民都被默认为器官捐献的志愿者,除非其生前明确拒绝身后捐献器官。该新法规还取消了死者亲属对器官捐献的决定权。这无疑有助于扩大器官捐献的来源,挽救更多患者的生命。

一般而言,采用 opt-out law 的国家,器官捐献率比较高。1987年,新加坡公布了《人体器官移植法案》,仅适用于肾脏捐献,而移植所需的心脏、肝脏仍极度缺乏。2004年的修正案把角膜、心脏和肝脏列入可移植的器官(组织)范围内。2009年,新加坡修订了《人体器官移植法案》,同年11月1日起实施。器官捐献者将最高得到2.6万新元(约合13万人民币)的保健补偿。但同时规定,任何将捐献器官作为交易者,将面临最高1万新元(约合5700美元,约3.8万人民币)罚款,或不超过一年的监禁,或二者兼施。日本1997年《器官移植法》第20条规定了"非法出售人体器官罪"、"非法买受人体器官罪"、"从事人体器官买卖中介罪"和"为获利而非法为他人实施器官移植罪"等四项罪名,可判处5年以下徒刑或500万日元(约30万元人民币)以下罚金。澳大利亚北领《人体组织移植法》第24条规定,从事人体组织或器官交易者,判处500澳元(约2600元人民币)罚金或3个月监禁。

一、美国的相关管理机构和法律

在美国,眼库是受到联邦层级监管的产业。仅有佛罗里达、纽约和加利福尼亚等少数几个州要求眼库取得营业执照和注册。但已有其他一些州基于对器官捐献在医学和法律上的重要性开始考虑对眼库或组织库的行为规范。

(一)管理眼组织捐献的机构

在中国,红十字会是指导、管理眼组织捐献的机构。在斯里兰卡,眼组织捐献由国家卫生部负责审核及发放职业许可。而在美国和其他国家,眼组织捐献、眼库建立及其日常监管由FDA、EBAA及地方行政当局通过制定和颁布法律规章约束。

(二)涉及眼组织捐献的法规

美国联邦政府于1968年开始颁布实施《统一解剖学捐赠条例》(*Uniform Anatomical Gift Act*),其内容涵盖器官和角膜等捐献。该法律的主要内容如下:

1. 每家设急诊的综合医院应在医院医务人员的帮助下建立一种确认潜在器官捐献者的方法(在病房内)。

2. 每家设急诊的综合医院应启动征询死者亲属是否捐献器官意见的机制,并遵守既定的选择捐献器官、组织或角膜的程序。负责征询的人员应当是器官获取组织(organ procurement organization,OPO)的代表或指定征询者。

3. 经与OPO协商,卫生部将建立便于捐献器官运送的有效程序以及协助医院选择和指定组织获取提供者(包括眼库)的指导方针。

如果供体是已知的,则医学治疗的质量将不受影响。在供体被证实死亡之前,法律指导方针必须遵守。确认患者死亡的医生不得参与获取角膜或器官移植。法律对在人体器官的摘取、保存或移植过程中所发生的费用进行补偿的行为不予禁止。

Uniform Anatomical Gift Act 之所以制定,是由于出现了以下阻碍器官捐献的关键问题:

死者生前未签署捐献器官书面同意书、警察或急救人员未能在事发现场寻获死者的器官捐献证书、部分公众不了解器官功能恢复的环境和时机、部分医务人员确认捐献器官书面同意书后未能及时恢复器官功能、一些 OPO 在分配器官方面存在高损耗率、无法系统有效地就捐献器官与死者家庭成员沟通、无法将死亡信息告知死者的近亲属(next of kin)、不能从亲属处获得知情同意书。

美国年满 18 岁的个人有权在身后捐献其身体的部分或全部器官用于任何目的。依照《卫生保健律师权力法》(*Powers of Attorney for Health Care Law*),由死者生前授权代理人制作的解剖学捐献将被视为死者本人的捐献,无需再获得任何其他人的同意即可生效。如果死者生前无捐献意愿,则以下人员在捐献者死亡后有权捐献其身体的部分或全部器官:提供死者捐献器官明确指向的代理人;死者的配偶、成年子女、父母、成年兄弟姐妹、成年(外)孙子(外)孙女、死者财产监护人、任何经授权处置遗体的个人。如果死者本人或通过其最近亲属明确表示拒绝捐献器官,而上述最近亲属中最先排序者可被联系到,则死者的部分或全部器官(包括遗体)的捐献将不被接受。美国各州的汽车驾驶执照上可填写器官捐赠同意书,此同意书具有法律效力。

2006 年修订的《统一解剖学捐赠条例》(*Uniform Anatomical Gift Act*)保留了《解剖学捐赠条例》(*Anatomical Gift Acts*)1968 年版和 1987 年版的基本策略,维持和强化选择同意(opt-in)制度,即给予个人在捐献自己的器官时以自由选择的权利。在器官捐献领域,这种形式的器官捐献被称为"第一人称同意"(first person consent)或"指定捐献"(donor designation)。该修订版还规定其他个人在死者生前未表明捐献器官意愿的条件下具有决定捐献死者器官的权利。此外,对生前签名身后拒绝器官者,该修订版强化了对其权利的保护,禁止他人在其死后获取其器官。主要内容有:为公众提供成为或不成为器官捐献者的选择,强化禁止他人践踏死者生前意愿捐献其器官的文字说明;通过在生前扩大器官捐献执行者名单包括卫生保健机构、父母或监护人以使捐献更加便利;授权少部分合乎条件者依照其他法律申请驾驶执照从而成为捐献志愿者;为便于生前未做出捐献决定的死者捐献器官,可将如下人员加入执行者名单:死者死亡期间代理人、死者的成年孙(女)外孙(女),在死者生前给予其特别关爱者;如果一群与死者捐献器官密切相关的适宜责任人(reasonably available)无异议,其中的任何个人可以决定捐献死者器官;如果出现不同意见,则由大多数人员决定,且不必考虑其他非适宜责任人的反对意见;增加了大量针对捐献文件中缺少器官接受者或捐献目的或二者同时缺如等违约行为的管理;鼓励制定供体登记标准;允许器官获取组织获得供体登记处的供体信息、医疗记录和州机动车管理处记录;通过允许采用确保即将用于移植的器官质量的措施,解决是否撤除生命支持系统(life support systems)与捐献器官之间的矛盾;阐明并增加了与器官获取组织和验尸官和体检医师之间的合作与协调相关的规则;承认依照其他管辖权的法律所进行的解剖学捐献;改革签字同意的传统模式,允许电子记录和电子签名。

另一部规范器官捐献的法规《推定同意法》(*Presumed Consent Law*)规定,当死者处于脑死亡状态时,除非其生前以书面或其他形式拒绝身后捐献器官,否则,将自动视其为同意器官捐献。生前未表示拒绝捐献者,其器官和组织将被摘取用于医学和科学研究。器官摘取手术只有当两名执业医师宣布死亡后方可进行。该确定死亡的医师不得与器官受体有关联、不得参与移植手术。智障者捐献器官须征求其家属或法律代表的意见。器官摘取和移植只能在医院实施,不得将器官用于商业目的。一旦确认脑死亡,家属即面对是否器官捐献的选择,若选择不捐献器官,呼吸机等生命支持系统会被立即停止。

二、澳大利亚的相关法律

在澳大利亚的维多利亚州，与人体器官和组织捐献有关的法律是《人体组织条例》（*Human Tissue Act*，*1982*）、《人体组织条例（修订版）》（*Human Tissue* [*Amendment*] *Act*，*1987*）和《验尸官与人体组织条例》（*Coroners and Human Tissue Act*，*2006*）。

（一）与眼/角膜捐献有关的法律

《人体组织条例（修订版）》（*Human Tissue* [*Amendment*] *Act*，*1987*）为国家级的法律，其主要内容如下：

1. 近亲属同意（consent of next-of-kin）。按照优先顺序，死者的配偶、成年子女、父母、成年兄弟姐妹或法定监护人可决定同意或反对捐献器官。

2. 年长的近亲属足以决定器官捐献。如果近亲属的意见记录在死者病例中，则不必提供书面捐献同意书。

3. 任何个人均可表示捐献意愿。只要记录个人情况、获取同意捐献意愿的个人和时间即可。

4. 如果死者生前曾表达身后捐献器官组织的意愿，则无必要征得其近亲属的同意。但通常情况下，应接触死者的近亲属，了解他们是否注意到死者想成为捐献器官组织的志愿者。通过死者的家庭讨论、驾驶执照上的贴纸、签名捐献卡和维多利亚器官捐献登记处的登记卡可加以了解。就家庭单位而言，无论死者是否表达过捐献器官的意愿，争取获得年长的近亲属同意是明智的做法。近亲属明知死者生前曾表达器官组织捐献意愿而拒不协助完成捐献的情况十分罕见。相反，如果死者生前反对捐献，则其器官组织不得被摘取。澳大利亚公民人均慈善捐赠的数额居世界前列，眼组织捐献为公众普遍所接受。但有些人可能仅捐献角膜而不捐献其他组织器官。对这种情况应在同意书中明确记录。

（二）与眼库设立有关的法规

对于开办眼库，联邦政府也作出明确规定，要求依照《人体组织移植条例》在相关部门注册，这里主要指政府管理下的医疗药品管理局（Therapeutic Goods Administration，TGA）；任何个人和团体不得在眼库从事营利性活动；眼库的工作场所和财务场所应当符合要求。赞助款的支付和组织耗材的补偿应由州政府或其他政府主管部门推荐和批准，眼库应当具有属于自己的设施从事日常工作，且需得到澳大利亚和新西兰眼库协会（Eye Bank Association of Australia and New Zealand，EBAANZ）的承认并受其业务指导。

三、德国的相关法律

2007年8月，德国《人体组织和细胞质量和安全法》（*the Law on the Quality and Safety of Human Tissues and Cells*）（以下简称《组织法》）开始生效。它以法律的形式要求境内涉及人体组织的医疗单位和机构实施《欧盟指南》（*European Directives*）*2004/23/EC*（组织指南）、*2006/86/EC* 和 *2006/17/EC*。《组织法》需要改变《移植法》（*Transplantation Law*）（德语 *Transplantationsgesetz*，*TPG*）、《医学法》（*Medicine Law*）、《输液法》（*Transfusion Law*）、药店和医药批发公司经验规定。这些大量的变化远远超过欧盟的要求而需要眼库执行。在《人体组织和细胞质量和安全法》实施前，于1997年12月生效的移植法、德国医学会制定的脑死亡标准以及德国角膜库协会制定的细则等共同构成了角膜库的法律框架。

1. 《药品法》（*Drug Law*）（德语 *Arzneimittelgesetz*，*AMG*）　对角膜库而言，《组织法》最重

和《人体器官移植条例,1989》(*Human Organ Transplant Act,1989*)。前者允许经过角膜移植服务机构(corneal transplant service,CTS)下属的眼库培训的国家卫生机构的职员摘取捐献者的角膜,而不要求他们具有医学执业背景。后者除禁止人体器官交易外,还制定了管辖眼捐献和摘取的一般标准。用于移植和研究的人眼摘取的准则曾由皇家眼科医师学会(The Royal College of Ophthalmologists)颁布,现已被《人体组织条例,2004》(*Human Tissues Act,2004*)所取代。

三、印度

印度约有1500万盲人。其中,75%为可预防的盲。印度每年捐献的角膜约为25 000只,而每年的需求量为250万。如果每年实施约10万例各类角膜移植手术,将在治疗可治愈角膜盲方面获得满意效果。从世界范围的眼库体系的经验估计,要达到这个目标,每年至少需要20万只供体角膜。每个眼库每年处理4000只角膜,换句话说,就需要全国有50个眼库,对于印度这样具备基本设施和受过培训的人员的国家,理论上不存在问题。但是,公众捐献意识的缺失和传统信仰的根深蒂固却构成角膜捐献的两个主要障碍。

(一) 管辖角膜捐献的法规

为规范眼库的行为,1955年,印度颁布了《孟买角膜移植条例》(*Bombay Corneal Grafting Act*)。1982年后,全印度的眼库受《眼组织条例》(*Eyes Act*)管辖。1994年,印度通过了《印度人体器官移植条例》(*India Human Organ Transplantation Act*),将眼库和角膜、心、肾等人体器官、组织的移植纳入其管辖范围。1982年的*Eyes Act*随之废止,眼库降格成为角膜移植单位下属的角膜获取中心。管辖器官捐献行为的重要法律是印度政府制定的《印度人体器官移植条例,1994》(*The India Human Organs Transplantation Act,1994*)以及《人体器官移植细则,1995》(*The Transplantation of Human Organs Rules,1995*)。该法律为所有器官移植提供了法律框架,角膜捐献被囊括其中。

在印度,中央、邦、地区、流动单位、私人慈善医院、私人疗养院或志愿者组织如果满足如下标准,将拥有设立眼库的资格:

1. 根据《人体器官移植条例》(*Human Organs Transplantation Act*)登记注册。
2. 应当是不为任何个人或个人集团谋取利益的非政府组织。
3. 其工作和财务状况令人满意,财政补助的支付由邦政府推荐。
4. 应有自己的基础设施以便开展眼库的相关工作。
5. 有良好的监测记录。
6. 需获得印度眼库协会(*Eye Bank Association of India,EBAI*)的认可并与其保持联系。

为增加供体角膜的数量,全国防盲计划(the National Program for Control of Blindness)在医学院建立眼库,目前,该计划还向由志愿者组织建立的各种眼库提供支持。印度眼库协会(Eye Bank Association of India,EBAI)是致力于减少角膜盲的国家级机构。其鼓励地方政府在国内为供体角膜的采集建立和实施统一的法律框架。它力劝中央政府修改*Transplantation of Human Organs Act,1994*,将眼捐献和眼库列入法律条款中。

《印度人体器官移植条例,1994》(*The India Human Organs Transplantation Act,1994*)为用于治疗目的的人体器官的获取、保存和移植提供了法律保证。它规定,所有获取眼球或其他器官的医院或眼库在满足一定的服务和达到医学标准后必须向政府注册;它还负责制定从死者亲属获得书面同意书的程序,并要求在摘取眼球或其他器官前遵照此程序执行。

在印度，一个人生前立下身后捐献器官的遗嘱并无法律效力。因为，法律规定，仅有捐献遗嘱而未获亲属同意，该遗嘱订立者的器官不得被摘取。任何具有内外全科医学士学位(Bachelor of Medicine & Bachelor of Surgery，MBBS，相当于中国的医学学士学位)的注册医学执业人员均可在死者家中或其他地点摘取眼球/角膜。任何未经许可而摘取器官/组织、将器官应用于治疗以外的目的或买卖器官将受到严厉惩罚。所有器官的捐献和分配均不得收取费用。

死者生前可授权在其身后摘取其任何器官用于治疗目的。如果死者生前以书面形式或在2个以上证人(其中至少一人是近亲属)在场情况下明确授权某人协助在其身后摘取其器官应用治疗目的，则该被授权者在法律上拥有处理遗体和为医学执业人员摘取器官提供一切便利的权利，除非他确定死者撤回了先前的捐献决定。如果死者生前未授权也未反对身后捐献器官用于医疗，则在法律上拥有处理遗体的权利的个人将可决定死者的器官捐献，除非他确定死者的近亲属拒绝捐献器官用于医疗。

摘取死于医院或监狱48小时内无近亲属认领的尸体的任何器官/组织须获得医院或监狱管理当局或其授权的雇员的书面同意。如果授权者有理由确信死者的近亲属可能申领死者遗体，则不得同意摘取死者的器官/组织，即使他们在规定的时限内尚未赶到现场。

当遇死于交通事故或其他非正常原因，遗体被送去进行法医学尸检或病理学检查的情况，如果获授权摘取死者器官的个人有证据表明该遗体器官不被用于尸检，且死者生前未拒绝在其身后捐献器官用于医疗目的，或生前授权在其身后捐献器官而死后未撤销该授权，则被授权人有权决定摘取死者的任何器官。因医疗用途摘取死者眼球的医师将不受到所谓“损毁尸体”和“冒犯宗教情感”等犯罪指控。

除非器官捐献者是受体的近亲属，否则，禁止在捐献者死亡前摘取和移植其任何器官。只有当死者生前同意身后捐献器官或授权委托人摘取死者器官用于治疗目的时，其器官才可被摘取和移植。全国人权委员会(National Human Rights Commission)可根据DO No. 11/5/2001-PRP和Pdt 29-1-2004文件要求全国所有州对人体器官非法交易进行调查。

(二) 刑法和惩罚

1. 对未经授权摘取器官行为的惩罚　任何未经授权、在任何医院以任何方式以器官移植为目的，单或与他人合作实施，帮助实施摘取人体器官，或为摘取人体器官提供服务者，将被判最高5年入狱并处罚金10 000卢比(约合1000元人民币)。

2. 对人体器官非法交易的惩罚　任何支付或收受钱款获得或提供人体器官者；任何试图寻找希望收受钱款后出卖器官者；任何试图提供人体器官支付款项者；任何发起或议定涉及出卖人体器官或提供出卖人体器官服务者；任何参与对群体、企业或公司的处置或控制者，而这些群体、企业或公司的活动涉及出卖人体器官或提供出卖人体器官服务；任何出版、分发或促使出版和分发广告，引导公众出售器官、提供器官来源和表明广告商希望发起议订买卖器官协议者，将被判入狱2～7年，罚金不少于10 000卢比(约合1000元人民币)，最高达20 000卢比(约合2000元人民币)。

《人体器官移植细则》(*The Transplantation of Human Organs Rules，1995*)规定，捐献者死亡之后，注册医学执业人员在摘取其器官前应当确认，捐献者生前在两人(其中至少一人为其近亲属)在场的情况下明确同意身后捐献器官，并且无证据证明捐献者将撤销其捐献的决定；在法律上拥有身体处理权的个人需签署捐献同意书。在摘取脑死亡者器官前应当确认，所有医学专家委员会成员必须签字；当脑死亡者未满18岁时，除所有医学专家委员会成员必须签字之外，还需得到死者父母一方签名同意。

四、斯里兰卡

斯里兰卡的眼库依照斯里兰卡政府1955年颁布的《角膜捐献法》以及1987年颁布的《人体组织法》。法律规定，如果捐献者生前签署身后捐献角膜的书面同意书，但其亲属反对，则捐献将被终止。如果捐献者生前签署拒绝身后捐献角膜的书面意见，其角膜不得被摘取。角膜移植由有资质的眼科医生实施。眼库从接受供体角膜的国内外手术医生处获得有关供体的信息反馈。

（一）供体的筛选、摘取和保存

斯里兰卡禁止从捐献者死亡场所直接原位摘取角膜以防止供体污染。尸眼摘取后置入4℃湿房内，再放进装有冰块的聚苯乙烯泡沫贮藏箱内，在供体死亡2～6小时内被送往眼库做进一步处理。如果供体角膜需要转运到其他地方，则采用4℃湿房的形式冷藏。

眼库在获取供体前需详尽了解捐献者的病史及死因。摘取供体者负责填写捐献者的个人信息。检查尸体时，一经发现其自行文身感染或体外感染的证据，则应停止摘取供体。摘取供体者还应仔细检查外眼，如发现瘢痕等明显缺陷，亦不能摘取眼球。捐献者死亡后，应立即将冰块置于闭合的眼睑之上降温以改善内皮细胞活性。

（二）眼库医学标准

斯里兰卡国际眼库执行WHO推荐的标准，明显留有美国EBAA眼库医学标准的痕迹。

1. 感染性疾病　AIDS/HIV、活动性病毒性肝炎（甲、乙、丙型）、HIV、乙肝、丙肝、梅毒血清学阳性、导致感染HIV、乙肝和丙肝危险性的行为、与AIDS病或HIV发生性关系、男性间性关系、妓女、注射毒品、在过去12个月中与上述参与高危活动的人以及居住在非洲（除摩洛哥、阿尔及利亚、突尼斯、利比亚、埃及外）的任何种族的人发生性关系、文身、针刺、耳朵或身体打孔、入监、病毒性脑炎或不明原因的脑炎、病毒性脑膜炎、狂犬病、先天性风疹、Reye综合征、结核病（活动期或治疗不超过6个月）、进行性多灶性白髓质脑炎、败血症、病毒血症和病毒性脑膜炎为绝对禁忌证。细菌性败血症或脑膜炎的供体角膜只有在器官培养的前提下且需进行微生物学检测并经眼库医学主任同意方可使用、不明原因的黄疸、HTLV-1和HTLV-2感染、活动期疟疾、接受过器官移植者。

2. 不明病因和中枢神经系统疾病　Creutzfeldt-Jakob病（皮质纹状体脊髓变性，智力迟钝、肌阵挛、震颤、共济失调、皮质盲等）和有Creutzfeldt-Jakob病家族史、1992年前曾接受过硬脑膜移植者或脑部、脊髓手术者以及接受过人类脑垂体激素者等高危组；不明病因的中枢神经系统疾病（如多发性硬化症、Alzheimer病，其他痴呆）；亚急性硬化性全脑炎（由麻疹病毒引起的慢性感染，其症状类似Creutzfeldt-Jaob病）；慢性疲劳综合征；如果死因不明者的尸检尚在进行中且其结果在供体被移植前将揭晓，则不列为禁忌证。

3. 恶性肿瘤和癌前病变　包括白血病、淋巴瘤、骨髓瘤等。

4. 眼部疾病和眼部手术　眼部感染、眼部先天性或获得性疾病或可能影响供体移植效果的眼部手术史（包括角膜激光手术）；视网膜母细胞瘤；眼前节的恶性肿瘤；接受过角膜、巩膜或角膜缘移植者。

5. 巩膜和角膜缘组织　巩膜和角膜缘的应用医学标准与供体角膜相同。

全身性恶性肿瘤患者并非角膜捐献的禁忌证，如果眼部检查未发现肿瘤转移的证据，仍可作为角膜供体。不过，由于斯里兰卡角膜供体来源充裕，因此，通常情况下不接受死于恶性肿瘤的角膜。除非遇急诊而又无其他非肿瘤死因供体时方采用。

第三节　中国的相关法律

一、中国器官移植的发展简史

中国的器官移植始于20世纪50年代末。1960年，著名泌尿外科专家吴阶平实施了中国首例尸体供肾肾移植。由于当时缺乏有效的免疫抑制剂，患者未能长期存活。1972年，中山医学院梅骅完成了中国内地首例亲属肾移植手术，患者存活超过一年。20世纪70年代中期，肾移植作为治疗慢性肾衰竭-尿毒症的有效方法开始在中国大城市推广。1981年全国肾移植数量达800余例，1984年达到1301例次。随着肾移植手术技术的不断提高以及术后护理及免疫抑制药物的合理应用，中国每年完成肾移植例数逐年上升，术后1年肾存活率大约在50%左右。1985年至1993年，由于开始系统引进国外经验，包括提高手术技术、全面应用环孢素等措施，中国的肾移植数量逐年增加，术后1年肾存活率达80%，同时，心脏移植和肝脏移植开始起步。1994年以后，每年肾移植例数由2000例飞速上升到4000多例。2002年全国有超过28个省市开展了肾移植手术，完成肾移植总例数超过4500例。但由于中国的尿毒症患者超过100万，所以供体肾远不能满足移植需要。随着人类对机体免疫系统认识的不断完善，一些新的免疫抑制药物，如MMF、抗CD25单抗等相继开始临床应用，移植肾长期存活率逐年提高。在这个阶段，一年、三年、五年肾存活率分别为90%、80%和70%左右。目前，3例肾移植存活超过23年，受者年龄最大者76岁，最小的1个月。其他类型的器官移植也开始起步，心脏、肝脏和肝肾、胰肾联合移植日趋成熟。

据了解，目前中国每年有150万名患者需要通过器官移植来拯救生命，另有总数约300万角膜盲患者等待角膜移植。但每年可供移植的器官和角膜数量分别不足1%和1‰。器官紧缺是制约中国器官移植发展的瓶颈。国内人体器官的黑市交易时有报道，甚至发生“杀人取器官”的刑事案件。

2005年7月，原卫生部副部长黄洁夫在世界肝脏移植大会上首次承认，中国多数器官移植的供体来自死刑犯。同年11月7日的世界卫生组织会议和2012年3月6日全国政协的小组讨论会等场合，黄洁夫均表示，由于缺乏公民自愿捐献，死囚器官成了器官移植的主要来源。但他同时指出，中国政府严格遵循世界各国普遍遵守的伦理学原则，并根据中国国情和文化背景指导器官移植的相关理论；摘取死囚器官的原则是征求死囚或其家属的同意，并对死囚实行人道主义待遇。

对利用死刑犯的器官的依据，是1984年中国最高人民法院、最高人民检察院、公安部、司法部、原卫生部和民政部等部门制定的《关于利用死刑罪犯尸体和尸体器官的暂行规定》，遇以下三种情形可利用死刑犯器官或尸体：无人收殓或家属拒绝收殓；死刑犯自愿将其尸体交由医疗卫生单位利用；死刑犯家属同意捐献死刑犯的器官或尸体。据了解，中国内地的器官移植主要还是依赖于死囚的捐献，移植死囚的器官占移植供体总量的60%～70%，而普通公民的自愿捐献仅占13%。黄洁夫2008年在*Lancet*上撰文，由于2007年起中国最高人民法院将死刑核准权由省级法院收回，加上死刑犯捐献器官需签署书面同意书，因此，中国国内尸体器官移植数量减少了1/2至1/3。

2009年8月，中国红十字总会正式受原卫生部委托，与其共同建立“中国人体器官捐献委员会”。二者还将共同构建“中国器官捐献体系计划”，该计划首先在上海、天津、辽宁、山东、浙江、广东、江西、福建厦门、江苏南京、湖北武汉等十个省、市启动人体器官捐献宣传、动员和器官分配试点工作。截至 2013 年 8 月 9 日，中国共实现器官捐献 1006 例，捐献大器官 2742 个。自 2013 年 2 月起，人体器官捐献的试点省份从之前的 19 个扩展到全国所有省份，信息将全国联网。2014 年 4 月 3 日，中国人体器官捐献管理中心网站 www. china. organdonation. org. cn 正式开通，为自愿捐献器官和组织的国民提供了集宣传、教育和登记于一身的平台。

2015 年，深圳市红十字会与深圳市卫计委联合发文，要求各个公立医院设立器官捐献信息员，及时向红十字会报告潜在器官捐献者的病情变化，以便派出器官捐献协调员与捐献者或其近亲属进行有效沟通，提高捐献率。

二、角膜捐献和移植与相关法律

（一）中国大陆的器官捐献法律的形成

1998 年 10 月 13 日晚，北京某医院眼科医学博士为挽救两名眼表化学烧伤和角膜溃疡的患者，未获得死者近亲属同意，即进入医院停尸间，摘取了死者的 2 只角膜，为两名患者实施了角膜移植手术。高医生的行为被死者家属发现并报案，北京市公安局以涉嫌触犯刑法对高采取取保候审措施。同年 11 月，该案被移送至北京西城区检察院。高医生所在的医院向检方出具了相关说明。1999 年 3 月，西城区检察院作出对该医生擅自摘取尸眼一案不予起诉的决定。此事引起法学界和伦理学界的轩然大波。有人认为高的行为属于“侮辱尸体罪”。但法学界普遍认为，中国现阶段针对尸体的法律条款仅有盗窃尸体罪和侮辱尸体罪。前者是指非法占有为目的，秘密窃取尸体，且针对整个尸体而非个别器官、组织；后者则是出于某种不良情绪和心理，对尸体采用侮辱的方式达到羞辱他人人格、贬损他人尊严的目的。如果高医生窃取尸体的角膜是用于牟利并将其据为己有，则其行为应受到刑法的惩处。但他的主观意愿是保全患者眼球、挽救患者视力，不构成犯罪，不应受到刑事起诉。不过，该医生毕竟侵犯了死者亲属对尸体的支配、处置和知情权，属违法行为。死者亲属可要求民事诉讼。考虑到该医生的行为社会危害性小，在从擅自摘取角膜到实施角膜移植的过程中无牟取私利的行为，死者家属原谅了其违法行为，经法院调解，该案件以向死者亲属赔礼道歉和给予若干经济补偿而告结束。

该事件暴露出中国国内器官组织捐献移植领域的问题。相关人士一直呼吁通过立法来规范角膜捐献。1999 年，深圳市眼科医院医师姚晓明与时任深圳市人大常委的吴江影就国内获取器官组织（包括角膜）的现状进行了探讨。借鉴日本、中国香港、中国台湾等国家和地区的经验，并考虑到角膜捐献容易被人们接受，他们拟着手推动角膜捐献立法。

1999 年 6 月 13 日，来深圳就医的大学某女老师去世，按照她的遗愿，其亲属捐献出她的角膜，由深圳市眼科医院为 3 位角膜病患者实施了角膜移植，在当时引起很大的轰动。1999 年，吴江影邀请姚晓明撰写了角膜移植捐献议案，由她联名人大代表提出《关于将角膜移植立法列入市人大常委会立法计划的议案》（后转建议第 19990025 号）。2001 年，陈浩等代表提出《关于制定深圳市遗体（人体器官）捐献管理办法的议案》（后转建议第 20010081 号）。2002 年，吴江影等代表再次提出《关于加快角膜移植立法的议案》（后转建议第 20020051 号）。2003 年，黄丽娜等委员提出《关于加快器官捐献立法的议案》（后转建议第 20030244 号）。2003 年 3 月，深圳市人大常委会在 2003 年第三届人民代表大会常务委员会第二十三次会议上将《深圳经济特区人体器官捐献移植条例》被列入立法计划。考虑到如果分别对每个器官或组织捐献立法,不利于提高效率,因此,立法建议将角膜和其他器官组织捐献一并作为器官捐献移植法的内容提交。2003 年 8 月 22 日,中国国内第一部人体器官移植捐献的法规《深圳经济特区人体器官捐献移植条例》在深圳经济特区第三届人民代表大会常务委员会第二十六次会议上获得通过。之后,2005 年 6 月,《福建省遗体器官捐献条例》颁布实施。2006 年 3 月,中国原卫生部发布《人体器官移植技术临床应用安全管理暂行规定》。2007 年 3 月 21 日,中华人民共和国《人体器官移植条例》由国务院第 171 次常务会议通过。2007 年 5 月 1 日起施行。该条例第一章第二条规定,从事人体细胞和角膜、骨髓等人体组织移植,不适用本条例。可以说,《深圳经济特区人体器官捐献移植条例》对中国全国人大 2007 年 3 月 21 日立法通过《人体器官移植条例》起到了重要的借鉴作用。

中国自 2015 年 1 月 1 日起停止使用死刑罪犯的器官,公民逝世后自愿无偿捐献器官便成为器官移植的唯一来源。原卫生部委托中国红十字总会开展人体器官捐献有关工作(卫医管函[2010]25 号)。两部联合下发了人体器官捐献试点工作方案(红总[2010]13 号),规定人体器官移植技术临床应用委员会(Organ Transplant Committee,OTC)负责建立和维护中国人体器官移植等待者登记管理系统和中国人体器官分配管理系统。受原卫生部及 OTC 委托,中国肝移植注册中心(China Liver Transplantation Registry,CLTR)开展了器官分配与共享政策的课题研究,并据此由香港大学研发了器官分配与共享系统(China Organ Transplant Response System,COTRS)。

2010 年 12 月,原卫生部印发了《中国人体器官分配与共享基本原则和肝脏与肾脏移植核心政策》。2013 年,中国国家卫计委颁布《人体捐献器官获取与分配管理规定(试行)》规定,器官分配涉及两个原则,一是医学需要原则,包括地域优先、危重优先等;二是伦理、人文原则,即器官捐献者的近亲属可优先得到器官捐献者本人的器官,也可优先获得他人捐献的器官。

(二) 中国香港、中国澳门和中国台湾的器官捐献法律要件

中国香港、中国台湾和中国澳门器官移植立法比内地提前 10 年以上。

1. 中国香港　中国香港自 1969 年成功实施首例肾移植手术至今,已有 4000 例器官移植的受赠者维持着生命。仍有 2000 例各种终末器官衰竭的患者轮候器官移植。

1995 年,中国香港通过《人体器官移植条例》。将“器官”定义为“人体内任何有结构组织构成的部分,亦包括任何器官的一部分”。眼球为重要的视觉器官,角膜作为其组成部分,理所当然受到该法律的管辖。引人注意的是,《条例》第 3 条专门设立人体器官移植委员会由香港卫生福利及食品相关部门负责人委任,实施器官捐献之前,委员会指派有资质的人员分别会见器官捐献人和器官受赠人,并将他们对涉及器官捐献和移植的相关问题的理解上报至委员会,委员会确认后作出是否同意捐献或移植的决定。这显示出特区政府加强对器官捐献和移植的管控。香港的人体器官摘取和移植由《人体器官移植条例》(香港法例第 465 章)监管,《条例》规定:

(1) 禁止将拟作移植用途的人体器官作商业交易;

(2) 限制活体移植;

(3) 限制境外人体器官的移植。

其职责包括:

(1) 禁止所有涉及付款以提供人体器官作移植用途的安排及广告。

（2）任何涉及活体器官捐赠人的器官切除及移植，必须取得人体器官移植委员会委员会（以下简称“委员会”，此乃依据《条例》中第3条设立的法定组织）的事先书面批准，除非器官捐赠人及器官受赠人有血亲关系或双方的有关婚姻已持续不少于3年。

（3）移植进口人体器官于某人体内前，必须向“委员会”提供证明书及证明文件。

（4）须就所有人体器官的切除、移植及处置，于有关事情发生后的30天内向“委员会”提供数据。

（5）须就涉及因治疗捐赠人而切除的器官的移植，于进行该项移植后的30天内向“委员会”呈交一份声明书。

2000年，香港狮子会眼库的眼组织收集、摘取、评估、处理、保存、分配和运送服务列入香港医院管理部门管理范围。香港的人体器官摘取和移植由《人体器官移植条例》（香港法例第465章）（以下简称《条例》）监管，《条例》旨在禁止将拟作移植用途的人体器官作商业交易；限制活体之间的器官移植，限制用进口人体器官进行移植。

《条例》还明确规定：禁止所有涉及付款以提供人体器官作移植用途的安排及广告；任何涉及活体捐赠的器官切取和移植，必须取得人体器官移植委员会（以下简称“委员会”，此乃依据《条例》中第3条设立的法定组织）的事先书面批准，除非器官捐赠者及器官受赠者有亲缘关系，配偶间的器官捐赠的先决条件是双方婚姻至少存续3年；进口人体器官移植人体前，必须向“委员会”提供证明书及其他证明文件；发生人体器官的摘取、移植及处置30天内需向“委员会”提供数据；需就涉及因治疗捐赠人而切除的器官的移植，在进行该项移植后的30天内向“委员会”呈交一份声明书。

《条例》还规定，从逝世病人中选择合适的捐赠者；鼓励家属捐赠逝世亲人的眼睛，并向捐赠者家属讲解有关捐赠之安排；摘取、检测及分发角膜、巩膜等眼组织以及举办眼睛捐赠的公众教育活动。

2008年，香港启动“中央器官捐赠登记名册”计划，通过网上登记和填写经下载或索取的器官捐赠登记表格寄送香港卫生相关部门的中央器官捐赠登记名册管理主任。在这里，器官是广义的概念，不仅包括肾脏、肝脏、心脏和肺/心脏等大器官，还包括角膜、骨骼和皮肤等组织。2010年，仅有151人接受活体和异体器官捐献。截至2012年底，香港获赠肾脏99个（含活体捐赠，下同），肝脏78个，心脏17个，角膜259枚。器官捐献登记人数高达9万，居亚洲第一。

2. 中国澳门　中国澳门制定了一套严密而细致地规范人体器官和组织捐献及移植的法律制度。1999年澳门回归后，这一法律制度由于不抵触澳门特别行政区基本法而继续有效，它对内地的相关立法有一定的借鉴意义。

澳门法律对器官捐献、摘取和移植作了如下规定：

（1）一般性规定：只有为了移植治疗和诊断的目的而进行的捐赠和摘取人体器官或组织的行为方属于这个法律的管辖范围。抽血和输血、卵子和精子的捐献，如人工授精行为以及受孕和胚胎摘取、转移和处理，如人工流产等三方面的医学行为，则由其他法律管辖。

（2）秘密性原则和无偿性原则：前者指除本人生前明示同意，或是本人死亡之后，按照其近亲属即配偶、子女或是父母的先后顺序，获其中一方明确同意，方可公布器官或组织捐赠人的身份，其他情况禁止泄露器官和组织捐赠人的身份。后者则禁止因获取报酬而捐赠组织和器官，同时也禁止在澳门地区宣扬人体器官和组织的交易。医院在器官移植和摘取的手术中可以获得劳务报酬，但这里所指的报酬同样不得涉及关于实施手术的器官或组织的任何价值。无偿原则的例外是，如果捐赠人因摘取行为受到损害，不论其本人或第三者有无过错均有权获得赔偿。这样规定的目的是为了避免出现因器官有偿交易和非法获取器官而发生的杀人、绑架等恶性刑事案件。同时，为了保证器官摘取和移植等手术的安全性，为治疗的目的而进行的这种手术只能在获得特别许可的医院内由医生负责并按照相应的职业规则进行。

（3）对自活体摘取器官和组织的规定：自活体摘取的器官和组织被分为可再生物和不可再生物。前者如骨髓，后者如角膜和肾脏等组织器官。摘取可再生物的规定较为宽泛，仅规定摘取的目的是出于诊断或移植治疗。但对于摘取和捐赠不可再生器官则规定相当严格。捐赠人和接受人之间有应予注意的“特别关系”时方准许摘取。同时，除了法院特别许可以外，禁止未成年人捐献不可再生的器官。另外，如果器官或组织捐赠有可能长期或严重影响捐赠人的身体健康者，则捐赠将被禁止。

自活体摘取组织或器官的主要规定有以下几个方面：

1）告知制度：医生负有使捐赠人了解捐赠器官和组织可能出现的危险，有关副作用和手术后护理知识的义务，医生也应使捐赠人知悉捐赠可能引起的心理后果。医生应该确保双方当事人理解捐赠行为的影响，并且确保捐赠协议不涉及任何报酬。这主要是为了保证捐赠人明确捐赠可能产生的后果，避免仓促作出捐赠决定。

2）同意制度：捐赠人和接受人的同意应该是在了解有关情况后自由地作出的，并应以书面形式确认，但如果接受人的情况不准许作出书面确认，也可以不受限制。同意还必须向准备施行手术的由医院院长指定的医生作出。为了避免手术医生施加一些不恰当的影响，禁止接受人同意的医生成为移植手术团队的成员。为了最大限度地保证捐赠人的权利，法律允许在移植行为实行以前，捐赠人或其法定代理人可在任何时候以任何方式自由废止已作出的同意决定。

3）捐赠人获得医疗保障和损害赔偿的权利：法律禁止任何形式的器官和组织交易，但捐赠者有权获得治疗直至完全康复。同时，所述捐赠人还有因摘取组织或器官而获得损害赔偿的权利。

4）对于未成年人和精神病人等限制行为能力人和无行为能力人予以特别保护：如捐赠人系未成年人，在其本人不反对的前提下，同意的决定只能由其父母作出；如果父母被停止行使亲权时则由监护人作出。如果父母意见不一致则须经法院许可。但是，如果该未成年人有能力理解和表达，则捐赠器官和组织，须由本人明确同意。对于成年精神病人，须同时具备本人不反对和法院许可，方可摘除器官和组织。

（4）确定死后捐赠人的身份的规定：澳门实行捐赠人记录的制度，因此，死后捐赠人身份可以通过以下途径查明：①本人或通过其法定代理人和澳门卫生局表示其愿意捐赠；②曾作出书面声明；③表示仅愿意捐献特定器官或组织给予特定受益人；④由捐赠人记录卡或其他可行的和明确的方法证明；⑤当缺乏捐赠人记录卡而无法确定死者生前是否反对时，死者的配偶、子女或父母等亲属有权允许摘取组织或器官。明确死亡捐赠人身份非常重要。如果死者生前没有明示或医生未通过以上方式查明身份便实施了摘取手术，行为人最高可被处以 2 年有期徒刑。

（5）死亡的判定：澳门承认脑死亡作为认定死亡的标准，采用法医症状学的标准和规则判定脑死亡。为了避免移植团队医生的不良介入，禁止其参与死亡的判定。在从尸体摘取器官的过程中，医生应避免与摘取无关的尸体解剖，假如尸体曾经剖开或切断，应尽可能使其恢复原状，保持尸体完整。需要验尸的，则对尸体的破坏性操作不应妨碍法医验尸。同样，验尸也不应妨碍器官组织的摘取，医生应记录对验尸有用的观察结果。实施摘取的医生还应制作两份完备的笔录，由实施手术的医生和医院院长签字，一份在医院存档，另一份送交澳门卫生局。笔录包括死者身份资料、证实死亡日期及具体时间、查阅死后捐赠人身份卡及其他资料的记录、参与手术医生的身份资料以及指明摘取器官或组织的用途等项内容。笔录可以使卫生局对死后捐赠器官的行为加强控制，同时也减少了发生违法行为的机会。这些近乎严苛的规定体现出法律对捐献者尊严的敬重，也为滥用尸体的企图设定了高压线。

（6）处罚：在澳门立法会第2/96/M号法律所规定的法律责任中，刑事责任占绝对主导地位。对违反上述关于器官或组织摘取的行为规定的处罚分为主刑和附加刑两类。主刑有刑事责任、民事责任和纪律责任。纪律责任相当于内地的行政处分责任。附加刑主要包括：①撤销公共官职和职务；②禁止1～5年内从事某些特定职业；③封闭未获特别许可而施行摘取和移植的场所。

澳门器官移植法还与《澳门刑法典》相配合，如后者第129条"加重杀人罪"的规定就直接适用于为从尸体中摘取器官或组织而杀人的犯罪活动。如果因为购买或出售他人器官或组织或因为向他人交付人体器官或组织而支付或收取金钱者处三年徒刑。同时，无论以何种方式宣传或允许宣扬器官交易，处至多三年徒刑或罚款。对使他人决定就有关器官和组织要求支付或给予金钱的人和创立、资助、领导或从事组织和器官交易的代表人同样以组织和器官交易的罪名的处罚。另外，为了严厉禁止器官交易活动，对未遂犯亦处罚。针对违反捐赠无偿性的处罚，即因捐赠器官或组织而收取或支付报酬及偿还和接受偿还有关摘取的开支和负担的人处一年徒刑或罚款，违反捐赠无偿性的未遂犯也处罚。

3. 中国台湾　台湾是中国最早为器官移植立法的地区，早在1982年7月19日就公布实施了《眼角膜移植条例》。其中，第三条规定：医师在摘取眼角膜前，应先取得死者之书面同意。但有下列情形之一者，不在此限：①死者生前曾书具志愿书；②死者生前曾有捐献之意思表示，经医生二人以上证明者。1987年6月19日公布实施的台湾《人体器官移植条例》第六条规定，自尸体摘取器官以符合于下列规定之一者为限：①死者生前以书面或遗嘱同意者；②死者最近亲属以书面同意者；③死者生前曾有捐赠之意思表示，经医师二人以上之书面医师证明者。但死者身份不明或其最近亲属不同意者，不适用之。

第四节　角膜捐献面临的问题与对策

2015年起，中国已改变过去主要依靠死囚来获得移植器官的现状，公民逝世（citizen death）后器官捐献或将逐步成为中国器官移植的唯一来源。现今，中国已成为继美国之后的第二器官移植大国，但就捐献率来看，中国仅为0.03/ppm。近年来，为规范器官移植伦理工作、扩大器官来源，中国正积极探索公民逝世后器官捐献体系。器官捐献率的提高有利于眼库获取更多供体角膜。

一、中国公民逝世后器官捐献与获取面临的问题

中国需要接受器官移植的患者数量还以每年超过10%的增量扩大，但由于缺乏公民自愿捐献，中国较世界其他国家面临着更为严峻的供体短缺问题。

（一）中国传统文化和宗教对器官捐献的影响

中国传统观念对中国公民逝世后器官捐献意愿的影响程度。杨颖等人对来自不同社会阶层的900名人士进行问卷调查，发现其中认为器官捐献的主要目的为帮助他人、体现社会公德和延续自己生命者分别为55.16%、24.22%和11.94%。70.0%的认为捐献的器官应该用于临床移植以挽救更多患者的生命，而建议将捐献的器官用于医学教学和病理解剖者比较接近，65.01%支持采取心肺死亡的标准来判断人死亡，24.33%支持采取脑死亡的标准。50.52%认为影响器官捐献的主要因素是中国传统文化和观念的影响，其次是捐献程序和家属感情。

随机抽取北京、上海、重庆和广州4座城市900名来自不同社会阶层的人群作为研究对象，对人体器官捐献的认知、态度和行为调查表进行问卷调查。结果发现，国内公民逝世后器官捐献意愿率为16.57%，男性高于女性（$P=0.032$）；捐献意愿与年龄和受教育程度相关（$P=0.047$；$P=0.029$）。影响捐献主要因素有中国传统文化和观念、不了解遗体捐献程序和法规制度以及担心同意器官捐献后医院会因此而消极治疗等。

眼库的缺乏也造成了专职宣传的缺位。谢立信等2011年开展的有关眼库的问卷调查显示，发出问卷81份，收回59份，其中18家医院无眼库，41家医院设立了眼库，35个眼库拥有眼库必需的设备，37个眼库（90.2%）进行血液检测排除传染病，34个眼库（89.2%）供体供不应求，32个（78.0%）开展角膜捐献宣传活动。这与美国、印度、斯里兰卡和欧洲等国由眼库主导角膜捐献的鼓动和宣传的情形相距甚远。

1. 中国民间信仰　中国一向深受儒家思想影响，以“身体发肤、受之父母”体现孝道。《论语》记载，曾子有疾，召门弟子曰：“启予足！启予手！诗云，战战兢兢，如临深渊、如履薄冰，而今而后，吾知免夫！小子！”此孝道的伦理思想，认为死后“全尸”很重要。又如，民间信仰想象的“冥界”的生活状况与现实人间相仿，其从古代帝王的陪葬物及作为殉葬的嫔妃可看出端倪。又如从现代为死者所毁烧的纸车、衣、物等各式人间物品，可看出中国民俗信仰对死后世界的臆想。认为死后缺少角膜，影响“冥界”的生活，捐献器官会引起痛觉、到拒绝为亲属举行火葬，以及香港、内地不时发生捐献者身后仅捐献一只角膜的案例，可得到传统观念阻碍角膜捐献的佐证。

2. 宗教

（1）佛教：佛教认为，自然死亡后12小时内神识未离，知觉尚存，在此期间若遭触碰，会有痛苦感觉，甚至影响转世。不过，随着佛教与社会的共同发展，一些观念也起了变化。对立下遗言捐赠器官者，被认为是舍身救人的菩萨行为，其善心义举当获赞同。笔者采访多名大陆和港澳台的僧侣，其中半数以上者认为，当逝者的捐献发自善意时，捐献角膜不会引起痛苦。由于对死亡认定的差异，不同国家的佛教对器官捐献的态度存在较大差异。占斯里兰卡人口70%的僧伽罗族中志愿身后捐献角膜的比例高达90%，而日本、中国等国的佛教徒捐献角膜者寥寥无几。

（2）基督教：在对待器官移植问题上，基督教质疑的是器官如何移植的问题，包含器官的来源、移植的时机和移植的目的三个方面。对于活体捐献，它认为在不影响生命持续存在的前提下，人可自主决定捐赠自己的器官。由此可见，基督教在捐赠器官的问题上，立场非但不消极被动，反而积极主动。而在对待遗体捐赠上，因担心死而复活时无法找寻到自己的身体或仅找到残缺不全的身体，一些教徒并不太愿意捐赠遗体，这是出于对基督教观点的误解。根据传统基督教的观点，人的存亡以有无呼吸为标志。但是，如果从“心灵”的定义理解，则脑死亡就成为可接受的死亡标准。换言之，脑死亡更符合基督教原义的死亡观点。

（二）角膜捐献宣传工作有待提高

中国对角膜捐献工作已开展多年，但是相关的宣传工作途径较为单一，公民对角膜捐献认知率低，有的公民有意捐献却不知如何办理捐献手续。

（三）统一协调机制有待完善

器官捐献已经成为角膜供体的重要来源。一些医院因各种原因无法开展器官捐献工作，未将潜在捐献者的信息及时准确地报送至红十字会和OPO，错过最佳的捐献时机，也影响了角膜的捐献率。器官获取团队与角膜移植医院之间的联系不够通畅，缺乏共享与分配的意识，来自器官供体的角膜多用于局部移植医院，尚未达到国外眼库的供体在国内国际分享的程度。

二、推动角膜捐献的对策

1. 坚持自愿和知情同意的原则　器官捐献与获取要尊重人的自主性、自主决定的权利。尊重捐赠者的人格和保护捐赠者的权利是知情同意的伦理学基础。捐献者及其近家属始终享有自主选择捐献角膜及其摘取方式的权利。在摘取手术前，必须首先获得捐献者生前自愿捐献的书面知情同意书或口头授权（需有证人在场）或其近亲属的知情同意书。

在获取多器官捐献者角膜之前，还涉及死亡认定的问题。据悉，全世界已有30多个国家为脑死亡立法，至少80个国家承认相关的脑死亡标准。1971年，芬兰成为世界上第一个以国家法律形式确定脑死亡为人体死亡的标准的国家。日本规定，脑死亡就是人的死亡。如果死者生前愿意捐献器官，直系亲属也不反对，有关医院可取出有用的器官，移植给登记中申请接受移植的患者。但在一些国家，脑死亡的概念虽然已为医学界所接受，但由于缺乏法律对脑死亡的承认，医生不敢依据“脑死亡”来宣布一个人的死亡，仍然以传统的“心跳、呼吸停止”作为死亡的诊断标准。中国并未在国家层面为脑死亡立法，因此，对脑死亡者，无论是同意捐献多器官和角膜者还是因不符合标准未能捐献器官而仅同意捐献角膜者，都要由协调员告知撤除生命支持装置的依据并制作捐献知情同意书，近家属同意后签名。

2. 尊重生命的原则　对于任何已签订知情同意书的捐献者，在发生脑死亡之前均不得做出任何加速死亡的干预措施。期间如遇突发呼吸心搏骤停等紧急情形，必须依照医学规范全力抢救，绝不可因为要获取器官而缩短抢救时间。对死亡的判定必须选取与器官获取和移植无关的医生，不得为了保证器官处于良好状态而提前宣布死亡。必须审查捐献者病情的不可逆性，死亡判定标准和程序合法性。还需明确捐献过程是否违背知情同意原则、器官获取和处理过程是否遵循“无伤害”原则等。对于摘取组织、器官后的尸体仪容的料理，也应严肃认真完整。

3. 建立适当补偿机制　全球绝大多数国家均认定角膜和器官捐献为无偿自愿的行为，明令禁止金钱交换。由于中国现阶段危重病例医疗费用的自费部分占比较高，加上捐献前为了维持器官正常生理功能所施加的特别处理，使得部分家庭因病致贫、因病返贫。为了鼓励更多的人参与器官捐献，出于人道主义的考虑，并根据利益一致性的原则，除免除捐献器官相关抢救支出之外，还应给予捐献者家庭适当的经济补助。深圳市红十字会采用的做法是，设立器官捐献专用基金，基金来自社会捐赠、政府拨款、医院补偿等，较有效地解决了贫困捐献者及其家庭的困难。

（黎明　于莉　孙轶军　康黔　姚晓明）

第六章 建立眼库的程序

随着中国国家和地方有关器官和组织捐献移植的法律规章制度陆续出台和不断完善，更因为捐献角膜的人数持续增加，建立眼库已成为许多开展角膜移植医疗单位的重要选择。建立眼库是一项巨大的和系统的工程，需要对建立眼库的意义、步骤、成本和组成等因素进行周密的考量。

与美国、欧洲等大多数国家的眼库属于非政府组织或私立机构有所不同，我国的眼库多数属于公立性质或政府背景。近10年来，随着民办眼库医院和民营眼科医院集团的成长和壮大，出于自身业务拓展、公益慈善和社会认知的需要，非政府背景的眼库迅速发展。

第一节 注意事项

在建立一个新的眼库之前，应慎重考虑建立眼库的必需要素并做认真的准备。

一、资金

眼库的启动资金由多种因素决定。在其日常运行中，基本设备是一项占比较大的支出。眼库的总花费取决于眼库最初所决定实施的功能。此外，眼库的地理位置和面积大小也需要进行评估。这一点在美国显得十分重要，因为地点过于偏僻或面积过小不利于眼库获取供体，而中国的眼库都集中在大城市，不存在地点偏僻的问题，但面积小已成共性。目前，国内还没有一家眼库能够与发达国家甚至某些发展中国家的规模眼库比肩，绝大多数没有独立的眼库实验室，多借用或共用研究所的实验室。

很明显，所选择的区域越靠近市中心，面积越大就会相应增加成本。聘用人员也要纳入运行成本。新的眼库应将聘用人员的数量控制在最低限度。在美国，建成并运营一个功能齐全的眼库需要投入7.5万到10万美元的资金。但是，如果仅仅摘取供体角膜，则成本就会降低很多。也就是说，如果开建眼库的资金有限，可简化功能，把成本控制在较低的水平。随着资金的积累，再逐渐增加眼库的服务项目。

运营眼库一个月所需要的花费范围取决于租金、设备、通讯、报酬、保险和出差等成本。照此，眼库必须拥有供一年消耗的储备资金以保证眼库维持发展。一项新业务的开展将会耗掉第一年储备的收益，因此，做好眼库第一年的财务规划和分析是非常重要的。如果眼库第一年的基本维持资金不足，可尝试联系其他眼库或非盈利组织，以捐赠或短期借贷的形式赞助眼库运营。

二、器官、组织捐献文化

捐献文化因国家、民族、宗教和人群而异。在西班牙、斯里兰卡和美国等捐献文化较为成熟的国家，器官组织捐献遭遇的阻力远小于中国等历经封建社会和全尸观念浸润的国家。上述国家在器官组织捐献方面有完备的程序。

不过，也有某些文化、种族或宗教并不赞同捐赠器官，如西班牙后裔同意捐赠的比例低于其他种族。还有一些国家的民众不支持捐赠。例如，墨西哥虽然也建有眼库，但部分民众却抵制捐赠。一些国家的宗教信众认为人死后存在“灵魂”需要“转世”“超度”等，认为人身体不应该被分离或24小时内不可触碰遗体。笔者在深圳就遇一捐献者本人生前同意捐献角膜，而因其亲属的宗教信仰导致角膜捐献未能成功的案例。在南非，虽然器官捐赠是合法的，但若对供体进行HIV测试，就必须事先获得捐献者本人或其亲属的同意。这就可能造成相关检测尚未完成而捐献者已经死亡、超过捐献的最佳时机的后果。由于南非HIV的感染率很高，即便眼库能够成功在人死之前获得人的同意，手术医生也不愿使用来自南非捐献眼的组织。不考虑供体感染的因素，眼库在改变捐献文化上具有重要作用。眼库还为心脏、肾脏、皮肤和骨骼等其他类型的器官捐赠提供借鉴。眼库具有引发公众关注器官捐赠的社会责任。如果在其社区未设立组织、器官捐赠的基础设施，那么，眼库可以起到推动、教育和宣传等作用。

与大多数国家的角膜捐献模式不同，我国的角膜捐献需要受当地红十字会的管理，这是因为红十字会拥有捐献者的信息资源。在此基础上，需要与当地医院建立一个转诊系统。眼库有必要经常性地参加一些公共活动，以推动捐赠工作的开展。与小学、中学和大学合作进行在全世界消除可治疗性盲的教育。与医院合作，可在初级医生和注册护士培训阶段为他们提供组织、器官捐献的有关资料。

第二节　准备工作

在建立眼库之前，需对相关的地域、人口、宗教、角膜盲发病率、交通、环境等提前做出详尽的分析，以便为眼库的建立及其未来的发展提供可靠的数据支撑。

一、眼库的使命和业务规划

新的眼库的创始人应负责眼库的命名、确定其使命和规划其未来发展。1945年，美国眼科医生Paton在纽约创立了世界上第一个眼库，并将其命名为复明眼库（Eye Bank for Sight Restoration），对依赖于角膜捐献进行复明手术的角膜盲患者具有特殊意义。1958年，斯里兰卡眼科医生Silva创立眼库之初仅希望满足国内角膜移植的需求，但随着民众身后无偿捐献角膜的热情空前高涨，捐献角膜的数量很快超过本国所需，遂将原先仅为科伦坡医院提供角膜的业务范围扩展至国外，并将眼库更名为斯里兰卡国际眼库（Sri Lanka International Eye Bank）。我国眼库想要达到满足本地需求尚需相当长的路要走，遑论出口境外，但以眼库为桥梁向国外眼库学习先进经验、开展互利合作很有必要。重庆市眼库创建初期得到渣打银行的资助，2016年4月率先成立了区域间的眼库协会组织——西南眼库联盟。深圳眼库启动时也得到了深圳狮子会和爱心企业和人士的资助。

二、地域和人口信息

眼库在登记之前,应确定一个正式办公场所。这是因为无论来自管理部门的文件还是涉及供体或受体的资料都需要一个相对固定和长久的地址。眼库周边环境必须安全。足够大的社区人口数量有利于眼库获取理想的角膜数量。但也不能一概而论,因为有些国家或地区的民众捐献意识强,如果眼库有进出口业务,则应选址于邻近机场处。这对那些供体主要来自其他社区人口少而获取捐献数量多的眼库十分重要。当然,医疗社区或医院附近也是眼库的理想场所。

三、眼库内部装修细节

足够大的面积和办公操作空间以利于眼库职员执行各项功能;入口设立安防体系以防止未经授权的人员进入;水槽、洗眼槽的排出管道、电力线、电话线和互联网等的接入需合乎规范要求;眼库需备有发电机,防止在供体处理过程中出现电力故障和供体保存冰箱的温度恒定。

第三节　眼库的注册登记

各国各地的眼库注册登记的方式不尽相同。

一、我国眼库

目前,中国的眼库有政府背景和分共背景之分。前者是指那些政府主办的医学院校的附属医院、省市卫生主管部门管辖的公立医院所建立的眼库;后者指由21世纪以来蓬勃兴起的民营眼科医院建立的眼库,尽管其眼库冠以"红十字会"或"红十字"的前缀。以往,要设立眼库,需由申办单位向卫生主管部门申请或与当地红十字会协商,亦有直接作为医院眼科的附属部分或眼科专科医院的二级科室。之所以要与当地红十字会挂钩,是因为后者可以获得大部分捐献信息,这将有利于眼库及时协调、采取行动。

自2010年8月31日颁布、2011年3月1日实施《眼库管理》之后,中国的眼库便有了建立的参照标准(参阅附录1:中华人民共和国卫生行业标准WS 325—2010《眼库管理》)。不过,《眼库管理》规定,眼库应设置在持有《医疗机构执业许可证》的综合性医院、专科医院,这就等同于禁止建立独立眼库。事实上,世界上大多数眼库均为大学、医院或科研机构的附属机构,这是临床和科研的要求使然。美国眼库的申请手续较为简便,但运行监管十分严苛,一旦发生技术事故,不仅受到监管部门的处罚,还有可能被追究民事或刑事责任。

二、国外眼库

(一) 美国

首先要联系国税局以获得纳税人识别号(tax payer identification number,TIN),然后与州内的机构合作成为非营利组织。州要求填写公司章程,章程要求有董事会的名单。聘用那些理解创始人的意图、并志愿在该部门服务的专业人士是至关重要的。董事会的作用是无可替代的,因为他们将给予CEO或医学主任在实施新的项目时发挥更大的灵活性,而这也使他们在眼库工作中不断创新、追求卓越。根据不同的提交状态,管理机构可能要求进一步注册或认证以便开办眼库。

下一步是向国税局提交免税申请。申请过程可能需要几个月，但是它不影响眼库的启动。国税局将参照眼库的工作性质，确认眼库业务在其免税范围内。所有的眼库必须通过提交报名表在 FDA 注册。眼库在联邦完成注册后即可接受审查。

建立国际眼库取决于所在国的政策。一些国家禁止捐献，因此不存在登记或调节眼库的规定。因此，在建立眼库前，应向当地的政府机构如卫生管理部门了解有关建立眼库的规定。

（二）澳大利亚

眼库需要达到以下标准方可设立：

1. 依照人体组织移植条例，机构应在相关部门注册。澳大利亚是政府管理下的医疗药品管理局（Therapeutic Goods Administration，TGA）。

2. 任何个人和团体不得在眼库从事营利性活动。

3. 眼库的工作场所和财务场所应当符合要求。赞助款的支付和组织耗材的补偿应由州政府或其他政府主管部门推荐和批准。

4. 眼库应当具有属于自己的设施从事日常工作。

5. 眼库需得到澳大利亚和新西兰眼库协会（Eye Bank Association of Australia and New Zealand，EBAA）的承认并与之发生联系。在澳大利亚，眼库的架构和人力资源因州而异。

（三）印度

眼库是一个非盈利社会组织，通常依照《社团注册条例》（*Registration of Societies Act*），以书面形式向邦政府的卫生行政主管部门申请。邦与邦之间的法律手续各异。通常情况下，依照《人体器官移植条例》（1994）的规定在邦政府的卫生部办理。一旦眼库认证程序启动，就要对眼库进行定期检查。

登记注册为协会或信托基金机构，由董事会负责运营。医学主任、眼库经理、眼库技师和灾难心理咨询师（grief counselor）负责处理眼库的日常事务。在印度，卫生和家庭福利部下属的全国性防盲计划负责对建立眼库或 EDC 的组织提供协助。指导委员会、CDS、手术医生咨询委员会等三个部门负责制订政策和操作程序，眼库致力于推动社区的角膜捐献，建立基于移植的供体申请体系（request-based system）、手术优先顺序（medical prioritization）和眼组织评估和使用禁忌证的标准、确定供体处理的收费和中期保存液的使用。

（姚晓明　黎明　杨朝忠　张凯　齐卫）

第七章 知情同意

捐献同意是进入角膜捐献程序的第一把钥匙,对眼库和捐献者或其亲属都极为重要。一方面,捐献者家庭正处在即将或刚刚失去亲人的悲痛时期,他们需要尽快做出是否捐献的决定;而另一方面,眼库协调员在接触捐献者近亲属时,除给予同情和慰问之外,还需为近亲属提供捐献角膜的机会。协调员给捐献者家庭所留下的印象,将直接影响捐献的结果。

第一节 处理方式

英文单词 cope 意为处理,而 compassion(同情)、objectivity(客观)、patience(耐心)和 eloquence(口才)这四个单词的首字母缩写恰好也是 cope,这较为贴切地概括了眼库协调员在获得角膜捐献同意过程中所必须具备的基本职业操守。

一、同情

眼库协调员应当怀有同情心。捐献者亲属正经历人生的艰难时刻,要尽可能舒缓近亲属的悲痛心情,让他们知道你在关心他们。人非草木,孰能无情。在眼库协调员充满人情味的真诚和关爱面前,多数潜在捐献者或其近亲属都很少无动于衷的。

二、客观

眼库协调员需具备不偏不倚的态度。当近亲属尚未决定捐献或拒绝捐献时,协调员应当仔细倾听他们这么做的理由。从捐献者或近亲属角度看,拒绝的理由并非不合乎情理,但作为眼库协调员必须给予理解,是否决定捐献角膜完全是捐献者或其近亲属的权利,应当得到人们的尊重。

三、耐心

耐心是一种美德。在即将逝去或刚刚逝去亲人的时候,近亲属在会见眼库协调员的过程中,通常都会滔滔不绝地讲述其将要去世或刚刚去世的亲人的故事。这时,眼库协调员应有充足的时间耐心倾听他们的诉说,尽管这可能会延迟供体的获取时间。在这个过程中,眼库协调员可以抓住时机,适时插话,向他们认真、简洁地告知有关供体死亡-获取时间的重要医学意义。

四、表达技巧

在与近亲属商议角膜捐献的过程中，协调员的表达技巧至关重要。2005 年 2 月，国内首位角膜捐献协调员（时称劝捐员）陈淑莹获知四川务工人员陈友余患脑死亡，即前往深圳市某医院与患者儿子沟通。当认真倾听完陈的儿子讲述父亲的抚育之恩后，陈淑莹说道，“我相信，您一定希望父亲的光明继续照耀着您的家庭”，顿时，陈友余的儿子泪流满面。此时，陈淑莹抓住时机向他们讲述了国内器官捐献和移植的现状，“父亲的角膜使至少 2 位角膜盲患者重见光明，而如果捐出父亲的器官，则将有三位因器官衰竭濒临死亡的患者获得新生、延续父亲的生命……”，陈的亲属深受启发，很快在捐献书上等捐献器官选项中选择了“肝、肾”，完成了深圳首例多器官捐献。口才在协调角膜捐献方面并无固定模式，重要的是，面对生命逝去或即将逝去，需要眼库协调员投入更多的感情和情感，避免使用冒犯性或敏感性语言，以免引起近亲属的反感。如果近亲属举棋不定时，而眼库协调员的交谈又不专业，就可能使近亲属产生误解，从而无果而终。

获得角膜捐献知情同意的过程应当在眼库的一间安静的接待室内完成，谈话期间防止无关人员出入房间干扰协调员与近亲属的谈话。电话线应为眼库专用线，而非总机接转的分机线，这有利于保密和提高沟通效率。

第二节 近亲属优先顺序

当事人的近亲属，是指与自然人和当事人之间具有特定的亲近亲属关系的人。各国对法律上“当事人近亲属”的规定范围大致相同，但亦有区别。

一、角膜捐献的法定优先顺序

在大多数情况下，捐献者本人已处于生命终末阶段或刚刚去世，无法完成器官组织捐献的授权。此时，近亲属即代为行使决定是否器官组织捐献的权利。在亲属针对捐献而产生不同意见时，就可按照优先顺序作出决定。

（一）中国

根据中国最高人民法院《关于贯彻执行〈民法通则〉若干问题的意见》第 12 条规定，民法通则中规定的近亲属包括配偶、父母、子女、兄弟姐妹、祖父母、外祖父母、孙子女、外孙子女；根据《中华人民共和国刑事诉讼法》第 106 条第（6）项规定，刑事诉讼法中规定的近亲属是指夫、妻、父、母、子、女、同胞兄弟姐妹；根据中国最高人民法院《关于执行〈中华人民共和国行政诉讼法〉若干问题的解释》第 11 条规定，行政诉讼法第二十四条规定的“近亲属”包括配偶、父母、子女、兄弟姐妹、祖父母、外祖父母、孙子女、外孙子女和其他具有扶养、赡养关系的亲属。

（二）美国

在美国，各个州以及 EBAA 对近亲属的优先顺序的规定各异。

1. 州的规定　与捐献者有着不同亲缘或亲属关系的包括：配偶、母亲、父亲、儿子、女儿、委托书（power of attorney）、健康护理经纪人、侄女、外甥女、侄子、外甥、祖父母、兄弟姐妹、表兄弟姐妹、法定监护人、姻亲关系。

2. 美国眼库协会（EBAA）的规定　委托书（含遗嘱）、配偶、成年子女、父母、成年兄弟姐妹、法定监护人、任何被授权或依法处理遗体的人。

可以看出，EBAA 把遗嘱看作优先顺序的最高层级，与大多数国家的法律规定相一致。当最高层级的近亲属不在场时，眼库应尽力联系。若无果，则应口头或书面通知较低层级的近亲属决定角膜捐献，口头说明应予以录音。

二、捐献同意书的类型

以美国为例，目前有两种捐献同意的形式：即第一人称同意(first consent)和捐献者亲属同意(family consent)。第一人称同意(first consent)也被称为捐献者指定(donor designation)，其各自表达的意思是相同的，即由捐献者去世前作出是否捐献的决定，捐献者的决定至高无上，在任何情况下都应当受到尊重(Whether you call it "first person consent" or "donor designation," it means the same thing-the donor's decision is paramount and should be respected at all costs.)。在美国和其他一些西方国家，机动车驾驶员在获得驾驶执照的同时必须对是否身后捐献器官和组织及其类型做出选择，如果同意就称为潜在的捐献者(potential donor)(图 7-1)。在澳大利亚，驾驶执照上的"K"、"L"、"C"、"H"和"A"分别代表 kidney(肾)、liver(肝) cornea(角膜)、heart(心脏)和 all organs(全部器官)，器官获取结构对所授权摘取对器官名称一目了然，便于操作。

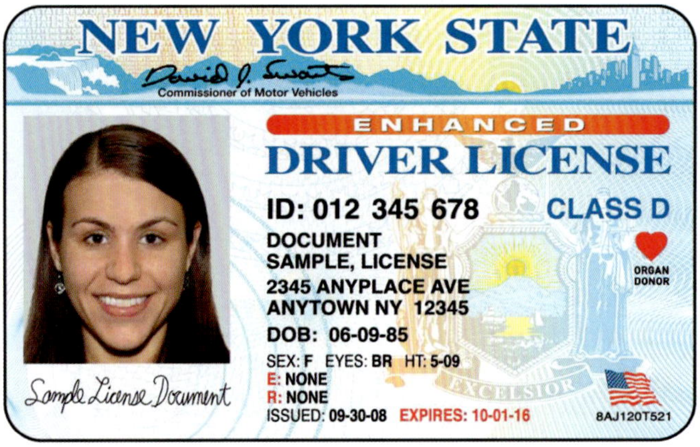

图 7-1 注明捐献器官的美国驾驶执照(图中照片为电脑画像，右侧♥及文字表明器官捐献者)

捐献者近亲属同意(family consent)是最常见的传统的捐献形式，当捐献者因昏迷、脑死亡甚至刚刚死亡而无法表达捐献意愿时，由其近亲属决定捐献。

捐献同意书的主要目的是使组织或器官捐献在法律的框架下进行，也就是捐献者本人或其近亲属眼组织获取者的法律授权。它保证了捐献者亲属的意愿应当得到尊重和执行，体现了慈善、公益和人道奉献应遵守的契约精神。此外，眼库必须了解捐献同意的两个重要内容，即供体的医学史和社会背景，而捐献者的亲属则是这些信息的重要来源。

如果第一人称同意捐献，则眼库还需从其亲属得到赞同的意见，否则，要想获取捐献者的病史和社交史是相当困难的。第二种类型的捐献同意能有效避免出现不利的舆论宣传。当家庭成员因是否捐献发生冲突时，眼库宁可终止供体捐献过程也不要卷入其中。这是因为如果继续坚持获取供体，就可能出现对捐献行为的诋毁，这显然不利于捐献的健康发展。

在建立了近亲属优先层级之后，眼库就要着手联系近亲属以取得其支持和协助。通常，眼库协调员应提前 1 小时到场。在谈话开始时，眼库协调员应与捐献者的近亲属相互介绍，并向近亲属表示慰问。随后即可进入知情同意的主题。要向近亲属详细告知捐献的眼组织的用途(移植或科研),捐献无需付费。需填写捐献授权书或电话录音表并有近亲属签名,眼库技师见证签名,此外,还需登记近亲属的地址。

在捐献同意书由近亲属签名及交回眼库之前,负责眼组织摘取的眼库技师(procurement technician)不得开始任何手术步骤。在通讯技术高度发达的今天,眼库协调员也可用WeChat或Viber等工具向眼组织摘取技师发送捐献书照片。后者获得捐献同意书的照片等副本之后,需认真核对,如存在疑问,应及时联系参与捐献同意书签署过程的协调员或技师。捐献者亲属的某些不违反眼库医学标准的要求应当得到尊重,例如,不在死亡地点摘取眼组织、仅摘取一只角膜(亲属相信,保留一只眼睛可以让死者在“阴间”看路行走)、角膜移植给予捐献者年龄相近的受体、将角膜捐赠给捐献者家乡的角膜病患者,等等。但对诸如希望潜在受体在捐献者去世前去医院或住所探望、捐受双方建立“亲属关系”(如“干儿子”“干女儿”“干爹”“干妈”等)等有悖于医学伦理和国际器官捐献惯例的要求应给予婉言拒绝。捐献同意书一经签名即生效,一般情况下不得更改,除非近亲属在有关方面见证下重新签字或重新录音。眼库协调员应在整个捐献过程中反复宣讲遵守契约的重要性。

眼库应了解国家和地方颁布的组织器官捐献相关法律法规,并对其中有利于公众和眼库的捐献同意类型做出客观评价。眼库技师还应向公众推荐完成捐献同意书的方法,包括表格中的语言和内容。

第三节 推定式接近的方法

较为传统的方法是采用中性的态度,即向近亲属提供捐献的选项,然后鼓励他们作出其能够接受的捐献。推定接近的方式只不过是分类协调员(triage coordinator)提供信息的方式的变化。推定接近方法的前提是假设亲属同意捐献,对捐献持赞同和积极的态度。已发现,当采用推定而非中立的方法时,捐献同意率(consent rate)更能反映出以上研究结果。由于眼库捐献协调员很少获得与捐献者亲属一同在场的机会,因此,更为重要的是把自己锻炼成用电话与亲属进行有效沟通的专家。捐献协调员与捐献者亲属的谈话是基于民众善事善行的前提,要让捐献者或其近亲属明了,捐献角膜是向他们提供一个延续生命或延续光明的机会。

以下是美国国际复明眼库为提高推定同意成功率而推荐的6个关键提示。

一、推定同意是协调员的自然角色

协调员是角膜捐献的倡导者,应当相信自己和捐献者亲属为角膜捐献所做的努力的正当性,包括受术者和捐献者亲属之内的大多数人都同意这种观点。在与捐献者亲属开始电话交流前,协调员就应具备推定同意的意识,并将这种意识一直贯穿于捐献沟通和获取签字同意的全过程。

二、建立相互信任的关系

协调员向捐献者亲属自我介绍时,应表明自己是属于角膜捐献的医疗团队的一员,接受专家、医院员工和潜在捐献者的考察。这有利于在协调员和捐献者亲属之间建立起信任的关系,也有助于后者接受前者提供的信息和帮助,缓解在人生最困难的时刻作出捐献决定时面临的心理压力。

三、寻找准确的角色定位

在捐献者亲属失去亲人的悲痛和争取好的结果之间寻找定位。将痛失亲人与捐献亲人角膜以提高其他人的生活质量结合起来无疑是推定同意成功的关键。

四、提供明确的建议

在捐献交流期间,向被交谈者提供直接明了的建议是至关重要的。这种推定接近的方式可使协调员的角色成为捐献者亲属和潜在接受者的倡导者。协调员应适时用生动的事例说明无私捐献的光明礼物(gift of sight)能够大幅度改善角膜盲患者的生存条件,帮助捐献者亲属理解他们作出角膜捐献决定的极端重要性。如果能够认识潜在的受术者,则大多数人都会作出捐献的决定。当捐献者亲属把注意力集中到角膜捐献可能为他人带来希望时,失去亲人的痛苦将会得到缓解。他们终将因亲人捐献的一小部分组织继续存活在他人的身体内同时改变别人的命运而沉浸在巨大的快乐之中。

五、采用推定表述

在争取捐献的交谈过程中,协调员使用推定同意的词语,举例说明一些已经发生的生动案例,启发当事人根据自己的能力做正确的事情,使近亲属的悲痛心情因其捐献决定而得到一定程度的舒缓,也有助于近亲属们知晓器官组织捐献是值得去做的好事。相信和理解近亲属作出决定的能力是最终获得角膜捐献的重要步骤。

六、推定式咨询

这种推定有赖于角膜捐献是一种善举、大多数人了解其意义之后都会赞同并践行。我们假设这种咨询是角膜捐献的标准步骤,而经咨询和交流后同意捐献成为顺理成章的结果。在捐献交谈过程中,推定咨询方式给予角膜捐献持续关注并持肯定态度,不应有悖常理地要求回答"同意"或"不同意",避免提出尖锐的对抗性的问题,以帮助近亲属们缓解紧张情绪。将推定同意方法作为接近和动员近亲属捐献亲人角膜的常规是十分重要的,尽管它明显地倾向于促成捐献,但仍需向近亲属提供所有必要的信息,尊重每个人体所做出的知情决定,无论他们是否同意捐献。

第四节 推定式亲近的语言艺术

不难理解,在如何动员亲属方面建立信心和获得专业知识是需要付出时间和精力的。在与亲属的最初几次交谈中,你可能会发现自己出现许多错误的语言,即便有经验的协调员也会无法按原计划进行交谈。

一、推定式表达的基础

作为眼库协调员,除了怀有同情心外,推定捐献者亲属具有与生俱来的善心是开展动员工作的前提。

1. 信任和期待每一个捐献者亲属会同意角膜捐献。
2. 相信自己所从事的动员和协调角膜捐献的工作是正当的。

3. 帮助捐献者亲属度过最悲伤的时期，并转而关注因此获得救治的患者。

4. 你的工作就是引导亲属实现捐献角膜的愿望。

5. 捐献者亲属对你令他们感受到的远比你所说的记忆深刻，所以，你应当使他们乐于选择角膜捐献。

6. 与捐献者亲属交谈时应当用同情的语气，但同时要表明你本人强烈赞同角膜捐献。

7. 帮助捐献者亲属认识到善举将有利于终止悲情，可将失去亲人的痛苦和角膜盲患者因角膜捐献而获得救治作对比。

8. 帮助捐献者亲属看到其故去的亲人因捐献角膜而成为令人敬仰的英雄。

9. 提出一些捐献者亲属可能赞同的问题。

二、眼库协调员推定交流的短句

在与捐献者亲属交流时，一定要有对生命的敬畏和对捐献行为高度赞美的态度。交流过程中务必语气平缓、声调适中，让亲属们为你的诚恳和真诚所打动，这将有利于他们及早做出捐献亲人角膜的决定。

1. 您的亲人不会离开您，因为，他（她）明亮的眼睛将继续注视着深爱他（她）和他（她）爱的亲人，并永远烛照着他（她）所无限眷恋的美好世界。

2. 我对您失去亲人深感悲痛，我知道，今天对您的家庭是个不幸的日子，同时，如果您捐献出亲人的角膜，这也将是您能够改变几位角膜盲患者命运的唯一机会。

3. 大多数亲属在回望今天的捐献事件时都会感到些许欣慰，因为他们知道，即使在经历着巨大不幸的时刻，他们依然把握时机用亲人的角膜结束了两位盲人的不幸。

4. 您可以将角膜作为光明的礼物捐献给两位患者，您创造了奇迹！

5. 您的亲人（具体称呼）灵魂不朽，英名永存！让我们为他（她）骄傲和自豪吧！

6. 您的亲人（具体称呼）是一位了不起的人！他（她）选择身后捐献角膜实际上是用另一种方式延续传奇。

7.（针对某些亲属有关角膜捐献会毁容的质疑）多数亲属起初都有同样的担心，即摘取角膜后，捐献者的容貌会遭受损害。事实上，这种情况极少发生。即使在摘取角膜的过程中偶尔出现，则无论是眼库操作规程还是眼库工作人员的职业操守都要求眼库技师必须对捐献者的容貌予以恢复，并由捐献者亲属查验满意后方可移送太平间或殡仪馆。

8.（针对某些亲属有关死者生前患屈光不正、青光眼或黄斑变性，不能捐献角膜的说法）我相信，如果您了解到上述视力障碍的人依然能够捐献角膜后，您一定感到惊讶和喜悦！这些疾病的患者身后捐献的角膜即使不能用于移植也可用于科研，而这对探寻病因是最为宝贵的贡献。

9.（针对外伤、自杀等非正常死亡）每一个悲剧的牺牲者都可以通过角膜捐献转变成一个受人尊敬的人。他死亡后的角膜捐献客观上为他人的移植手术提供了宝贵的供体。

10. 几乎没有人能够事先完全做好身后捐献的所有准备，但我相信，您的亲人就是这样的人。大多数人在有机会帮助别人时都会这么做。

（姚晓明　Mille CS　王岚　Janath SMA）

第八章　病史和社会史调查

病史和社会史调查问卷是眼库了解捐献者病史/社会史背景的一个有用工具，它可用来填补捐赠者病历的欠缺，深入了解捐献者的行为学因素对供体的影响，使眼库能够及时排除高危供体。

第一节　受　访　者

病史和社会史的采集通常与知情同意同时进行。获得捐献者近亲属同意后，即可对与捐献者有着密切关系的个人进行交谈，了解一系列有关捐献者的病史和社会史背景。

一、采访的方式

采访可以当面进行，也可通过电话或其他书面形式。有时候，最适合回答这些问题的人，不是近亲属，而很可能是其女友或男友。在某些情况下，要想通过病史/社会史问卷调查获得捐献者完整的背景，需要两个人回答。例如，捐献者的亲属可能是病史的重要信息来源，但他的朋友或合作伙伴可能对其社会行为有更深入的了解。要记录被采访人的名字及对问题的回答，并注明他们与捐献者的关系。问卷调查的第一个问题是询问被采访者是否足够了解捐献者并能正确回答有关捐献者的病史/社会史问题，如果受访者表示不能，则在对他们表示感谢后再寻找另一个与捐献者关系密切的个人，以更有效的回答问题。如果他们愿意回答一些问题，则可采访其余的问题。

病史/社会史问卷调查将向捐献者亲属询问有关捐献者的问题，以期发现病历中未曾记录的禁忌证。如果发现任何不利的信息，捐献者将被推迟用于移植和研究，或不得用于移植。医疗/社会史问卷调查通常在获取供体之前进行，这可以避免获取供体后才发现禁忌证而又不得不废弃供体组织。但调查也可安排在获取供体之后。当然，如果问卷调查不能立即进行的，可以建议先获取供体以缩短死亡-保存时间。必须强调的是，医疗/社会史问卷调查无论如何也要在眼组织移植之前完成。

二、供体信息共享

如果捐献者完成了器官/组织捐献，则器官获取组织（organ procurement organization，OPO）或组织库可能已完成对其进行的病史/社会史调查。如此，眼库可将从 OPO 或组织库获取的副本作为供体文件。除非存在后期随访的需要，眼库技师应避免与捐献者家庭的接触。在某些情况下，捐赠者的器官或组织捐赠因 OPO 或组织库未完成医疗/社会史问卷调查而延迟，所以应确认问卷是否已完成。

如果捐献者年龄小于 18 个月，则了解其医学/社会史的主要途径来自其亲生母亲的病史/社会史。如果该儿童属母乳喂养，由于母乳喂养是感染传播的一种方式，眼库应了解其母亲的病史/社会史。对于 5 岁或以下的小儿捐献者，问卷内容也应包括母乳喂养，尽管它不是必需的选项。

第二节　调查问卷

本问卷调查是以美国眼库协会（EBAA）和美国食品药品管理局（FDA）2013 年确立的禁忌证为基础，以提问形式去伪存真、去粗取精，以求还原供体的真实信息。提问者对每个问题的询问都要依照相应的基本原则。由于其中部分内容并不符合中国国情，因此，需要有选择性地消化吸收。

调查问卷中的提问是根据 EBAA 和 FDA 所规定的捐献禁忌证而设计的，眼库技术员应充分了解这些禁忌证的含义，防止属于捐献禁忌证的供体用于移植。由于病史/社会史问卷调查中要求提供的属于个人资料，可能会引起亲属的不快甚至反感，眼库技师应事先告知捐献者亲属，调查内容将涉及性行为和社会行为（如吸毒）等隐私问题，同时也应告知捐献者家庭，所提问的内容是合规和必要的，将确定供体是否适于移植。问卷将深入了解捐献者的医疗行为、旅游和被监禁的信息及其他社会行为。所有的答案都将被保密。

一、一般性问题

在以下提问中，有一些是 EBAA 专为美国的角膜捐献人群设计的。例如第 6 条涉及美国在德国、比利时、荷兰或沙特阿拉伯等国驻军，可能因发生吸毒、性乱等行为或恰值驻地突发公共卫生事件而罹患传染病；第 7 条涉及在中非、赤道几内亚等艾滋病高发地区或欧洲等性开放国家和地区久住或旅行而面临 HIV 和克-雅病高风险，从而威胁眼库工作人员和受体安全。作为美国以外国家的眼库工作者，不必生硬照搬，而应根据本国或本地区的实际情况设计提问。例如，2015 年开始流行的寨卡病毒病可通过性传播，因此对曾在捐献前一段时间前往南美的寨卡病毒流行国家旅行者特别是出现发热等症状者或其亲属应有针对性地提问、不放过任何蛛丝马迹。

1. 你是否全面了解他/她，并回答关于其医疗和社会历史的问题？

该提问有助于确定被提问人是否适于回答这些问题。

2. 你是否与他/她一起居住？

该提问有助于确定被提问人是否最适于回答这些问题。

3. 你认识他/她多久？

该提问有助于确定被提问人是否最适于回答这些问题。

4. 捐献者是否年满或不足 18 个月？是否在过去 12 个月内接受母乳喂养？

由于母乳喂养存在感染传播的可能性，该问题由母亲回答。另外，由于母乳喂养的文化差别，有些小儿母乳喂养的时间会延长，因此我们建议年龄增加到 5 岁以下。

5. 捐献者的体力活动（例行的散步，锻炼）。

该提问有助于了解捐献者的整体健康状况。

6. 捐献者是否为现役或退役军人、平民军事雇员或由上述人员供养者？如果是，需增加以下提问：

（1）捐献者从1980年开始到1990年年底结束，是否居住在德国、比利时和荷兰的军事基地累计6个月？如果是，发生在何时何地？

（2）捐献者在1980年到1996年期间，是否居住在希腊、土耳其、西班牙、葡萄牙、意大利或沙特阿拉伯等军事基地累计6个月？

如果是，发生在何时何地？

该提问有助于确认HIV/克-雅病潜在风险。

7. 捐献者是否在美国之外旅行，包括加拿大？如果回答是，增加以下提问：

（1）捐献者1980～1996年期间，是否在英国累计待过3个月或以上？

（2）捐献者是否从1980至今，在欧洲累计待过5年或以上？

（3）捐献者或其性伴侣是否在1977年之后住在喀麦隆、中非共和国、乍得、刚果、赤道几内亚、加蓬、尼日尔、尼日利亚？

（4）捐献者从1980年开始到1990年年底结束，是否在沙特阿拉伯累计居住5年或以上？

以上提问有助于确认HIV/克-雅病潜在风险。

8. 捐献者是否有家庭医生或专家？如果有，需记录他们的姓名、地址、电话号码。

以上信息有利于必要的随访。

9. 捐献者过去或现在是否罹患严重疾病或感染？

进行综合性提问，列出没有被直接问到的所有禁忌证和其他信息。

10. 捐献者既往是否有过手术或住院经历？

进行综合性的提问，列出没有被直接问到的所有禁忌证和其他信息。

11. 捐献者是否服用或开具过处方药或抗生素？

以上提问有助于了解病人的感染类型及其治疗。

12. 捐献者是否被诊断或怀疑西尼罗河病毒（West Nile virus，WNV）感染、南美锥虫病（Chagas disease）或疟疾（包括基于症状和实验室检查结果所作的诊断或西尼罗病毒血症确诊病例）？在被诊断或发病后（以较迟发生者为准），捐献者的捐献进程将被推迟120天。如果回答为肯定，则增加以下提问：

捐献者确诊是否少于120天？

以上提问有助于对致命性感染风险的认识。

13. 在过去的8周，捐献者是否接种过天花疫苗？如果回答有，则增加以下提问：

（1）结痂是否偶尔散发的？

（2）是否有任何证据表明该结痂并未完全愈合？

（3）捐献者是否出现接种部位的严重坏死、全身皮疹或眼部损害等并发症？

以上均属捐献禁忌。

14. 捐献者是否与3个月前接受过天花疫苗接种的人密切联系？如果回答是，则增加以下提问：

捐献者是否出现下列任何症状，如高热、乏力、颈部疼痛、腰酸或皮疹病变？

以上属捐献禁忌。

15. 捐献者是否接受输血或血液制品？如果回答是，则增加以下提问：

（1）1980年以来，捐献者是否在英国或法国接受过输血或血液成分？

(2) 捐献者1977年之后，在非洲(如喀麦隆、中非共和国、乍得、刚果、赤道几内亚、加蓬、尼日尔和尼日利亚)接受过输血或血液制品？

该提问有助于确定艾滋病毒感染的风险。

16. 捐献者是否曾经拒绝献血或被告知不能捐血？

如有可能需提供更多信息。

以上属捐献禁忌。

17. 捐献者是否有血友病和其他凝血功能障碍的疾病或5年内接受过人类集合凝血因子(因急性失血接受1单位超过12个月者除外)？如果是，需增加以下提问：

捐献者是否有镰状细胞性贫血？

该提问提供艾滋病病毒感染风险可能性的信息。

18. 捐献者是否有糖尿病病史？如果有，增加以下提问：

(1) 捐献者是否需要治疗？

(2) 口服什么药物？

(3) 胰岛素用法？

提供捐献者的健康信息。

19. 捐献者是否患有癌症？如果有，增加以下提问：

(1) 何种类型的癌症？

(2) 捐献者是否接受过放疗或化疗，如果有，增加以下提问：

1) 何种类型的治疗？

2) 最后的治疗日期？

(3) 捐献者是否曾罹患血液或淋巴系统性疾病，如白血病、淋巴瘤或Hodgkin病？

以上提问有助于确定属捐献禁忌的癌症。

20. 捐献者是否有以下情形

(1) 活动性结核病、脑膜炎、脑炎或帕金森病？

如果有，属捐献禁忌。

(2) 细菌或病毒心内膜炎吗？

如果有，属捐献禁忌。

(3) 自身免疫性疾病或中枢神经系统慢性退行性脱髓鞘疾病如多发性硬化症、吉兰-巴雷综合征、肌萎缩性脊髓侧索硬化症(Lou Gehrig's disease)、系统性红斑狼疮(SLE)？

如果有，属捐献禁忌。

(4) 罹患肺部疾病(哮喘、慢性阻塞性肺病、肺气肿)？

如果有，属全身感染高风险。

(5) 罹患阿尔茨海默症或痴呆吗？

如果有，属捐献禁忌。

(6) 无法解释的癫痫发作、记忆力减退、步态的变化、突如其来的焦虑、人格改变或幻觉？

如果不能解释其由克-雅病所致，则属捐献禁忌。

(7) 是否患雷耶斯综合征？

如果有，属捐献禁忌。

(8) 是否患唐氏综合征？

由于存在圆锥角膜，故不适于穿透或板层角膜移植。

(9) 是否患弓形体病?

存在眼部感染的可能。

21. 在过去的6个月中，捐献者是否被可疑狂犬病的动物咬过或与狂犬病毒宿主动物如臭鼬、浣熊、松鼠、未接种疫苗的狗、猫等有过亲密接触?

如果有，属捐献禁忌。

22. 捐献者或任何与他/她有血缘关系的亲属被诊断出患有克-雅病(CJD)与变异型克-雅病? 这两种病的症状包括精神和运动功能急速下降，如焦虑、抑郁、记忆力减退和思维受损进而导致痴呆、踉跄及行走困难。vCJD是“疯牛病”的人类患病形式。

如果有，属捐献禁忌。

23. 捐献者1986年之前是否接受过人垂体生长激素或硬脑膜移植术?

如果有，属捐献禁忌。

24. 捐献者是否接受过人类的组织或器官移植? 如果有，增加以下提问:

(1) 移植的何种组织或器官?

(2) 移植的时间。

25. 捐献者是否接受动物组织器官移植(xenotransplantation)? 如果是，增加以下提问:

(1) 器官和组织类型。

(2) 捐献者是否与接受过动物器官或组织移植的人(猪胰岛素或猪心脏瓣膜不视为异种移植物)有过密切接触?

(3) 捐献者、或其性伴侣、或其家庭成员是否接受过与动物活体细胞、组织或器官有关的移植手术或其他治疗行为?

如果有，属捐献禁忌。

26. 捐赠者是否罹患肝病或具有不明原因的黄疸或肝脏肿大的病史?

如果有，则提示肝炎的可能性。

27. 捐献者是否患任何类型的肝炎或肝炎检测为阳性? 如果是，增加以下提问:

捐献者11岁之后，是否在临床和症状上被诊断为病毒性肝炎? 是否有甲型肝炎病毒、EB病毒、巨细胞病毒性肝炎发病期间的书面诊断证据?

如果患乙、丙型肝炎，则为捐献禁忌。

28. 捐献者是否被书面诊断全身炎症综合征(systemic inflammatory syndrome, SIRS)、败血性休克、病毒血症或真菌血症?

如果有，提示受体可能面临潜在感染。

29. 捐献者是否存在与败血症相一致的死因证据且非其他临床表现所能解释(如原因不明的皮疹或发热)?

如果有，提示受体可能面临潜在感染。

二、行为学问题

30. 捐献者是否饮酒，如果是，增加以下提问:

(1) 酒的种类;

(2) 饮酒数量;

(3) 饮酒持续时间。

有助于了解捐献者罹患肝炎的可能性以及整体健康状况。

31. 过去的12个月前，捐献者是否在少管所、拘留所或监狱被连续羁押72小时以上？

提示艾滋病毒和肝炎病毒感染的高风险。

32. 在过去12个月中，捐献者的耳朵或身体是否接受非无菌条件下的文身、针刺、穿孔，例如，使用污染的文身夹和针，或与其他人员共用未经灭菌处理的器具？

提示艾滋病毒和肝炎病毒感染的高风险。

33. 在过去5年内，捐献者是否因非医疗原因静脉、肌肉和/或皮下注射过毒品？

提示艾滋病毒和肝炎病毒感染的高风险。

34. 在过去的12个月，患者是否确诊或治疗过梅毒？

如果有，属捐献禁忌。

35. 在过去12个月里，捐献者是否与有乙型肝炎，伴有症状的丙型肝炎、HIV或艾滋病患者密切接触或一起生活过？

提示艾滋病毒和肝炎病毒感染的高风险。

36. 捐献者是否诊断过HIV或艾滋病

如果有，属捐献禁忌。

37. 是否出现不明原因的流感样症状、体重减轻、盗汗、皮下或与卡波西肉瘤相一致的黏膜下蓝色或紫色斑点、持久1个月以上的淋巴结肿大、不明原因的发热<38℃持续10天、持续咳嗽、气短或不明原因持续腹泻？

以上是HIV感染的症状。

38. 过去12个月，捐献者是否被意外针刺或通过非完整的皮肤或黏膜以及开放的伤口与一个已知或怀疑病毒性肝炎和艾滋病病毒感染者的血液发生接触？

提示艾滋病毒和肝炎病毒感染的高风险。

39. 在过去5年，捐赠者是否有过任何性接触？如果有，增加以下提问：

（1）在过去12个月中，女性捐献者是否与5年前有过男-男性接触的男性发生性行为？在过去5年中，男性捐献者是否有过男-男性行为？

（2）在过去的5年，捐献者是否通过从事性活动来换取金钱或毒品？

（3）过去12个月中，捐献者是否与已知或疑似病毒性肝炎、艾滋病或艾滋病毒或丙型肝炎感染高风险者发生性行为？

（4）在过去的12个月中，捐献者是否与过去5年中因非医疗用途注射毒品、男-男同性接触、从事性交易换取金钱或其他因凝血功能障碍而接受人类衍生凝血因子的人员发生性接触（因急性失血应用1单位且超过12个月以上者除外）？

提示艾滋病毒和肝炎病毒感染的高风险。

三、公共卫生突发事件

近几年来，在全球范围内，突发公共卫生事件不断出现，给眼库增加了新的挑战。尽管我国的传染病流行率处于较低水平，但对经角膜移植传播的可能性不可低估。因此，眼库应及时修订医学标准，采取有针对性的预防措施，杜绝新的传染源。

（一）埃博拉病毒

埃博拉（Ebola virus）又译作伊波拉病毒，是一种十分罕见的病毒。因1976年在苏丹南部和刚果（金）的埃博拉河地区被发现而得名，是用来称呼一群属于纤维病毒科埃博拉病毒属下数种病毒的通用术语。该病毒可引起人类和灵长类动物发生当今世界上最致命的埃博拉出血热，死亡率为50% ~90%，致死原因为脑卒中、心肌梗死、低血容量休克或多发性器官衰竭。感染症状与同为纤维病毒科的马尔堡病毒极为相似，包括恶心、呕吐、发热、腹泻、肤色改变、全身酸痛、体内外出血。病毒潜伏期为2~21天，通常仅5~10天。生物安全等级为4级（艾滋病和SARS均为3级。级数越大，防护要求越严格）。2014年，埃博拉病毒有一次在非洲肆虐，共导致28 000多人感染，11 000人死亡。中国科学院微生物研究所和中国疾病预防控制中心高福院士研发团队发现了一种新的病毒膜融合激发机制，在国际上率先阐明埃博拉病毒的入侵方式。高福发现，病毒首先黏附到宿主细胞表面，后者发生了细胞坍塌，形成包裹着病毒的内吞体，随之进入到细胞内部。之后病毒膜与宿主细胞产生融合，释放自身遗传物质感染人体。

（二）Zika病毒

属黄病毒科，黄病毒属，单股正链RNA病毒，直径20nm，是一种通过蚊虫叮咬进行传播的虫媒病毒，宿主不明确，主要在野生灵长类动物和栖息在树上的蚊子如非洲伊蚊中循环。该病毒最早于1947年偶尔通过黄热病检测网络在乌干达寨卡丛林的恒河猴中被检测到，随后于1952年在乌干达和坦桑尼亚人群中被发现。该病毒活动一直比较隐匿，仅在赤道周围的非洲、美洲、亚洲和太平洋地区有其感染的散发病例。最早一次爆发流行是2007年发生在密克罗尼西亚群岛，更大的一次流行于2013~2014年发生在法属波利尼西亚，有32 000人感染。伊蚊还传播黄病毒科中的另外三种病毒，即登革热病毒、基孔肯雅病毒和黄热病毒，它们也主要在热带和亚热带地区流行。目前主要流行地区是美洲的24个国家和地区。类似的规律开始于2013年，当基孔肯雅病毒从西向东传播时，寨卡病毒紧随而来。目前，寨卡热在巴西、哥伦比亚、萨尔瓦多、法属圭亚那、法属马提尼克、危地马拉、海地、洪都拉斯、墨西哥、巴拿马、巴拉圭、苏里南、委内瑞拉、波多黎各14个国家和地区流行，其中巴西疫情最为严重。

寨卡病毒病的潜伏期可能为数天。感染者中，80%的感染者无任何症状，仅有约20%表现为轻微症状。典型症状包括集发的低热、丘疹、关节疼痛（主要累及手足小关节）、结膜炎，还可有乏力、肌痛、头痛、眼眶痛等症状。少见者为恶心、呕吐、腹痛、黏膜溃疡和皮肤瘙痒。症状通常较温和持续不到一周。2015年，巴西爆发寨卡病毒流行，许多受染孕妇分娩了小头畸形儿，许多证据表明寨卡病毒与小头畸形之间存在关联。已发现寨卡病毒可通过性传播。寨卡病毒感染尚无死亡病例报告。

寨卡病毒与登革热、西尼罗河病毒和黄热病毒等可发生交叉反应，因此血清学方法不作为首选检测手段。反转录聚合酶链反应（RT-PCR）和血中病毒分离培养可以确诊。但需注意，RT-PCR存在窗口期，因此，阳性窗之外的阴性结果不能排除感染。

眼库协调员在了解捐献者的社会史时需询问其近期旅行史以得知近期是否前往过寨卡病毒流行区旅居；若发现其曾赴寨卡疫情国旅行，并在旅行期间或2周内出现两种或两种以上寨卡病毒相关症状，如急性发热、斑状丘疹、肌肉酸痛或结膜炎等，应立即与当地卫生部门联系，进行寨卡病毒检测。

（三）SARS冠状病毒

SARS病毒可引发严重急性呼吸综合征（severe acute respiratory syndrome，SARS），又称传染性非典型肺炎，简称SARS，是一种因感染引起的新的呼吸系统传染性疾病。主要通过近距离空气飞沫传播，以发热、头痛、肌肉酸痛、乏力、干咳少痰等为主要临床表现，严重者可出现呼吸窘迫。本病具有较强的传染性,在家庭和医院有显著的聚集现象。首发病例,也是全球首例。于2002年11月出现在广东佛山,并迅速形成流行态势。2002年11月~2003年8月5日,29个国家报告临床诊断病例病例8422例,死亡916例。报告病例的平均死亡率为9.3%。诊断采用反转录聚合酶链反应(RT-PCR)法,检测患者血液、呼吸道分泌物、大便等标本中SARS冠状病毒的RNA。也可将患者标本接种到细胞中进行培养,分离到病毒后,再以RT-PCR法鉴定病毒。

(四) 禽流感病毒(avian influenza virus)

全名鸟禽类流行性感冒,是由病毒引起的动物传染病,通常只感染鸟类,少见情况会感染猪。禽流感病毒高度针对特定物种,但在罕有情况下会跨越物种障碍感染人。到目前为止全球共有15个国家和地区的393人感染,其中248人死亡,死亡率63%。

(五) 甲型H1N1流感(influenza A virus H1N1)

为急性呼吸道传染病,其病原体是一种新型的H1N1流感病毒,在人群中传播。与以往或目前的季节性流感病毒不同,该病毒毒株包含有猪流感、禽流感和人流感三种流感病毒的基因片段。

(六) 登革热(dengue fever)

是登革热病毒引起、伊蚊传播的一种急性传染病,病人和隐性感染者是主要传染源。临床特征为起病急骤,高热,全身肌肉、骨骼及关节痛,极度疲乏,部分患可有皮疹、出血倾向和淋巴结肿大。2014年登革热在广东爆发,截至10月16日广东省已超过35 000例,6例死亡。

四、眼科病史

40. 捐献者是否看过眼科医师?如果是,增加以下提问:

眼科医生的姓名、地址、电话号码。

如有需要,应提供其他信息来源。

41. 捐献者是否有以下经历:

(1) 屈光手术史(LASIK,RK):如果有,属PKP或ALK的禁忌。

(2) 白内障手术史:如果捐献者曾接受白内障手术,则需提供更多信息。

(3) 新近发生结膜炎:如果新近患结膜炎且未治疗,属捐献禁忌。

(4) 外伤:警惕角膜可能受损。

(5) 视网膜母细胞瘤:如果有,属捐献禁忌。

(6) 青光眼:如果有,增加以下提问:

1) 治疗经过;

2) 眼科医师姓名;

3) 眼科医师地址。

青光眼患者的角膜非角膜移植适用的禁忌证,但青光眼手术可能损伤角膜。

(7) 黄斑变性:供体角膜非角膜移植适用的禁忌,仅作参考信息。

(8) 视网膜色素变性:这是一种以视网膜感光细胞的减少为特征的疾病,其角膜可用于移植。

(9) 糖尿病视网膜病变:供体非角膜移植适用的禁忌,但糖尿病视网膜病变的相关视网膜手术可能损伤角膜。

维，由胶原和基质构成，厚 12μm，胶原粗细一致，排列均匀，其前与上皮细胞层的基底膜相邻，其后与基质层相融合。除 Schwann 细胞沿神经穿经的隧道进入以及周边部之外，该层无细胞存在。前弹力层并非一层膜，而是由胶原纤维和蛋白多糖随机排列而成，胶原纤维主要为Ⅰ型和Ⅲ型，直径 20～30nm，小于角膜基质中的胶原纤维(22.5～35nm)。

前弹力层损伤后并不能再生。对 Lasik 术后的研究显示，当前弹力层缺如时，角膜上皮仍可愈复。许多哺乳动物虽缺少前弹力层，但上皮细胞结构正常排列，其原因不明。

(三) 基质层(stroma)

角膜基质占整个角膜厚度的90%以上，厚约500μm。该层共有 200～250 个胶原纤维板层，每个板层宽 9～260μm，厚 1.5～2.5μm，各板层之间相互平行重叠，并与角膜表面平行。角膜基质的胶原纤维排列并不完全一致。在前 1/3 部分，胶原纤维排列稍显不规则，混有斜行纤维，而后 2/3 部分则呈典型的束状排列，与角膜上皮表面相平行。这也可以解释在角膜移植术中，剖切后 2/3 部分板层比剖切前 1/3 部分板层要容易得多。在基质中，角膜细胞仅占基质体积的 3%～5%，扁平的细胞体主要存在于板层间。在角膜基质的前、中 1/3 可见到神经轴突和与之相关的施万细胞。

角膜稳定的形状、强度以及透明性等生理特性均与基质有关。基质的胶原占角膜干重的 71%。人类的角膜、软骨、皮肤和肌腱等组织的骨架均由胶原与蛋白多糖这两类蛋白共同构成。胶原存在于角膜上皮和内皮基底膜、前弹力层相对无组织的纤维以及角膜基质板层中，以Ⅰ型和Ⅵ型为主，分别占 64% 和 25%，构成角膜机械性强度和张力的主要生物学基础。其余 11% 是Ⅲ、Ⅳ、Ⅴ、Ⅶ和Ⅷ型纤维。

胶原是根据肽链上每 3 个氨基酸残基包含的甘氨酸位点而定义的，这使得蛋白的胶原区域呈螺旋状结构，当其与另两个胶原分子聚集成三倍体螺旋时，就形成杆状微分子。三倍体螺旋与个体胶原链之间形成十字交联，显示出足够大的强度和弹性。

其他胶原也参与了角膜的组成。如ⅩⅦ型存在于半桥粒，ⅩⅧ型和ⅩⅩ型存在于基底膜。

(四) 后弹力膜前层(pre-Descemet's layer，Dua's layer，DL)

2013 年，Harminder S. Dua 等人用三种实验证实该层组织的存在：一是分别由角膜上皮侧向新鲜尸眼角膜基质及由内皮侧向角膜片基质注入大气泡(big bubble，BB)，然后剥除后弹力膜(descemet membrane，DM)；二是在剥除 DM 后再向基质注入 BB；三是向基质持续注入空气直至气泡破裂，测量气泡破裂时的爆破压(popping pressure)。

形成的气泡分三种形态。Ⅰ型气泡边界清晰，直径 7～8.5mm，呈穹隆状，它总在中央开始，然后向周边扩大；Ⅱ型气泡壁较薄，最大直径 10.5mm，它总在周边开始并在中央扩大形成大气泡，说明 DL 终止于 DM 的末端。Ⅲ型气泡为混合型。在Ⅱ型气泡，一旦剥除 DM 达到气泡边缘时，气泡内的空气旋即泄漏，说明空气位于 DM 下方，并无其他组织层。与其不同的是，Ⅰ型气泡在 DM 被完整剥除后并不泄漏，说明气泡后壁由 DM 和其他组织层构成。当气泡抵达 DL 时，即便压力高，也不会通过 DL 而导致其破裂。Ⅱ型气泡在将 DM 从角膜缘向气泡边缘剥除时即发生泄漏，Ⅰ型和Ⅱ型气泡的爆破压分别为 145kPa 和 60kPa。组织学上，该层超出最后一层角膜细胞之外，为一由 5～8 层Ⅰ型胶原束为主的板层结构所组成的无细胞层，厚(10.15±3.6)μm，胶原束呈横向、纵向和斜向排列。其范围小于 DM，不超过 8.5mm。

DL 的发现有助于理解角膜的生物力学，也可用以解释角膜急性水肿、DM 膨出和 DM 前基质营养不良的病理学。

（五）后弹力层（descemet's membrane，DM）

DM是内皮细胞的基底膜，厚度从出生时的3μm逐渐增加至成年时的8～10μm。组织学上可分为与基质相邻的非带状薄层（0.3μm）、前带状区和（2～4μm）和无形态的后非带状区（<4μm）。后者占该膜厚度的2/3，随年龄增长而呈变薄趋势。DM主要由Ⅳ型和Ⅷ型胶原。Ⅷ型胶原由内皮细胞分泌，形成六角形晶格，与基底膜上的Ⅳ型胶原结构有着本质上的区别。基质中的胶原纤维与Bowman膜中的胶原纤维相连续而与DM中的胶原纤维不发生联系。按照Dua的观点，DM并不附着于角膜基质的后表面，而是与Dua层之间形成一个潜在的缝隙。当DM机械性外伤破裂（如新生儿出生时钳伤）后，房水进入角膜基质，导致角膜持续水肿。内皮将覆盖破裂部位，但DM不会再生。

（六）内皮细胞层（endothelium）

角膜内皮是由单层细胞形成的角膜基质和前房间的屏障，六边形，相互呈马赛克镶嵌图形，总共500 000个。幼年个体的单层内皮是多边形细胞，直径20μm，高4～6μm。正常成人的角膜内皮细胞密度是3500个/mm^2，平均细胞面积的变异系数为0.25。另一个评价角膜内皮细胞状态的形态学指标是细胞的六边形特征（hexagonality），正常人六边形内皮细胞占总数的70%～80%。每个细胞后壁表面有约20～30个微绒毛突向前房，以吸收营养和调节角膜水代谢。细胞侧面和基底膜完整。内皮细胞所表达的α-5、β-3和β-5整合素（integrin）以及黏着斑蛋白（vinculin）均有促进正常细胞连接的功能。在体人类、猴、鼠等角膜内皮细胞不会再生，也不进入细胞循环，但兔角膜内皮细胞却可分裂增殖。人类角膜内皮细胞再生速度不足以补充死亡或受损的细胞，这使得其一生中内皮细胞密度呈经年性递减，幅度为0.3%～0.6%。

二、角膜缘

角膜缘是位于角膜和结膜及巩膜相移行的一个窄条带区区域，前弹力层和后弹力层在此相汇，宽度1mm。解剖学上，其前界起于前弹力层止端，后缘终于后弹力层止端即Schwalbe线，Schlemm管和小梁网被包含在角膜缘中。角膜缘包括多单层鳞状非角质化上皮、连接角膜-结膜的上皮及其下方松散的血管化结缔组织。

正常角膜缘最显著的特征就是基底部乳头所形成的含浅棕色色素的栅状颗粒和丰富微血管网的上皮结构，即Vogt栅栏（palisades of Vogt）。Vogt栅栏被认为是角膜上皮的再生源泉。

黑素细胞或Langerhans细胞常散布于角膜缘上皮细胞中。与角膜上皮不同的是，上皮组织含有7～10层细胞，且细胞-细胞基底间连接与角膜中的连接很相似。该区域的顶端细胞的顶膜含微绒毛或微皱褶，并在其外侧缘紧密连接。基底细胞比角膜上皮基底细胞小而呈矮柱状，可见大量线粒体。此外，起伏的基底细胞表面向其下的基质中延伸，除提供更多的上皮膜黏附力之外，还为角膜缘血管吸收营养提供更大面积。基底细胞含有一个明显小的基底表面，以半桥粒覆盖。Schermer（1986）发现角膜缘基底层细胞不表达64kD角蛋白，而在表层细胞表达，它们不断分裂并最终分化为表达64kD的细胞，说明该未表达64kD的基底层细胞即为干细胞。角膜缘中仅有5%～15%是干细胞。

干细胞是具有无限制或延伸的自我更新能力的细胞，可增殖出高度分化的子代细胞。临床实施同体或异体角膜缘干细胞移植时即是取用上方和鼻、颞侧的角膜缘组织。眼库在获取尸眼或切取角膜片时应适当保留角膜缘以备使用。

第二节　角膜生理学

角膜移植的主要目的是用透明的供体角膜替换混浊的病变角膜。学习角膜生理学基础有助于眼库技师深刻理解诸多影响角膜透明度的因素，从而采取对应措施降低人为因素导致的危及供体角膜质量的风险。

一、角膜的光学特性

角膜是眼球最重要的和最主要的屈光介质，作为用于光线折射和传递的高度特殊的组织，其独特的光学特性由其透明度、表面光滑度、形状和屈光指数所决定。角膜的前表面为泪膜所覆盖，后表面直接沉浸于房水中。高度血管化的角膜缘是角膜和巩膜的过渡区，被认为是多能干细胞的基地，为构成光滑前表面的角膜上皮提供不竭的再生储备。当基质胶原纤维的直径或间距不一致时（例如角膜基质发生水肿）时，入射光线发生散射，角膜变得不透明。如果在位于主要轴向或次要轴向的角膜表面出现角膜瘢痕、薄变、圆锥或经历屈光手术等，都可造成角膜的顺规性或逆规性散光。物理学上，一个弯曲表面的屈光力取决于屈光指数和曲率半径。角膜屈光力占眼球总屈光力的70%，其前表面屈光力为48.8D，后表面屈光力-5.8D，其总屈光力为+43.0D，是空气-泪膜（+44.00D）、泪膜-角膜（+5.0D）和角膜-房水（-6.0D）的总和。空气、泪液、角膜组织和房水的屈光指数分别为1.000、1.336、1.376和1.336，标准屈光指数为1.3375。

角膜为无血管组织，其参与基质水化状态的调控和角膜完整性的维持所需的能量均由有氧代谢和厌氧糖酵解途径提供。有氧代谢所需的大部分氧气来自空气。通过瞬目可保持泪液持续稳定，以维持光滑的光学面。源自结膜中特殊分化的细胞和泪腺分泌的泪液成分进一步保护了角膜表面的完整和光滑，并免于感染。角膜基质所需要的机械性张力由胶原纤维所提供。

二、角膜厚度和透明性

正常成人角膜厚度并不均一，中央最薄，周边逐渐增厚，通常欧美国家多将角膜厚度设定为520μm，中国公民的公认测量值为角膜中央厚500μm，周边厚1.0mm。正常角膜后表面曲率半径小于前表面。如果发现在某一区域曲率半径变小，随后角膜逐渐变薄时，则很可能发生后圆锥角膜，多见于屈光性激光手术之后，角膜地形图检查很容易鉴别。

角膜的厚度在很大程度上取决于角膜基质的水化程度，而后者又与水通道的调控功能密切相关。基质水分增加，角膜厚度随之增加，光散射加大，角膜透明度降低。大部分角膜基质由纤维性基质形成，胶原纤维直径为22～32nm，基质胶原纤维直径十分均一，无分支，排列间距约55nm，胶原纤维的这种排列对角膜的光学特性至关重要，但由于胶原缺乏交织和分支，使得角膜基质的膨胀能力增加。与基质胶原相关的蛋白多糖可结合水分子并产生与内皮间的级差，而内皮正是通过对基质内含水量的调控来维持角膜透明性，而这对保证占眼球70%以上屈光力的角膜透镜功能是必要的前提。

在水化条件下阻止基质肿胀所需的压力被称为膨胀压（swelling pressure，SP）。由于细胞外基质含有丰富的亲水性糖胺聚糖，如软骨素和角蛋白硫酸盐，因此，当水通道开放时，结缔组织的吸水能力增强。基质细胞均不同程度散射光线，但在正常水化情况下基质总散射减少，允许大部分光线通过。在屈光指数的空间直径变化小于200nm的情况下，基质的总散射少，结缔组织将保持相对透明。而当各种原因致使液体扩散进入基质导致其肿胀，增加了胶原纤维的空间，此时空间直径变化大于200nm，胶原纤维排列不规则，光散射随即发生。

角膜细胞具有维持胶原纤维和细胞外基质稳定的功能。胶原成分大约占角膜干重的71%，正常角膜的前胶原和胶原基础分泌水平较低。但遇手术或创伤，角膜细胞将被激活，胶原大量分泌。角膜上皮的创伤导致细胞因子释放入基质，随之刺激其下的前基质角膜细胞发生程序性细胞死亡（凋亡）。在凋亡过程中释放的蛋白分解酶可分解局部基质大分子，使基质胶体渗透压增加，继而发生局部水肿。

虽然角膜基质具有膨胀力，但在通常情况下处于脱水状态。基质含有78%水分，相当于1份固体与3.45份水混合，其水化比例为3.45。当水化增加时基质膨胀压降低。在正常水化状态下，基质SP大约为80g/cm^{2}或55mmHg。角膜的内外细胞层必须产生相同的压力来对抗活体角膜膨胀压，与基质渗透压相对于其他组织低2～3mOsm相对应。

除了上述基质的水化程度，完整的泪膜、完好的角膜上皮屏障、动态平衡的渗透压和电解质梯度以及良好的角膜内皮“泵”功能是维持角膜正常厚度和透明性的重要元素。

角膜内皮还形成营养从房水中进入角膜血管的通道。内皮层的指状突起紧密连接和侧膜弯曲指状突起所形成的屏障似乎是“易脱逸的”，它选择性地允许房水进入角膜，而阻止大分子物质通过。通过激活后部质膜上的Na^+/K^+-ATP酶和碳酸氢盐依赖性Mg^{2+}-ATP酶离子泵而将基质内多余的液体排出，从而阻止了角膜基质水肿，而后者正是为维持角膜基质相对脱水状态和角膜透明性所必需。通过泵作用实现对进入角膜的液体流速的调节和基质内多余水分排出之间的动态平衡来维持角膜的正常厚度。业已证实，通道蛋白可起到水-选择性通道的作用，而角膜内皮细胞表达水通道蛋白-1（AQP1），在将基质水分经由内皮排出的过程中发挥重要功能。

图9-1　后弹力层（DM）已从Ⅰ型气泡表面剥除，清晰可见DM皱褶及其下方的Dua层（DL），气泡未泄漏；图9-2 撕除一窄条DM后，气泡依然未泄露；图9-3 树脂包埋切片甲苯胺

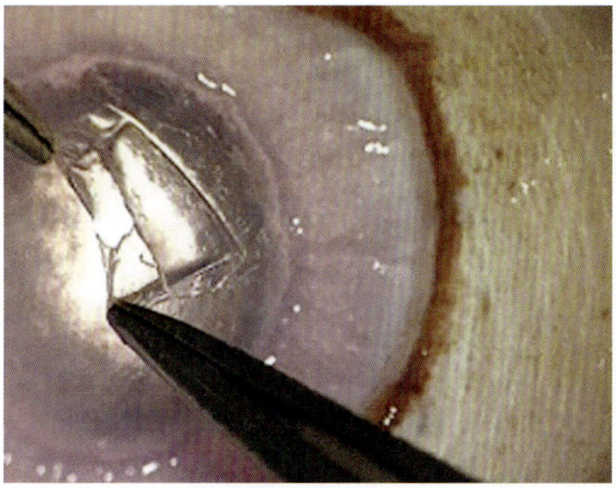

图9-1　DM被剥除，可见DL层
后弹力层（DM）已从Ⅰ型气泡表面剥除，清晰可见DM皱褶及其下方的Dua层（DL），气泡未泄漏

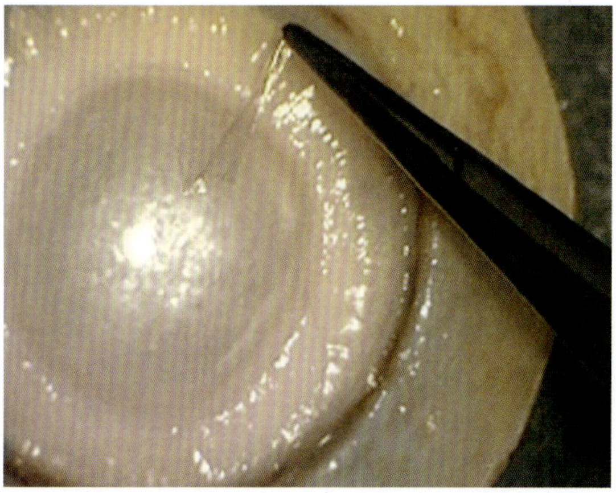

图9-2　撕除DM后未见气泡泄漏
撕除一窄条DM后，气泡依然未泄漏

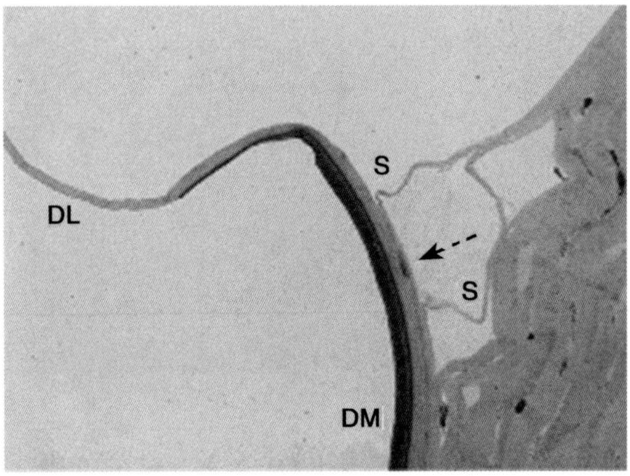

图 9-3　树脂包埋切片
树脂包埋切片甲苯胺蓝染色，光镜下见，I 型气泡处 DM 已被剥除，显露 DL。在缝隙周边可见位于 DL 后表面的 DM。胶原纤维束(S)在基质床与 DL 之间呈桥状连接。DL 的前表面可见角膜细胞(箭头)(×40)

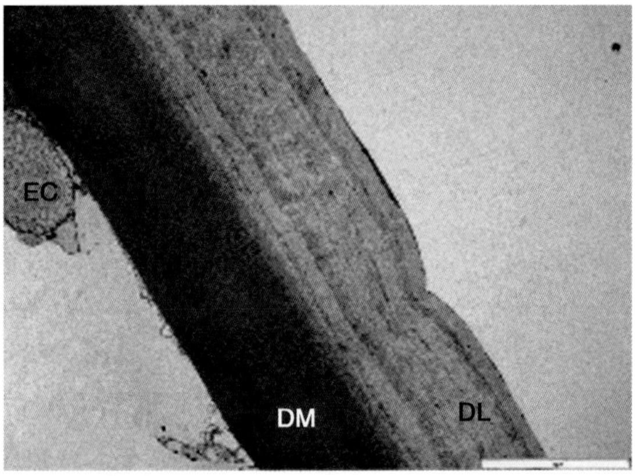

图 9-4　透射电镜所见
从 I 型气泡的后壁可见 DL 与 DM 贴附紧密，DL 由多种薄板层构成。在 DM 的后表面可见内皮细胞(EC)(右下角窄条代表 10μm)

蓝染色，光镜下见，I 型气泡处 DM 已被剥除，显露 DL。在缝隙周边可见位于 DL 后表面的 DM。胶原纤维束(S)在基质床与 DL 之间呈桥状连接。DL 的前表面可见角膜细胞(箭头)(×40)；图 9-4 透射电镜所见，从 I 型气泡的后壁可见 DL 与 DM 贴附紧密，DL 由多种薄板层构成。在 DM 的后表面可见内皮细胞(EC)(右下角窄条代表 10μm)。

第三节　术前准备

摘取供体眼组织(主要指角膜)前应做好充分的准备工作，为眼库技师到达现场之后及时摘取高质量的眼组织提供便利。

一、保护供体眼部

接到捐献者死讯之后，眼库首先应当告知捐献者所在场所(如医院、养老院、住所等)工作人员或捐献者近亲属尽快将死者眼睑闭合，并敷上湿纱布或毛巾。如遇野外、雨雪雷暴、地震、泥石流等恶劣自然环境时，应将遗体尽快移至室内或有遮挡的交通工具(如汽车、等)中，并按上述方法保护角膜。

二、核对捐献者身份

为防止供体辨识错误，眼库人员务必做好以下工作：

1. 核对捐献文件　核对捐献者本人和/或近亲属是否签署捐献同意书。若捐献者未来得及签署就已离世，则近亲属的签名具有法律效力。注意应在捐献者病历中附上捐献同意书的副本。

2. 核对捐献者医疗记录　这将有助于准确和完整地了解捐献者信息，排除捐献禁忌证。应特别注意对捐赠者病历资料的全面了解。医疗记录包括家族史与个人病史、医生诊断及医嘱、用药清单、医疗报告、重要记录、实验室报告、胸部 X 线报告、静脉输液记录、紧急情况用药及手术报告。若经核查上述文件后，初步确定死者为可供移植的潜在捐献者，则应复印病历等相关资料，由眼库存档并供主管部门审查。有条件时应打印最后 7 天的病历记录。如果时间紧急，可在获取供体的操作完成后再核对病历记录。

3. 评估病史/社会(交)史风险　根据病史/社会(交)史风险评估问卷的结果及时作出捐献者是否成为供体的决定。

病史和社会(交)史需将可能早地从各种途径获得。对在医疗场所死亡者可从医院了解死者死因，而对非医疗场所以外地点死亡者，则应第一时间向公安机关报警，待法医结束现场尸检并出具非刑事死因的验尸报告后方可开始眼组织摘取的步骤。在某些情况下，当死者尸检结论为刑事死因。而近亲属坚持捐献眼组织时，仍可接受其捐献。

4. 制作标签　应将与捐献同意书相对应的捐赠者简要信息制成标签固定在供体的手腕、脚腕上(图 9-5)。如缺乏供体标签，任何人不得随意推定捐赠者身份。不得试图依赖护士或停尸间职员来确认供体身份。如果供体身份未能确认，应立即通知相关人员。一旦捐赠者身份得到确认，应由捐献者死亡地点的工作人员为死者戴上身份识别标签。眼库人员在辨识标签后方可摘取眼组织。在任何情况下，眼库人员都不得自行为死者固定辨识标签。如果供体已移至殡仪馆，则还需确定捐赠者家属的姓名。

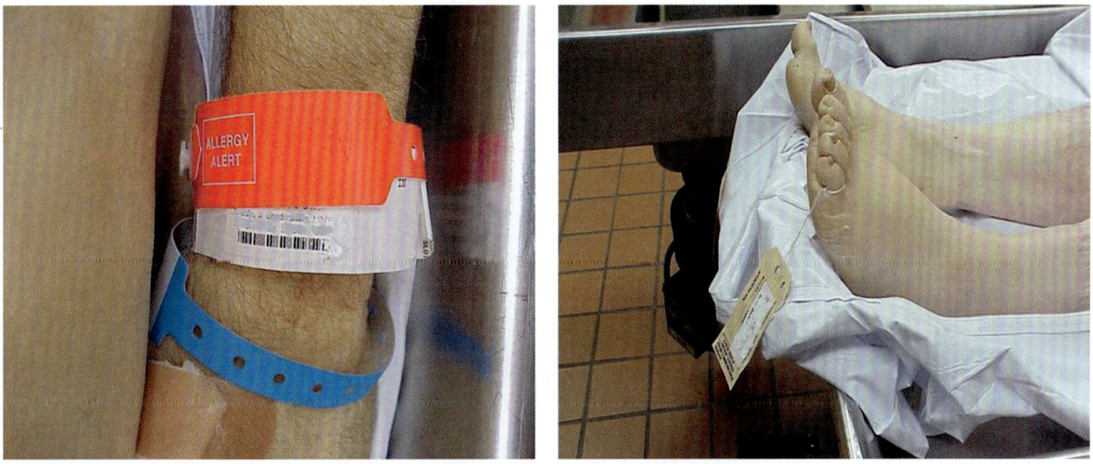

图 9-5　将标签固定于死者手腕和脚腕上

三、手术器械和医用耗品

(一) 手术器械

摘取尸眼和切取角膜的手术器械各有不同。

1. 开睑器　可采用简便的弹簧式开睑器，也可采用可调节扩张式开睑器。通常市售的为标准尺寸，适用于2 岁～成人的睑裂。对年龄更小的幼童，可用儿童专用开睑器。

2. 镊子　镊子有 3 种类型。无齿镊、半齿镊和有齿镊。无齿镊用于夹取纤薄的组织。半齿镊用于固定较韧的组织，或需在伸缩性大的组织如结膜和 Tenon 囊上进行撕扯或牵拉。有齿镊则用于固定、牵拉较为致密的组织如巩膜或角膜。

3. 手术剪　用于剪断不同类型的组织。钝头剪用于剪切结膜使其与周围组织分离而不穿孔或撕裂。中度弯曲的剪刀可与眼球壁的曲率相顺应。眼球摘除剪具有高度弯曲的钝性头端,便于在沿眼球壁向后推进时不损伤球后的眶周组织。角膜剪头端钝且弯曲,可用于剪除角膜缘后的巩膜而不伤及巩膜下方的脉络膜组织进而深入玻璃体腔。还有一种更小的角膜剪,外形类似橄榄,剪刀的手持端由具有弹性的钢片制成,每一次剪切后两叶剪刀刃自动弹开,用于在较小的空间操作。

4. 剜除匙　其匙状金属板上有一缺口,用于伸入球后时将视神经卡入其中,在剪断视神经时用其上提眼球可使后者离开周围眶组织,同时保护眼球避免损伤。

5. 眼肌钩　呈"L"形,由肌止端下方钩取眼肌。

6. 止血钳　具有半齿状的头端,钳夹出血部位数秒,再松开钳扣,即可达到止血目的。

7. 手术刀片　根据医生的习惯,可选择尖刀片或圆刀片,用于将结膜与眼球分离。

8. 环钻　用于对角巩膜缘进行标记或切取。在俄罗斯和斯里兰卡国际眼库,这种专用环钻的直径分别为16mm和20mm。

9. 摘取的眼球贮藏在湿房里,内有用于固定眼球的鳄鱼夹。而带3mm巩膜的角膜片则保存在两种不同规格的角膜保存检测瓶(corneal storage and viewing chambers,CSVC's),与两种相应类型的眼库用内皮细胞显微镜配套使用。还有一种保存瓶可通过安装在普通裂隙灯显微镜上的反射镜对其保存液中的供体角膜内皮细胞密度进行检测。

(二)医用耗品

1. 聚维酮碘消毒棉签2包;
2. 无菌乳胶手套4双;
3. 防护服1件;
4. 护目镜或面罩1副;
5. 口罩1副;
6. 手术帽1个;
7. 鞋套2双;
8. 防水表1只;
9. 清洗工作台消毒液1瓶;
10. 眼科灌注液(生理盐水或平衡盐溶液)1瓶;
11. 5%聚维酮碘冲洗液1瓶;
12. 20ml注射器1支;
13. 18G针头1支;
14. 消毒洗手刷1只;
15. 无菌擦手巾1块;
16. 无菌手术衣1件;
17. 无菌手套2副;
18. 无菌手术铺巾1块;
19. 保存液。

还应备多一份器械以免其在取供体过程中损坏或污染。

在获取供体过程中,眼库人员应当采取防护措施。着装应清洁,不穿露趾鞋。个人防护装备

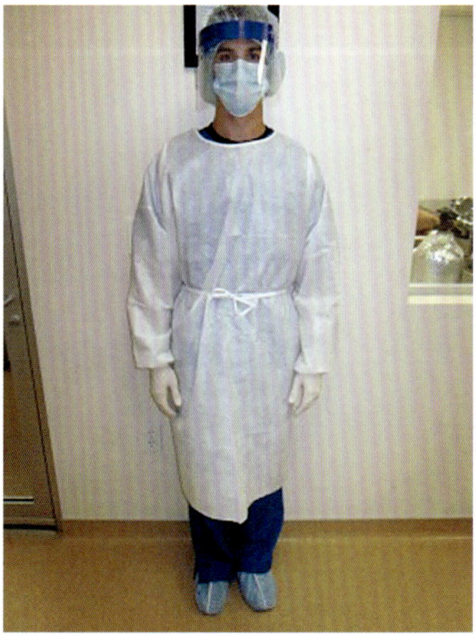

图9-6　穿着全面防护服

包括口罩、手术帽、护目镜、鞋套和手套等(图 9-6)。为避免体液污染,最好穿防水手术衣。大多数眼库将防水手术衣作为必备的安全保护用品。

四、供体的检查和维护

对供体的检查包括对全身的肉眼检查和对局部的手电筒检查。

(一) 身体检查

摘取角膜前对供体的全身进行详尽的检查十分必要。应熟悉 HIV 的阳性体征,如卡波西肉瘤。须仔细辨认注射毒品后遗留的针孔痕迹,尤其是在文身处或其他隐蔽部位。要脱去死者服装,转动身体,检查其前、后方及两侧。

如仅有一名工作人员在场,可视不同情形采取以下方法:当死者放置在尸检台时,可将尸检台顶推至墙体或其他不可移动的物体旁,然后推动死者臀部和肩部,将其整个身躯向一侧翻转以查看身体背部(图 9-7)。如果死者位于医院病床,可抬起一侧床边护栏,降低另一侧护栏,随着床的倾斜,死者身体逐渐倾斜、翻转,这时站在较低一侧可查看身体后面的情况。如果不能看到整个身体后方情况,则需改变护栏高度。一旦发现有吸毒或其他高危体征,包括活动性肝炎、AIDS、HIV 或其他可疑禁忌证,应停止摘取眼组织。对崇尚暴力、赞美同性恋、双性恋、性解放甚至赤裸裸的性滥交者以及文身图案粗制滥造、毫无美感者也应谢绝其角膜捐献。

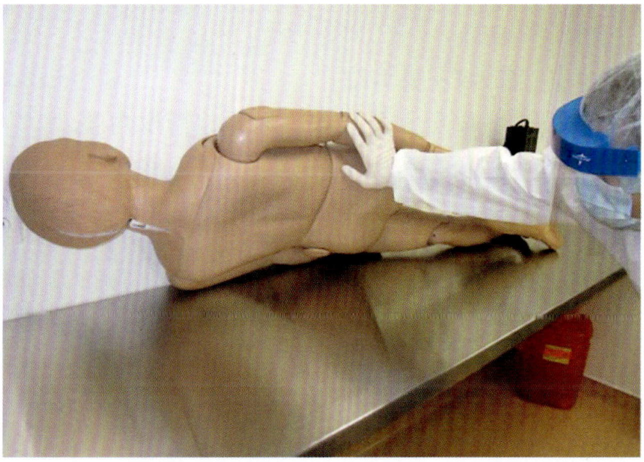

图 9-7 向上推动一侧腰部查看背部

无论供体是否用于移植或研究,均须填写其死者检查结果、与捐赠有关的评估记录。

(二) 笔式手电筒或手持裂隙灯检查

在摘取供体之前,需用笔式手电筒或手持裂隙灯检查角膜、巩膜和结膜,注意排除角膜上皮缺损、角膜感染、损伤及角膜异物、既往眼前段手术史、污染和巩膜颜色改变等(图 9-8)。记录瞳孔大小,颊部、眼裂、眼睑或嘴唇等周围肿胀情况。检查场所的亮度也需记录。

用笔式手电筒检查时应尽可能将光斑聚焦于死者角膜中央或瞳孔区,变换不同角度,观察瞳孔缘的反应,光斑应一直围绕瞳孔移动。手持裂隙灯有单目和双目之分。SO-801 单目手持数码照相裂隙灯携带方便,还可即时摄像,并通过 Wi-Fi 将照片发回眼库,以便医学主任作出供体取舍的决定。苏州康捷(医疗 KJ5S1)手持双目裂隙灯具有观察效果立体、对焦

（二）固定供体

将供体眼用无菌手术洞巾铺盖（图 9-13），胶布固定。从额头到胸部的范围是无菌区域，仅露出双眼（图 9-14）。

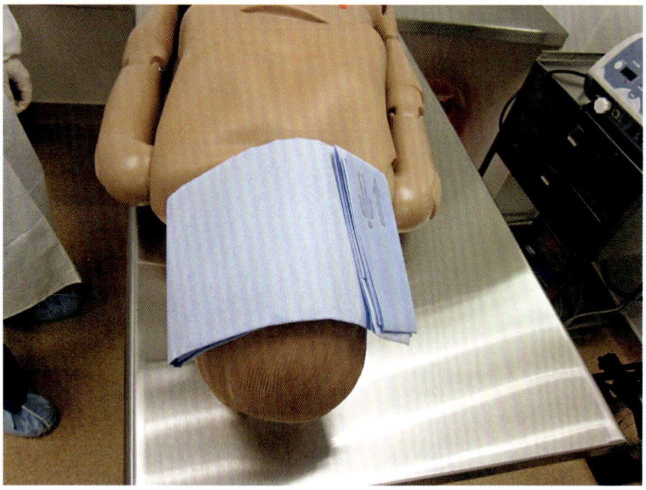

图 9-13 术前铺巾

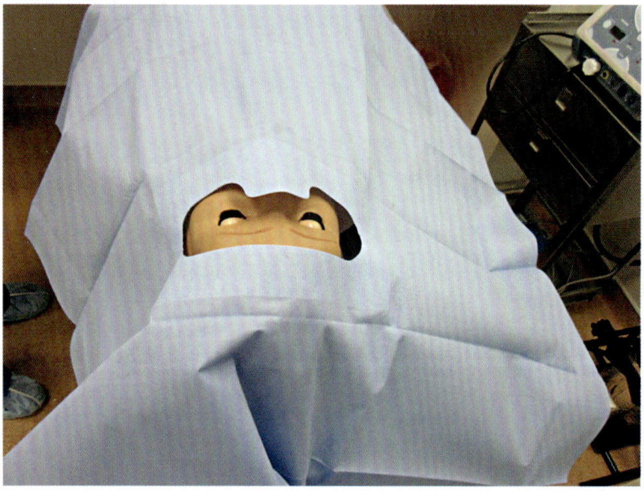

图 9-14 暴露双眼

（三）手术步骤

1. 开睑器开睑，充分暴露角膜与结膜囊（图 9-15）。

2. 从角膜缘剪开 360°结膜。用刀片在巩膜表面划痕，注意，应保留角膜缘外巩膜至少 3mm（图 9-16）。

3. 用止血钳固定内外侧直肌和下直肌，左手用止血钳固定眼球。用刀片将角膜缘的残余结膜轻轻刮除（图 9-17、图 9-18）。

4. 固定好止血钳，取 φ18mm 环钻在巩膜表面左右旋转，做垂直板层钻切（图 9-19），其切痕将帮助完成巩膜的 360°剪切。

5. 在巩膜板层切口选择一处用 15°刀片透切，长度 1～2mm，注意，勿切及脉络膜，以免

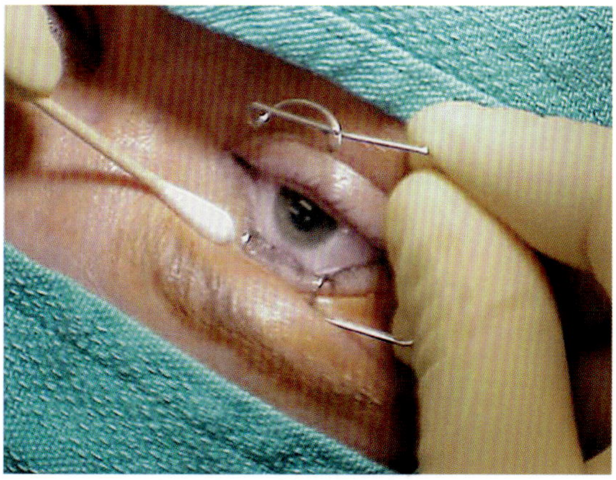

图 9-15　开睑器开睑

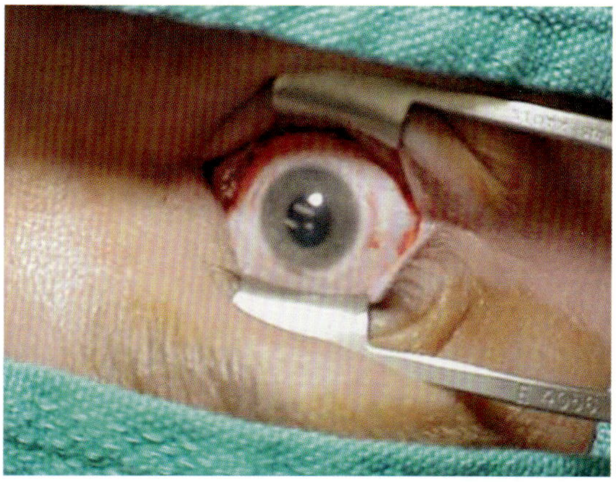

图 9-16　在角膜缘外 3 ~ 5mm 划界

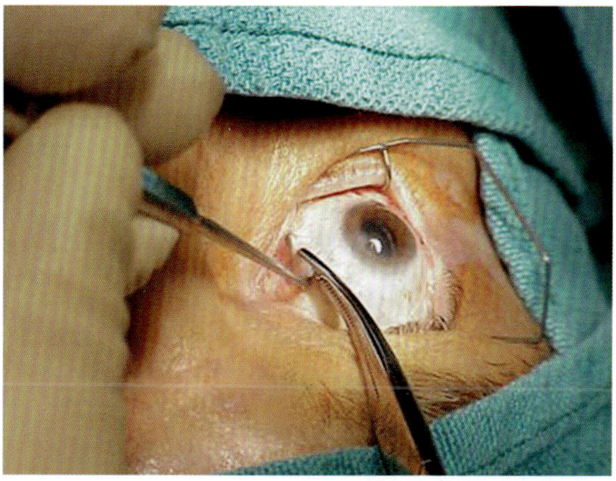

图 9-17　在距肌止端 1.5 ~ 2mm 处钩取直肌

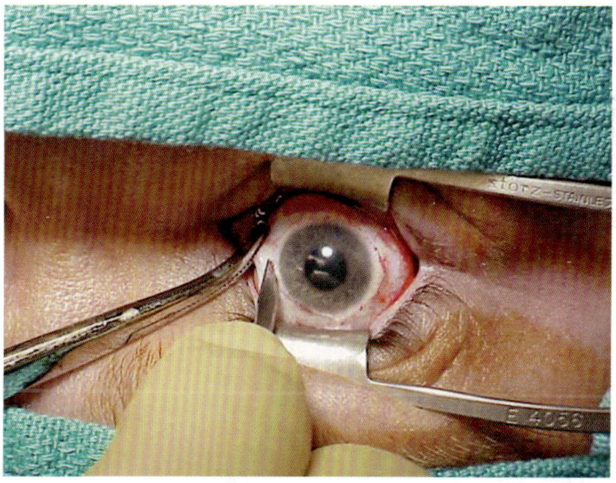

图 9-18　用止血钳固定直肌止端，刮除角膜缘结膜

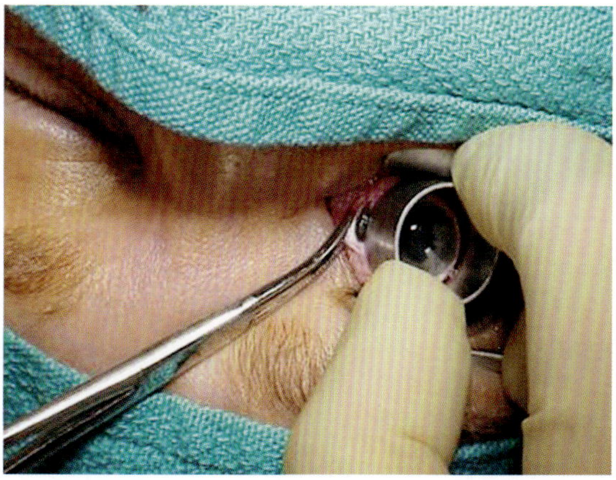

图 9-19　用 ϕ18mm 环钻在巩膜表面做板层旋转下切

眼内容溢出。移除止血钳，用有齿镊夹持切缘，将角膜剪一页伸入巩膜切口内的脉络膜表面，沿巩膜板层切缘剪切巩膜全层，切断巩膜与葡萄膜的联系（图 9-20）。剪切时，剪刀叶应保持向上，沿巩膜与脉络膜之间前行，避免刺入脉络膜，最后完成巩膜的 360°剪切（图 9-21）。剪刀运行的同时，要注意观察前房是否变浅。

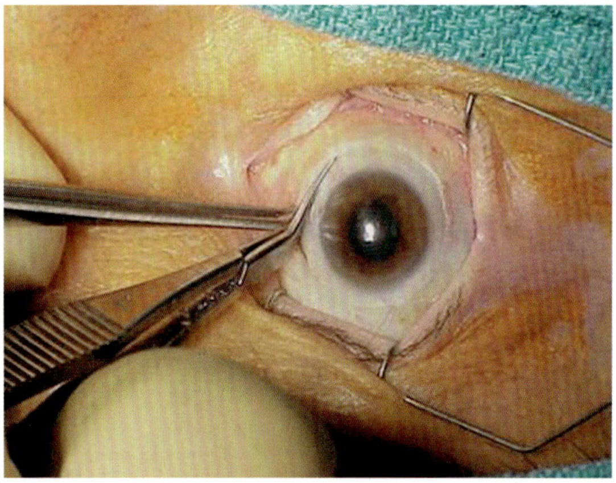

图 9-20　用角膜剪沿巩膜切口全层剪开巩膜

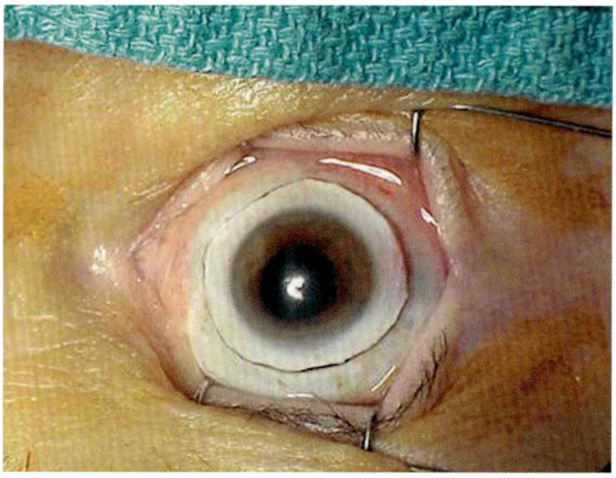

图 9-21　完成 360°巩膜全层切开

6. 用一有齿镊夹住巩膜切缘，另一有齿镊从切缘伸入巩膜和脉络膜之间分离二者间的联系（图 9-22）。注意，不要将有齿镊越过角膜缘以免伤及内皮层。

7. 确认角巩膜缘与其下方的脉络膜完全分离后，夹持角膜片的巩膜缘，轻轻取出（图 9-23）。

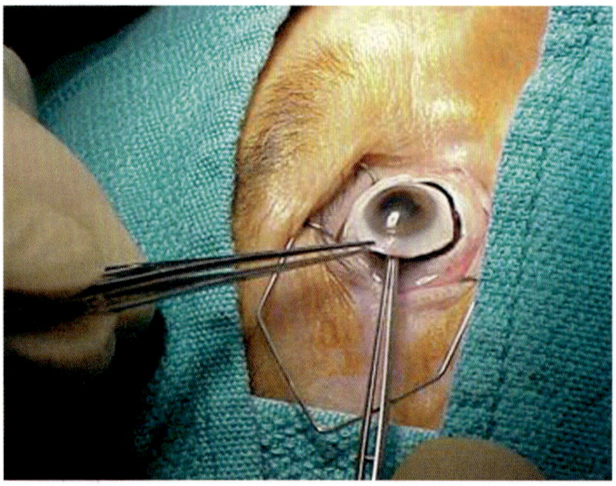

图 9-22　分离巩膜缘和脉络膜之间联系

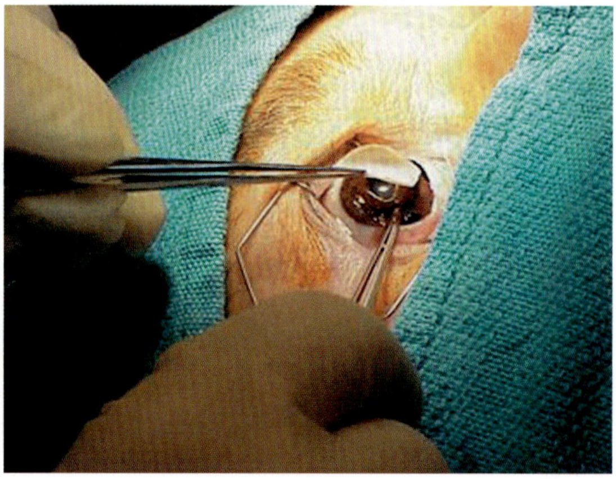

图 9-23　从眼球上取下角膜片

8. 将角膜片放入保存瓶中保存液内（图 9-24），立即盖紧瓶盖以尽量减少保存液暴露于空气传播细菌的时间（图 9-25）。贴好标签后，将角膜保存瓶置于放入冰块的运输箱中，切忌放入干冰。

9. 确定有无晶状体或人工晶状体（图 9-26、图 9-27）。如果警方或验尸官需要配合死因检查，则用 16G 或 18G 注射器抽取玻璃体液（图 9-28）。

（四）整理遗体

1. 安放义眼片以维持正常眼球外观（图 9-29 ~ 图 9-31）。

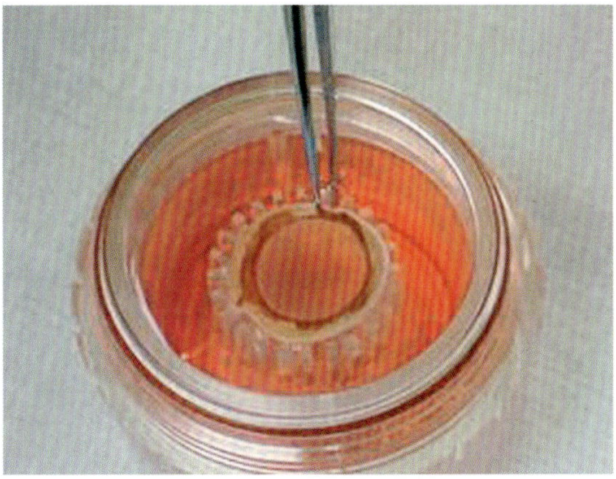

图 9-24　将角膜片放入保存瓶中

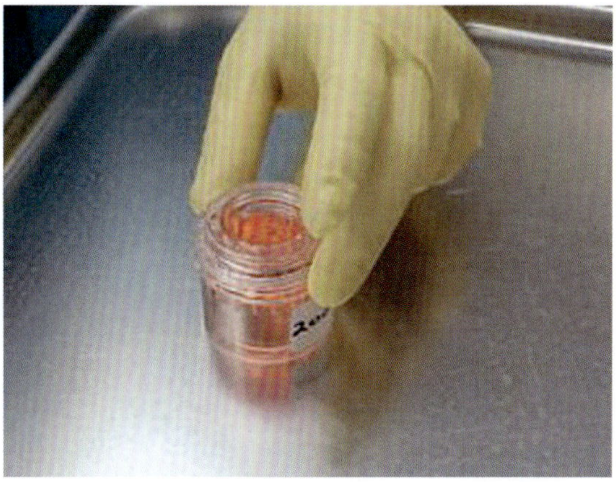

图 9-25　盖紧保存瓶的瓶盖，置于 4℃冰箱

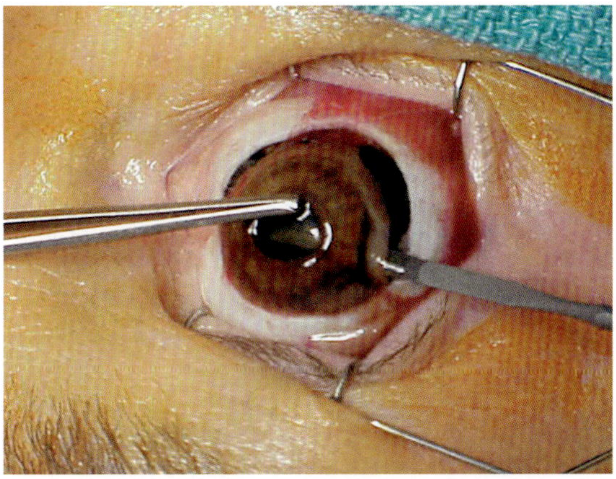

图 9-26　拉开虹膜，检查是否存在自体晶状体或人工晶状体

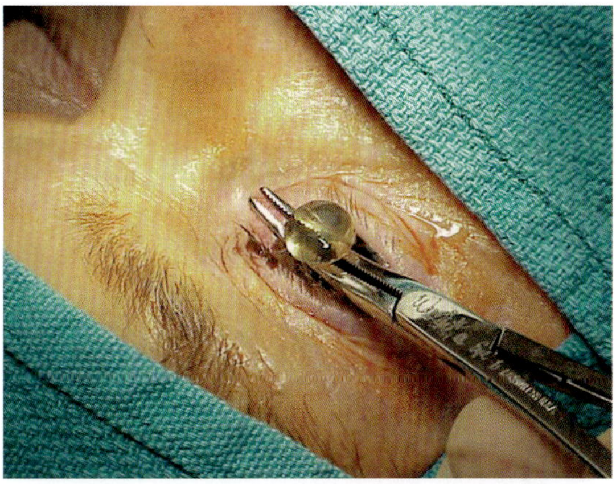

图 9-27　必要时可截开前囊，取出晶状体

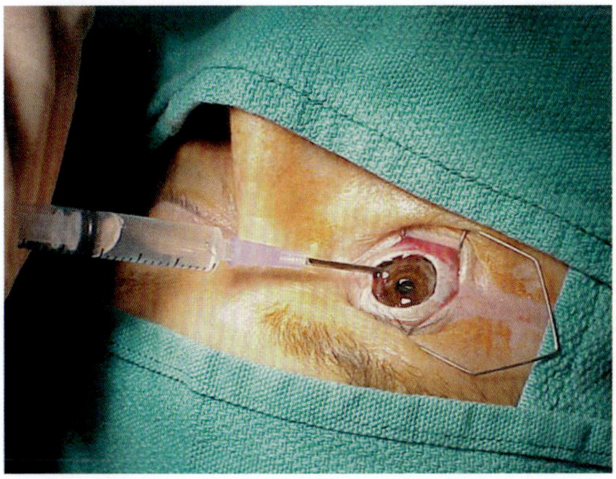

图 9-28　抽取玻璃体用于死因诊断

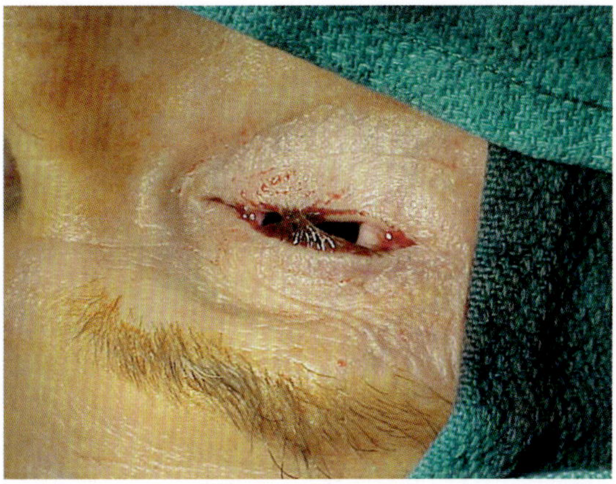

图 9-29　角膜片摘取后

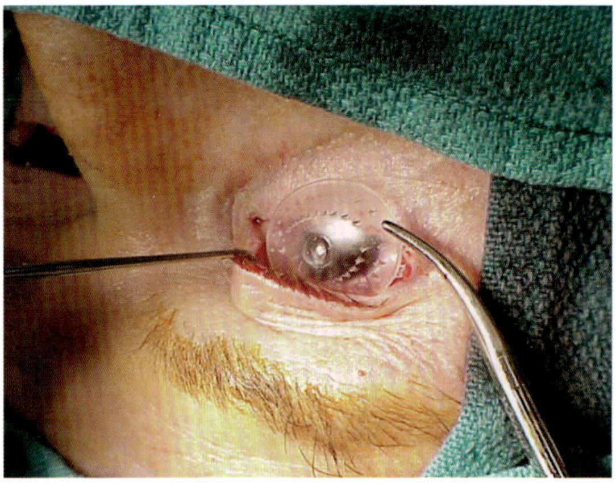

图 9-30　结膜囊内放入义眼片

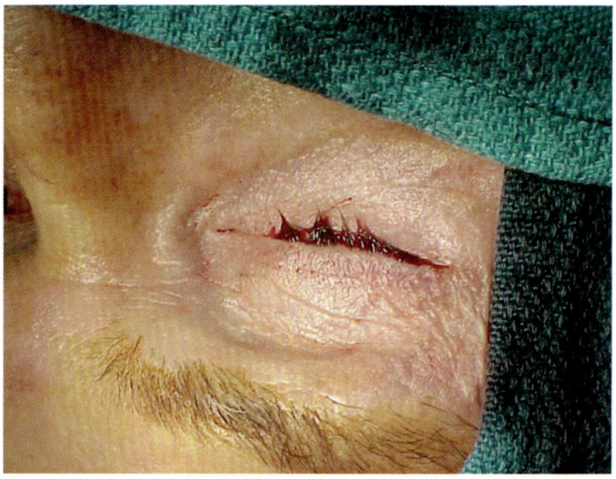

图 9-31　闭合眼睑

2. 将眼睑闭合后用剩下的酒精棉球消毒。

3. 包裹遗体　将其头部抬高并贴上“已取角膜”的标签，以告知殡仪馆。抬高头部的目的是防止血液因重力作用而从切口溢出。

4. 清洗工作区域　将医疗垃圾装入垃圾袋，针头和刀片等放入利器盒。

二、眼球摘取术

从供体移植安全的角度，将眼球摘取后送至眼库切取角膜片进行评估、保存是最好的方法。此外，摘取眼球后放置义眼片使得眼部外观与术前无异，巩膜也可用作手术材料，晶状体、玻璃体、脉络膜和视网膜等还能作为科研和教学。美国眼库以往多采用摘取眼球的方法，如今大部分都采用原位摘取角膜片的方法，除非需要湿房保存者。这主要因为摘取眼球后残余的部分需要进一步处理，将增加成本，且不利于环保。

（一）手术所需器材

1. 直剪和弯剪各 1 把
2. 止血钳 1 把
3. 肌肉钩 1 只
4. 钳子 2 把
5. 开睑器 1 只
6. 防水的容器 1 只
7. 无菌眼球瓶 2 只
8. 无菌手套 2 双
9. 平衡盐溶液（BSS）（18 或 30ml）1 瓶
10. 纱块和棉球若干

（二）手术步骤

1. 在操作台面铺无菌布，放置手术器械，装左、右眼球的玻璃瓶分放左右两侧，将 2 块纱布覆盖于瓶口上（图 9-32）。玻璃瓶应事先贴好标签。

2. 用眼肌拉钩拉开上眼睑，再将开睑器置于结膜囊内撑开上、下眼睑，注意勿触及角膜（图 9-33）。

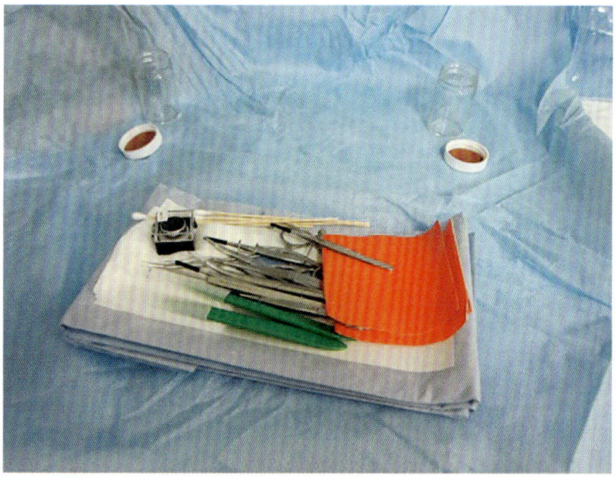

图 9-32　铺无菌巾，将玻璃瓶开盖后分别放在左、右两侧

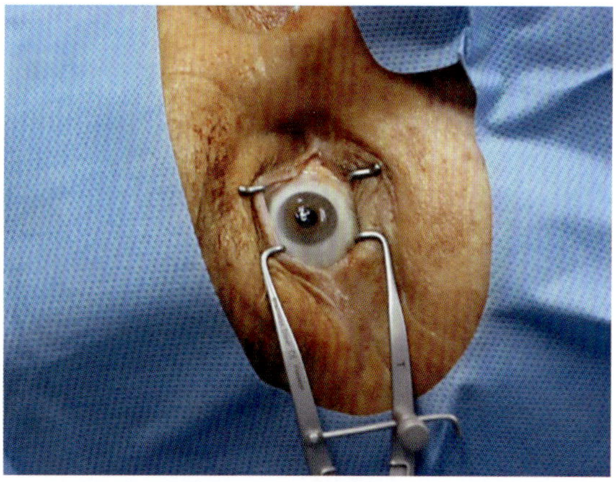

图 9-33　开睑器开睑

3. 在角膜缘外用直剪 360°剪开球结膜（图 9-34）。

4. 用直有齿镊固定内直肌（图 9-35）。

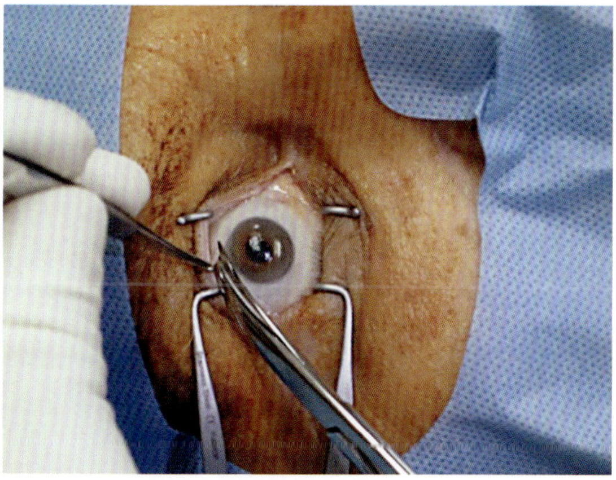

图 9-34　在角膜缘外剪开 360°球结膜

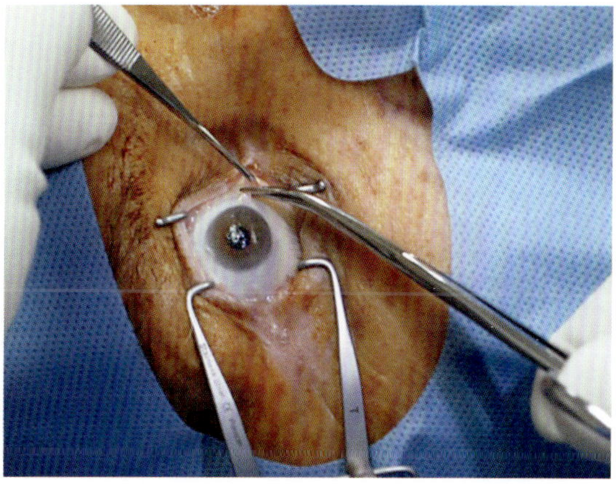

图 9-35　固定内直肌

5. 剪断内直肌（图 9-36）。

6. 用眼肌拉钩或止血钳钩住外直肌，剪断外直肌（图 9-37）。

7. 重复上述步骤，剪断上、下直肌（图 9-38、图 9-39）。

8. 剪断上、下斜肌时，需向内侧旋转眼球，将剪刀轻微张开滑入外上象限，剪断上斜肌。再滑入内下象限剪断下斜肌（图 9-40、图 9-41）。

9. 水平旋转眼球，将直剪滑入眼球后，轻轻分离眼球后部筋膜，夹住视神经，在其距巩膜 10mm 处剪断（图 9-42）。

10. 用止血钳固定眼肌断端，轻轻将眼球取出，分离粘连的筋膜组织。用 5ml 含抗生素溶液的湿纱块包裹眼球巩膜部分，以维持保存瓶内的饱和湿气环境，纱布块不得接触角膜，然后将眼球角膜面向上放入玻璃瓶内或双联盒内（图 9-43），放入有冰块的运输箱，保存瓶与冰块之间需隔以材料以避免冰块温度传导到眼球致使角膜冻伤。温度维持在 2～8℃。

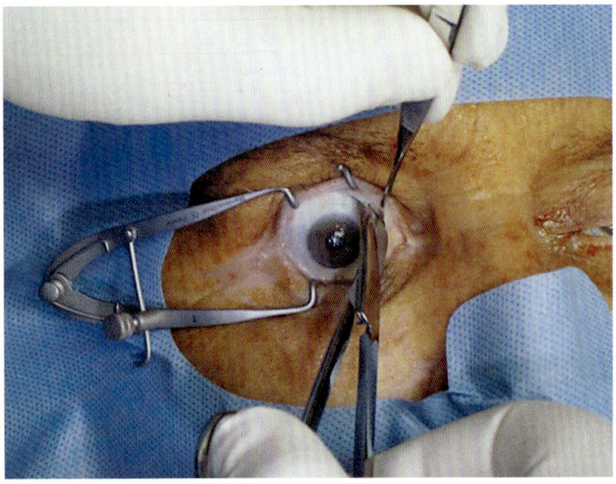

图 9-36　剪断内直肌

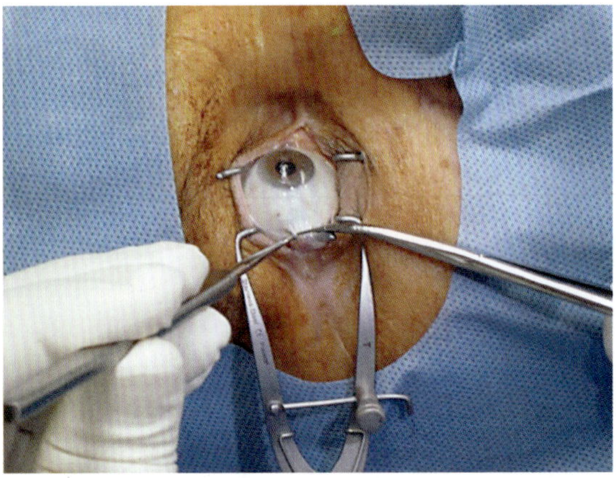

图 9-37　剪断外直肌

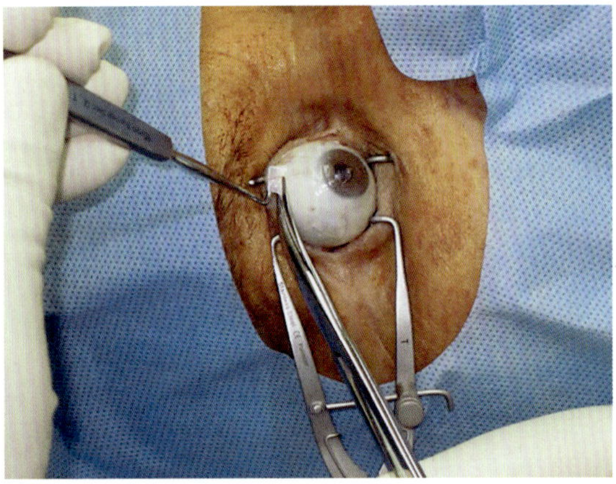

图 9-38　剪断上直肌

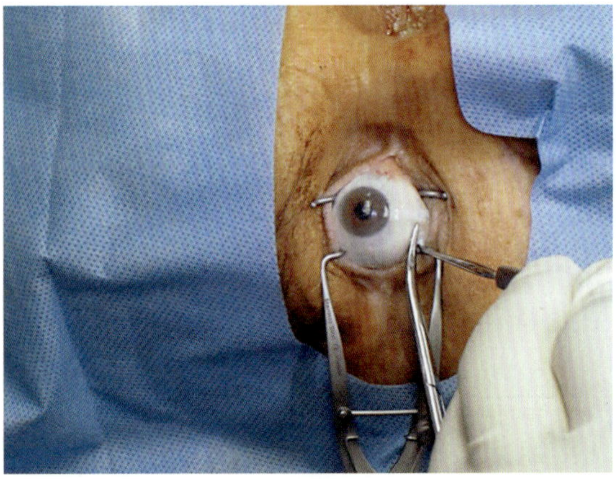

图 9-39　剪断下直肌

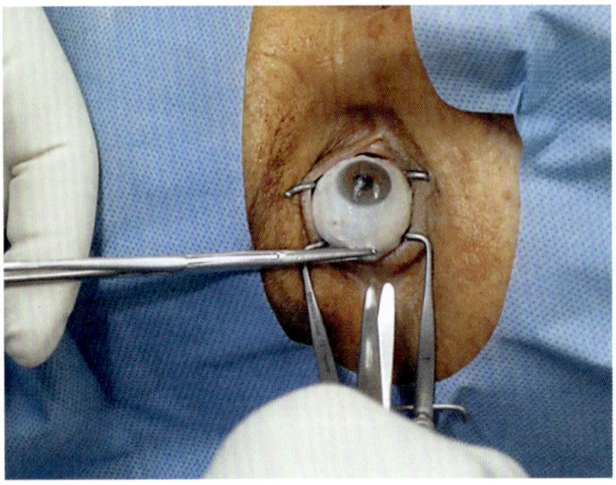

图 9-40　剪断上斜肌

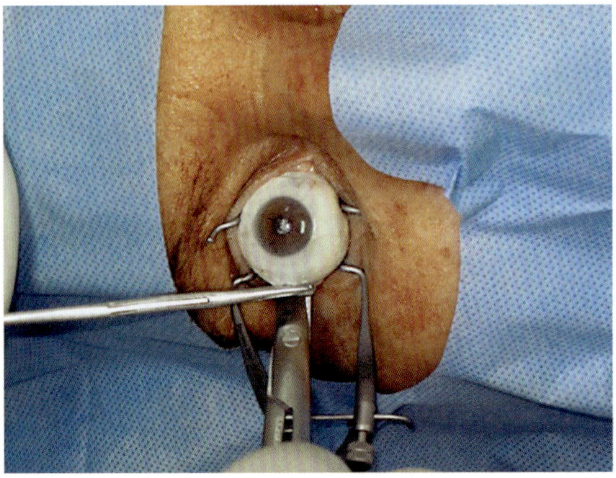

图 9-41　剪断下斜肌

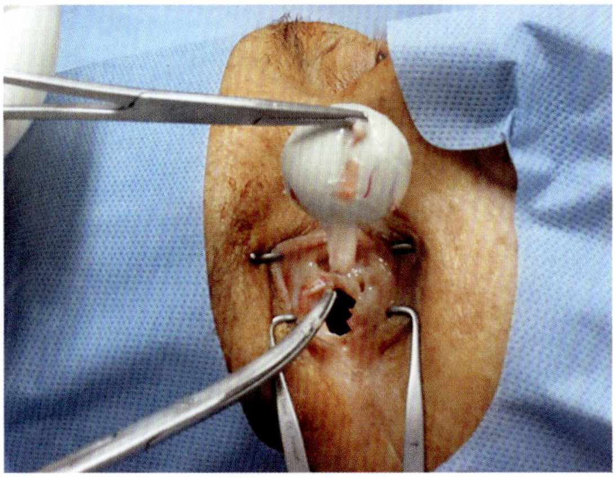

图 9-42　距巩膜 10mm 处剪断视神经

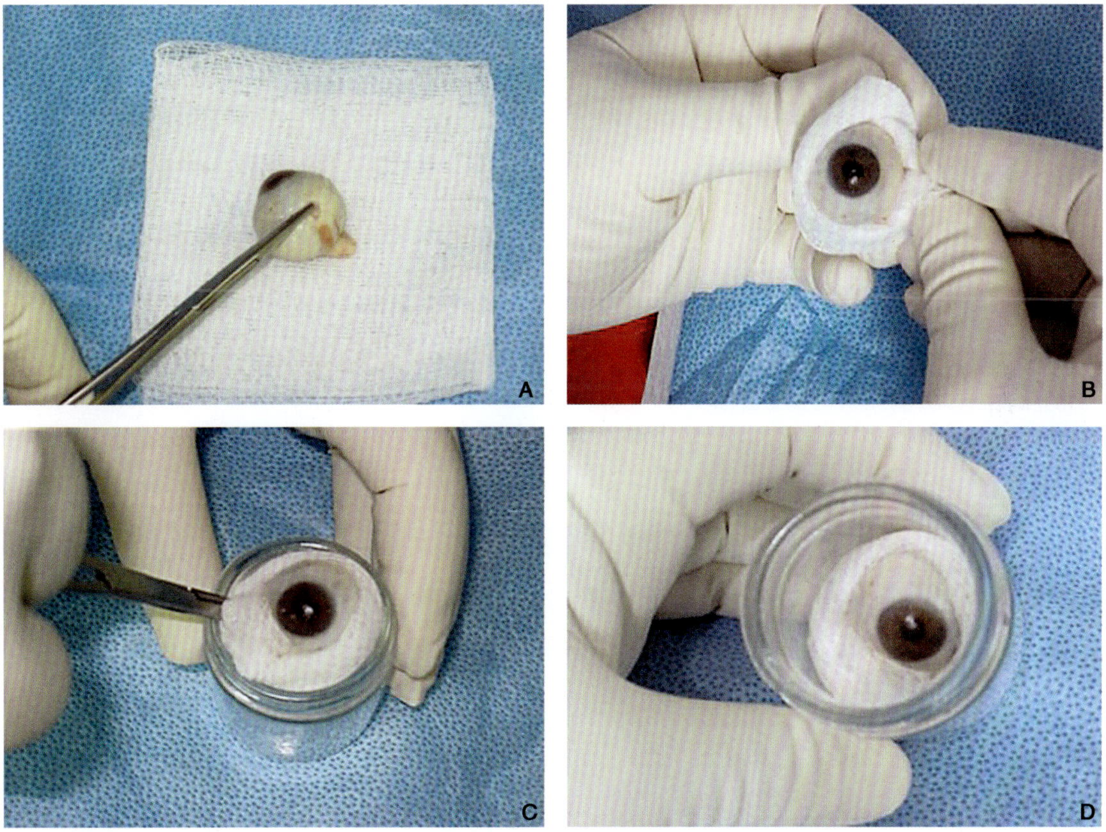

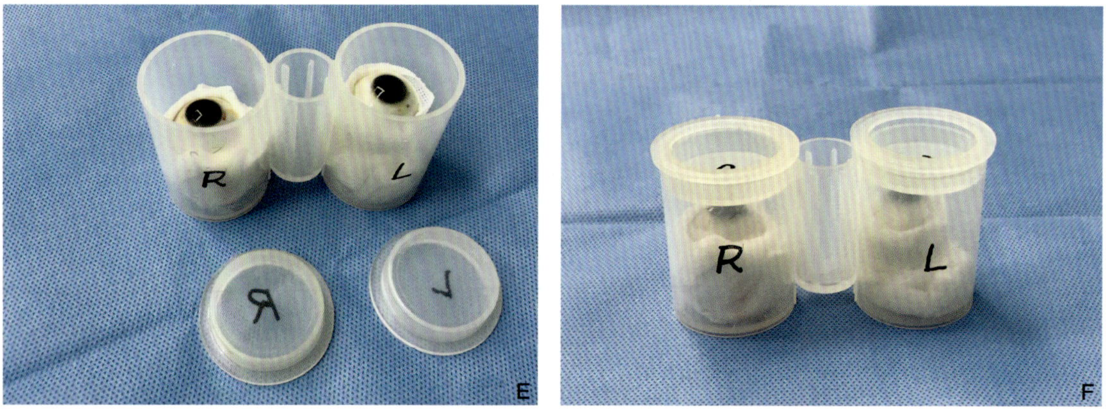

图 9-43　眼球处理步骤

A. 将眼球放置在纱布上；B. 用纱布包裹眼球的巩膜；C. 将眼球连同包裹的纱布一同放入玻璃瓶中；D. 向角膜表面滴抗生素溶液；E. 用湿纱布包裹尸眼置入双联盒；F. 角膜表面滴抗生素眼药水，盖紧

（**Miller CS**　曹端荣　林宝涛　**Cassim MHS**　姚晓明）

第十章 眼库实验室检测

拟用于移植的供体眼组织，需经过必要的实验室检测。在美国，FDA、EBAA 以及一部分州政府规定，供体必须进行某些强制性检测，以防止传染性疾病通过移植传播给受体。本章叙述有关获取血样本时的注意事项、检测设施的要求和必需与非必需检测之间的差异。此外，本章还介绍血浆稀释法检测的原理和检测结果阳性时所要完成的工作。

第一节 获取血液样本

获取捐献者血样本的目的是为了进行血清学检测。在未获得供体的血清学阴性结果之前，眼库不得将其与待分配或待移植的供体混合放置，手术医生亦不得将其应用于角膜移植，即使用于急诊手术也被严格禁止。

一、了解捐献者的状态

眼库获知捐献眼组织意愿时可能存在两种情形，一是捐献者正在抢救，或处在生命的最后阶段；二是捐献者已经离世。

对于第一种情形，眼库应派出协调员对捐献者的病史进行实地调查，若其在住院期间已做过血清学检测，或其同时还是器官捐献志愿者，且 OPO 在评估其器官适用性时已进行过血清学检测，此时，可将捐献者的化验报告拍照取证，作为供体信息的依据；或请 ICU 的护士协助抽取血样本。如果未做血清学检测，则应前往其所在的医院、住所抽取血样本带回实验室检测。对于第二种情形，应当尽快前去其死亡地点抽取血样本。无论上述何种情形，都要了解捐献者是否经静脉输过液体及输入液体的时间、类型和体积等。

二、器械的准备

1. 手术孔巾 1 套；
2. 注射器 10ml 和 5ml 各 1 支；
3. 血样本试管（抗凝）2 支；
4. 脊髓穿刺针头或≥18 号的针头；
5. 橡胶手套 2 双；
6. 生物有害废物塑料垃圾袋 1 只。

三、熟悉主要血管分布

捐献者心脏停搏之后，眼库技师应尽可能在 6 小时（夏季）或 8 小时（冬季）内赶到现场

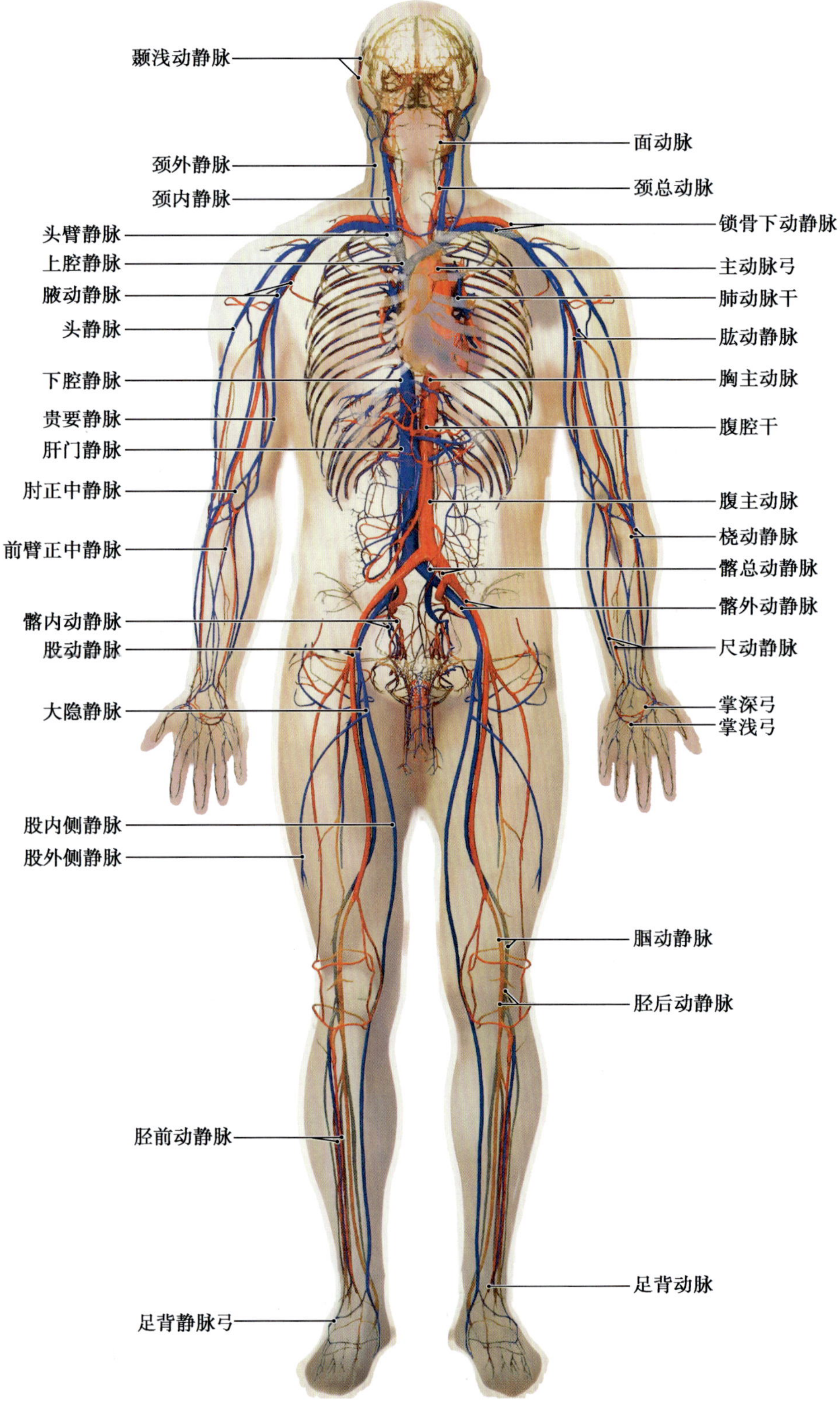

图 10-1　人体主要大血管分布图

实施血样本采集。由于死后血流停滞、血管瘪平、血液凝固，使得抽取血样本十分困难。此时熟悉大血管在体表的投影位置有利于快速准确地寻找穿刺点。主要穿刺点锁骨下动静脉（subclavian artery or vein）、股骨动静脉（femoral artery or vein）或心脏（图 10-1 ~ 图 10-5）。

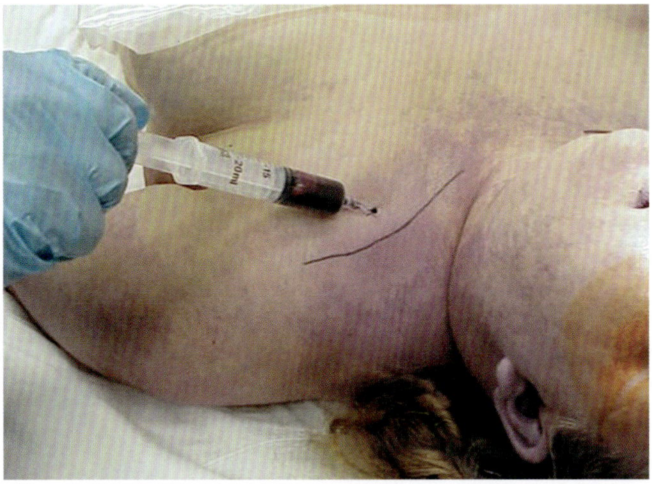

图 10-2　左锁骨下静脉穿刺抽血（黑线条示左锁骨）

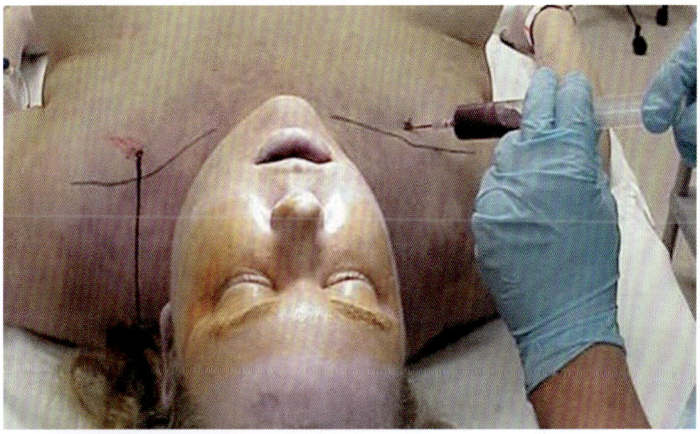

图 10-3　右锁骨下静脉穿刺抽血（黑线条示右锁骨）

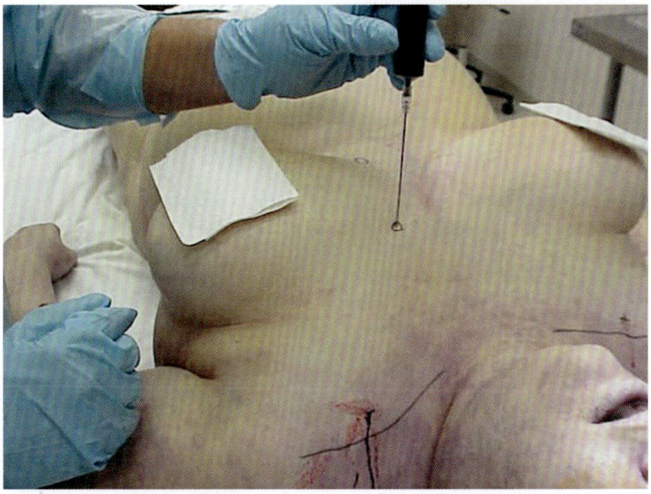

图 10-4　心脏穿刺抽血

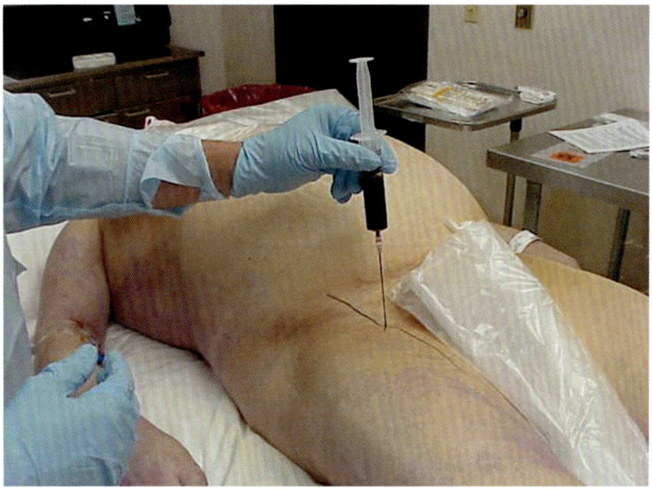

图 10-5　右股静脉穿刺抽血

四、抽取血样本步骤

在正式操作之前，务必要了解血液传播疾病的危害性，尤其当事先无法得到捐献者病史和其他证明捐献者有关经血液传染疾病的资料时，更应保持高度警惕。

1. 清洁洗手。
2. 在捐献者头端摆放好手术器具和耗材。
3. 选择大血管。
4. 穿戴好防护服和手套。
5. 用 75% 酒精擦拭穿刺部位的皮肤。
6. 用≥18 号的针头穿刺，如进入血管则回抽见血液进入针筒。
7. 抽取 10ml 血液；如果难以抽取 10ml，则至少应保证有 5ml 血液。
8. 将抽取的血液缓慢注入血样本试管。
9. 用棉签或棉球压迫穿刺点防止出血。
10. 若经在体表大血管反复穿刺仍无法抽取血样本，则应考虑心脏穿刺。不过，若遇死者同时捐献心脏瓣膜或验尸官刑事取证时，不得心脏穿刺以免损伤心脏瓣膜或影响法医验尸。在美国和欧洲一些国家，眼库技师在抽取血样本的同时还代为法医或验尸官抽取血样本。
11. 摘取眼球后眶组织血管的出血已被污染，不能抽取作为血样本。但当从其他血管抽取血标本失败时，可将眶组织血管的出血标本检验结果作为参考。

第二节　检测实验室

检测实验室是收集和检测捐赠者的血样本以诊断某些疾病的机构。由眼库选择的检测实验室应当具有良好的信誉，通过相关实验室机构认证，在美国，它还需得到病理学家认证协会(Certified Association of Pathologists)的认可，需使用 FDA 批准的尸体检测试剂盒。眼库人员完成供体信息表格时，只用唯一识别码对供体进行辨识而非按姓名辨识，这是至关重要的。

一、必需的检测

各个监管机构对其管辖范围内的眼库实验室的检测要求是不同的，眼库必须非常熟悉所有机构的规定（表 10-1）。以下是可移植供体组织所需要的检测项目。在我国，依照《眼库管理》的规定，艾滋、梅毒、乙肝、丙肝等 4 项检测属强制性供体血标本检测项目。任何一项阳性者均不得捐献角膜，更不得用于角膜移植。除非有足够的防护措施避免所携致病微生物扩散传播，否则不得用于实验。

表 10-1　中美眼库管理部门对眼库项目的要求

检测项目	监管单位
人类免疫缺陷病毒Ⅰ & Ⅱ 抗体	美国 EBAA、FDA
人类免疫缺陷病毒Ⅰ核酸扩增检测	中国、美国 FDA
乙型肝炎表面抗原	中国、美国 EBAA
乙型肝炎核心抗体	中国、美国 FDA
丙型肝炎抗体	中国、美国 EBAA、FDA
丙型肝炎核酸扩增检测	美国 FDA

梅毒的特异性检查是荧光梅毒螺旋体抗体检测（fluorescent treponemal antibody，FTA）。在美国，梅毒 FTA 检测结果起初为阳性，但最终确认为阴性时，其角膜仍可用于移植，这在所有角膜捐献禁忌证里是个例外。

抗体检测工具是一种试剂盒，能准确探测因某种疾病而释放进入捐赠者血液中的抗体。抗体是体内产生抵抗疾病的物质，其特异性低于抗原或核酸检测。如果捐献者曾接种乙肝疫苗，且在有效免疫期内，乙肝核心抗体测试仍阳性。在这种情况下，眼库应进行乙型肝炎表面抗原和乙肝核酸扩增测试（NAT），以确定捐献者是否感染乙型肝炎或仅接种过乙型疫苗。抗原是疾病本身产生的，抗原的存在表明某种疾病的感染，抗原的检测能发现该疾病的存在。相对于抗原和抗体检测，核酸检测更具有特异性，因为它可缩短窗口期。

二、非必需的检测

一般来说，组织库实验室对器官捐献者的检测更为全面。如果眼库能与组织库实验室共享检测结果，则执行非必需的检测，也可应手术医生或出口角膜国家的眼库之要求进行非必需的检测。常用的非必需检测包括巨细胞病毒（CMV）、Epstein-Barr 病毒（EBV）以及人类 T 淋巴细胞病毒Ⅰ和Ⅱ（HTLV　Ⅰ和Ⅱ）。任何非必需检测项目的阳性结果都不会对移植造成影响，但所有必需和非必需的测试结果，都应通知移植手术医生。

三、检测结果

供体组织应该从隔离区移出。未反应的样本组织应该转移到一个待决的 QA 区或容器中，而仅供实验的阳性反应组织则要立即废弃。应当记录废弃样本的人员、日期和时间。当地主管机构如卫生部门应当会要求眼库或相关实验室报告任何阳性样本，同时应立即通知 OPO 或组织库等利益相关方。一旦检测结束，测试实验室将会通过电子邮件或传真将检测

第二节 死亡-供体保存时间

从供体死亡到进入保存的时间，虽然一言以蔽之“越短越好”，但在眼库实践中，其长短受诸多因素影响，故从应将其进一步分解为死亡-获取时间和处理-保存时间。前者发生在室外或其他非医疗机构，易受环境、社会等因素的制约，后者只能在眼库完成，故与眼库的设备状态和眼库技师的熟练程度有关。

一、供体死亡-获取时间

各国对供体自死后眼组织到摘取和保存之间的时间（death to preservation time，DPT）未作严格规定，仅均强调应尽快摘取和保存供体眼组织。一般说来，穿透移植或内皮移植的供体 DPT 不应超过 8 小时，但这也会因环境不同而异，在发达国家，捐献者的死亡地点如家居和医院普遍安装空调，室温适中（26℃左右）。香港的殡仪馆更是将遗体头部用保温材料包裹后再置于冷柜保存，以避免在眼库人员到达前冻伤角膜。而一些发展中国家则难以具备控制捐献者温度的条件和措施。位于印度洋的岛国斯里兰卡和南亚次大陆的印度常年气候炎热，许多情况下，捐献者死亡场所的气温较高，即使 DPT 控制在 6 小时内，也可能因遗体在高温环境中暴露时间过长而加快组织代谢、房水中有害物质浓度增加，进而损害内皮细胞。因此，斯里兰卡的眼库多将 DPT 规定为 4 小时。与角膜内皮活性移植相比，用于角膜板层移植者 DPT 虽可适当延长，但也增加了污染和上皮损伤等供体相关并发症的可能性。

二、供体处理-保存时间

EBAA 要求从供体死亡，到获取眼组织，再到进入保存状态，不论是原位摘取、全眼球摘取后再在眼库实验室摘取，也不论冷藏时间长短，全部时间应在 12 小时内完成。最长不应超过 24 小时。不过，若超过此限，穿透移植或内皮移植的适用性将降低，但仍可用于急症前板层角膜移植的病例。

三、时间记录

应记录眼组织冷藏和/或遗体进入冰柜的时间。供体转运、接触捐献者亲属以及验尸官勘察等都会延迟 DPT。对遗体和眼组织需要逐一评估。用于科普教育和科学研究的眼组织的 DPT 可根据当时的需要而定。

第三节 供体信息审查和处理

供体信息审查是为最初确定供体适用性所必须进行的搜集编制资料的重要步骤。这些资料可通过访问医生、护士，调阅病历、首次活检报告以及急诊记录获得。

一、研判信息

眼库技术应当设法得到捐献者去世前的所有医疗信息（包括既往史和现病史）并列出目录。这些信息可从侧面了解潜在捐献者生前的生理或病理状态，例如，有抗生素应用史者说明其有过感染且经过治疗。作为搜集信息者，了解感染是否被控制是十分重要的。有时，捐献者并非被感染，应用抗生素仅仅出于预防的目的。此外，一些口服药物如多巴胺(dopamine)等是为了治疗败血症性休克。

1. 静脉用药　绝大多数捐献者死亡前均有过接受治疗的情况。而大量静脉输入液体将可能稀释血浆，导致检验结果的不真实。

(1) 类晶状体药物(crystalloids)：在捐献者死亡前1小时曾摄入拟晶状体药物者应在其死亡前抽血化验以确认未出现血浆的稀释。应记录静脉输入液体(intravenous fluids，IVF)的名称和剂量，例如0.9%生理盐水500ml、Ringer溶液250ml，等等。

(2) 血液制品和胶体药物(blood products and colloids)：捐献者死亡前多出现失血和休克，此时最常规和最重要的治疗是静脉输入血液制品、胶体类药物，血液制品包括新鲜冻干、全血和血小板，胶体是不同种类的蛋白质。眼库技师须确定，捐献者死亡前48小时或抽血化验前是否输入上述药物，这些药物可能稀释血浆容积，应记录所使用的类型和数量。

2. 局部或全身感染　眼库技师应向在场的护士或持捐献者病历的人员仔细询问是否捐献者患感染性疾病，包括局部感染和全身感染。如果局部感染未向全身扩散，则可以捐献眼组织；而全身感染可导致败血症。若患者因全身感染死亡，则将直接被禁止捐献眼组织。

3. 胸部X线检查　捐献者的病历将显示其是否进行过胸部X线检查，应予以记录。例如，患者X线检查诊断为肺炎，但X线胸片上的体征并非总与其病变的严重程度相一致。除胸片外，还需了解体温、白细胞计数、血压和心率等以判断一些特殊病例是否发生全身感染。

4. 生命体征　体温、心率、呼吸和血压等是感染的重要指征。体温增加说明患者发热，此时应探明其是否由感染所致。心率加快、呼吸困难、血压升高等都可能是全身感染的重要但并非唯一的体征。但出现以下全身反应而无合理解释时，则可能提示感染：

(1) 体温>38℃(100.4℉)；

(2) 心率>90次/分；

(3) 呼吸>20次/分，或$PaCO_2$<32mmHg；

(4) 低血压，血压<90/60mmHg。

5. 常规实验室检验　在供体筛查过程中，白细胞计数和血O_2饱和度测定是非常有价值的指标。当WBC>12×10^9/L，或血O_2饱和度<10%而又无合理解释时，则提示有全身感染。泼尼的松、地塞米松、甲强龙等糖皮质激素也增高WBC的效用，应注意排除。

6. 微生物培养　微生物培养可以在培养区域显露细菌或真菌生长。眼库技师应熟悉几种培养类型。血培养可发现捐献者血液中是否存在细菌和真菌，这是器官捐献的标准程序之一。无论国内或国外，捐献器官后多会捐献角膜，因此，从接受捐献器官单位获得血培养结果可取得事半功倍的效果。如果血培养发现细菌生长且尚未治愈，则眼库将暂缓将其用于移植。有时，血标本在采集的过程中被寄生于皮肤的正常菌群污染，常见的血培养污染菌是凝血酶阴性葡萄球菌(coagulase negative staphylococcus，革兰染色阴性球菌)、棒状杆菌(corynebacterium，革兰阳性杆菌)、丙酸菌属(propionibacterium acnes，厌氧革兰阳性杆菌)和芽胞杆菌(bacillus species，厌氧革兰阳性杆菌)。当在血培养中发现这些微生物时，尤其是出现多个血培养呈阳性结果以及患者体内植入假体装置的情形时，应注意排除真正的感染。而链球菌(streptococcus species)、金黄色葡萄球菌(staphylococcus aureus)、肠球菌(enterococcus)、念珠菌(candida)等4种细菌并非皮肤的寄生菌，如出现在血培养基时，需进一步鉴别。

尿培养也有助于感染的诊断。如果尿培养检出细菌或真菌，眼库技师应明确其是否局限或治愈。痰培养也是检验细菌和真菌的方法之一。

7. 呼吸设备 依靠呼吸装置维持生命的患者,其角膜和/或全身将可能感染细菌或真菌。美国的一些眼科医生更倾向于将供体死亡前使用呼吸装置的持续时间限定在12小时内,以降低因呼吸装置诱发的局部或全身感染发生率。呼吸装置有不同款型,便携式呼吸机多用于急诊场合,眼库技师不必记录呼吸机的种类,但应记录供体死亡前使用呼吸装置的时间,作为评估供体质量的参考指标。

8. 验尸官案例 Medical examiner意为验尸官或医学检查人员,这是西方国家为社会提供死因勘验的中立服务机构,类似于我国的法医。眼库技师在摘取眼组织之前,应当首先与助手(通常为护士)和提供供体筛选记录者确认该死者是否为需要第三方判明死因的验尸官案例,如果是,则应事先获得验尸官/医学检查人员的许可方能摘取眼组织。根据笔者的经验和国内的相关规定,若刑事案件、死亡场所为家庭住所、公共场所、交通事故现场等非医疗机构者,应在法医勘验死因并出具死亡证明之后方可摘取眼组织。有时,验尸官会要求眼库技师协助抽取玻璃体液或其他组织作进一步的检验。

验尸官/医学检查人员的勘验报告需包括以下内容:

(1) 死因(cause of death,COD);

(2) 大体检查所见;

(3) 排除全身感染性疾病或非法静脉吸毒的指征。

9. 医院尸检报告 按照近亲属的要求,可由医院实施尸检。一般情况下由眼库提出申请,由病理科完成。病检报告应包括以下信息,这与验尸官/医学检查官的要求一致:

(1) 死因(cause of death,COD);

(2) 大体检查所见;

(3) 排除全身感染性疾病或非法静脉吸毒的指征。

10. 经治医生信息 眼库应记录经治医生的姓名和联系方式。如果眼库技师在核查捐献者病历后或捐献过程的任何时段有疑问,都可以联系经治医生寻求解答。此外,还应记录捐献者家庭医生的联系方式,因为他们也能够提供捐献者的详细病史。随着社康中心的逐步普及,国内眼库应记录社康中心的联系方式。这些都有助于眼库在短时间内作出是否接受眼组织的初步判断。

11. 遗体和病历 对于在医疗场所发生的捐献案例,获得捐献者信息相对容易一些。但由于设立ICU的医院都有较大规模,眼库技师要在短时间内赶到遗体所在的准确地点并得到死者病历是比较困难的。了解死者病历的人员对眼库尽快了解死者信息、排除供体禁忌证是很重要的,因此,有必要记录这些人员的姓名等联系方式。许多国家都在推行电子病历(electronic medical records,EMR),这给眼库快速搜索死者信息提供了便利,但出于对患者信息的保密原则,医院常常拒绝提供相关信息。这就需要眼库在捐献者临终前与医院充分沟通、签订保密协议,以获得进入医院的EMR系统的授权,调取其信息。

12. 近亲属信息 如果在捐献者转诊期间未得到其近亲属的信息,将不利于捐献过程的顺利进行,有时,近亲属因对有关知识不了解而反对捐献(这在国内尤为常见),但仍有可能经过认真沟通而转变对捐献的态度,有时,近亲属虽不反对但不配合提供捐献者真实信息,这两种情形均可能延误DPT。为了缩短DPT,在供体筛选表上应记录近亲属的姓名、与捐献者的关系、电话号码、住址等信息。所有这些信息对获得捐献同意和授权极其重要。

13. 眼库技师 记录执行供体筛选工作的眼库技师姓名,将有助于确定眼库雇员是否经过培训及被授权实施供体筛选。如果发现疑问,眼库可及时找到雇员提出和解决问题。眼库技师开始转诊和供体筛选的日期和时间也是眼库应获得的有用信息。眼库需建立从转诊至供体筛选之间的时间。

二、筛选结果的处置

当眼库技师完成对以上全部信息的采集之后,便可决定是否继续制备供体或延迟处理。如有疑问,应及时向眼库管理层及医学主任汇报。

对符合眼库医学标准的供体,即可进入供体制备程序(donation process cycle);需要延期处置时,则需填写延期登记表(deferral form)。该表格包括以下内容:

1. 供体姓名;
2. 延期处置编号;
3. 眼库技师姓名;
4. 延期处置日期和时间;
5. 延期处置的原因;
6. 接受通知的管理人员(如CEO、运行总监、技术总监或医学主任)的姓名。

第四节　供体禁忌证

供体禁忌证是对受体和眼库雇员健康和生命具有潜在危害的医学或非医学情形。各国对供体禁忌证有着严格的规定。

一、斯里兰卡

斯里兰卡执行WHO推荐的标准:

(一) 感染性疾病

1. AIDS/HIV。
2. 活动性病毒性肝炎(甲、乙、丙型)。
3. HIV、乙肝、丙肝、梅毒血清学阳性。
4. 导致感染HIV、乙肝和丙肝危险性的行为。

(1) 与AIDS病或HIV发生性关系;

(2) 男性间发生性关系;

(3) 妓女;

(4) 注射毒品,即使仅有一次;

(5) 在过去12个月中与上述参与高危活动的人性交;

(6) 与居住在非洲(除摩洛哥、阿尔及利亚、突尼斯、利比亚、埃及外)的各种族的人性交;

(7) 文身;

(8) 针刺;

(9) 耳朵或身体打孔;

(10) 入监。

5. 病毒性脑炎或不明原因的脑炎,病毒性脑膜炎。

6. 狂犬病。

7. 先天性风疹。

8. Reye 综合征(急性脑病、脂肪肝、惊厥、皮质性盲、瞳孔散大、视盘水肿等)。

9. 结核病(活动期或治疗≤6 个月)。

10. 进行性多灶性白髓质脑炎。

11. 败血症、病毒血症和病毒性脑膜炎为绝对禁忌证。细菌性败血症或脑膜炎的供体角膜只有在器官培养的前提下且需进行微生物学检测并经眼库医学主任同意方可使用。

12. 不明原因的黄疸。

13. HTLV-1 和 HTLV-2 感染。

14. 活动期疟疾。

15. 接受过器官移植者。

(二) 不明病因和中枢神经系统疾病

1. Creutzfeldt-Jakob 病(皮质纹状体脊髓变性,智力迟钝、肌阵挛、震颤、共济失调、皮质盲等)和以下高危组:

(1) 家族史。

(2) 1992 年前接受过硬脑膜移植者或脑部、脊髓手术者;接受过人类脑垂体激素者。

2. 不明病因的中枢神经系统疾病(如多发性硬化症、Alzheimer 病,其他痴呆)。

3. 亚急性硬化性全脑炎(由麻疹病毒引起的慢性感染,其症状似 Creutzfeldt-Jakob 病)。

4. 慢性疲劳综合征。

5. 如果死因不明者的尸检尚在进行中且其结果在供体被移植前将揭晓,则不列为禁忌证。

(三) 恶性肿瘤和癌前病变

1. 白血病。

2. 淋巴瘤。

3. 骨髓瘤。

(四) 眼部疾病和眼部手术

1. 眼部感染(包括已知的因全身病受累者,如肉瘤类风湿性动脉炎)。

2. 眼部先天性或获得性疾病或可能影响供体移植效果的既往眼部手术史(包括角膜激光手术)。

3. 视网膜母细胞瘤。

4. 眼前节的恶性肿瘤。

5. 接受过角膜、巩膜或角膜缘移植者。

巩膜的应用:其医学标准与供体角膜相同。

角膜缘的应用:其医学标准与供体角膜相同。因角膜缘具有血管组织,因此,眼部恶性肿瘤是供体角膜的禁忌证。

全身恶性肿瘤患者并非角膜捐献的绝对禁忌证,如果眼部检查未发现肿瘤转移的证据,仍可作为角膜供体。不过,由于斯里兰卡角膜供体来源充裕,因此,通常情况下,很少接受死因为恶性肿瘤的角膜,仅仅在急诊时采用。

二、美国

2013 年,美国 FDA CFR Code of Federal Regulations-Title 21 和 EBAA 医学标准 2013 版

要求,凡属于禁忌证范围的供体一律不得摘取。违反规定使用将威胁受体安全和移植效果。

1. 不明死因。

2. 不明诊断的神经系统疾病。

(1) 帕金森病(Parkinson's disease):又称特发性或原发性帕金森病(idiopathic or primary parkinsonism)、运动功能减退强直综合征(hypokinetic rigid syndrome,HRS)、震颤麻痹(paralysis agitans),是一种中枢神经系统的退行性病变。其运动障碍是由于位于中脑黑质(substantia nigra)的分泌多巴胺的细胞(dopamine-generating cells)死亡所致,死亡原因尚不清楚。

(2) 阿尔茨海默病(Alzheimer disease):这是最常见的一种痴呆类型,目前尚无有效的治疗方法,最终将导致死亡,病因不明。

(3) 多发性硬化(multiple sclerosis):可出现以下症状:感觉低下(hypoesthesia)、肌无力、异常肌痉挛或行动困难、协调和平衡障碍、构音困难(dysarthria)、吞咽困难(dysphagia)、视觉障碍(包括眼球震颤、视神经炎、光幻视、复视)、疲乏、急慢性疼痛综合征、排尿排便困难、认知障碍、情感异常(主要是抑郁)。

(4) 肌萎缩性侧索硬化症(amyotrophic lateral sclerosis)在英联邦国家称为运动神经元病(motor neuron disease,MND)、美国则称之为 Lou Gehrig 病。这是一种多种病因导致的衰弱性疾病,以迅速进展的虚弱、肌萎缩和自主性收缩、肌强直、构音困难、吞咽困难、呼吸困难(dyspnea)为主要症状。

3. 克-雅病(Creutzfeldt-Jakob disease,CJD)　是一种目前尚无法治愈的致命性的退行性神经病变。初次被发现时该病被称作疯牛病(mad cow disease or bovine spongiform encephalopathy,BSE)的人类患病形式(human form),尽管典型的 CJD 与 BSE 无关,但也有人认为人类的变异型克-雅病(variant Creutzfeldt-Jakob disease,vCJD)是由 BSE 所导致的,二者常常被混淆。也有人将其致病因素误认为细菌或病毒,其实,真正的致病元凶是朊病毒(prion)。朊病毒是一种异常折叠的蛋白质,通过转变其宿主内适当折叠的配对物而复制到其所具有的同样异常折叠的结构中。该病导致快速的神经退变,引起脑组织出现空洞和海绵状纹理。

任何满足旅游、兵役标准的潜在捐献者需回答有关病史和社交史的问卷调查,以排除供体的禁忌证。以下问题(1)(2)涉及军事;(3) ~ (8)则针对旅游者:

(1) 供体是否为自 1980 年初至 1990 年底居住在德国、比利时或荷兰的军事基地累计 6 个月或以上的现役或前美军官兵、军队的平民雇员、依赖军队供养者?

(2) 供体是否为从 1980 年至 1996 年居住在希腊、土耳其、西班牙、葡萄牙或意大利军事基地累计 6 个月或以上者?

(3) 捐献者是否从 1980 年至 1996 年在英国包括英格兰、北爱尔兰、苏格兰、威尔士、马恩岛(the Isle of Man)、直布罗陀、福克兰群岛(马尔维纳斯群岛)(英阿争议)旅游超过 3 个月(含 3 个月)?

(4) 捐献者是否从 1980 年至今在欧洲包括阿尔巴尼亚、奥地利、比利时、波黑、保加利亚、克罗地亚、捷克、丹麦、芬兰、法国、德国、希腊、匈牙利、爱尔兰、意大利、列支敦士登公国、卢森堡、马其顿、荷兰、挪威、波兰、葡萄牙、罗马尼亚、斯洛伐克、斯洛文尼亚、西班牙、瑞典、瑞士、英国、南斯拉夫等国居住累计超过 5 年(含 5 年)?

(5) 从 1980 年至今,捐献者是否在英国或法国接受输血或血液制品?

（6）1977 年以来，捐献者或其性伴侣是否居住在喀麦隆、中非、乍得、赤道几内亚、加蓬、尼日尔或尼日利亚？

（7）在上述国家旅游期间，是否接受输血或任何血液制品的治疗？

（8）是否自 1980 年初至 1996 年底期间以美军军事人员身份在沙特阿拉伯居住 6 个月以上（含 6 个月）或在上述时间和地点累计超过 5 年？

4. 痴呆或其他中枢神经系统脱髓鞘疾病或其他不明原因的神经系统疾病　例如，多发性硬化症、帕金森病、阿尔茨海默病或 Guillain-Barre 综合征等。对痴呆患者，若通过大体和显微镜检查确定其由 CVA、脑瘤或头部外伤导致，且无组织海绵状脑病（tissue spongiform encephalopathy，TSE）则可捐献眼组织。因中毒或代谢所致的痴呆需经医学主任决定后才能捐献眼组织。

5. 亚急性硬化性全脑炎（sub-acute sclerosingpanencephalitis，SSPE）　是一种主要影响儿童和年轻群体的罕见的慢性进行性脑炎，由麻疹病毒本身变异的持续感染所致。目前尚无有效治疗方法，仅能对症治疗。

6. 进行性多灶性脑白质病（progressive multifocal leukoencephalopathy）　是一种罕见的致死性病毒性疾病，为脑白质的多灶性感染，几乎无一例外地发生于免疫低下的患者，如移植术后长期接受免疫抑制剂治疗、某些形式的化疗、多发性硬化症服用那他珠单抗（natalizumab）、长期服用依法利珠单抗（efalizumab）治疗银屑病（psoriasis）、brentuximab 治疗 Hodgkin 淋巴瘤或 AIDS 等。该病由 John Cunningham 病毒感染所致，该病毒存在于人体并维持于免疫系统中，应用免疫抑制剂后，免疫系统控制病毒的能力遭到削弱。

7. 先天性风疹（congenital rubella）　也称先天性风疹综合征（congenital rubella syndrome，CRS），可发生在怀孕头 3 个月感染风疹病毒的妇女宫中发育中的胎儿。如果妇女在受孕前 0～28 天感染，则胎儿的感染率为 51%。该病无法治愈，仅可对症治疗。先天性风疹的主要并发症是脑炎，受染者多为成人，发病率为 1/6000。

8. 过去 3 个月内患过瑞氏综合征（Reye syndrome）　瑞氏综合征是具有多器官损害效应的致命性疾病，肝和脑首当其冲，此外，还可引起低血糖。其临床表现包括：皮疹、呕吐、肝损害。在儿童病例，该病可能与阿司匹林消耗有关。不过，有的病例并非如此。

9. 活动性或不明原因或进行性脑炎　为脑组织的急性炎症。可能由不同类型的急性或潜伏的病毒所致，这些病毒包括：狂犬病毒、单纯疱疹病毒、脊髓灰质炎病毒、麻疹病毒或 JC 病毒。

10. 活动性细菌性或病毒性脑膜炎　为覆盖脑组织、脊髓的保护膜的炎症，可由细菌、病毒或其他微生物所致，极少数与药物有关。由于感染临近脑组织，往往致死率高。

11. 活动性败血症（菌血症、真菌血症、病毒血症）、败血症性休克　是由各种严重炎症引起的致命性全身感染性疾病，严重败血症可能与器官功能障碍有关。败血症性休克常伴有高乳酸盐，即便输液也无法纠正。菌血症是血液中存在细菌或细菌毒素。

12. 活动性细菌或真菌性心内膜炎　为心脏内膜（包括自身心脏瓣膜或人工心脏瓣膜）的炎症。其他可能受累的组织有室间隔、腱索、心室壁、心内装置等。其典型的损害是心内膜聚集大量血小板、纤维素、微生物菌落，较少炎性细胞。活动性细菌或真菌性心内膜炎还增加了血液被污染的风险。

13. 活动性病毒性肝炎　即肝脏器官存在其组织细胞被病毒感染的情形，可能呈进展状态，也可能自愈。肝炎发生时可无症状或症状轻微，但导致黄疸、厌食（anorexia）、心神不安(malaise)等。急性肝炎病程一般持续 6 个月以内,而慢性肝炎则迁延更长时间。肝炎可以由一些病毒引起,但酒精、某些药物、工业用有机溶剂、植物等产生的毒素、其他感染和自身免疫性疾病等也可导致急性肝炎。

14. 狂犬病　狂犬病是由狂犬病毒感染所致,可引发温血动物的急性脑炎。据统计,每年死于狂犬病毒感染者约 55 000 人。本病属于动物传染病,即可由人以外的其他物种(如狗)传播到人类,通常在被感染动物咬伤后发病。对人类而言,如果被已感染狂犬病毒的动物咬伤后未及时进行伤口清洗、暴露及狂犬疫苗注射等紧急处置,则其病死率几达 100%。狂犬病毒感染致死的原因主要是病毒侵犯中枢神经系统。

15. 活动性结核　是一种较为常见的由不同类型的分枝杆菌(mycobacteria)感染导致的疾病,在某些病例甚至可以致死。活动性结核的感染病菌多为结核分枝杆菌(mycobacteria tuberculosis),最常见者是肺结核,但也可以感染身体的其他部位。结核杆菌可通过患活动性结核病的患者咳嗽、打喷嚏或其他呼吸道分泌的液体经空气传播。大多数感染者并无症状,约 10% 为潜伏性感染。最终发展成活动性疾病。如果经久不治,则其死亡率超过 45%。

16. 活动性疟疾　这是一种由蚊子在人类和其他动物中传播寄生原生动物(parasitic protozoans)疟原虫属(genus plasmodium,一种单细胞微生物的类型)所导致的传染性疾病,多在热带和亚热带地区流行。本病通常经过感染的雌性疟蚊(female Anopheles mosquito)叮咬将疟原虫由其涎液注入人体血液循环,然后以血液为载体进入肝脏生长、成熟和繁殖。受染个人的症状有发热和头痛等。

17. 固有眼病　美国 EBAA 将以下疾病限定为固有眼病:

(1) 视网膜母细胞瘤(retinoblastoma,RB):由视网膜的未成熟细胞迅速发展而来。它既可是胎生的(germinal),也可是非胎生的(non-germinal)。多数病例为单眼发病且在 5 岁前发病。如果未予治疗,肿瘤将侵犯大脑。

(2) 眼前段恶性肿瘤或眼部原发或转移性恶性腺瘤。

(3) 活动性外眼或眼内感染:例如结膜炎、角膜炎、巩膜炎、虹膜炎、玻璃体炎、脉络膜炎、视网膜炎。

(4) 角膜中央瘢痕或经历 LASIK 等眼科手术者:这些情形将不利于其作为供体用于角膜移植后获得良好的光学效果。

(5) 翼状胬肉或其他角膜中央混浊者:周边角膜被胬肉侵犯但中央光学区透明者不影响移植效果,仍可作为供体。

18. 经历眼内或眼前段手术者　按照 EBAA 医学标准,以下情形仍可作为角膜移植的供体:

(1) 屈光手术史:经历 RK、LASIK 手术的角膜供体可用于内皮移植;

(2) 激光磨镶术史:LASIK 等术者的角膜可用于前板层角膜移植或内皮移植(DMAEK、DSAEK);

(3) 涉及角膜手术史者:角膜移植术和角膜裂伤修复术后、白内障摘出植入或未植入人工晶状体、青光眼滤过术后,如其内皮细胞形态和密度经内皮细胞显微镜检查符合眼库标准,则仍可用于角膜移植;

(4) 针对小梁和视网膜的激光手术史:如氩激光虹膜成形术、视网膜和周边视网膜光凝术后者由医学主任决定其手术用途。

19. 白血病　一种以幼稚白细胞的异常增生为特征的血液或骨髓的恶性肿瘤。白细胞包括许多影响血液、骨髓和淋巴系统的疾病，它们统称为造血系统肿瘤。一般认为，急性白血病不宜作为供体。

20. 活动性播散性淋巴瘤、霍奇金淋巴瘤（Hodgkin's lymphoma）或非霍奇金病（Non-Hodgkin's lymphoma）　这也是一种血液肿瘤，多发生于B或T淋巴细胞分化远快于正常细胞的情形。淋巴瘤可发生在身体的多个部位，例如淋巴结、脾脏、骨髓、血液或其他器官，最终形成肿瘤，是淋巴瘤中最常见的类型，其预后和病理特征与其他的淋巴瘤不同。数个分类体系与非霍奇金淋巴瘤相鉴别。霍奇金淋巴瘤的特征是瘤体内可发现里-施细胞（Reed-Sternberg cell）。非霍奇金淋巴瘤患者的角膜供体可用于角膜移植。

21. 多发性肌瘤（Kahler 病）　是一种浆细胞肿瘤。该肿瘤产生的异常浆细胞逐渐积聚，可抑制骨髓中的正常血细胞的增殖。一些肌瘤的患者因肌瘤分泌的异常免疫球蛋白而出现肾功能损害。在美国，多发性肌瘤占最常见血液系统恶性肿瘤的第二位。

22. HBsAg 阳性者　HBsAg 阳性即是 HBV 病毒感染的直接证据。在某些国家和地区，HBsAg 阳性的供体角膜可以用于同为 HBsAg 阳性的受体的角膜移植，例如香港。但在美国和斯里兰卡等国则为禁忌。

23. 1963～1985 年间接受人垂体生长激素（human pituitary-derived growth hormone，pit-hGH）者　该情形不得作为眼组织捐献供体。自 1977 年起，提纯 pit-hGH 采用了新的工艺，从而降低了 CJD 感染的风险。1985 年，人们发现 CJD 病例，证实或怀疑由 10～15 年前曾接受过尸源性 hGH 治疗，随后，该尸源性 hGH 被清除出市场。1985 年 10 月，美国 FDA 批准生产第一个人工合成的 hGH。

24. 接受人硬脑膜移植者　硬脑膜是包绕大脑和脊髓的 3 层包膜中的最外一层膜。经保存的硬脑膜用于修复先天性心脏病或其他异常。1987 年 2 月，美国疾控中心（CDC）报告了美国第一例曾接受一种由人类尸源的硬脑膜制备的商品 Lyodura。

25. HCsAg 阳性者　如血清学检测阳性，则可能为 HCV 感染者。

26. HIV 阳性者　如其血清学检测阳性，则可能为 HIV 感染者。

27. 唐氏综合征（Down syndrome）　又称 21 三体综合征。由第 21 号染色体的第 3 位点的全部或部分所发生的遗传性病变，也是人类最常见的染色体异常。唐氏综合征可发生斜视、屈光参差、白内障、圆锥角膜和青光眼。

28. HIV 或 HIV 高危患者

（1）过去 5 年内与其他男性发生过性行为者。

（2）过去 5 年内通过静脉、肌肉或皮下注射毒品用于非医疗目的者。

（3）过去 5 年内血友病或其他凝血机制障碍患者应用人源凝血因子浓缩液者。但应用凝血因子治疗急性出血疾病超过 12 个月者仍可捐献角膜。

（4）过去 5 年内参与以金钱和毒品为目的的性交易的男性或女性。

（5）过去 12 个月内与上述（1）～（4）内容所列人员、已确诊为 HIV 感染者或可疑感染者、活动性 HBV、HCV 感染者发生性行为者。

（6）过去 12 个月内由于皮下接种、接触开放的伤口、破损皮肤或黏膜而暴露于已知或可疑 HIV、HBV 和/或 HCV 感染环境中。

（7）在司法矫正机构（如监狱、拘留所）在押人员和过去 12 个月遭连续关押超过 72 个小时者。

（8）在捐献实施前 12 个月内与病毒性肝炎患者密切接触者。

（9）过去12个月内罹患梅毒或淋病或接受梅毒或淋病治疗者。

（10）在捐献实施前12个月内与他人共用文身、耳朵或身体穿刺（洞、眼）工具者（用针刺者不计）。

（11）符合上述成人绝对禁忌证的儿童。

（12）HIV阳性母亲的子女或符合成人实验室绝对禁忌证标准的母亲（无论其HIV是否阳性）不得成为供体。除非在以下情形中儿童的HIV感染已被排除，才能成为供体：18个月以上儿童系罹患或高危HIV的母亲所生，过去12个月内未行母乳喂养。且经实验室HIV抗体检测、体检和病历核查等均未发现HIV感染的证据。

（13）18个月以上儿童系罹患或高危HIV的母亲所生，过去12个月内母乳喂养。无论其实验室HIV抗体检测结果是否阳性，均不得成为供体。

附：实验室和其他医学强制标准

1. 因拒绝抽血化验、血标本不符合要求（比如因血浆稀释导致假阴性）或其他原因无法进行HIV检测者。

2. 多次HIV-Ⅰ抗体或HIV-Ⅱ抗体检测呈活性反应，无论其补充检测结果如何。

3. 病史、体检、病历或尸检结果证实有如下证据者：

（1）AIDS确诊病例、不明原因的体重减轻、盗汗、皮肤或黏膜青紫斑典型的Kaposi瘤、无法解释的持续1个月的淋巴结病变、超过10天的无法解释的体温持续升高（38.6℃或100.5℉）、无法解释的持续腹泻、持续咳嗽、气短或机会性感染。

（2）HBV或HCV感染，具有无法解释的黄疸或肝肿大等符合肝炎的症状和体征。实验室检测结果如丙氨酸转氨酶（alanine aminotransferase，ALT）、天冬氨酸转氨酶（aspartate aminotransferase，AST）、胆红素（bilirubin）或凝血素时间（prothrombin time）将有助于作出供体适用性的决定。

29. 天花疫苗强制标准

（1）天花接种后无并发症：接受了天花疫苗接种的潜在捐献者将推迟捐献其眼组织，除非发生以下情形：

1）疫苗接种瘢痕呈自发、散在分布，且接种部位似已愈合、无感染；

2）接种超过21天；

3）体检未发现接种部位瘢痕。

（2）如果瘢痕消退，则接种后，捐献将推迟2个月；

（3）天花接种后出现并发症并治愈：所有并发症被治愈后14天、或接种后21天后方可捐献眼组织；如果捐献者曾发生牛痘接种后并发症但最近无种痘并发症，且无法获知并发症治愈的准确日期，则捐献不必推迟；

（4）天花接种后出现并发症但未治愈；

（5）与已接种天花疫苗者接触后出现症状：如果捐献前14天内与接种后并发症患者接触并出现病毒感染所致的明显体征或症状，则不得捐献。如果种痘并发症治愈的具体时间不详，但并未发现种痘后并发症的明显体征时，仍可捐献眼组织。

30. 西尼罗河病毒（West Nile Virus）感染　确诊至少120天后才可捐献眼组织。

31. 异种组织、器官移植

（1）任何接受非人类来源的动物活细胞、组织、器官或接受已在体外与非人类的动物细胞、组织或器官相接触的人类体液、细胞组织或器官等(猪来源胰岛素和猪来源心瓣膜除外)植入、移植或输入者,或与上述人员互为性伴侣,则其眼组织不得捐献;

(2) 暴露于上述异体移植者的血液、唾液或其他体液(例如,通过深吻、共用牙刷、剃须刀、注射针头或经开放的创口或溃疡)。

第五节 其他眼组织捐献的情形

一、角膜移植的排他性因素

不同类型的角膜移植对供体有相应的标准,这些标准往往是独特的和排他的。比如,适于前板层角膜移植的供体不得有影响角膜表层的变形或混浊,如圆锥角膜、角膜上皮营养不良、角膜中央瘢痕等;而适于角膜内皮移植的供体应排除累及后基质的病变,比如基质或内皮营养不良、后基质瘢痕等。

二、败血症

血培养阳性时不得捐献眼组织,如果近期体温>38.0℃(100.4 ℉)或 WBC>12 000 个/mm^{3}或 WBC<4000 个/mm^3,可获取眼组织,但在用于移植前需获得医学主任的同意。

三、机械性呼吸支持装置

死亡前 72 小时使用机械性呼吸支持装置维持生命者捐献眼组织需进行评估并给予特别的处理:

(1) 湿敷或滴人工泪液保持眼表湿润;

(2) 血培养阳性;

(3) 出现脓痰或没有脓痰;

(4) 白细胞增多症(>12 000 个/mm^3);

(5) 白细胞减少症(<4000 个/mm^3);

(6) 发热(体温>38.6℃或 100.5℉);

(7) X 线胸片示肺浸润。

四、溺亡

如果在水中浸泡时间不足 1 小时、溺亡水域未遭严重污染且眼库技师接报后及时到场摘取眼组织,则有可能成为供体。但是否适用或用于何种类型的角膜移植则应在经眼库评估后由手术医生决定。供体评估表上应注明溺亡的场所,如泳池、浴缸、河流、湖泊、海洋、水缸等,笔者曾遇一孩童栽入水桶溺亡后捐献角膜的案例。

五、电击死亡

如果因电击死亡者的眼部尤其是角膜无明显的电灼伤,则可作为捐献眼组织的供体。

六、一氧化碳中毒死亡

可作为眼组织捐献的供体。

第六节　实验室供体评估

一、原位大体评估

对供体角膜的评估应从对原位角膜的大体观察开始。借助手电筒观察角膜上皮，注意有无上皮干燥斑、糜烂和剥脱；基质水肿及薄雾状改变（haze）；角膜形状异常；前房积血或混浊；角膜瘢痕或浸润；老年环；结膜炎症和渗出等。要注意观察有无角膜缘切口（切痕），这是发现既往内眼手术（如白内障和翼状胬肉手术）证据的唯一机会。还应排除前房、虹膜或晶状体的先天性异常。可用康捷手持双目裂隙灯（图 9-9、图 9-10）和 SO-801 单目手持数码照相裂隙灯（见图 9-11、图 9-12）对角膜进行原位检查，后者在检查的同时还能摄影记录。这两款手持裂隙灯既便于随身携带，又可满足筛选需要，值得推荐。

二、实验室评估

尸眼到达眼库后 4 小时内就应开始处理供体，摘取的供体角膜必须经过严格的检查评估，经过预切供内皮移植的植片也必须确保其符合眼库标准。在供体评估和保存的全过程中都要严格执行无菌操作原则。为使角膜内皮易于观察，应使尸眼或角膜达到室温。实验室评估包括裂隙灯显微镜（图 11-1，眼库必备）、角膜内皮细胞显微镜（眼库必备）、后照光裂隙灯角膜显微镜（retro illuminated slit lamp microscopy）、背景光角膜检测显微镜（backlight corneal microscopy）、光学相干断层扫描仪（optical coherence tomography，OCT）、微生物学检测和血清学检测等。

（一）裂隙灯显微镜检查

自 Allvar Gullstrand（1862—1930）发明裂隙灯显微镜并于 1911 年开始应用于临床以来，该设备已经成为临床眼科重要和必不可少的仪器。至今，虽然其外观和功能有了不少的改进，但其基本原理和组成没有改变：由通过裂隙的照明系统和双目显微镜组成，通过调节焦点和裂隙光源的宽窄来观察眼表及深部组织的病变，为眼库评估供体角膜提供了非常有用的信息。

裂隙灯显微镜是眼库必备的具有低、中度放大倍数的双目检查设备。照明光可调节为弥散光、圆形、宽长方形或窄细隙形等光束。将光束的宽度调节成供体角膜的厚度可形成一平行六面体的光柱，用以对供体眼球和角膜片进行大体检查，常见的裂隙灯检查病理发现：角膜上皮缺损、角膜上皮剥脱、暴露性角膜病变、蜗牛痕迹和压力性皱褶（snail tracks，stress striae）、翼状胬肉、放射状角膜切开术（radial keratotomy）切迹、白内障、青光眼、玻璃体、视网膜等眼科手术切口（瘢痕）、角膜外伤瘢痕、角膜异物。而将光束调窄可发现供体角膜微小病变的深度、宽度和位置。当将光柱极度调窄后，即形成一束“光刀”，检查者可在任何切面观察到供体角膜的病理改变。

当将光束调成短六面体或最小圆形光柱时，其所产生的镜面反射可观察到角膜内皮层。光源强度设定为分档调节和连续调节。前者一般分强、中、低三档，后者则通过旋钮由弱到强或由强到弱连续调节光强度。放大倍数从低倍（～×10）用于普查、中至高倍（×16～×40）用于光切面和平行六面体光束、到高倍（～×40）用于镜面反射。

通常，裂隙灯被固定在可移动的升降台上，操纵杆控制裂隙灯的各方向移动。其中，前

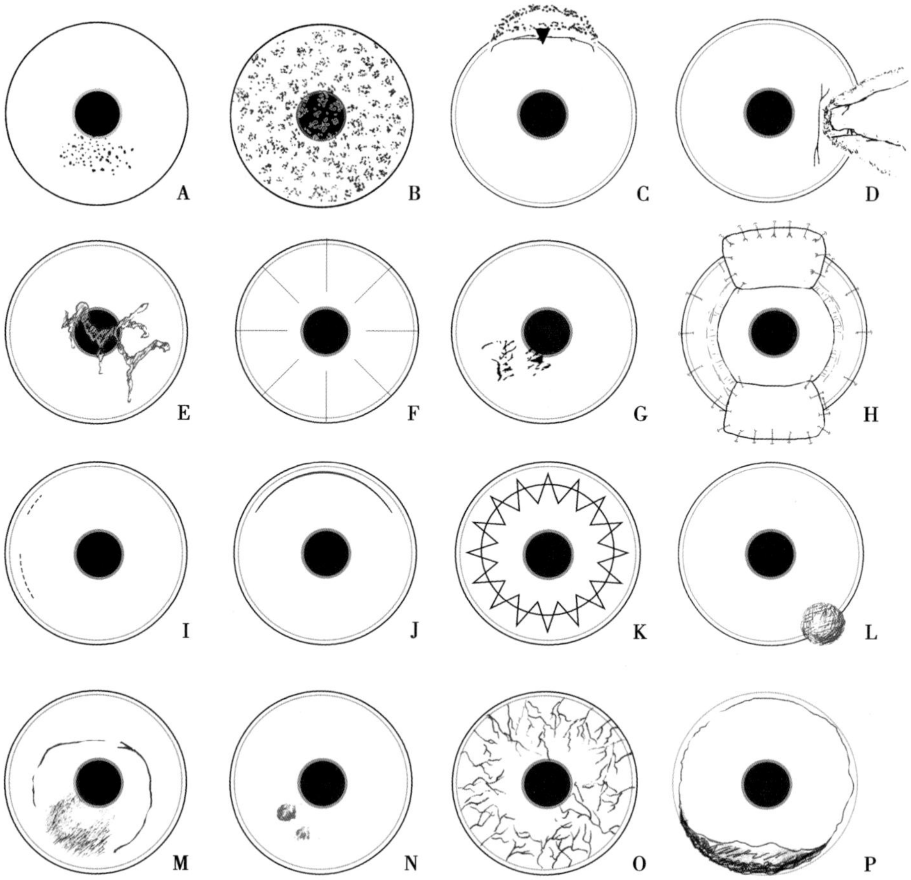

图 11-1　裂隙灯对供体角膜的初步筛查

A. 睑裂未闭合致角膜上皮干燥；B. 角膜基质营养不良；C. 青光眼滤过术后；D. 翼状胬肉；E. 单疱角膜炎；F. 放射状角膜切开术后；G. 角膜浅层白斑；H. 异体角膜缘-结膜移植术后；I. Phaco术后；J. ECCE 术后；K. 穿透性角膜移植术后；L. 角膜皮样瘤；M. 圆锥角膜；N. 角膜基质铁锈沉着；O. 角膜新生血管；P. 蚕食性角膜溃疡

后移动用于调焦。控制升降台上下移动的开关可安装在操纵杆上，也可安装在靠近升降台面附近以便于操控。裂隙灯光束经反光镜投照于被检的供体表面，可以其为轴心作 180°圆周运动。直接照明法是将光束聚焦于被检供体表面观察大体病变；后照法是将照明光偏离被检供体而投射到其后方区域，以观察微细的光学改变，如纤细的新生血管、微小伤口和内皮异常等。

裂隙灯可发现肉眼可见的病变早期的病理改变。它既可用来直接观察全眼球，也可将角膜保存瓶内的角膜片翻转成内皮面朝下而由瓶底观察。

（二）后照光裂隙灯角膜显微镜检查（retro illuminated slit lamp microscopy）

裂隙灯显微镜主要针对临床眼部活体检查设计的，因此并不能直接检查保存在保存瓶中的供体角膜。现代眼库为了解决这一问题，在裂隙灯显微镜上安装一个附加装置，即一个用不锈钢材料制作的长臂托架（图 11-2）。托架的一端固定在显微镜上，另一端为中间带孔的环形支架（图 11-3），可托住装有供体角膜的小瓶（vial）；在托架的下方有一面圆形的反光镜，将从裂隙灯光源发出的光线全部反射到小瓶的底部角膜，使其显得更加光亮、清晰、透明

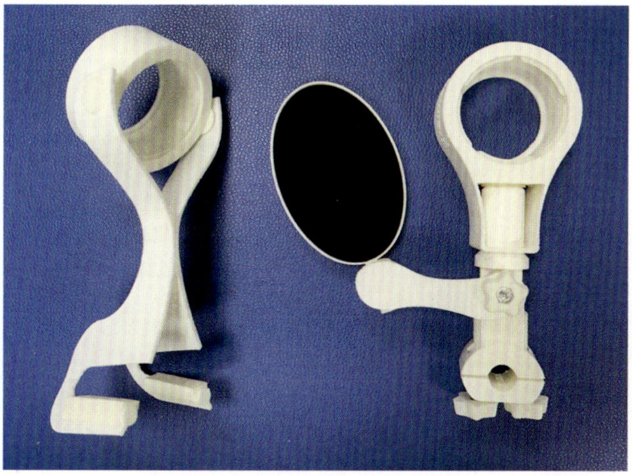

图 11-2 固定于裂隙灯上的供体保存瓶托架(holder),黑色椭圆装置为背景板

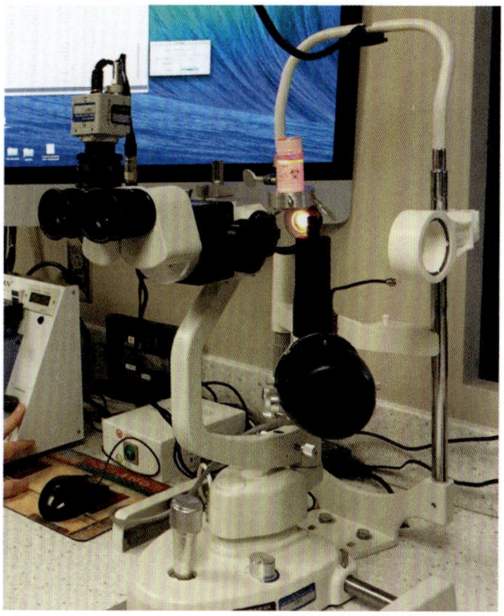

图 11-3 保存瓶固定在托架上用裂隙灯观察

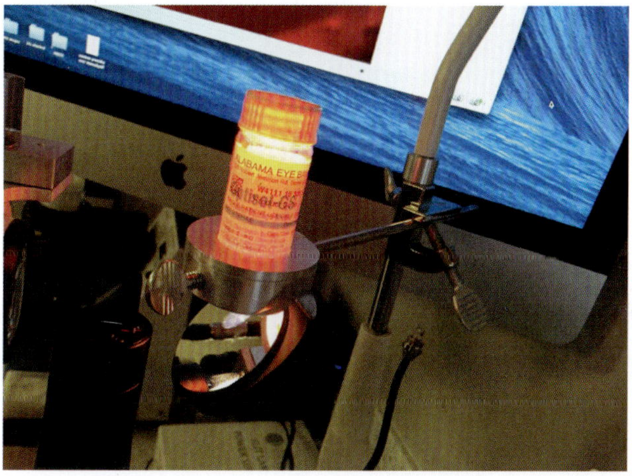

图 11-4 角膜保存瓶放置于托架上

和立体(图 11-4),观察者可对供体角膜进行全方位、分层次的详尽观察。这将有利于了解供体角膜是否符合眼库标准,从而决定供体是否适用于角膜移植手术。

供体角膜通常是在角膜保存液中冷藏的,在检查之前需要将装有角膜的小瓶放置于室温下至少 1 小时,使其恢复到室温。

后照光裂隙灯显微镜的使用和单纯的裂隙灯显微镜使用相似,通过调节光线射向反光镜的角度、调节光带的宽窄以及调节焦距来对角膜的各个层次进行检查(图 11-5 ~ 图 11-31)。

(三) 背景光角膜显微镜检查(backlight corneal microscopy)

背景光角膜显微镜同样由标准的双目显微镜、角膜支架以及角膜支架后方同一水平线的背景光源组成。装有供体角膜的容器(chamber)放置于角膜支架(图 11-32)上,当光线打开的时候,后方所有的光线都集中于供体角膜上,使得观察者可以立体清晰的观察供体角膜

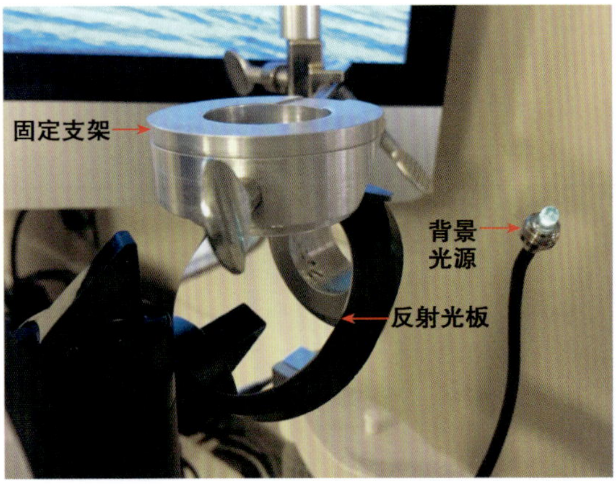

图 11-5　安装在裂隙灯上的托架

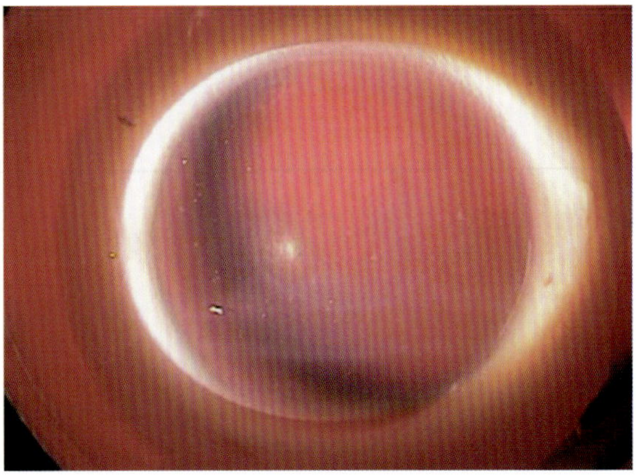

图 11-6　角膜上皮下雾状混浊(haze)

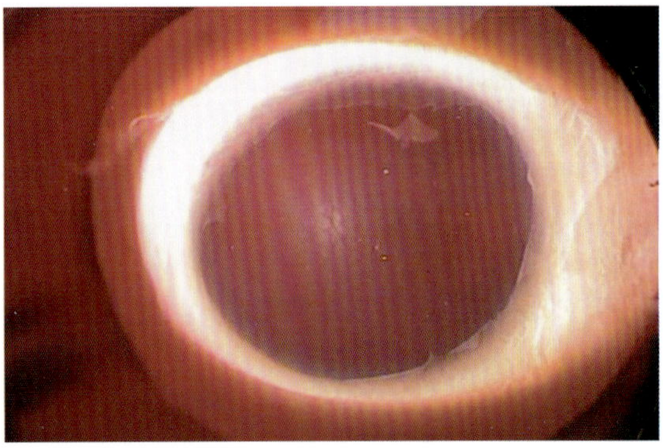

图 11-7　角膜上皮剥脱范围 95%

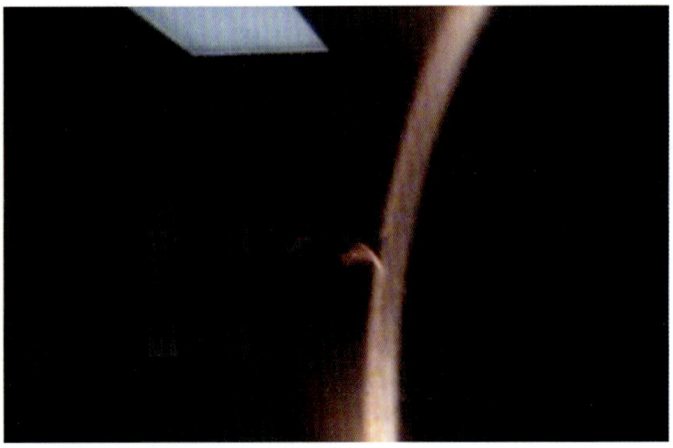

图 11-8　角膜上皮擦伤后掀起的小瓣(裂隙灯窄光带)

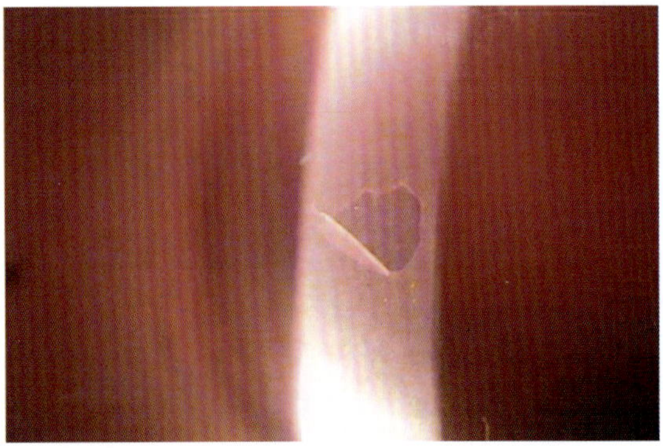

图 11-9　角膜上皮擦伤后掀起的小片(裂隙灯宽光带)

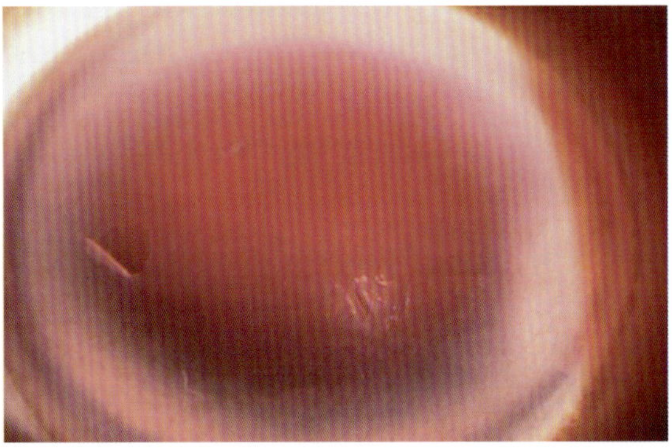

图 11-10　角膜上皮擦伤后掀起的小瓣(裂隙灯弥散反射光)

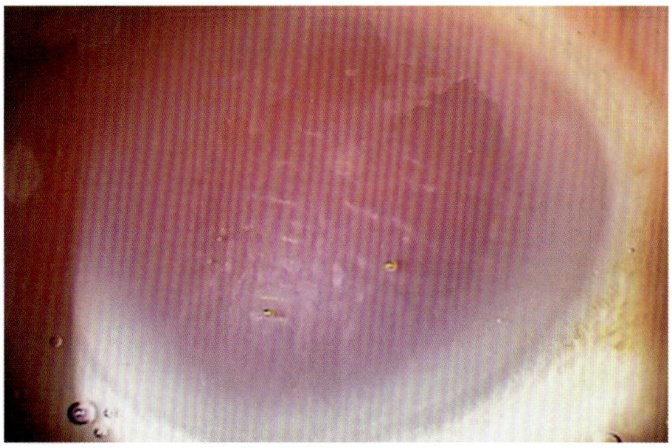

图 11-11　角膜上皮剥脱加前部瘢痕（弥散光）

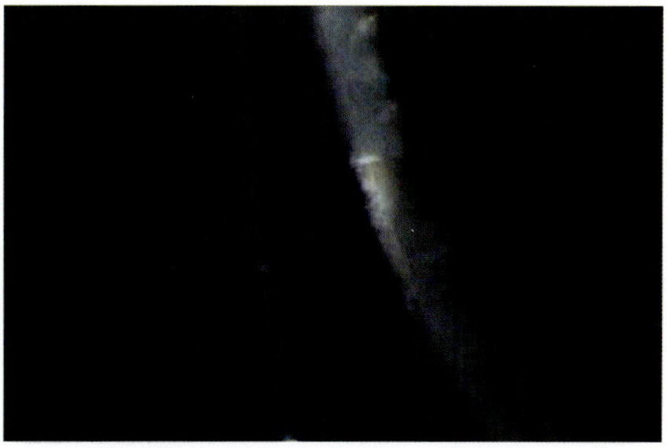

图 11-12　角膜上皮剥脱加前部瘢痕（裂隙光带）

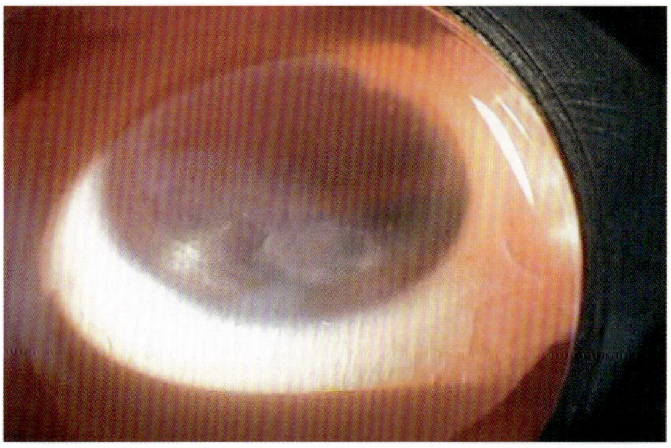

图 11-13　角膜基质混浊（反射光）

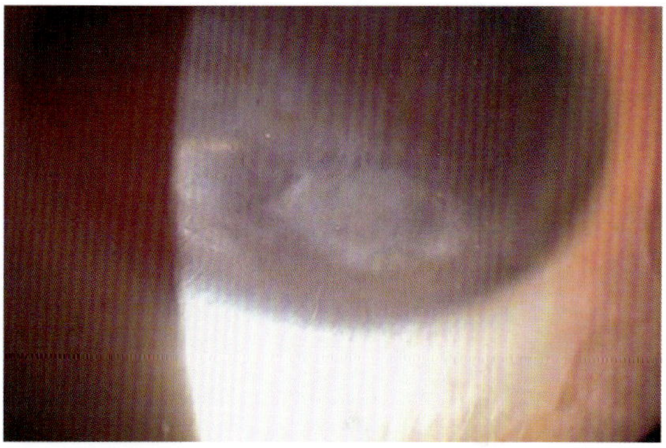

图 11-14　角膜基质混浊（反射光）

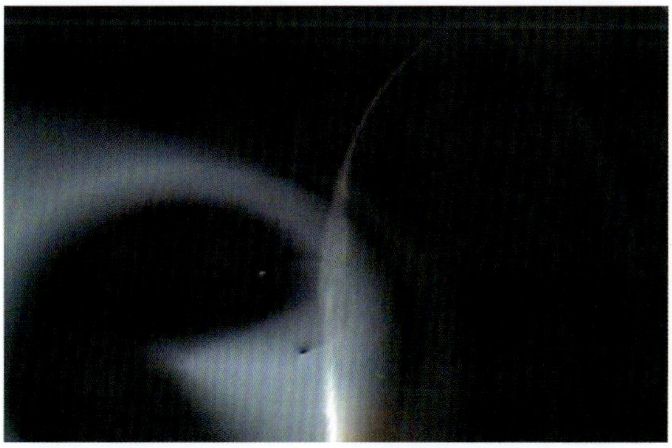

图 11-15　角膜基质混浊（裂隙）

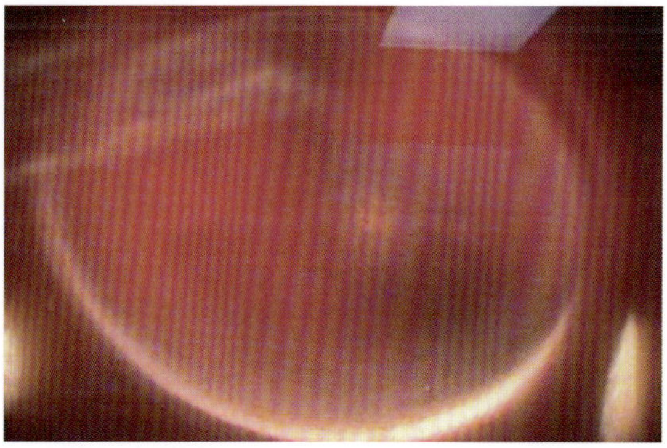

图 11-16　角膜前部基质瘢痕

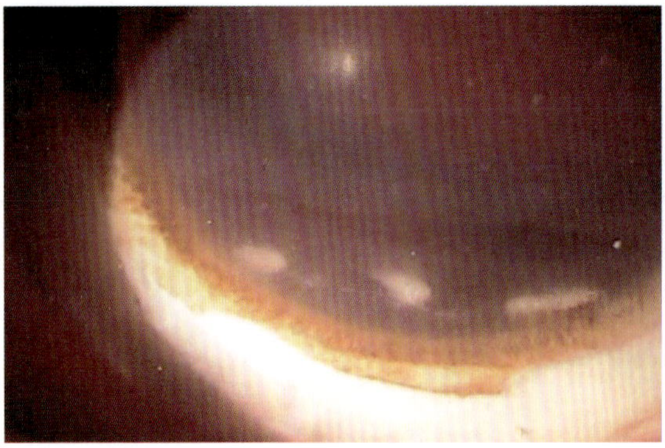

图 11-17　角膜基质感染(反射光)

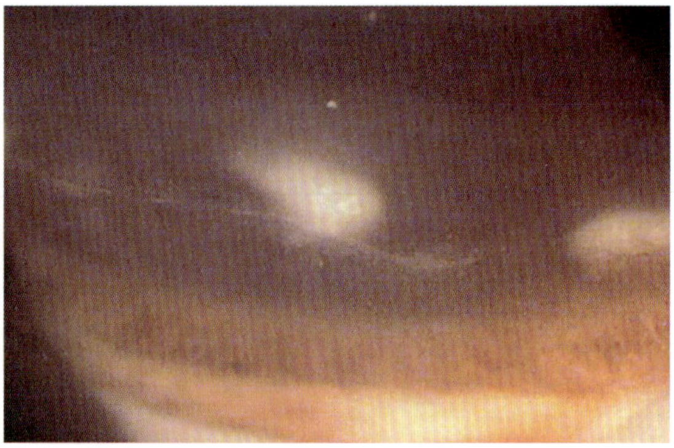

图 11-18　角膜基质感染(高倍,反射光)

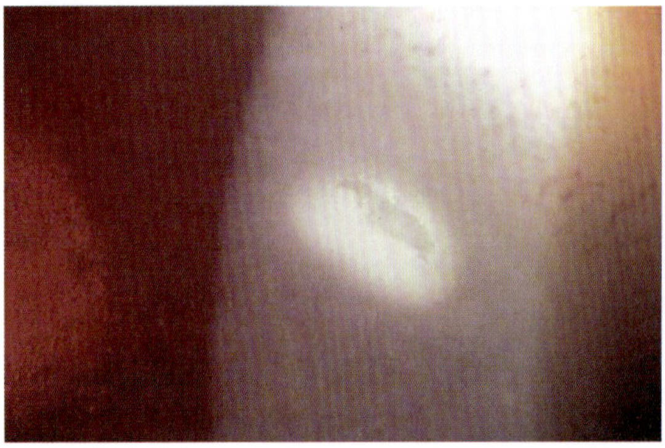

图 11-19　角膜基质感染(裂隙光带)

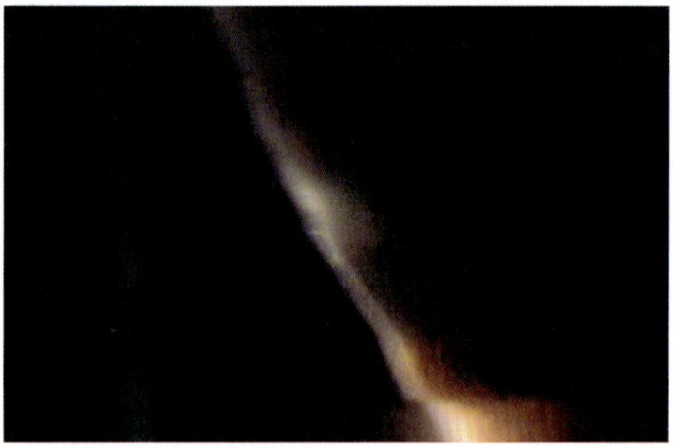

图 11-20　角膜基质感染(裂隙光带)

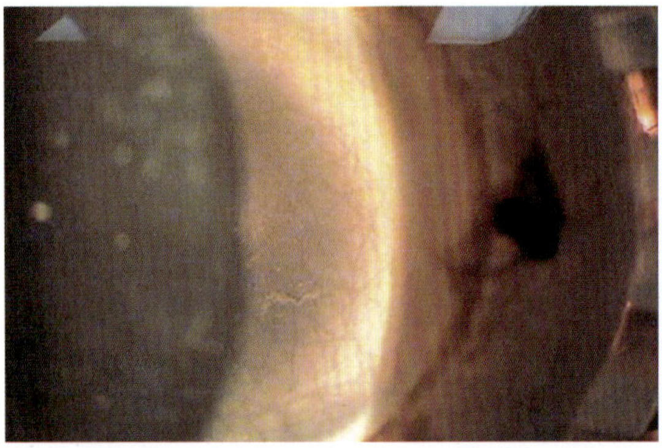

图 11-21　角膜基质鳄鱼皮样病变(crocodile shagreen):低倍

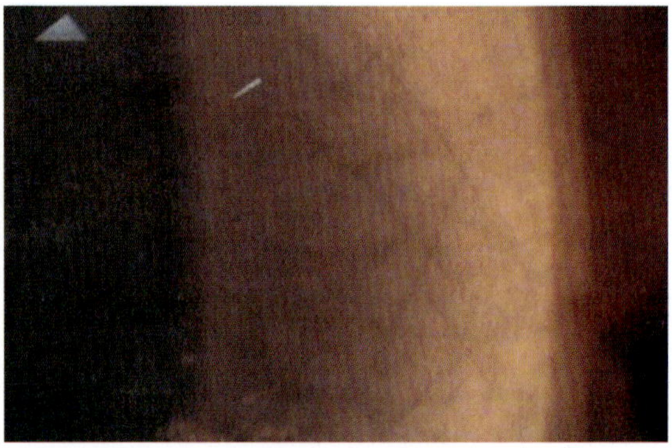

图 11-22　角膜基质鳄鱼皮样病变:高倍

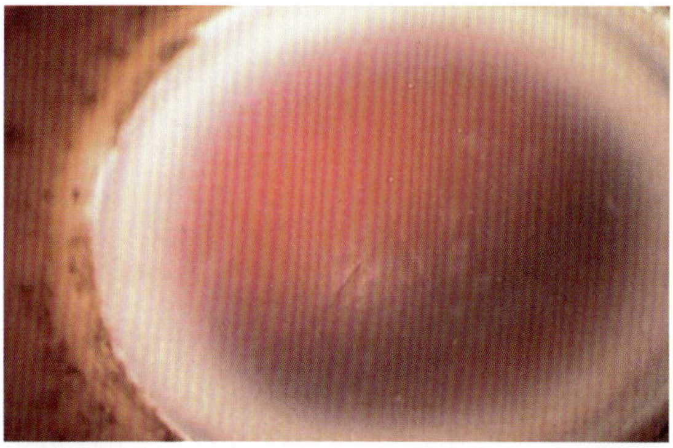

图 11-23　角膜老年环

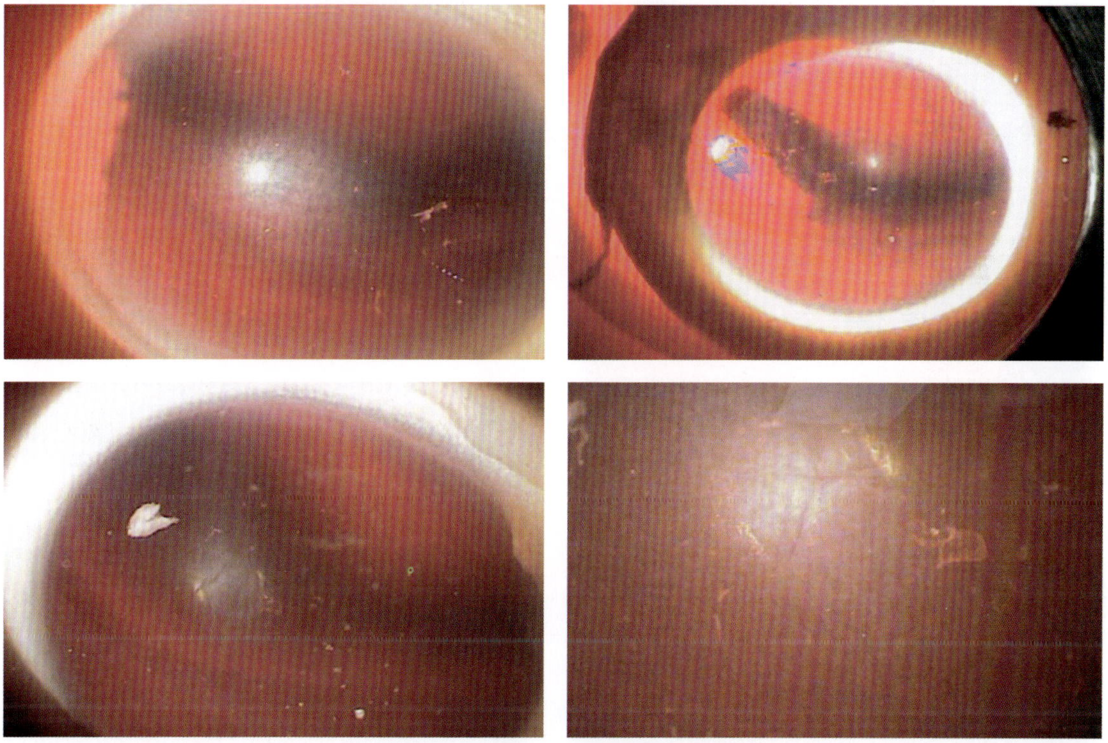

图 11-24　角膜内皮刮擦伤(弥散光)

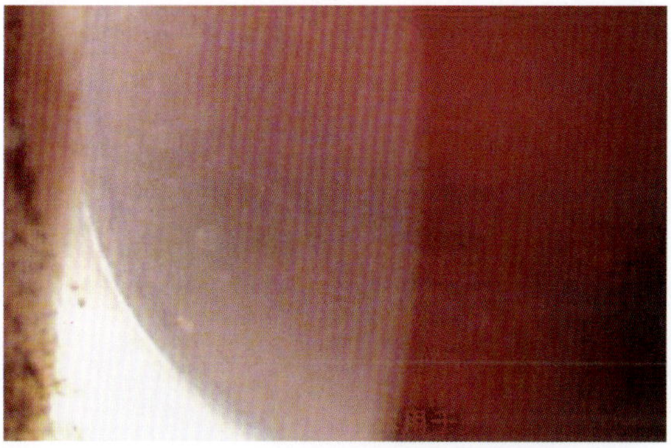

图 11-25　角膜内皮刮擦伤(裂隙光带)

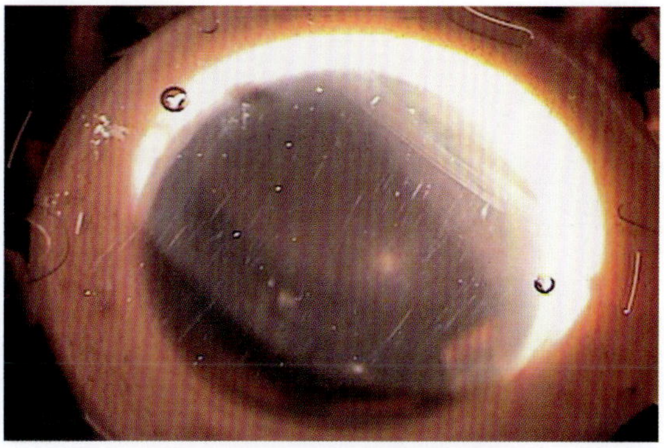

图 11-26　后弹力层卷曲(低倍)

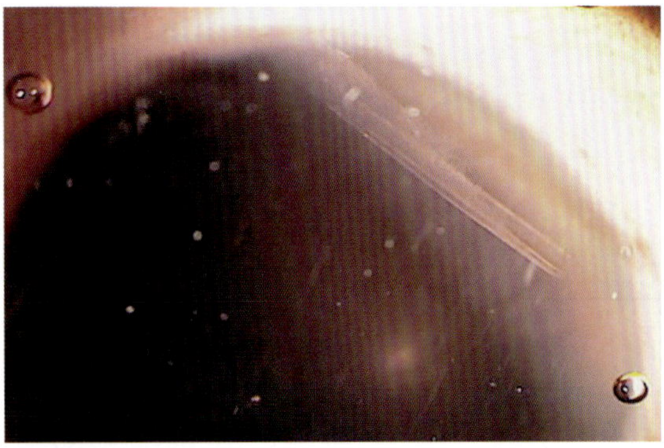

图 11-27　后弹力层卷曲(中倍)

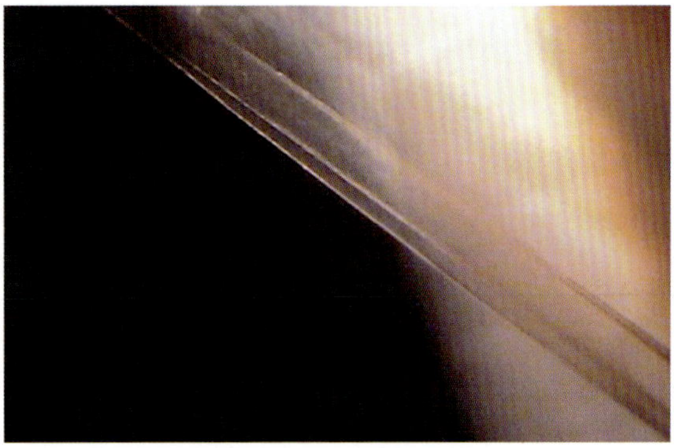

图 11-28　后弹力层卷曲(高倍)

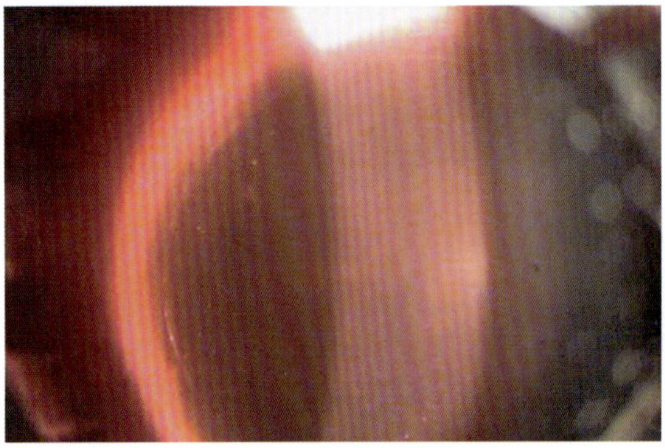

图 11-29　LASIK 术后(裂隙灯窄光带结合反射光)

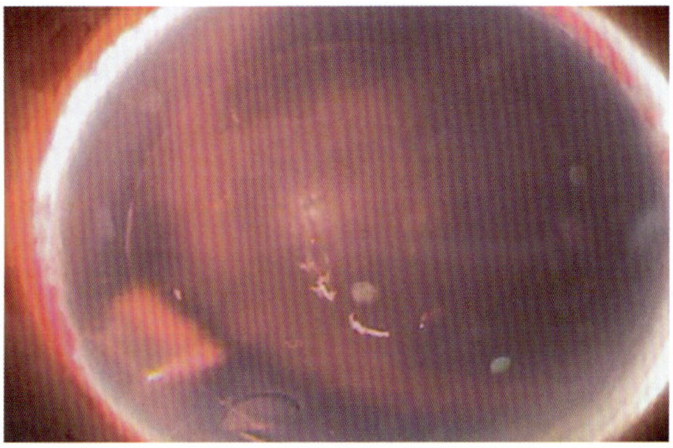

图 11-30　LASIK 术后的供体角膜(裂隙灯弥散光)

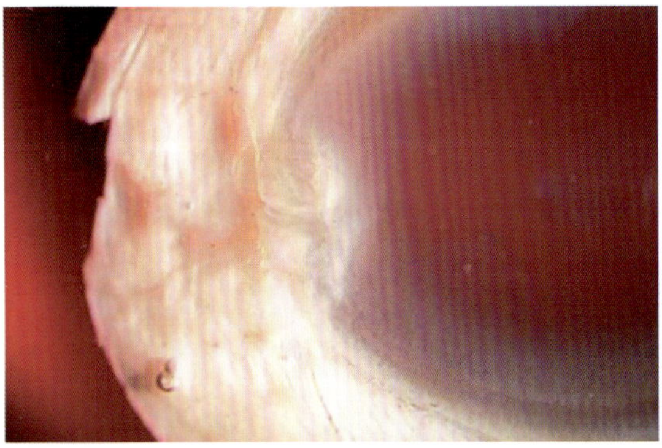

图 11-31　翼状胬肉(高倍)

的全貌以及角膜各个层次的任何变化。背景光和反射光显微镜用于检查不同的容器中供体角膜的情况(图 11-33 ~ 图 11-35)。

(四) 角膜内皮显微镜检查(specular microscopy)

角膜内皮细胞是位于角膜最内层的大小均匀一致的六角型单层细胞,有 35 万 ~ 50 万个。它对于维持角膜的透明性起着至关重要的作用。通过角膜内皮显微镜可以观察角膜内皮细胞的密度、大小、形态及其他病理情况如损伤、炎症和异物等。开始检查之前,要使角膜在室温下至少复温 1 小时,以恢复角膜内皮正常的形态和离子泵的功能。目前,中国国内无眼库内皮细胞显微镜制造厂家,国外眼库内皮细胞显微镜产品未获进口准入,故在缺乏这类眼库专业设备的情况下,也可试行用手持尸眼的方法检测内皮密度和形态(图 11-36)。

眼库专用内皮细胞显微镜:目前,全球仅有两款眼库专用角膜内皮细胞显微镜的产品,分别由 Konan 和 HAI Tech 公司生产。现以 Konan CellChekD PLUS 型为重点,分别加以介绍。

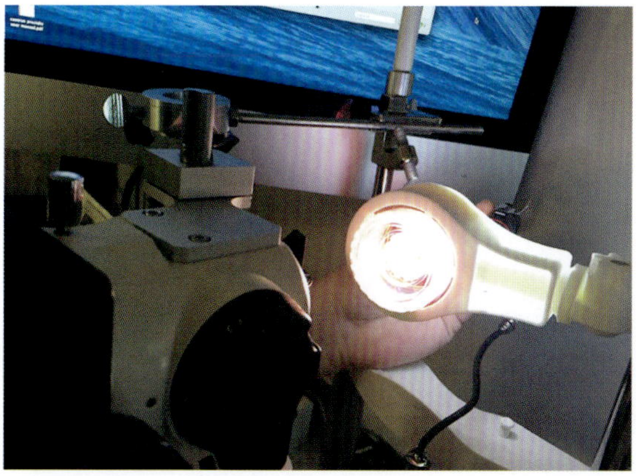

图 11-32 装有供体角膜的容器置于支架中(背景光已打开)

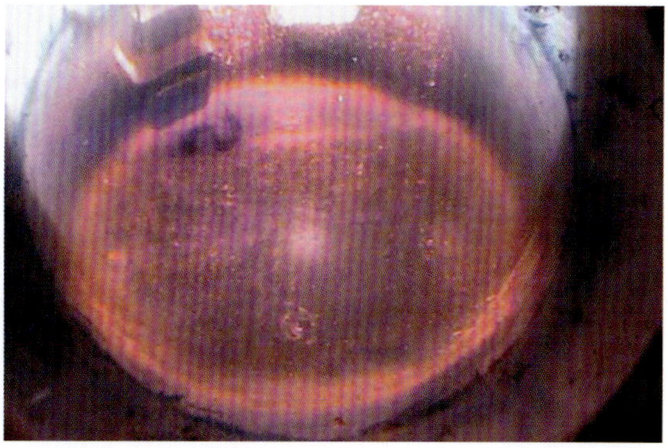

图 11-33 背景光显微镜下 precut 角膜植片,可见 S 标记

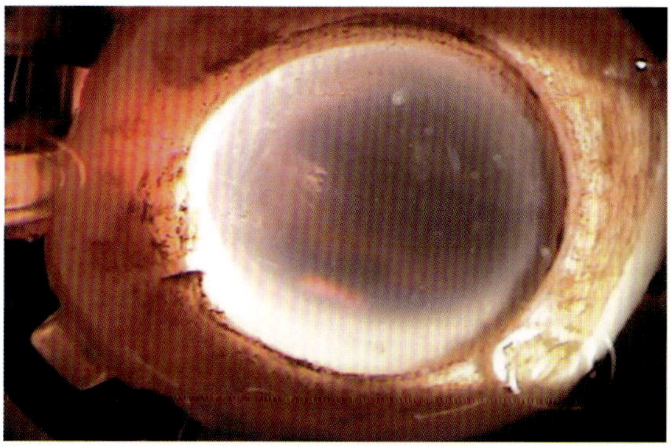

图 11-34 角膜缝线(低倍)

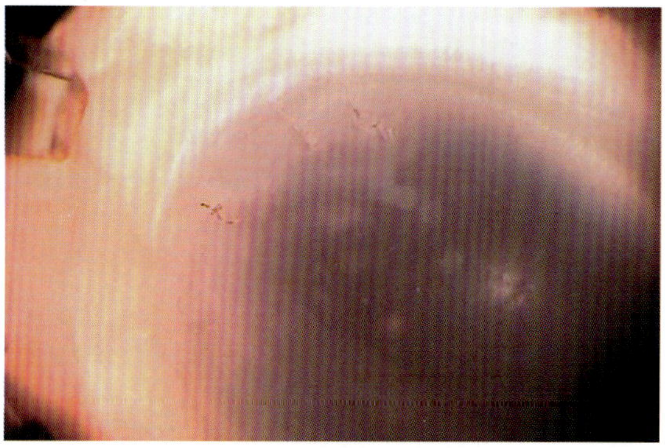

图 11-35 角膜缝线(高倍)

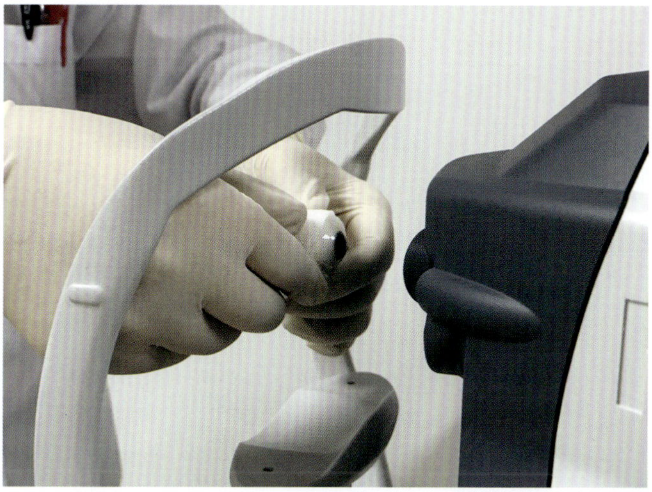

图 11-36 手持尸眼检测角膜内皮

（1） CellChekD PLUS 型内皮细胞显微镜（见图 3-13）：与以往型号的内皮显微镜相比，CellChekD PLUS 型增加了一种新的图像采集功能，即供体增强模式（Donor Enhance），可获得角膜内皮、基质、上皮、DSEAK、DMEK 植片界面非常清晰的表面特征和细节。这些细节包括：碎屑、血细胞等细胞外物质、预切（pre，cut）制备过程中的损伤、死亡细胞，内设的供体增强模式设计可检测内皮表面的细菌、真菌、瘢痕，还可直接检测冷藏组织（cold tissues）而无需事先复温。该显微镜具有观测角膜内皮的最大视野，其装备的 Finder 照相机可摄取包含角膜缘巩膜在内整个角膜的图像，已然成为角膜供体分析评估的金标准（图 11-37 ~ 图 11-58）。

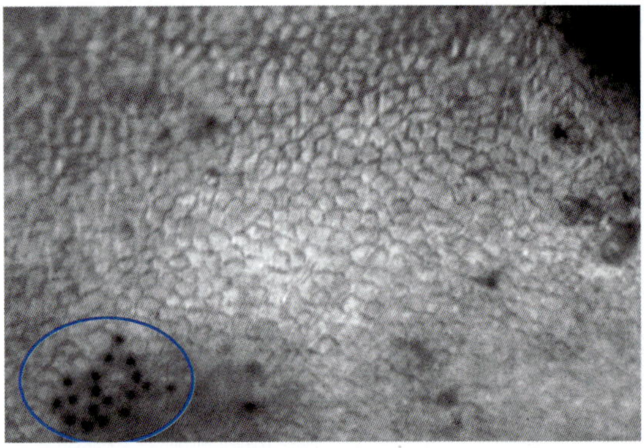

图 11-37　台盼蓝着染细胞（蓝圈内）

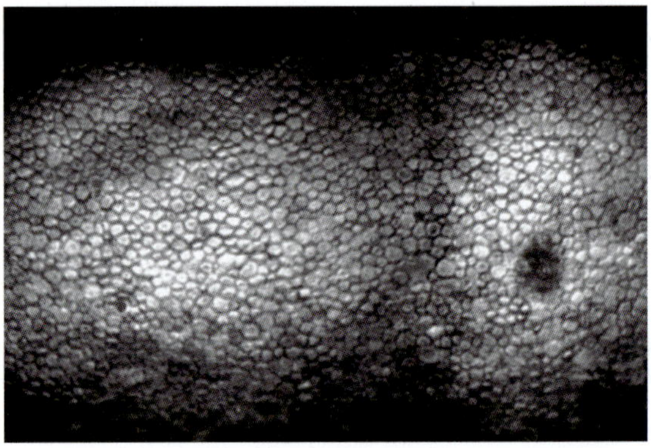

图 11-38　较大视野范围内的角膜内皮细胞

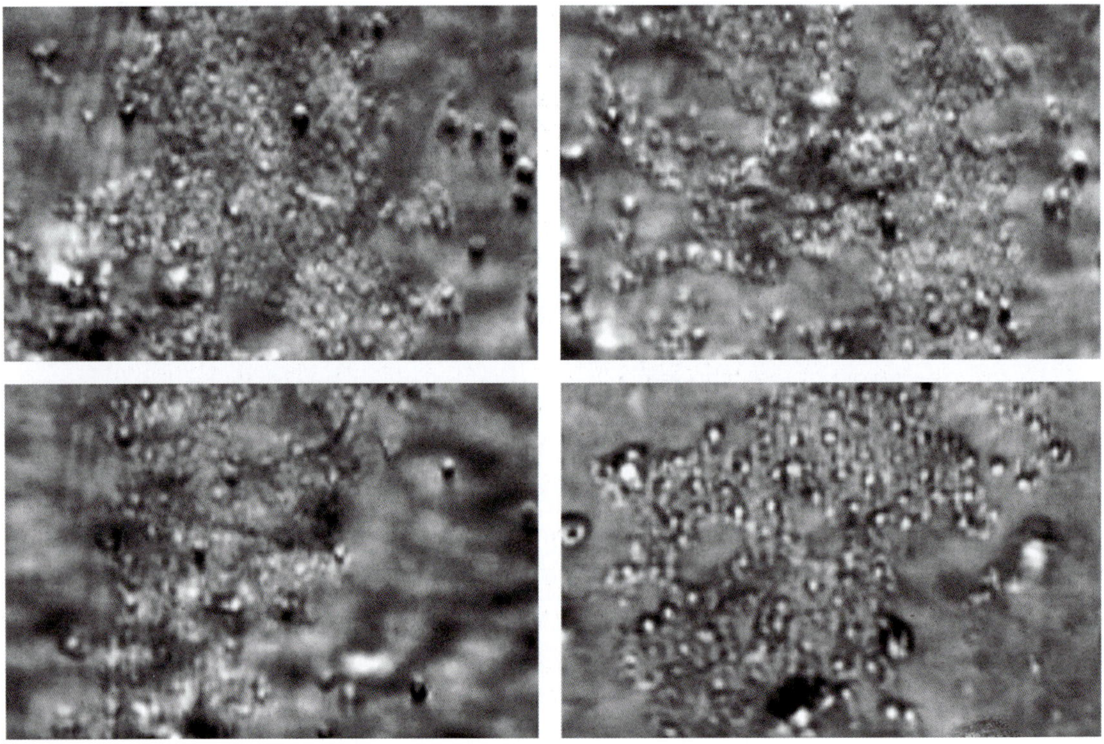

图 11-39　角膜接触镜致上皮损伤

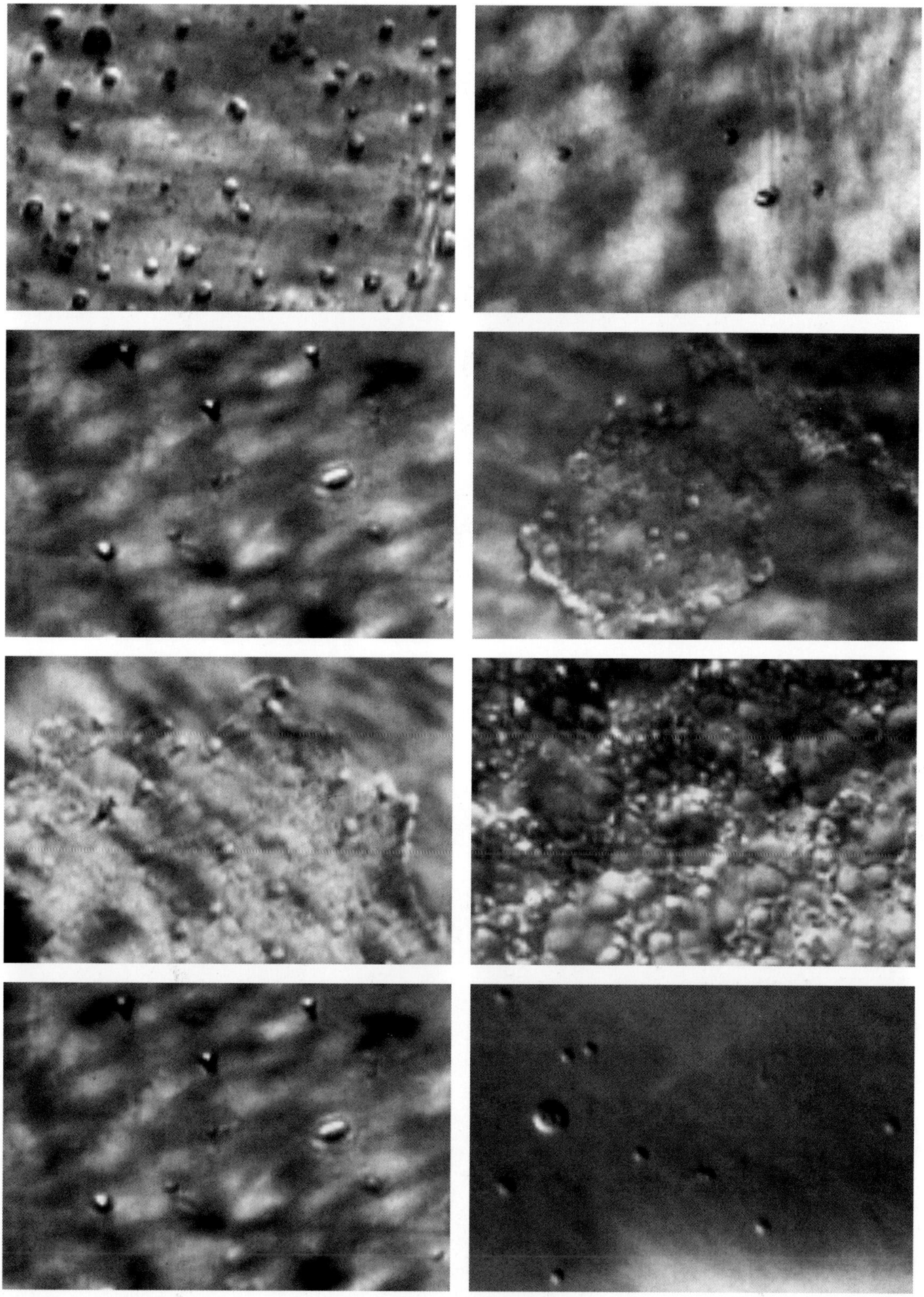

图 11-40　角膜内皮表面

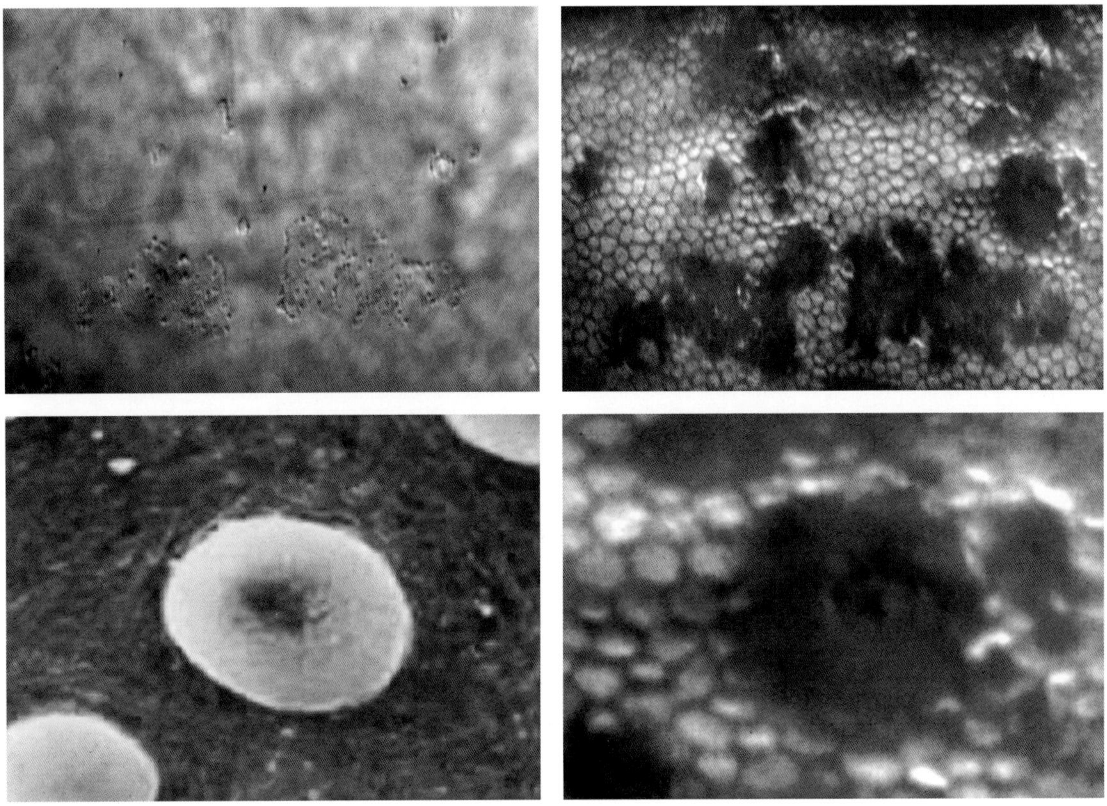

图 11-41　Fuchs 角膜内皮营养不良

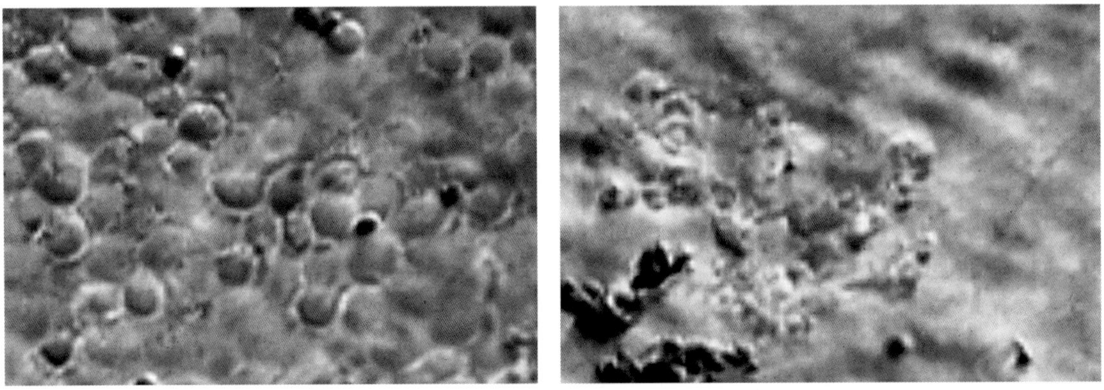

图 11-42　角膜内皮表面(冷藏状态)

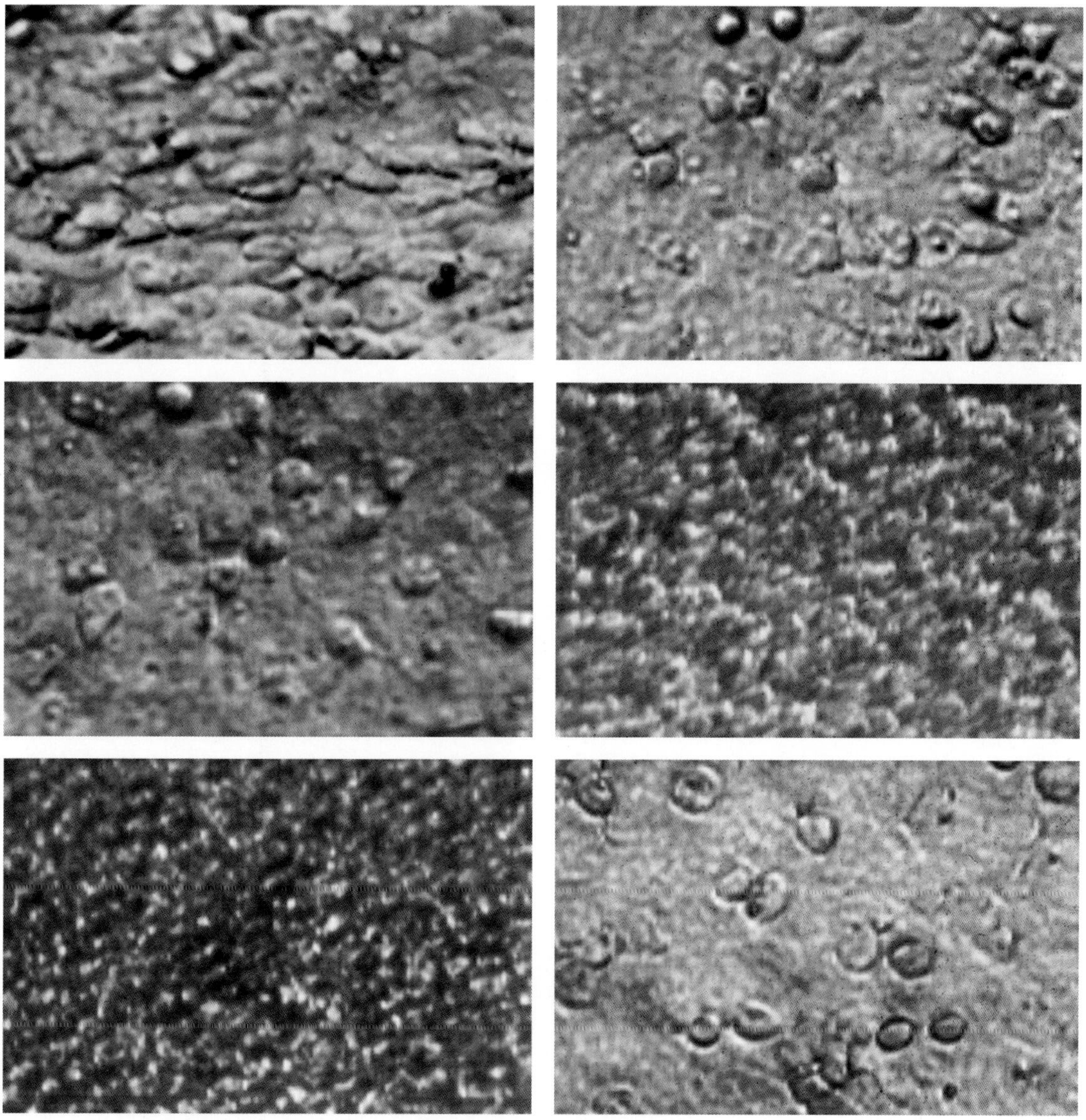

图 11-43　角膜上皮表面

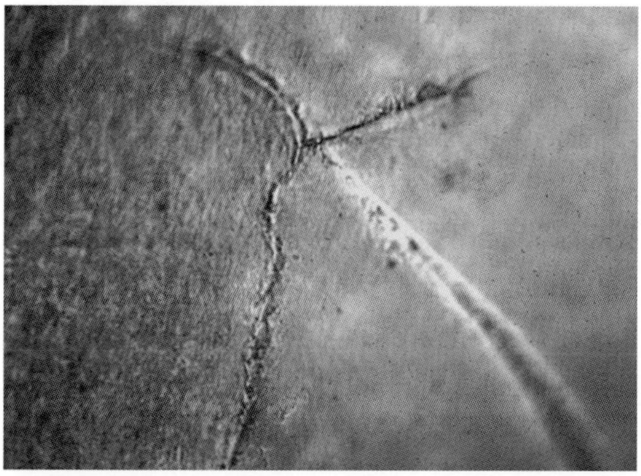

图 11-44　人工晶状体植入术角膜切口瘢痕

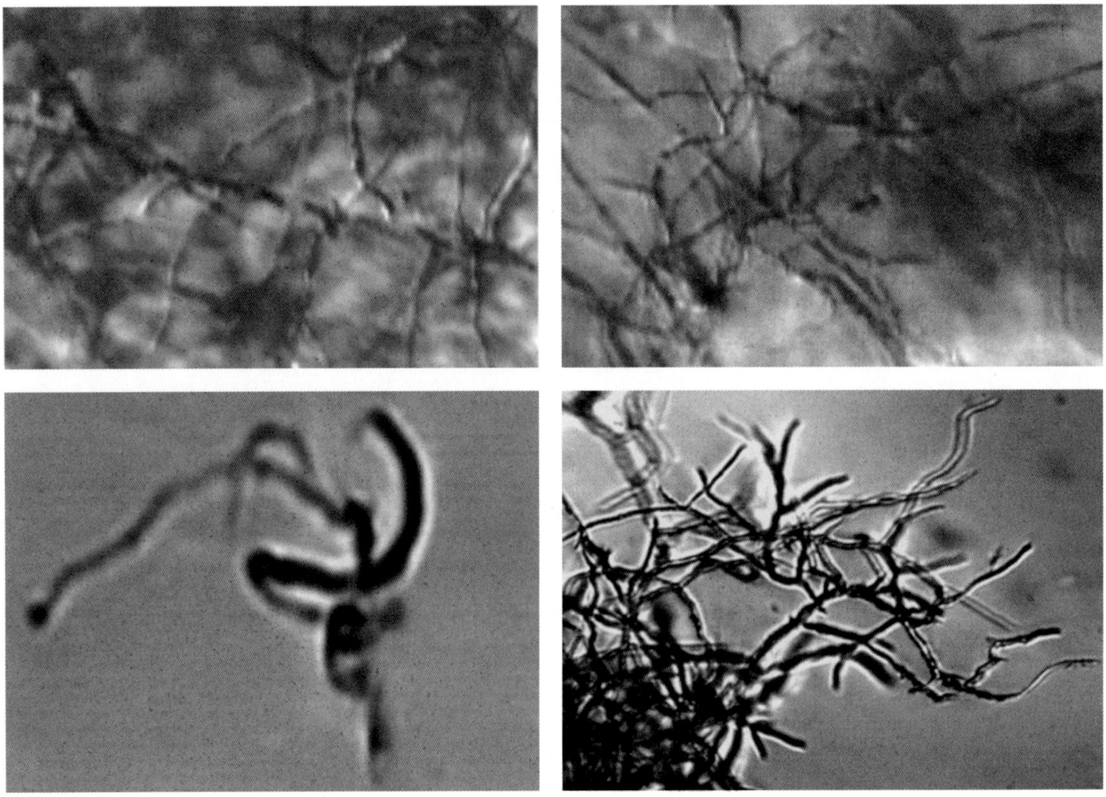

图 11-45　角膜真菌污染，上行普通模式，下行增强模式

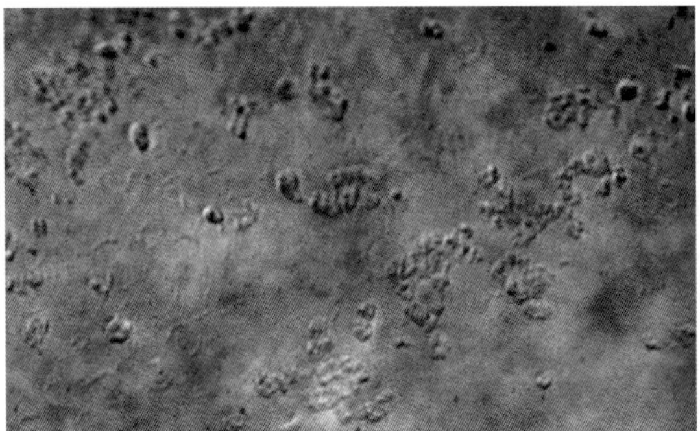

图 11-46　死亡的内皮细胞（增强模式）

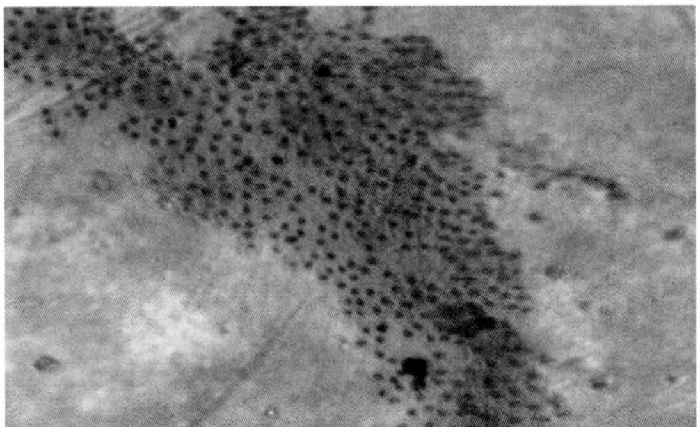

图 11-47　台盼蓝染色示死亡的内皮细胞

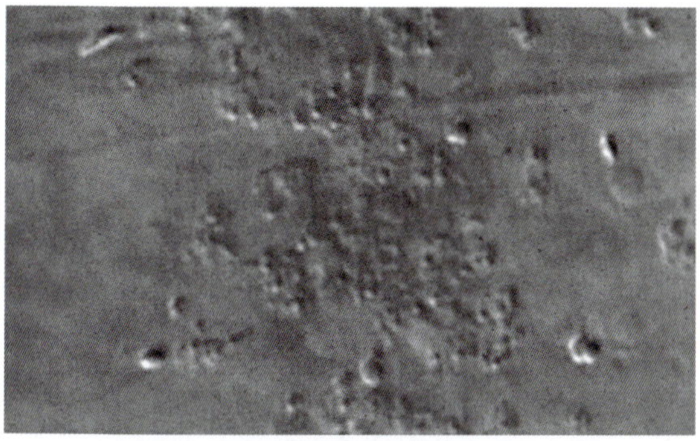

图 11-48　死亡的内皮细胞(凸起部分)

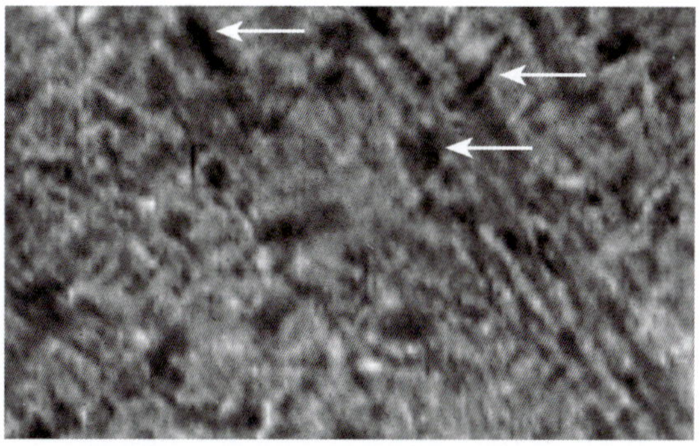

图 11-49　内皮植片切削界面(箭头)

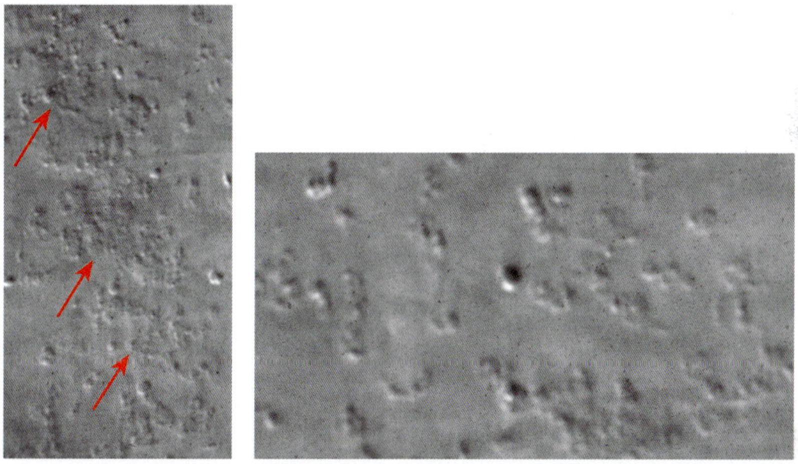

图 11-50　死亡的内皮细胞

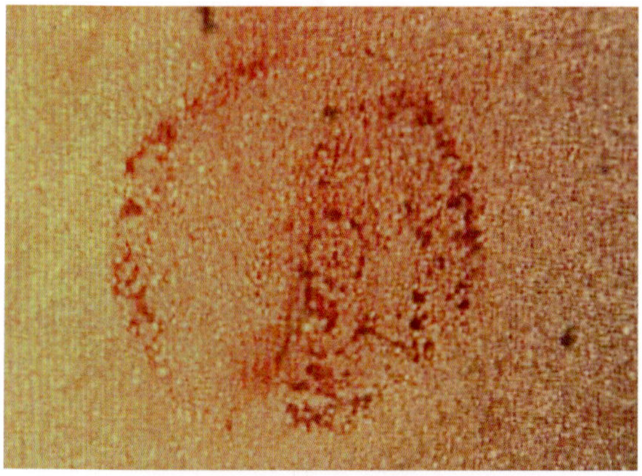

图 11-51　内皮细胞茜素红染色

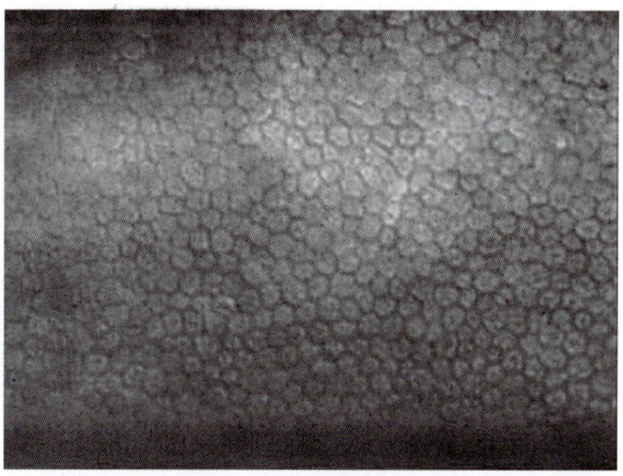

图 11-52　正常角膜内皮

(1) 上皮可有缺损,但前弹力层完整,中央区无损伤;

(2) 前、后基质透明,中央至少有 6.0mm 透明基质区。这是因为透明的前、后基质将使进入视网膜的光线不发生任何衰减和折射;

(3) 供体边缘和供体边缘间距不作特殊要求;

(4) 后弹力层完整;

(5) 无先前角膜手术史的证据,排除 RK 或角膜穿通伤等可能损害植片内皮的因素;

(6) 后弹力层轻度或中度皱褶;

(7) 中央区少数弥散性内皮张力线或周边少数内皮张力线;

(8) 内皮细胞无或轻度减少,无滴状变性;

(9) 无眼表及眼内感染或眼球感染的证据;

(10) 无以下损害植片的角膜病变:圆锥角膜或球形角膜;扩张性、溃疡性或边缘性角膜病变;角膜内皮或基质病变;

(11) 内皮细胞密度≥2000 个/mm^2;

(12) 无或仅有轻度内皮细胞多形性或异形性;

(13) 供体死亡-保存时限不超过 24 小时;

(14) 供体冷藏时间不超过 24 小时;

(15) 供体在保存液中冷藏不超过 14 天。

2. 穿透性角膜移植供体的评级　评估并认定供体适于穿透性角膜移植之后,供体将被评为 5 个等级,即一般(adequate)、较好(fair)、良好(good)、优良(very good)和极好(excellent)。以下仅作为评级指引,还需考虑其他因素。

(1) 一般(adequate):

内皮细胞密度>2200 个/mm^2;

内皮混浊或少量滴状变性(guttae);

上皮不完整;

有基质混浊;

有基质水肿。

(2) 较好(fair):

内皮细胞密度>2800 个/mm^2;

内皮混浊<50 个,且无滴状变性;

角膜上皮不完整;

角膜中央区外有基质混浊;

有基质水肿;

内皮多形性和多巨细胞性≤++;

(3) 良好(good):

内皮细胞密度>2800 个/mm^2;

内皮混浊<20 个,且无滴状变性;

轻微上皮缺损;

角膜中央区 2mm 以外范围少量基质混浊;

角膜水肿<+++;

内皮多形性和多巨细胞性≤+;

（4） 优良（very good）：
内皮细胞密度>3000 个/mm^2；
内皮有混浊<20 个，无滴状变性（guttae）；
上皮完整，极少缺损；
移植区无基质水肿；
基质混浊≤++；
内皮多形性和多巨细胞性≤+；
（5） 极好（excellent）：
内皮细胞密度>30 000 个/mm^2
内皮混浊<10 个，且无滴状变性
角膜上皮完整，极少缺损；
移植区无基质水肿；
基质混浊≤++；
轻度到中度后弹力层皱褶；
内皮多形性和多巨细胞性≤+；

二、适于板层角膜移植（含内皮移植）的供体角膜

1. 适于前板层角膜移植术（anterior lamellar keratoplasty，ALK）的供体低限标准
（1） 上皮可有缺损，但前弹力层完整，中央区无损伤；
（2） 角膜基质透明，中央至少有 6. 0mm 透明基质区；
（3） 供体边缘至少保留 2. 0mm 宽度；
（4） 供体边缘间距至少 16. 5mm；
（5） 后弹力层的完整状态不作要求；
（6） 无 RK 或 LASIK 等可能损害供体的既往角膜手术的证据；
（7） 基质轻度皱褶；
（8） 内皮细胞病变和角膜内皮密度不作要求；
（9） 无眼表及眼内感染或眼球感染的证据；
（10） 无以下损害植片的角膜病变：圆锥角膜或球形角膜、扩张性、溃疡性或边缘性角膜病变、角膜基质营养不良；
（11） 用于制备 ALK 的供体不得超过死亡后 10 天，如果超过此期限，则由手术医生决定；
（12） 供体制备完成之后，应当用裂隙灯、背景光和内皮细胞显微镜对供体重新评估。

2. 适于后弹力层撕除内皮移植术（Descemet's stripping automated endothelial keratoplasty，DSAEK）的供体低限标准。
（1） 上皮可有缺损，但前弹力层完整，中央区无损伤。
（2） 后基质透明，中央至少有 6. 0mm 透明基质区。这是因为前板层移植需要 450μm 厚的透明基质；后板层则需要后 1/3 厚度的透明基质。
（3） 供体边缘至少保留 2. 0mm 宽度，以便安装在人工前房上形成水密闭状态。
（4） 供体边缘间距至少 16. 5mm。
（5） 后弹力层完整。

（6）无先前角膜手术的证据。因为 RK 或角膜穿通伤可能损害植片。

（7）后弹力层的中度皱褶。

（8）中央区少数弥散性的或周边少数内皮压力线。

（9）内皮细胞无或轻度减少，无滴状改变。

（10）无眼表及眼内感染或眼球感染的证据。

（11）无以下损害植片的角膜病变：圆锥角膜或球形角膜；扩张性、溃疡性或边缘性角膜病变；角膜内皮或基质营养不良。不过，角膜上皮营养不良和角膜前基质水肿或瘢痕可作为内皮移植的供体。

（12）内皮细胞密度≥2500 个/mm^2，如果少于此数值，则由手术医生决定。

（13）无或仅有轻度内皮细胞多形性（polymegathism）或异形性（pleomorphism）。

（14）EK 植片的制备应当在供体获取并活性保存 10 天内进行，超过此期限者，则由手术医生决定是否采用。

（15）供体制备完成之后，应当用裂隙灯、背景光和内皮细胞显微镜对供体重新评估。

3. 适于后弹力层内皮移植术（Descemet's membrane endothelial keratoplasty，DMEK）的供体低限标准。

（1）上皮可有缺损。

（2）供体边缘至少保留 1.0mm 宽度。

（3）后弹力层完整。

（4）无既往可能损伤植片的角膜穿通手术的证据，例如白内障摘除/人工晶状体植入术。

（5）后弹力层轻度皱褶。

（6）中央区少数弥散性的或周边少数内皮压力线。

（7）内皮细胞无或轻度减少，无滴状病变。

（8）无眼表及眼内感染或眼球感染的证据。

（9）无以下损害植片的角膜病变：角膜前突、角膜溃疡、边缘性角膜病变；角膜内皮营养不良。不过，角膜上皮营养不良和角膜前、后基质水肿或瘢痕可作为内皮移植的供体。

（10）内皮细胞密度≥2500 个/mm^2，如果少于此数值，则由手术医生决定。

（11）无或仅有轻度内皮细胞多形性（polymegathism）或异形性（pleomorphism）。

（12）用于制备 DMEK 的供体不得超过死亡后 10 天，如果超过此期限，则由手术医生决定。

（13）完成供体制备后，应当用裂隙灯、背景光和内皮细胞显微镜对供体重新评估。

4. 适于结构性移植（tectonic）的供体低限标准。

（1）上皮可有缺损，前弹力层完整性不作要求；

（2）角膜基质可以混浊，但中央应保留一定大小的透明区；

（3）角膜缘宽度和角膜缘-角膜缘间距不作要求；

（4）后弹力层状态不作要求；

（5）可采用既往 RK 和 LASIK 手术史的供体；

（6）可采用后弹力层中、重度皱褶的供体；

（7）无眼表及眼内感染或眼球感染的证据；

（8）无以下损害植片的角膜病变：圆锥角膜、球形角膜、角膜前突、角膜溃疡；

（9）内皮细胞多形性（polymegathism）或异形性（pleomorphism）不影响其使用；

（10）供体死亡-保存时限不超过 24 小时；

（11）遗体常温状态下不得超过 24 小时；

（12）供体在保存液中冷藏不超过 14 天。

5. 适于巩膜移植　供体巩膜有两个来源，一是带 5mm 巩膜环的角巩膜片，PK 和 LK 术后剩余的巩膜；二是既不适于角膜移植、死者亲属也不同意用于科研且年龄 70 岁以上的全眼球，可将其巩膜切取后用于巩膜移植。

（姚晓明　王岚　**Rachel P**　陈梅珠　于莉）

第十二章 内皮移植植片的制备

长期以来，眼库的最主要功能是为穿透性角膜移植提供新鲜的供体，而执行这种功能并不需要对组织进行特殊的处理。随着人们对角膜移植手术的更加深刻的理解，板层角膜移植手术的比例逐年提高。微型自动板层刀、飞秒激光以及角膜内皮植片植入器（corneal endothelium delivery instrument）等手术器械的出现使得内皮植片的制备更为便捷、精确、可靠，反过来又推动了后弹力层撕除自动板层内皮移植术（Descemet's stripping automated endothelial keratoplasty，DSAEK）、后弹力层内皮移植术（Descemet's membrane endothelial keratoplasty，DMEK）、后弹力层撕除超薄自动板层内皮移植术（ultra-thin grafts for Descemet's stripping automated endothelial keratoplasty，UT-DSAEK）、后弹力层前层内皮移植术（pre-Descemet's endothelial keratoplasty，PDEK）、眼内照明辅助下后弹力层内皮移植术（endoilluminator-assisted Descemet's endothelial keratoplasty，E-MDEK）等新型术式的推广。

据全美最大的眼库之一 Eversight 统计，接受由其制备的 DMEK 植片并开展该移植手术的医生从 2013 年 7 月的 11 人快速增加至 2016 年初的 56 人。为了适应这种变化的需要，现代眼库应当建立内皮植片的制备和板层的标准，对于供体来源多且稳定的眼库尤应如此。供体匮乏地区的眼科医生要开展 DSAEK、DMEK 等内皮移植术，也应按照一定的程序进行植片的制备。另一个大型眼库 SightLife 属下的 SightLife Surgical 还与生物组织公司（BIO-TISSUE，Inc.）合作，采用冷冻羊膜研制出治疗眼表疾病、促进创伤愈复的产品，如，眼表生物移植片 AminoGraft、青光眼引流管生物移植片 AminoGuard、角膜生物绷带镜 PROKERA，后者被美国 FDA 批准为能促进眼表再生与复合减轻炎症反应的唯一治疗性接触镜产品。除了为穿透或板层常规提供全厚角膜供体和内皮植片之外，还制备半片角膜（bisect）、HALO 板层修补植片（HALO patch）等。与其他保存在甘油或酒精中的角膜复水前后变为混浊的现象不同，HALO 修补植片因经过经专利授权的方法处理后始终维持透明，不需要特殊处理，开袋后仅需用生理盐水稍加淋洗后即可使用。

第一节 角膜移植的分类

一般来说，角膜移植分为穿透角膜移植（penetrating keratoplasty，PKP）和板层角膜移植（lamellar keratoplasty，LKP）。

一、穿透角膜移植

穿透角膜移植又称全层角膜移植术、穿透性角膜成形术，是用健康的全层供体角膜置换全层病变角膜的手术。在无新生血管的植床，PKP 的成功率可达 95% 以上。而在新生血管化植床，排斥率将大大提高。按照植片大小又可分为部分穿透、亚全穿透和全穿透移植；按照部位又可分为中央角膜移植和周边角膜移植；按照植片形态又可分为圆形、方形和不规则形等。

二、板层角膜移植

板层角膜移植是仅置换或添加部分厚度角膜组织的手术。尽管板层角膜移植术后光学效果逊于 PKP，但因其不含内皮细胞，大大降低了术后排斥反应的发生率。随着手术设备的不断改进，与 PKP 相比，LKP 的形式和内容更加丰富。Thomas John 将这类用不同层面的角膜组织进行移植的手术称为选择性角膜组织移植（selective tissue corneal transplantation，STCT），也有人称之为角膜成分移植（corneal component transplantation）。

板层角膜移植的分类

（1）传统分类：自角膜移植成为治疗角膜病的重要手段以来，角膜移植分类经历了从简单到复杂、从粗糙到精细的转变。随着医学基础和临床研究的深入以及尖端手术设备的问世。

1）按照移植类型：可分为光学性、结构性、治疗性和美容性移植。

2）按照移植部位：可分为中心性、周边性、完全性（包括中央和周边角膜而不包括角膜缘）和角巩膜（包括全部角巩膜缘的 LKP 和部分角巩膜缘的 LKP）移植。

3）按照是否移植角膜缘干细胞：可分为非干细胞 LKP 和带干细胞的 LKP（LKP with stem cell transplantation，SCT）。

4）按照单次手术的数量：可分为单纯性 LKP 和 LKP 联合 PKP。

5）按照植床和植片直径：可分为全直径（>11～12mm）、亚全（9～10mm）、部分（<9mm）和含角巩膜的 LKP。

6）按照植床的切除深度：可分为浅层 ALK（superficial ALK，SALK）：<160μm；中层 ALK（mid ALK，MALK）：160～400μm；深层 ALK（deep ALK，DALK）：抵达 DM 前平面，中央切除深度 400～490μm，周边切除深度 585～620μm；全层 ALK（total ALK，TALK）：抵达 DM 平面，几乎达 100%，其中央切除深度>490μm（490～520μm），周边切除深度 630～650μm。

7）按照植片中央的厚度：可分为前板层切除型（anterior lamellar dissection，ALD），达 160μm；中基质切除型（mid-stromal dissection，MSD），160～400μm；带内皮层的全厚植片（full-thickness donor graft with endothelium，FTDGE）；不带内皮层的全厚植片（full-thickness donor graft without endothelium，FTDG）。

8）按照供体组织移植后的厚度：可分为替代性 LKP，包括所有 ALKP 手术、DLEK 和 FDLEK；中性 LKP（正常厚度），包括 DMEK（其同义词 DECT）和添加性 LKP，包括 DSAEK（其同义词 DSEK 和 DXEK）。

（2）John 等人的分类

1）John-Malbran 光学 LKP 的 ALK 分类：①浅层 ALK（superficial ALK，SALK）（30%）：<160μm；②中层 ALK（mid ALK，MALK）（30%～70%）：160～400μm；③深层 ALK（deep ALK，DALK（90%～95%）；400～490μm；④全层 ALK（total ALK，TALK）：几乎占除 DM 和内皮细胞之外的 100% 基质，>490μm（500～520μm）。

2）John 光学 LKP 的 PLK 分类：①深板层内皮移植术（deep lamellar endothelial keratoplasty, DLEK），无瓣，不需表面切口或缝线；②角膜瓣相关的 DLEK（flap-associated DLEK, FDLEK），无瓣，需行表面切口或缝线；③撕除 DM 的内皮移植术（Descemet stripping automated endothelial keratoplasty, DSAEK；其同义词为 descemetorhexis with endokeratoplasty, DXEK）；④DM 内皮细胞移植术（Descemet's membrane endothelial cell transplantation, DECT, 其同义词为 Descemet membrane endothelial keratoplasty, DMEK）；⑤内皮细胞移植术（endothelial cell transplantation, ECT）；⑥内皮细胞激活术（endothelial cell activation, ECA）。

ECT 和 ECA 尚未建立手术步骤。

在上述基础上还衍生出超薄撕除 DM 的内皮移植术（superthin DSAEK）、内镜辅助下的 DM 内皮细胞移植术（endoilluminator-assisted Descemet's membrane endothelial keratoplasty, E-DMEK）。

此外，角膜内皮移植还可根据是否采用自动板层刀制备而分为 DSAEK 和 DMEK，也可根据是否附带除后弹力层以外的组织（基质）而分为 DSAEK、DMEK 和 PDEK（表 12-1）。

表 12-1 不同的角膜内皮植片的比较

	DSAEK	DMEK	PDEK
剖切层	基质+DM+内皮	DM+内皮	内皮前 DM+DM+内皮
操作难度	容易	难	较难
制备类型	附带组织	无附带组织	稍许附带组织
人工前房	需要	不需要	不需要
微型板层刀	需要	不需要	不需要
诱发远视	是	无	无
角膜厚度	增加	无变化	少量增加
基质内界面	有	无	少量
制备费用	高	性价比高	性价比高
眼库保存组织	可以使用	不可使用	可以使用
组织处理	好	难	难
植片铺展	容易	难	较难
视力恢复	慢	快	快

第二节 角膜内皮植片制备的基本条件

建立角膜内皮制备的标准程序的基本原则是，既能最大限度地避免交叉污染，又可最大限度地为内皮移植和其他板层角膜移植提供高质量的供体。除了洁净操作间之外，还需具备以下条件：

一、非无菌设备和耗材

1. 手术洗手衣 1 件；

2. 带眼罩的口罩 1 只；
3. 鞋套 2 对；
4. 无纺布圆帽(bouffant cap)1 顶；
5. 乳胶手套 4 双；
6. 角膜测厚仪 1 台；
7. 手术显微镜 1 台；
8. 液氮 1(钢)罐；
9. Moria 微型自动角膜刀(带脚踏控制开关)1 台；
10. 组织厚度测量仪；
11. 组织制备清单、制备表、评估表；
12. 耗材供应商、编号、使用期限的清单。

二、无菌耗材

1. 碗(250ml)2 只；
2. 手术用棉签 2 包；
3. 带开关的输液管 1 副；
4. 记号笔 2 支；
5. 注射器(10ml)2 支；
6. 有齿显微镊 1 把；
7. 无齿显微镊 1 把；
8. 平衡盐溶液(50ml)1 瓶；
9. 0.06% 台盼蓝溶液 1ml；
10. 纱布 10 块；
11. 手术显微镜手柄外套 2 只；
12. 手术铺巾 2 条；
13. 膜卡尺 1 只；
14. Moria 人工前房 1 套；
15. Moria 涡轮机 1 台；
16. Moria 软管 1 条；
17. Moria 刀头(110/200/250/300/350)；
18. Moria 刀片 1 只；
19. 膜保存观测瓶 1 只；
20. 保存液 1 支(用于倒入角膜板层观测瓶中)；
21. 操作台铺巾 1 条；
22. 不透水手术衣 1 件；
23. 外科洗手刷 1 个；
24. 手术手套 2 副。

第三节　角膜内皮植片的制备步骤

角膜内皮板层植片的制备需要 2 人操作，除操作者之外，还应配备 1 名助手，负责植片制备的准备工作以及操作者无法进行的步骤。通常眼库制备的内皮移植植片分 2 种，即 DMAEK 和 DMEK。

一、DMAEK 植片的制备

1. 确认供体角膜内皮细胞密度应不少于 2500 个/mm^2，透明角膜区不少于 8mm，角膜缘巩膜宽带不少于 2mm。巩膜过窄不利于角膜片固定于人工前房（图 12-1）。

2. 术前应清洁操作间，使其符合环境标准。接通氮气罐阀门（图 12-2）。

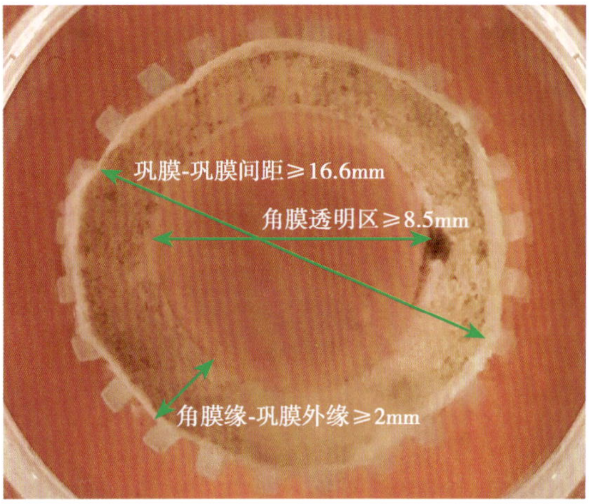

图 12-1　供体内皮密度≥2500 个/mm^2，透明角膜区直径≥8mm，角膜缘-巩膜切缘宽度≥2mm

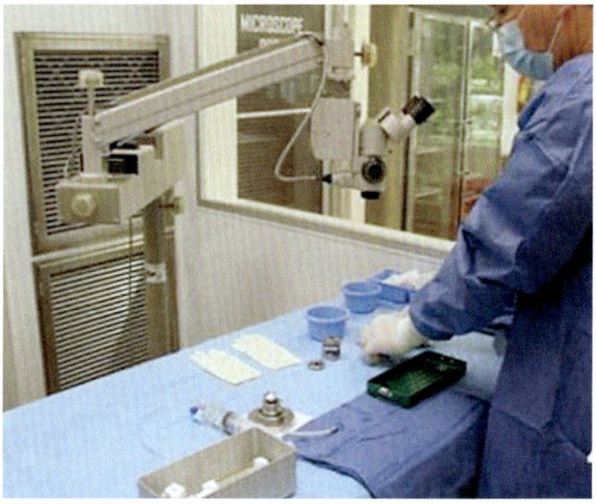

图 12-2　手术器械在操作台上的位置。注意手术显微镜应在对侧以便于操作者移动

3. 将气压设定在 400～550kPa（60～80psi）（图 12-3）。将涡轮压设定在 3.2±0.2（图 12-4）。开启 Moria 开关（图 12-5）。

4. 按 TEST 按钮，测试两泵的工作状态。如果显示屏（A）绿灯亮起，表示测试通过。如果显示屏（A）绿灯亮起而显示屏（B）红灯亮起，则表示其中一只泵未通过测试，需重复上述步骤（图 12-6）。

5. 如果供体角膜是在盛有保存液的玻璃瓶（vial）中的，则由助手开启一支保存液倒入角膜保存观测瓶（corneal viewing chamber）中（图 12-7）。

6. 将注射器上带有开关的软管与 Moria 人工前房相连接（图 12-8）。

7. 将负压环（软管）与 Moria 板层刀设备相连接（图 12-9）。

8. 将角膜片平铺于湿纱布上，在显微镜下用卡尺测量最长和最短直径（图 12-10）。

9. 用记号笔在角膜中央作标记（图 12-11），然后将角膜片安放在人工前房顶端（图 12-12）。

10. 顺时针旋转扣盖，将角膜片固定于人工前房上端（图 12-13）。

11. 向人工前房内注入平衡盐溶液，升高“前房”压力。指测压力与人类眼压相近时即拨动阀门（白色），维持压力（图 12-14）。

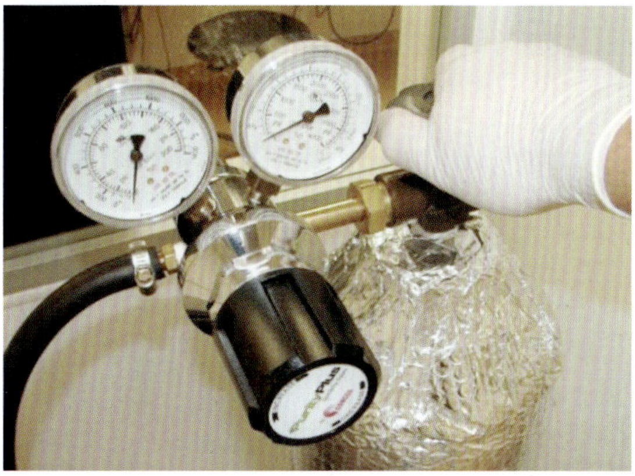

图 12-3　接通氮气阀门

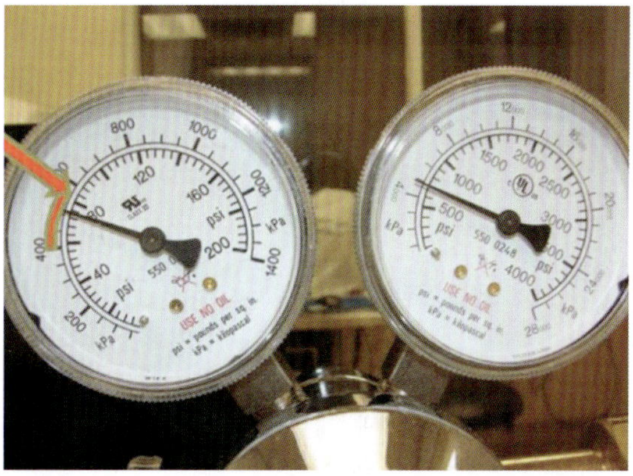

图 12-4　将气压设定在 400 ~ 550kPa(60 ~ 80psi)

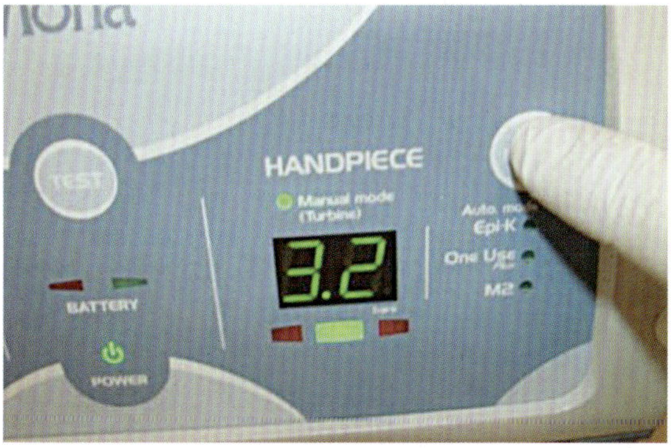

图 12-5　将涡轮压设定在 3. 2±0. 2

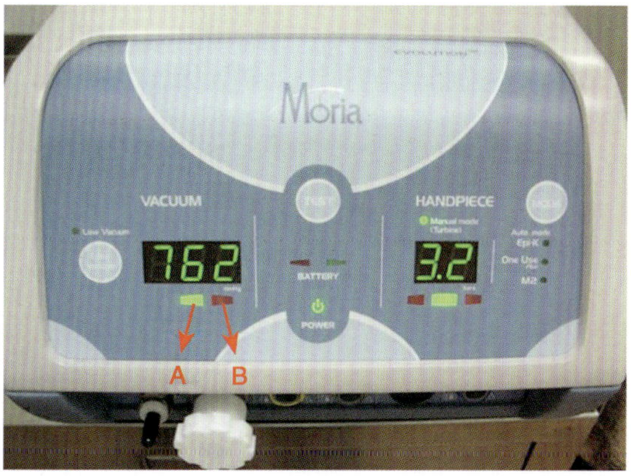

图 12-6　按 TEST 按钮测试工作状态。如果显示屏(A)绿灯亮起,表示测试通过。如果显示屏(A)绿灯亮起而显示屏(B)红灯亮起,则表示其中一只泵未通过测试,需重复上述步骤

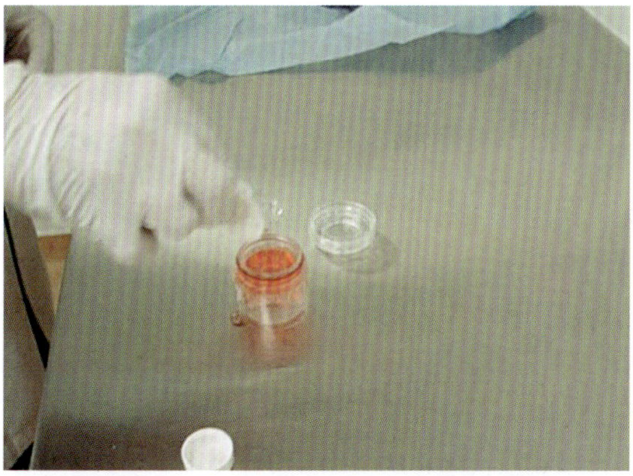

图 12-7　如果供体角膜是保存在玻璃瓶中的,则由助手开启一支保存液倒入角膜保存观测瓶中

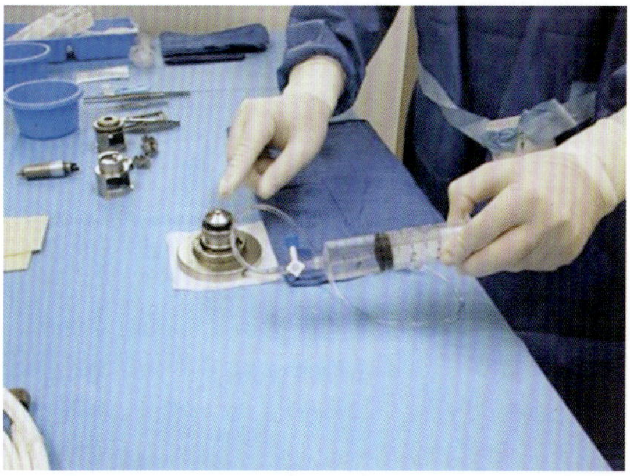

图 12-8　将注射器上带有开关的软管与人工前房相连接

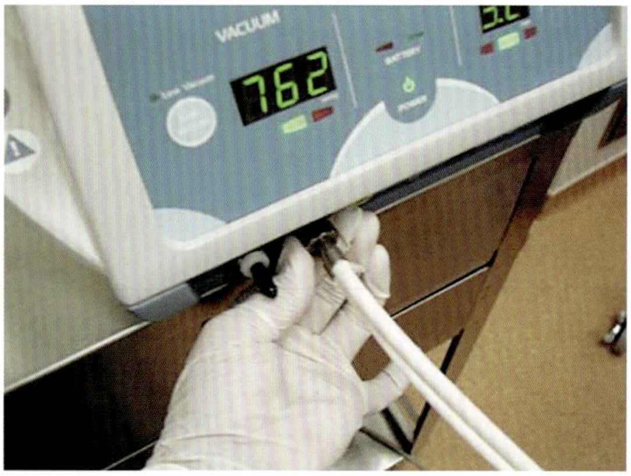

图 **12-9**　将负压环(软管)与 **Moria** 板层刀设备相连接

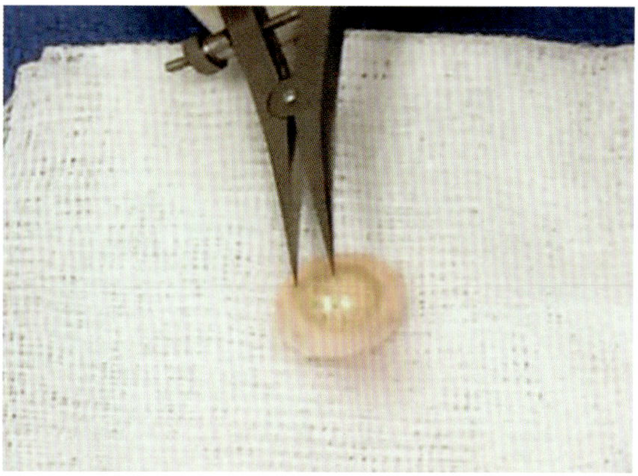

图 **12-10**　将角膜片平铺于湿纱布上,在显微镜下用卡尺测量最长和最短直径

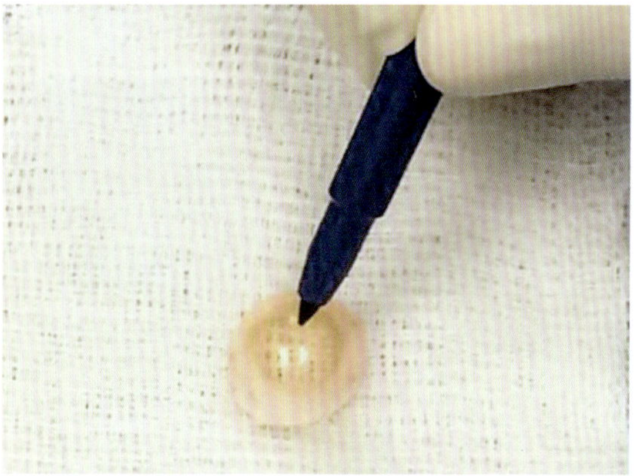

图 **12-11**　用记号笔在角膜中央作标记

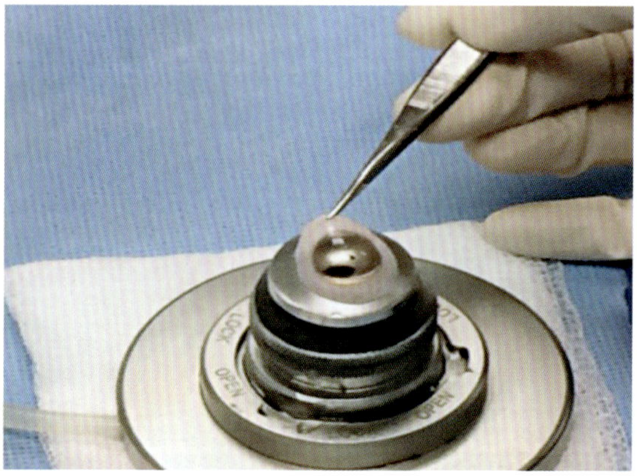

图 **12-12**　将角膜片安放在人工前房顶端

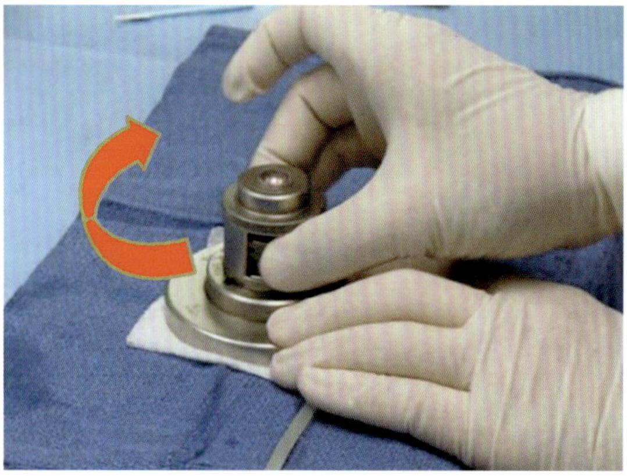

图 **12-13**　顺时针旋转扣盖,将角膜片固定于人工前房上端

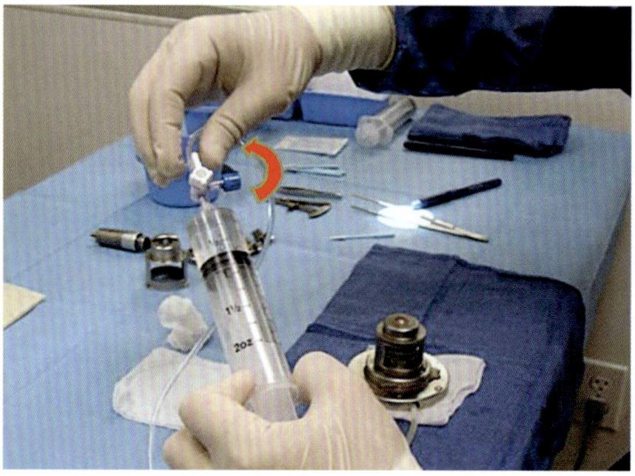

图 **12-14**　向人工前房内注入平衡盐溶液,当接近人类眼压时即拨动阀门(白色),维持压力

12. 用吸血海绵擦除角膜上皮层（图 12-15），分别在其 3、6、12 点的角膜缘做标记（图 12-16）。注意，这些标记点不必太小，应位于切缘处，以便在复位时准确对位。

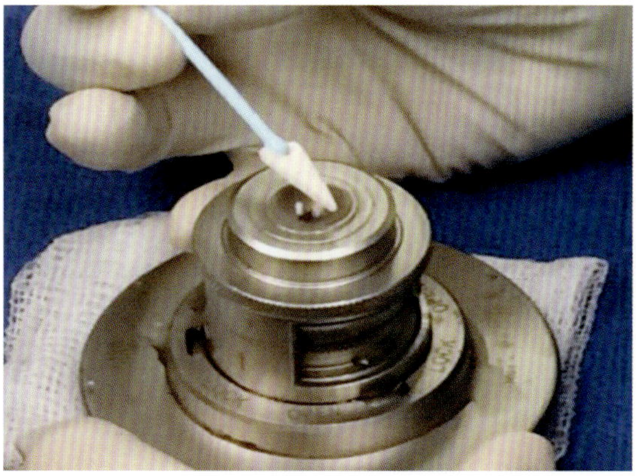

图 12-15 用吸血海绵擦除角膜上皮层

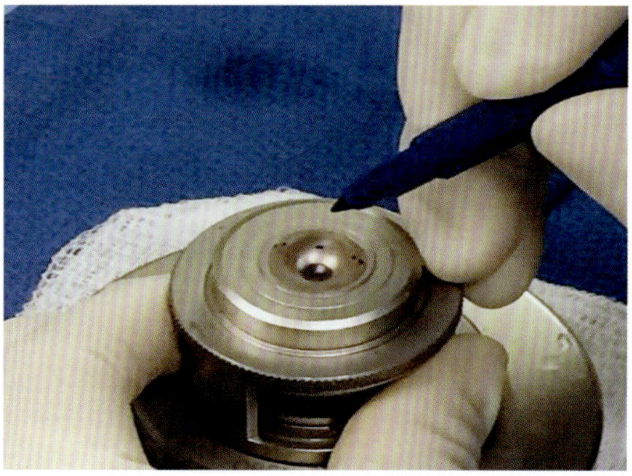

图 12-16 分别在 3、6、12 点的角膜缘做标记

13. 根据所测角膜的不同厚度而选择相应的刀头，安装在手柄上（图 12-17）。

14. 将角膜刀与引导环盖板（guide ring cup cover）连接，启动负压踏板开关，顺势旋动刀头作弧形运动，直至角膜瓣完全离断（图 12-18）。

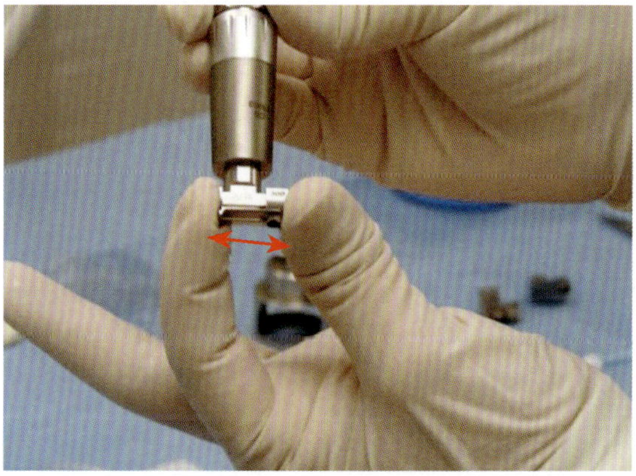

图 12-17 按照不同角膜厚度而选择相应刀头，安装于手柄上

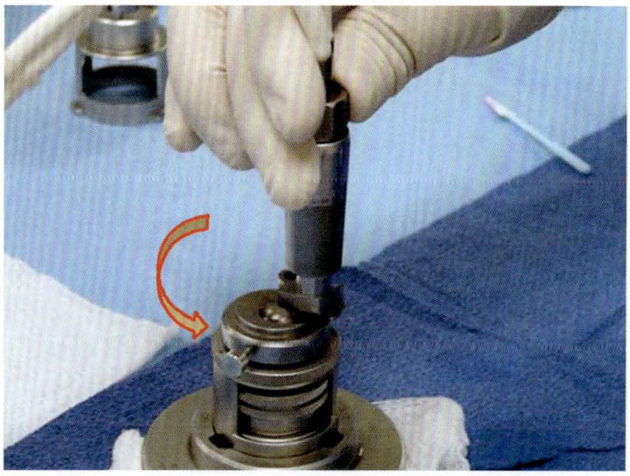

图 12-18 连接角膜刀与引导环盖板启动负压开关，旋动刀头作弧形运动，直至角膜瓣完全离断

15. 用卡尺测量前板层片直径，再次确认所切削的植片尺寸（图 12-19）。

16. 用 75% 酒精擦拭 A 超探头 2 次，将其套入无菌乳胶手套（将手套中的一个指套头端剪一小孔），测量中央角膜基质残余厚度（图 12-20）。

如果厚度<375μm，采用 110 刀头；如果厚度<425μm，采用 200 刀头；如果厚度<475μm，采用 250 刀头；如果厚度<570μm，采用 300 刀头；如果厚度>570μm，采用 350 刀头。

17. 参照 3 个标记点，将前板层片与后板层原位对合（图 12-21）。

18. 松开人工前房金属盖，用镊子从其内部夹取角膜片（图 12-22）。若从供体上皮侧夹取，其作用力方向恰与角膜弧度相反，易使植片产生皱褶，进而导致贴合的前后板层植片分离，皱褶还会损伤角膜内皮。而从人工前房内部镊取植片，着力点与角膜弧度一致，不会产生皱褶。

19. 将角膜片轻轻放入角膜保存检测瓶中，旋紧瓶盖，放入 4℃冰箱保存（图 12-23）。

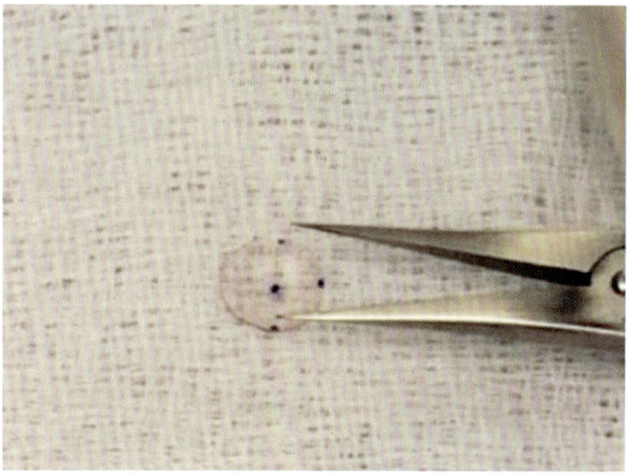

图 12-19 用卡尺测量前板层片直径，确认所切削植片尺寸

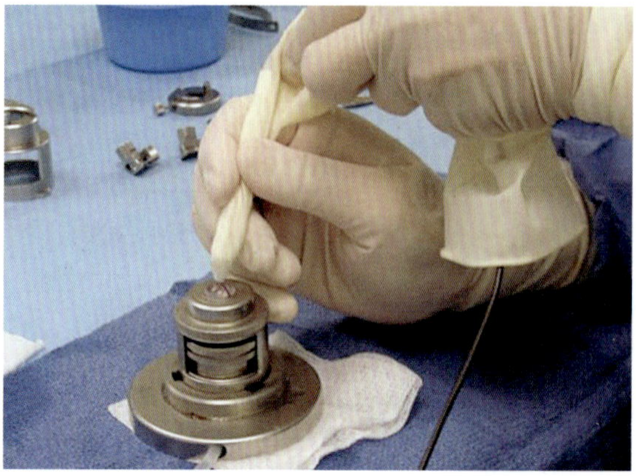

图 12-20 将 A 超探头套入无菌手套的指套（将头端剪一小孔），测量中央角膜基质残余厚度

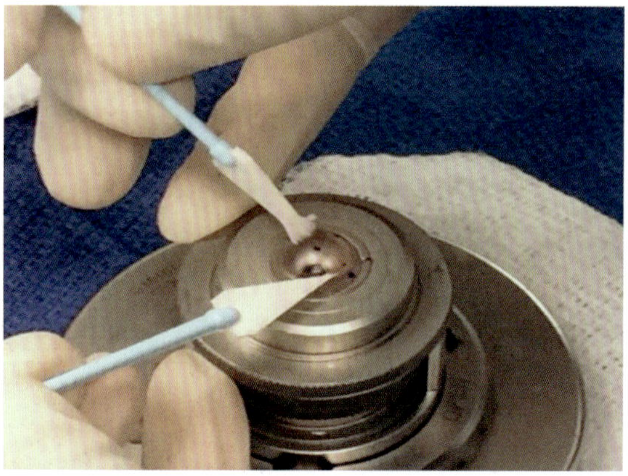

图 12-21 参照 3 个标记点，将前板层片与后板层原位对合

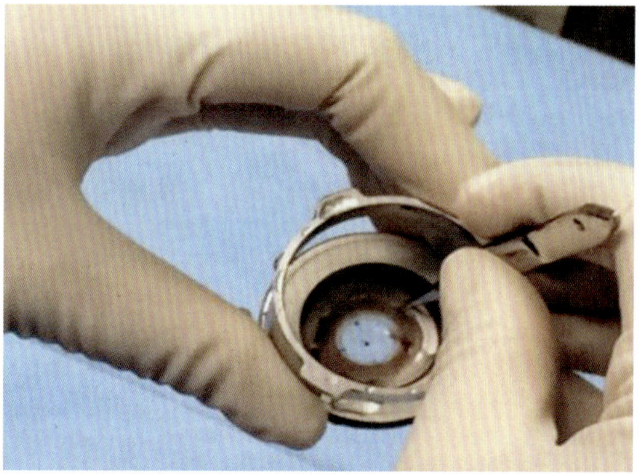

图 12-22 旋开人工前房金属盖，从前房内部镊取角膜

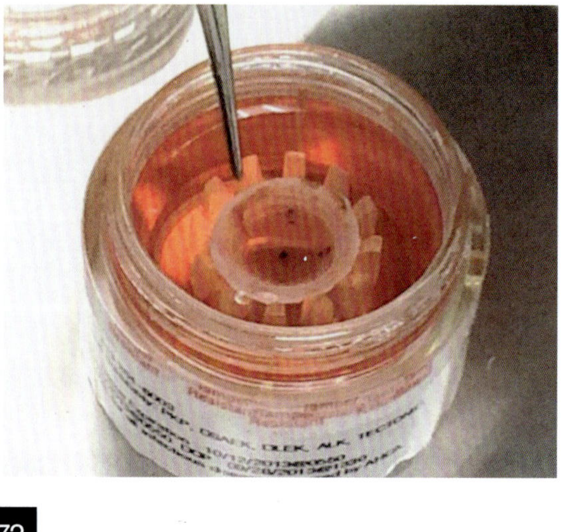

图 12-23 将角膜片轻轻放入保存瓶中，盖紧瓶盖

二、DMEK 植片的制备

DMEK 植片中央区至少应有 8mm 直径的完整后弹力层。如果发现其边缘微小撕裂并延长超过 1mm,或在制备过程中即发生撕裂长度大于 0.5mm 的情形,操作者应将其记录在供体制备评估表上。如果在 DMEK 植片装运发送前发现后弹力层分离范围>20%,应及时告知手术医师。

制备 DMEK 植片分为制备后发送的植片直径大于和等于实际使用时的植片直径两种情形。前者主要在眼库完成,使用者在术前需要第二次钻切以获取与拟替换的内皮病变区相适配的 DMEK 植片;而后者则由手术医生在植入前按照拟替换的实际内皮病变范围的直径一次性完成钻切。

(一)需两次环钻的 DMEK 植片的制备

1. 无菌要求 制备 DMEK 植片应在洁净手术室中进行,并在手术显微镜下无菌操作(图 12-24、图 12-25)。

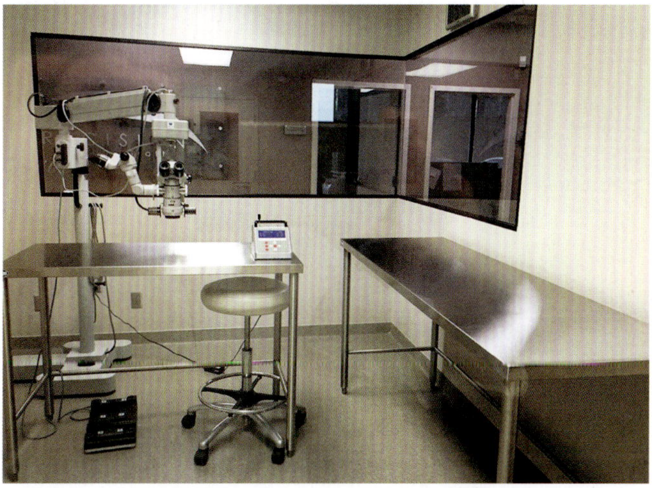

图 12-24 内皮移植植片制备场所

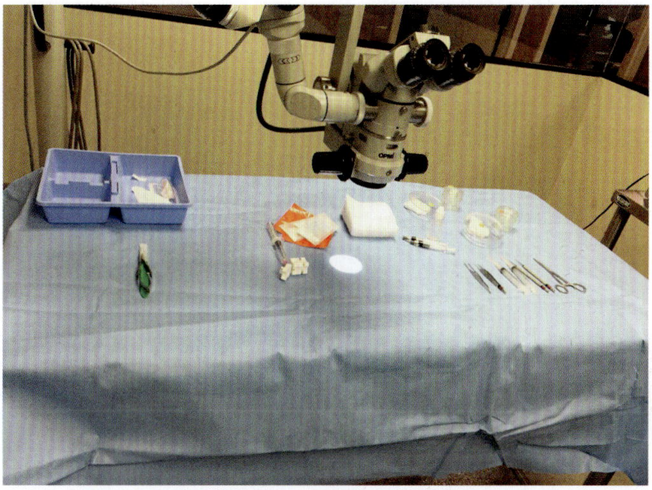

图 12-25 手术显微镜(局部)

2. 常用器械

Barron 环钻及钻枕；
有齿镊；
无齿镊
扁平铲；
Y 状钩；
指状钩；
0.06% 台盼蓝溶液；
平衡盐溶液(BSS)；
Optisol 保存液；
30 号针头；
无菌记号笔；
正 S 字母印章。

3. 钻切植片(板层)　将供体角巩膜片内皮向上，铺放于钻枕，其中央对准钻枕中央小孔，取 φ9.5mm 的 Barron 真空环钻由内皮侧作深度 0.25mm 钻切(旋转环钻芯，下切 360°)，深度超过后弹力层(图 12-26)。可根据手术医师的喜好和习惯来制备不同规格的植片。标准的内皮植片直径为 9.5mm，用一次性负压环钻制备。另外，还可选择 8.0mm、8.5mm、9.0mm、9.5mm，此为第一次钻切(single partial trephination)，部分是相对于植片全层而言，只要全层切透后弹力层而不切穿基质就都视为部分钻切(partial trephination)。之所以要进行第二次钻切(double partial trephination)，是因为在全层钻切并分离后弹力层的过程中，难免发生植片边缘撕裂的情形，如果将这种撕裂的植片植入前房，则很可能造成撕裂范围扩大而无法顺利植入，即便勉强植入，也会影响手术效果。再次钻切后弹力层植片的环钻直径为 7.5mm 和 8.0mm。

4. 内皮染色　用吸水海绵在切缘外侧吸除剩余保存液，注意勿将海绵接触内皮。然后在内皮表面滴数滴 0.06% 台盼蓝溶液，使切缘内的内皮浸于染液中 60 ~ 90 秒(图 12-27)。

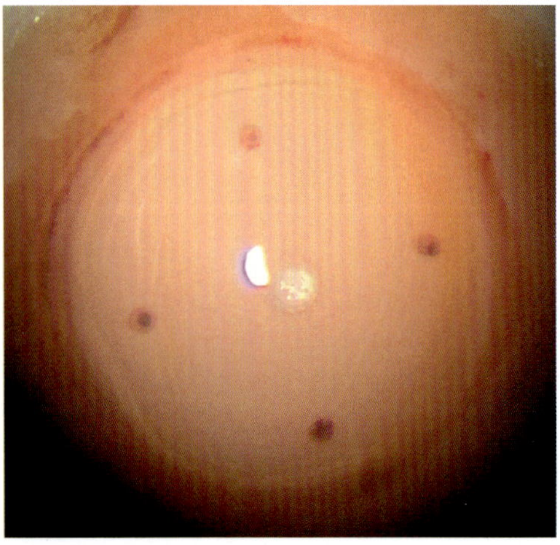

图 12-26　将植片置于钻枕凹槽内，用 φ9.5mm 真空环钻由内皮侧钻切，深 0.25mm

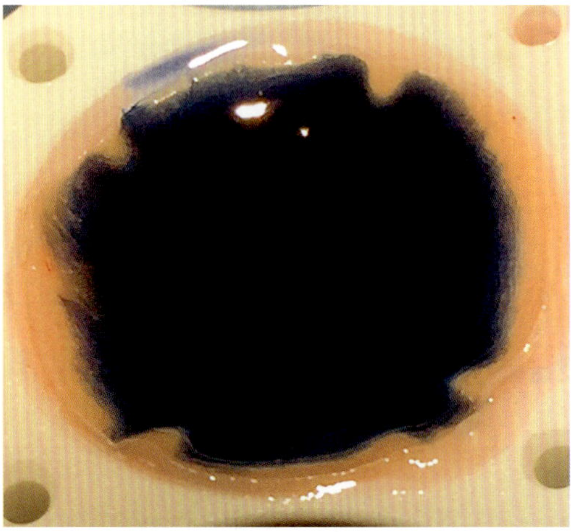

图 12-27　内皮侧浸于 0.06% 台盼蓝溶液中 60 ~ 90 秒

5. 清除染液　用 BSS 或 PBS 缓冲液以连续下滴的形式清除台盼蓝，直至内皮表面 BSS 或 PBS 清澈透亮为止，此时，可见后弹力层及内皮呈浅淡的蓝色；环钻切缘外的后弹力层也需清除干净。

6. 分离后弹力层　放置于环钻座上的角膜内皮面需浸于 Optisol 液中以便剥离后弹力层。一手用有齿镊夹持巩膜缘，另一手持无齿打结镊、Y 状钩或折弯的 30 号针头尖端沿角膜缘的内皮边缘或环钻切线全层划破后弹力层，不断移动有齿镊夹持位置，直至划穿全周 360°后弹力层，然后沿环钻切线内侧作 360°分离，宽 1～2mm，分离后弹力层与基质之间的疏松联系（图 12-28）。

7. 再次内皮染色　将 0.06% 的台盼蓝滴在角膜表面，停留 60～90 秒（图 12-29），用无菌海绵吸干染色剂（图 12-30）后，用 BSS 清除干净（图 12-31）。

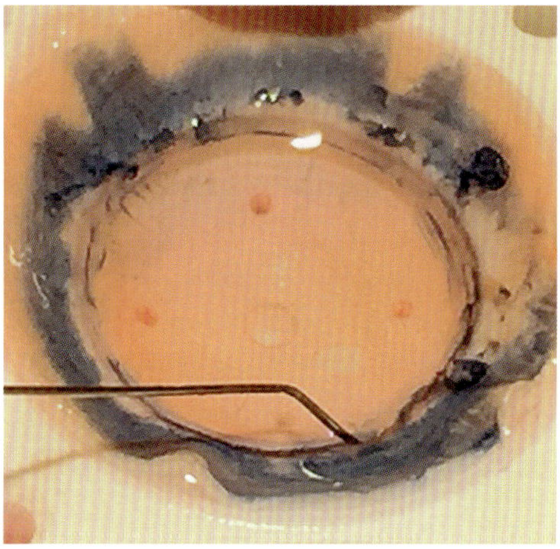

图 12-28　用 30 号弯针头尖端沿着环切线内侧作 360°分离

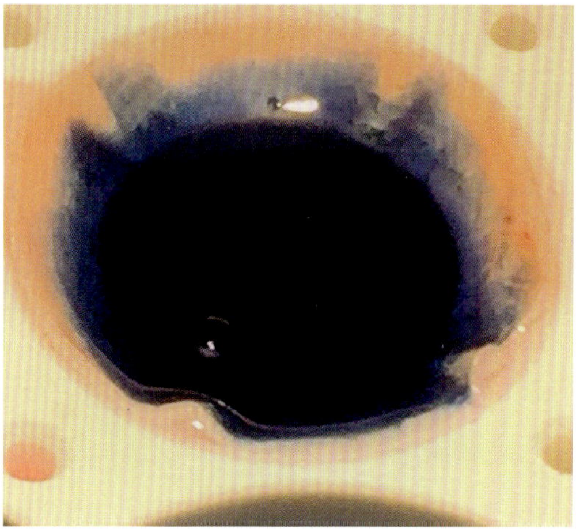

图 12-29　再次内皮染色图

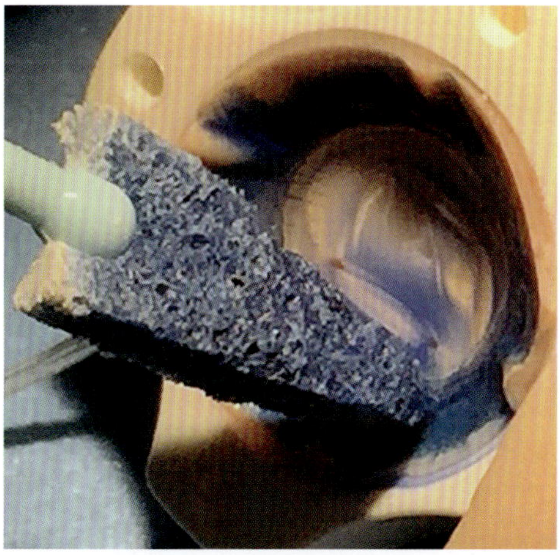

图 12-30　蘸除台盼蓝图

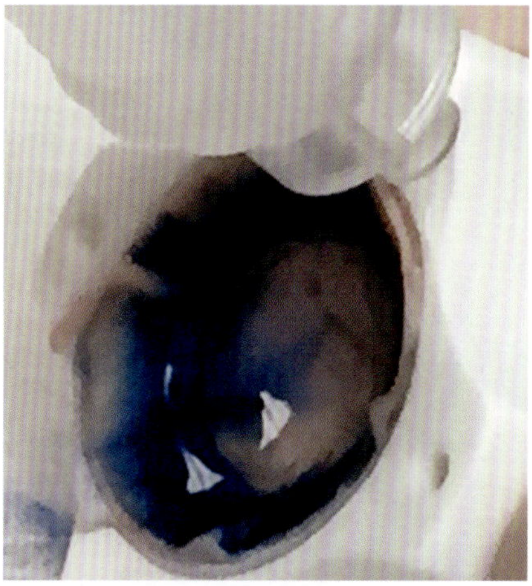

图 12-31　清除残余 BSS

8. 剥离后弹力层 在剥离后弹力层之前，需将 Optisol 液或 BSS 充满钻枕凹面，使后弹力层保持润滑。上述液体有利于与基质剥离后的 DM（通常在周边）悬浮在液体上，不易折叠纠缠，从而易于回复到初始位置。剥离开始后，先用扁平铲沿着环钻切缘向中心部分离 2～3mm（图 12-32），然后一手固定住巩膜缘，另一手在同一位置用无齿镊或 DMEK 角膜后弹力层剥离镊（图 12-33）夹住后弹力层边缘向角膜中心慢慢撕拉，进一步扩大后弹力层与角膜基质层的分离（图 12-34）。撕拉过程中用力要稳，尽力避免造成后弹力层边缘豁口。如此不断变换夹持部位以完成全周的剥离（图 12-35）。

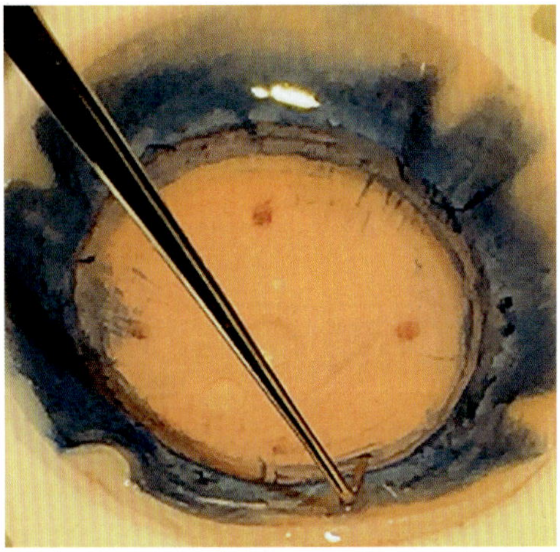

图 12-32 用扁平铲再沿已分离的环钻切缘向中心部分离 2～3mm

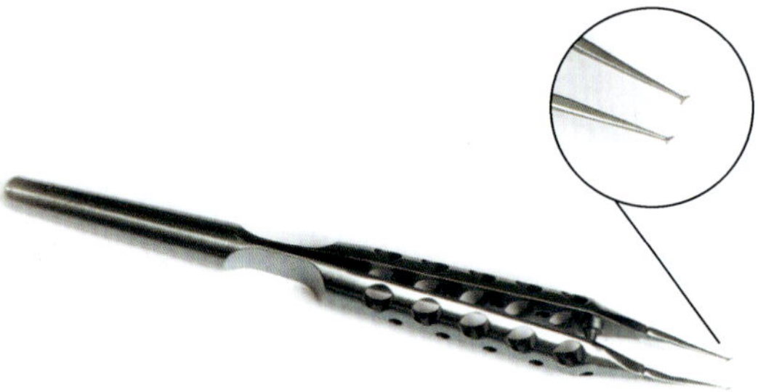

图 12-33 DMEK 角膜后弹力层剥离镊
（广州宏达医疗设备有限公司供图）

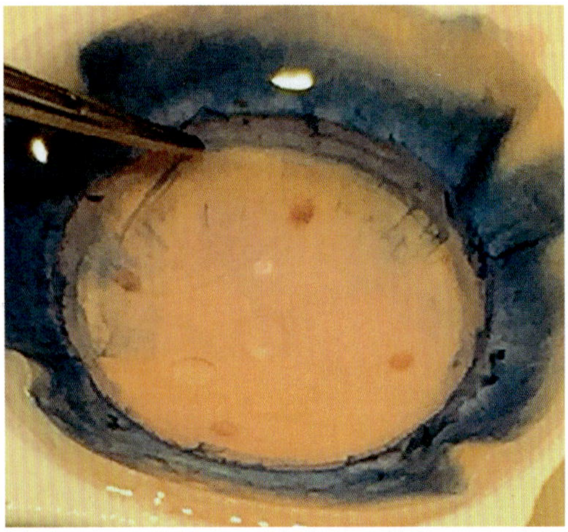

图 12-34 用无齿镊夹持 DM 边缘向心性撕拉、分离，中央约 2mm 范围折页不予分离

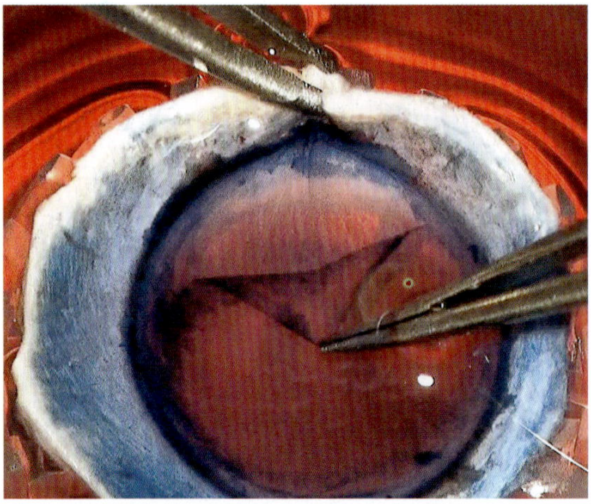

图 12-35 左手持镊不断变换夹持巩膜的部位，以配合右手完成全周的剥离

9. 制作折页区（hinge） 在分离后弹力层的过程中，需制作折页区或锚链区。折页分周边折页区和中央折页区。后弹力层与基质层相分离后总是向基质面内卷呈卷饼状，内皮层永远向外。因此，如果后弹力层与基质层完全分离，就极易内卷成细小圆筒，难以贴附回基质达到初始复位以置入保存瓶中；而要在内卷的状态下将其展开，需增加操作时间，这势必损伤植片内皮。这时，折页起到锚定DM-内皮复合体的作用，可防止因整个后弹力层完全分离后悬浮在Optisol液中而无法固定，进而难于操作。

（1）周边折页区：当后弹力层分离接近完成时，保留边缘一处2mm×2mm的范围不予分离，使其仍保持初始的贴附状态，形成类似固定门框的折页。折页区定在周边的标记较为简单，即用台盼蓝在邻近折页的巩膜处做一个三角标记（图12-36）。该标记提醒手术医生在做第二次钻切时有齿镊夹持的部位应在折页区标记的对侧。

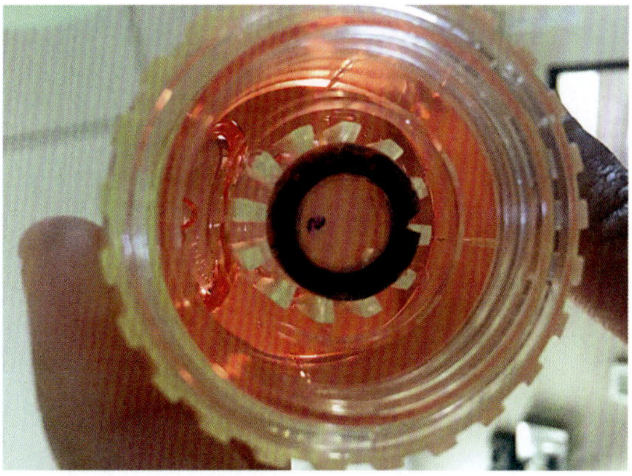

图12-36　在折页相应部位的巩膜剪三角形缺口

（2）中央折页区：分离后弹力层时，仅保留中央2mm×2mm的范围不予分离，使其仍保持初始的贴附状态。当分离完除中央折页区以外的所有后弹力层后，松开夹持的镊子后，后弹力层即自行复位到基质床上。通常对含中央折页区的后弹力层不予标记。手术医生从基质床取下后弹力层植片时，可以在植片的上、下、鼻、颞中的任一方位夹持。

10. DMEK植片的标记　由于后弹力层在与基质层分离卷成圆筒状，在将其平展的过程中，内皮侧和基质侧往往容易混淆。如果植入时植片的内皮予受体角膜的基质侧向贴合，手术无疑会归于失败。因此，对植片（DM-内皮复合体）前后两个表面进行标记就显得至关重要。具体方法是，完成后弹力层的分离之后，旋即将其与基质贴合复位，内皮面朝上移回到环钻座。夹持巩膜边缘倾倒其中的Optisol液。此时，该处已分离的后弹力层会借势轻轻反折过去而暴露出该侧角膜基质。若角膜基质暴露不良，可保持供体倾斜并向该处后弹力层慢慢滴注Optisol液而使其进一步反折，以充分暴露基质。用2～3mm直径的环钻在暴露的角膜基质处全层钻孔（图12-37）。保留钻下的纽扣状角膜基质。反向倾斜供体，滴注Optisol液，将折叠的后弹力层冲击复位，盖住3mm钻孔。翻转供体180°，使内皮面朝下，在钻孔处吸干多余液体。用正S字母标记器（图12-38）在钻孔处后弹力层植片基质侧做紫色标记（图12-39），然后将角膜基质纽扣复位于钻孔。从上皮侧观察字母为正“S”（图12-40），从内皮侧观察，字母为反“S”（图12-41），这将避免在植入植片时误将其内皮侧贴附于植床。手术者若是术中即时制备，则可将供体内皮面朝上置于环钻座上，按所需大小环切DMEK植片用于移植。

11. 保存和检测　将已贴附于基质床的完整后弹力层植片放入保存瓶chamber中，旋紧瓶盖，进行制备后的裂隙灯和内皮细胞显微镜检查（图12-42）。

（二）一次性钻取DMEK植片的制备

2009年，Giebel首次描述了被其称为“将浸没的角膜作背景撕取后弹力层”（submerged cornea using backgrounds away，SCUBA）的DMEK植片制备技术。经典的DMEK植片的制备是从角膜缘的虹膜附丽处开始撕除后弹力层-内皮细胞，再根据所需植片的大小选择不同直径进行第二次钻切。按角膜缘-角膜缘直径11mm计算，其将要撕除的周缘长达34.56mm、面积达95.03mm²，在操作过程中发生放射状撕裂的机会较多。若先按预定植入的植片直径钻切，再撕除后弹力层-内皮植片，则按直径8mm计算，其要分离的周缘和面积仅分别为25.13mm和50.26mm²。显然，后者导致植缘撕裂的概率较低，但同时对操作技巧要求更高。

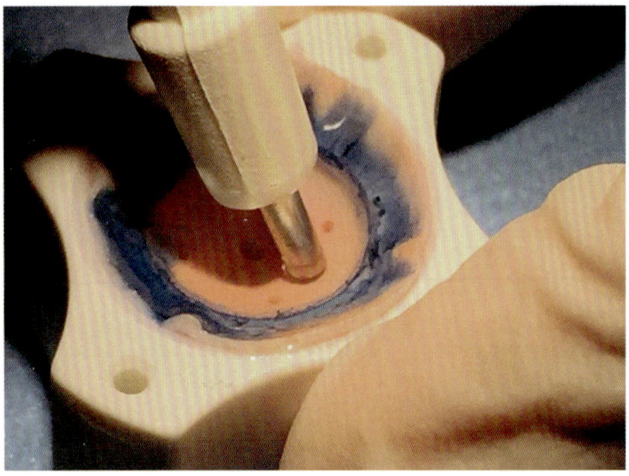

图 12-37　用 3mm 环钻做基质透切孔

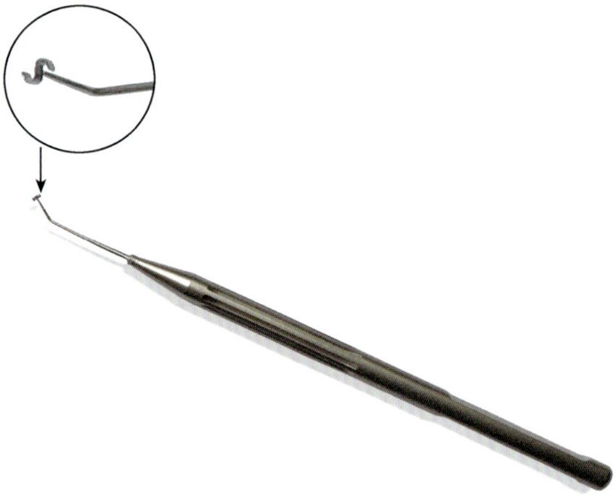

图 12-38　用于标记内皮植片的 S 标记器

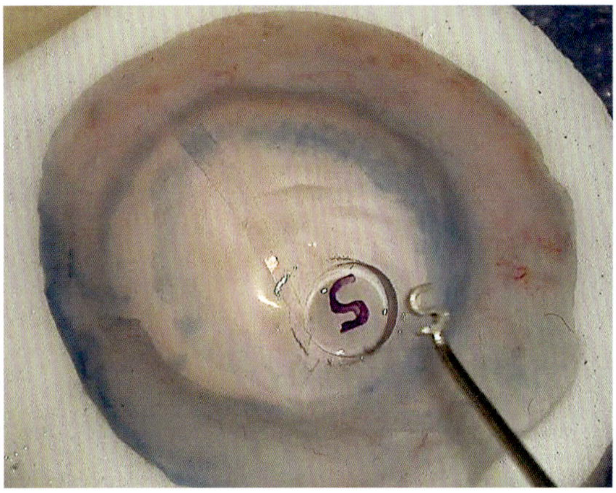

图 12-39　用“S”标记器蘸台盼蓝由上皮侧经基质孔在 DM 的基质面打印标记

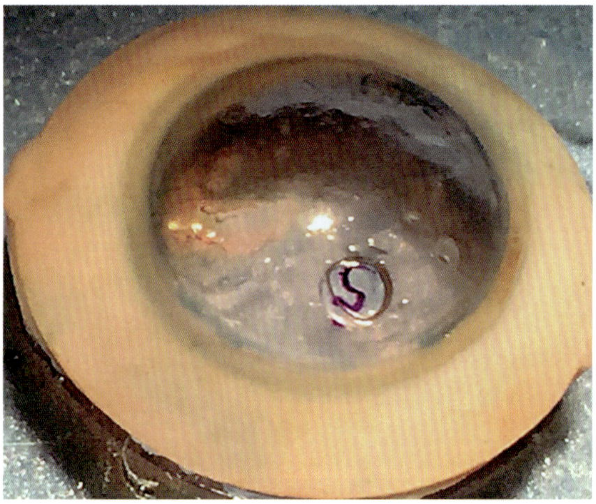

图 12-40　经上皮面基质孔可见正“S”字标记

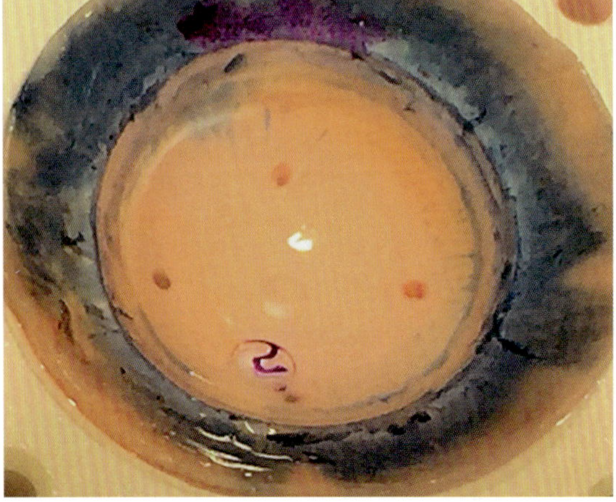

图 12-41　由内皮面可透见 DM 基质面的反“S”字标记

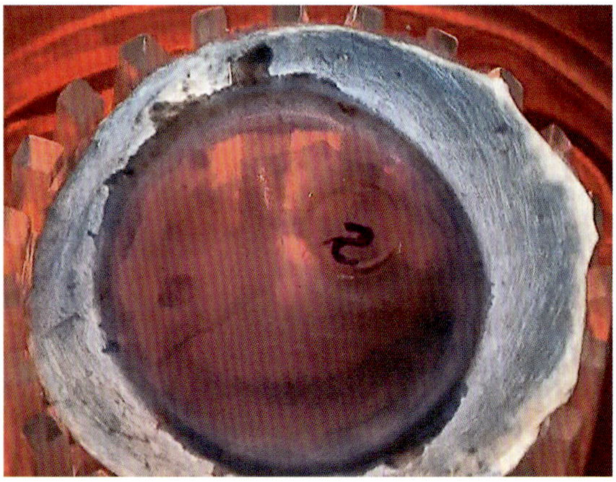

图 12-42　由上皮面将基质“纽扣”塞回基质孔，复位 DM，置入保存瓶内，旋紧瓶盖

1. Hessberg-Barron 负压环钻制备技术

(1) 无菌要求：与眼库制备 DMEK 植片的要求相同。

(2) 常用器械：

后弹力层撕除镊；

显微无齿镊

扁平铲；

后弹力层钩；

0.06% 台盼蓝溶液；

平衡盐溶液(BSS)；

Optisol 保存液；

Barron 负压环钻(用于供体和受体)(图 12-43、图 12-44)。

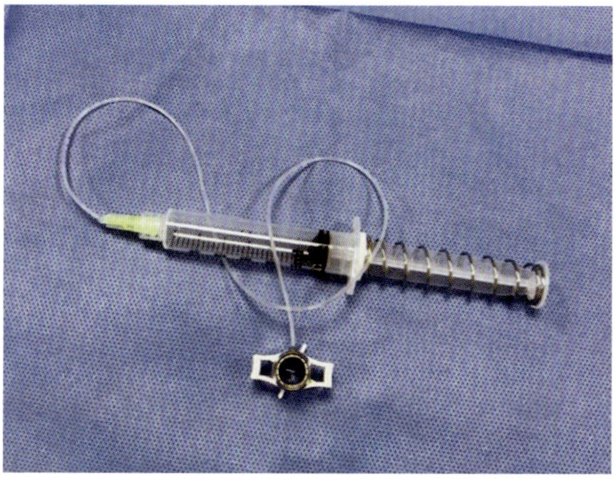

图 12-43　Barron 负压环钻(用于受体)

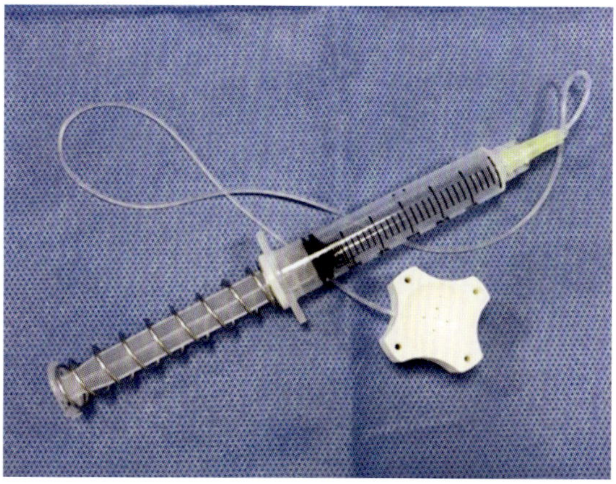

图 12-44　Barron 负压环钻(用于供体)

特别要求使用不含滑石粉的手术手套(powder-free gloves)及不含棉绒线头的聚乙烯海绵棉签(lint-free polyvinyl alcohol sponges)。

(3) 操作步骤：

1) 固定植片：将供体内皮面朝上，置于钻枕之上，释放注射器的针芯，后者在弹簧的反推之下经钻枕的 4 个小孔产生负压，吸住植片；滴 Optisol GS 等保存液，使角膜片沉浸于液平面以下(图 12-45)。

2) 环钻划界：将 Hessberg-Barron 环钻(受体用)的刀锋退至零位，十字星(cross hairs)对准供体角膜几何中心，顺时针旋切 1/2 周 ~ 2/3，即下切 0.125mm ~ 0.1825mm(图 12-46)。

3) 台盼蓝染色：向供体内皮侧滴数滴台盼蓝液，以浸没至角膜缘为度。1 分钟后，用林格液淋洗染液(图 12-47)。

4) 分离后弹力层：蘸干多余液体(图 12-48)，用后弹力层钩拨开环钻划界以与角膜缘之间的后弹力层，用显微无齿镊分离划界以内的后弹力层与基质之间的联系(图 12-49)，并沿 360°环钻划界向心性逐一揭起后弹力层(图 12-50)，注意，在此过程中要不断更换显微镊的夹持点，以免撕裂后弹力层边缘(图 12-51)。除保留中央区 1 ~ 2mm 的后弹力层与基质层的自然贴合状态外，最终在后弹力层撕除镊的协助下完成全部后弹力层的撕除(图 12-52)。

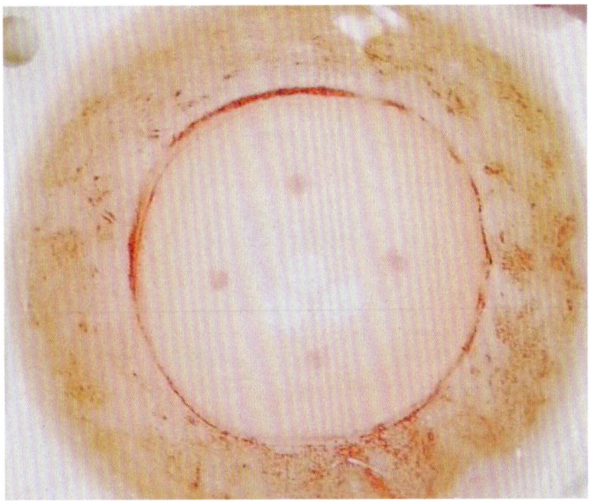

图 12-45　将供体角膜置于钻枕之上，内皮朝上

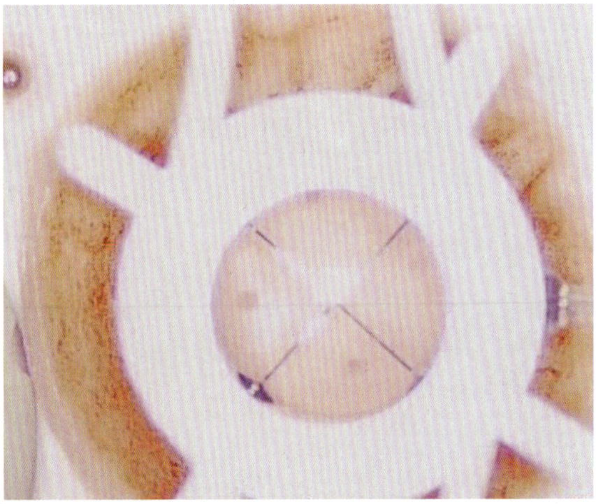

图 12-46　将 Barron 环钻（受体用）的刀锋退零，顺时针旋切 1/2 周～2/3 周

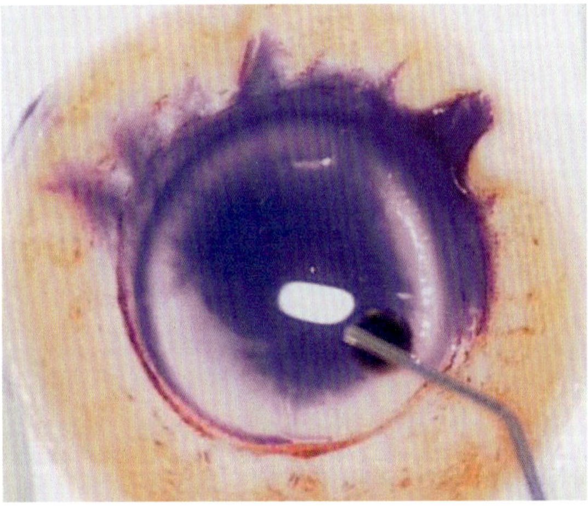

图 12-47　内皮滴数滴台盼蓝液

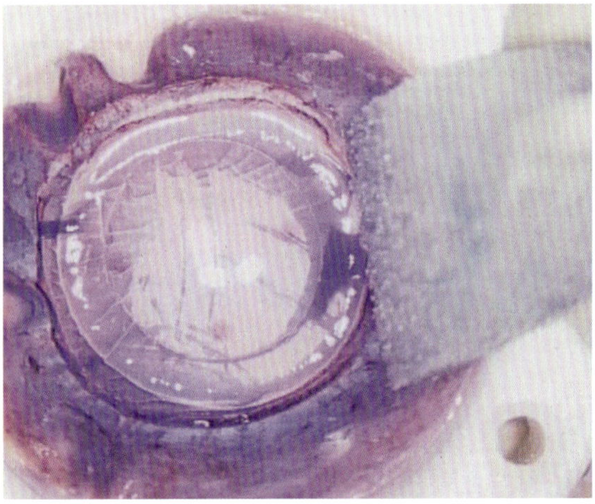

图 12-48　1 分钟后，用林格液淋洗染液，蘸干多余液体

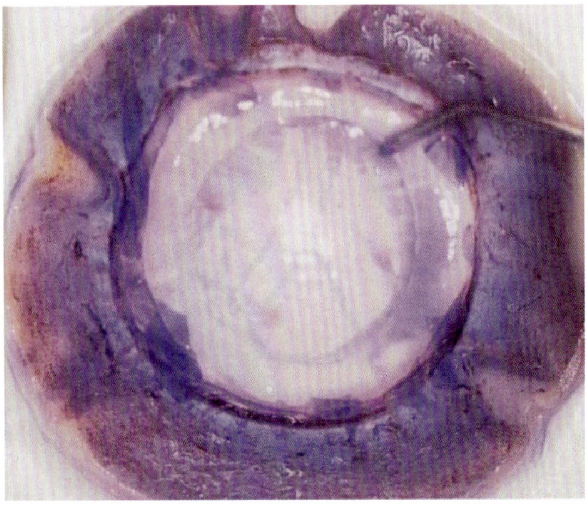

图 12-49　用后弹力层钩分离后弹力层与基质之间的联系

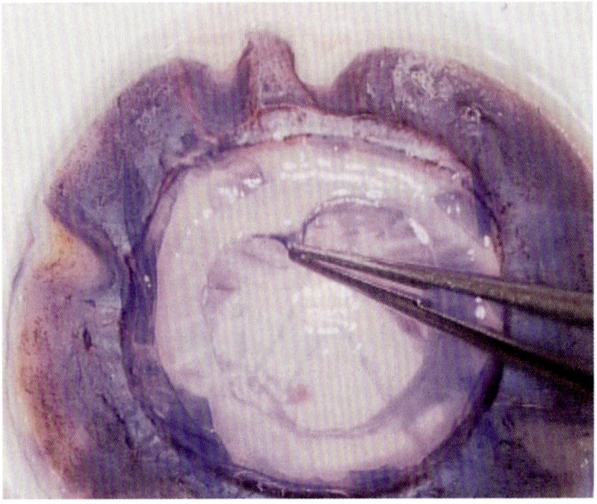

图 12-50　沿 360°环钻划界逐一向心性揭起后弹力层

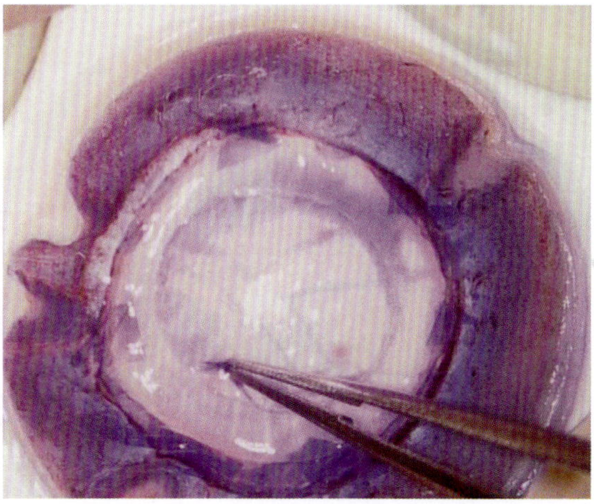

图 12-51　不断变换显微镊的夹持点

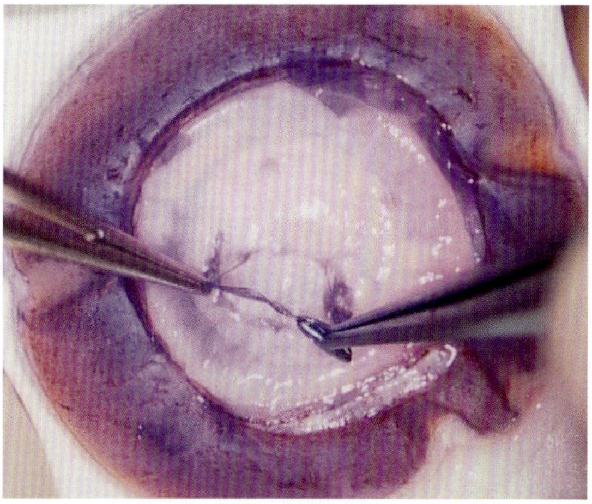

图 12-52　在后弹力层撕除镊的协助下撕除全部后弹力层（保留中央部分）

5）后弹力层复位：用无齿镊轻轻夹持后弹力层边缘将其复位至基质床，表面滴 1 小滴黏弹剂，备用（图 12-53）。

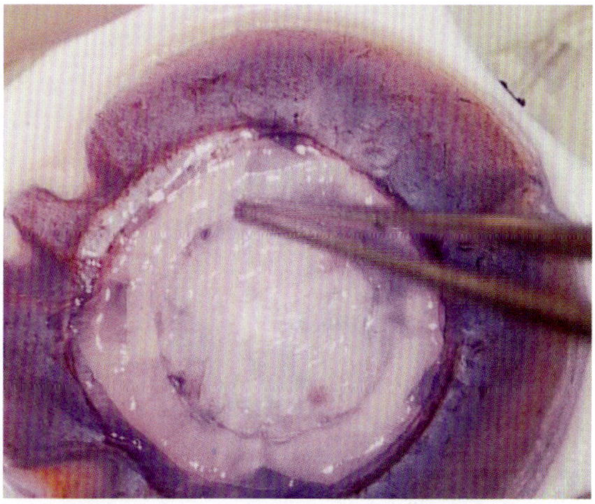

图 12-53　将后弹力层复位至基质床

2. Folga 环钻钻切技术　采用上述 Hessberg-Barron 负压环钻制备技术，在撕除后弹力层的过程中需一手固定植片，仅靠另一手撕除后弹力层，用力难以达到均衡匀速的程度，因而容易造成边缘撕裂。DMEK 环钻刀具使得环钻下切深度精确到 100μm，大大加快了分离速度。但用该器械制备的植片并非严格意义上的后弹力层-内皮复合体 DMEK 植片，因为成人后弹力层厚度仅 10μm，而该植片带有部分基质，厚达 100μm。

（1）无菌要求：与眼库制备 DMEK 植片的要求相同。

（2）常用器械：

角膜供体真空环钻，直径 10mm，校准深度 100μm；

角膜钻枕；

注射器连接套管；

5ml 弹簧内芯注射器。

（3）操作步骤：

1）将带 3mm 巩膜缘的角膜片（内皮朝上）放置于聚四氟乙烯钻枕上，继之固定在其下方的金属底座上（图 12-54）。

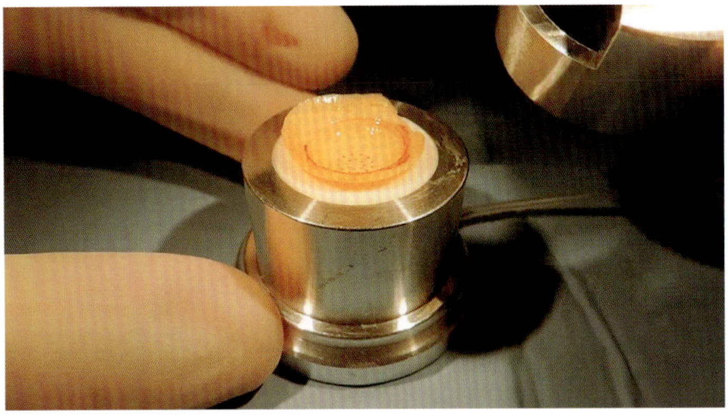

图 12-54　将角膜片置于钻枕的中央

2）将真空注射器与底座相连接，利用真空注射器中的弹簧回抽空气，造成负压以固定角膜片。选择预定直径的环钻刀，对准底座的卡槽，无旋转按压下切 100μm（图 12-55）。

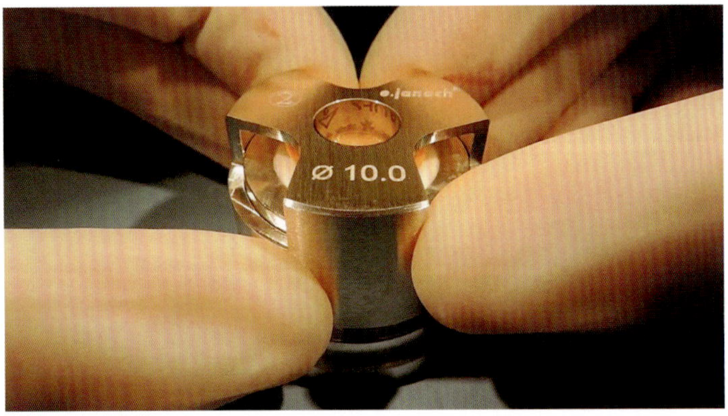

图 12-55　选择适当直径 10mm 的环钻，下切 100μm

3）滴数滴台盼蓝对角膜内皮染色 20 秒，以显示钻切边缘。Ringer 液淋洗染液（图 12-56）。

4）用直有齿镊将钻切边缘以外的后弹力层及角膜缘组织清除干净，以清晰显露后弹力层边缘（图 12-57）。此时，基质层平面低于后弹力层平面，外观上着色深，易于辨认（图 12-58）。

5）向内皮表面滴数滴角膜保存液，使角膜片完全浸在液体中。用 Fogla 无损伤分离钩环钻切缘分离处后弹力层（图 12-59）。

6）用 Golga 剥离镊夹持住后弹力层边缘进行向心性剥离（图 12-60）。为防止后弹力层的放射状撕裂和减少内皮细胞的损伤，应不断变换夹持点（图 12-61）。当后弹力层接近完全剥离时，保留一个时钟位约 1.5mm×1.5mm 范围作为“活页”不予分离，并在相应巩膜做一标记（图 12-62）。

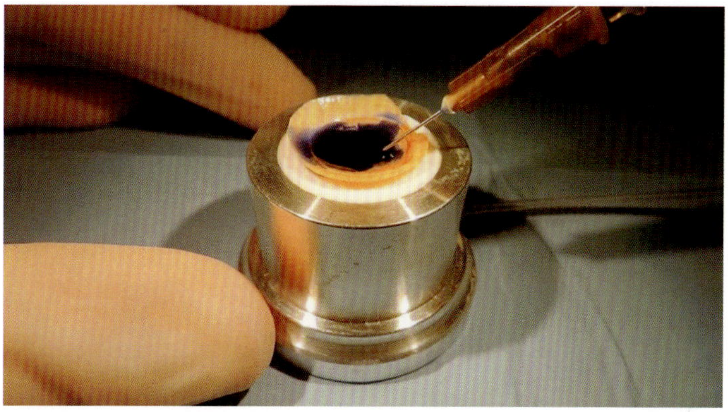

图 12-56　角膜片内皮台盼蓝染色

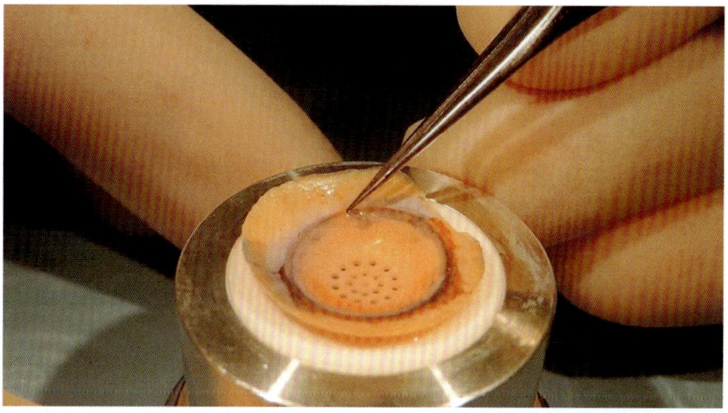

图 12-57　用直线镊清除切缘以外的后弹力层及角膜缘组织

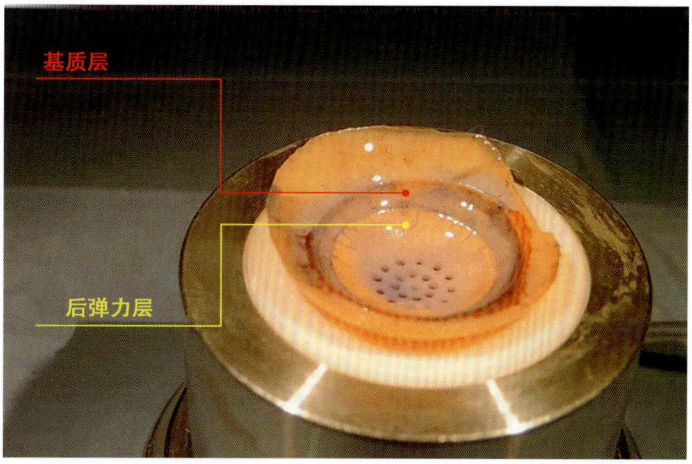

图 12-58　清除切缘外组织后，显露后弹力层及其外基质

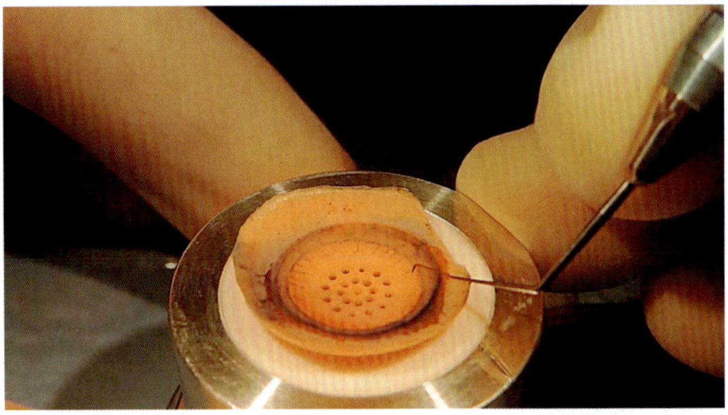

图 12-59　向内皮滴数滴角膜保存液，用 Fogla 钩从环钻切缘处分离后弹力层

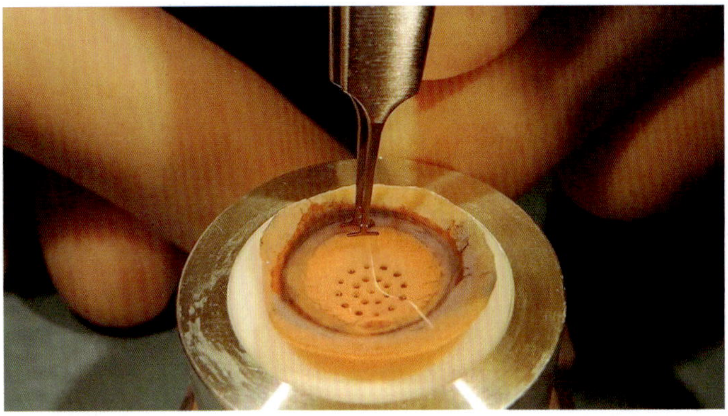

图 12-60　用 Janach 剥离镊夹持后弹力层的边缘，轻轻向植片中心方向剥离

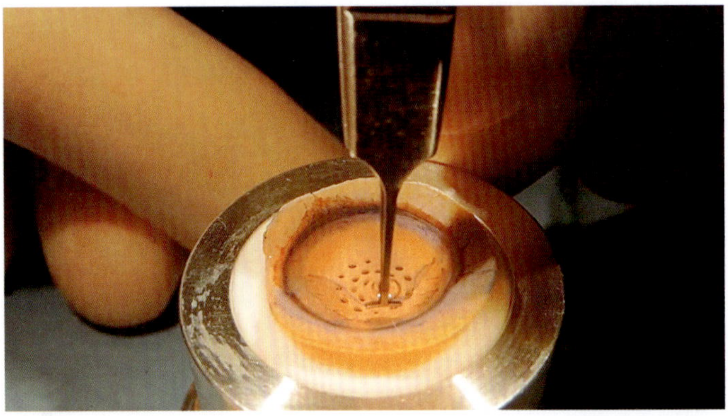

图 12-61　如果一侧剥离的后弹力层到达中心，则选择对侧再做分离

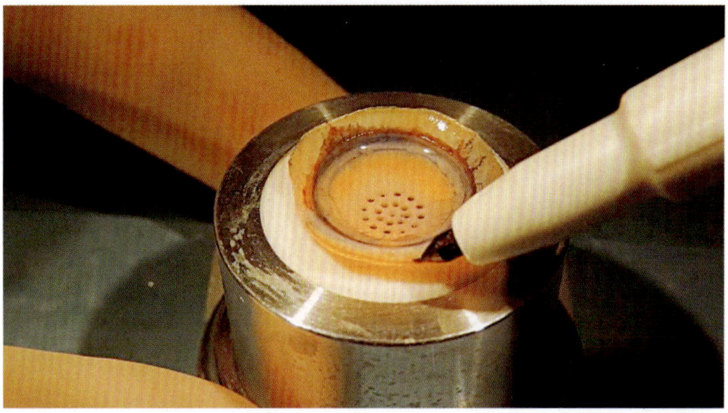

图 12-62　当后弹力层接近完全剥离时，保留一个时钟位约作为“活页”不予分离，并在相应巩膜做标记

7）再次用台盼蓝染色 30 秒（图 12-63），并用 Ringer 液淋洗清除染液后，将角膜片上皮侧朝上放在玻璃皿中，置于显微镜载物台上进行组织评估（图 12-64，图 12-65）。

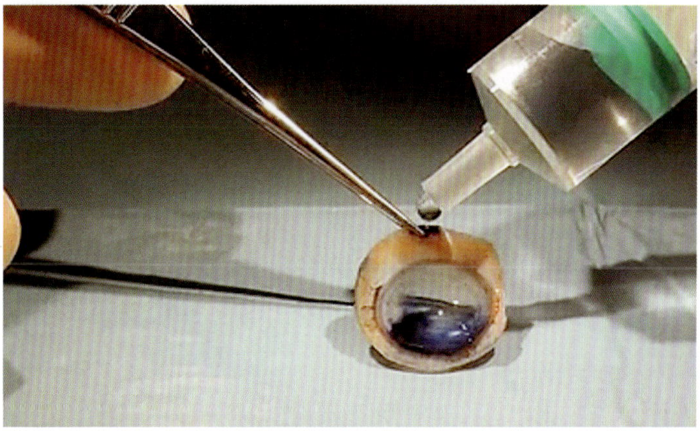

图 12-63　再次染色 30 秒，并用 Ringer 液淋洗清除染液

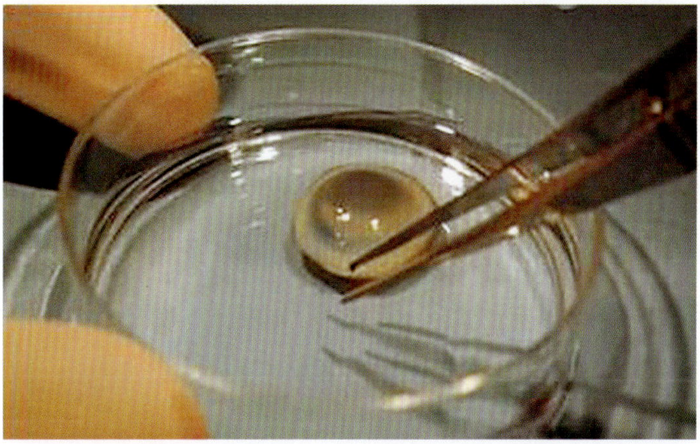

图 12-64　将角膜片上皮侧朝上放在玻璃皿中

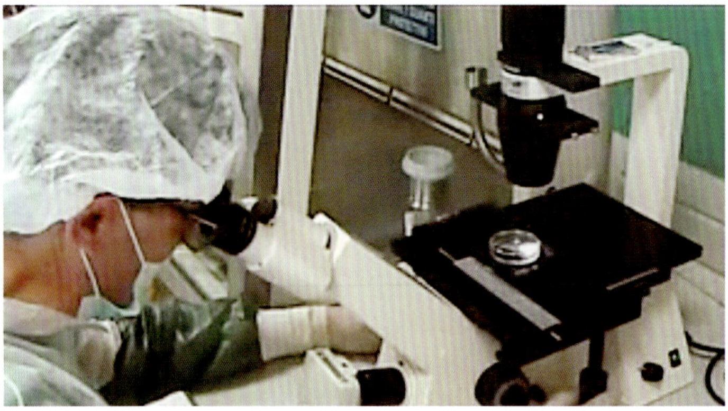

图 12-65　将玻璃皿置于显微镜载物台上，对角膜片进行组织评估

8）在“活页”标记处用角膜夹（角膜片下方白色圆盘）将前后两层角膜组织固定，以防其分离（图 12-66）。

9）将 DMEK 植片浸入保存液中，置于 4°C 冰箱（图 12-67）。

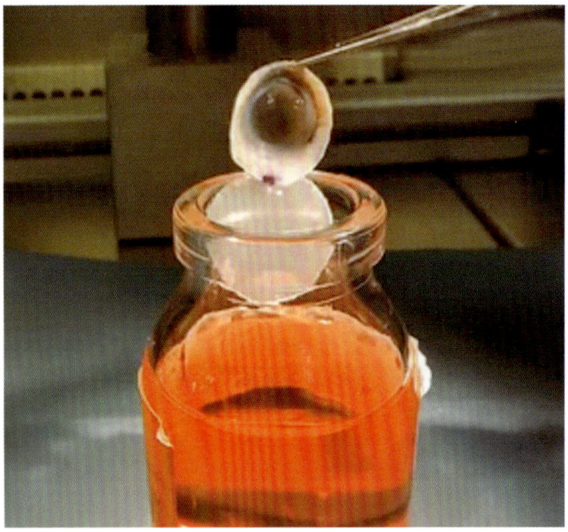

图 12-66　在“活页”标记处用角膜夹（角膜片下方白色圆盘）将前后两层角膜组织固定，以防其分离

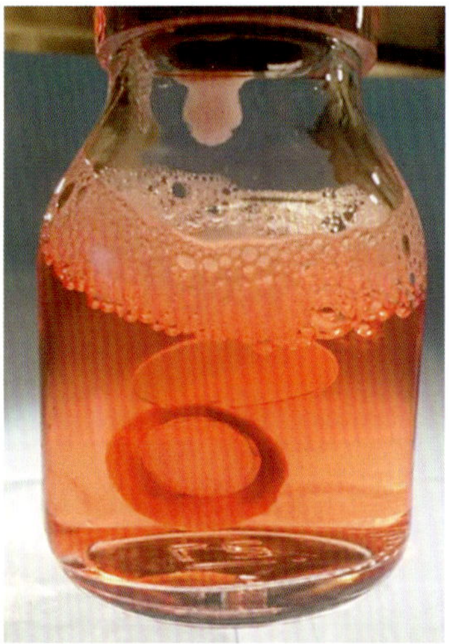

图 12-67　将 DMEK 植片及其基质浸入保存液中置 4℃冰箱内备用

（三）超薄 DSAEK 植片（ultrathin DSAEK）的制备

DMEK 对于玻璃体压力升高、前房浅或术中难以直视、前房与玻璃体之间缺乏屏障等情形并不适用。Holland 等陆续发现，DSAEK 植片中央区较厚，在很大程度上影响了良好的视觉效果，较薄的 DSAEK 植片可获得比常规制备的 DSAEK 植片更好的术后视力。UT-DSAEK 的适应证与常规的 DSAEK 相似，几乎包括所有内皮细胞失代偿的病例，如 Fuchs 综合征、穿透性角膜移植或内皮移植失败病例、疱疹性内皮炎、有晶状体或无晶状体眼大泡性角膜病变等。

研究发现，影响术后视力的原因并非植片中央厚度本身，而是植片形状和厚度的不规则所产生的相差所致。切削深度的预测性与自动板层刀的裂隙宽度成反比。将刀头定在

400μm 单次切削的穿孔率较高。300μm 刀头将植片厚度控制在 180～250μm。如果采用 90、110 或 130μm 的刀头，则通过旋切板层刀使得 UT-DSAEK 植片标准化，双切削技术（double-pass）应运而生。2009 年，Busin 引入 UT-DSAEK 的概念，该术式最重要的特征就是按照预设的参数制备植片，其中央最厚不超过 131μm。

1. 植片制备器械　可重复消毒使用的金属制人工前房、Moria 自动板层刀、无齿和有齿镊等。

2. 制备步骤

（1）将角膜片安装于与自动板层刀相匹配的人工前房上。

（2）A 超测量角膜中央厚度；在眼库制备时可采用眼前段 OCT（AS-OCT）测量角膜中央厚度。

（3）升高平衡盐溶液瓶，使其高于人工前房 120cm，眼压维持在 80～90mmHg，关闭调节器。事实上，在刀头推进过程中，眼压会达到更高水平。

（4）A 超或 AS-OCT 测量植片剩余厚度。

（5）维持人工前房压 80～90mmHg，采用 90μm、110μm 或 130μm 刀头进行第二次切削，也称精确切削（refinement cut），可使内皮植片的最终厚度≤100μm。由于旋切开始时刀头的切削深度大于结束时的切削深度，在对侧位置进行第二次切削不仅可以防止穿孔，还能均衡周边的厚度，最终形成可减少光学畸变的平滑植片。

（四）后弹力层前角膜内皮移植术（pre-Descemets endothelial keratoplasty，PDEK）植片的制备

DSAEK 和 DMEK 等内皮移植术固然简化了手术步骤、降低了排斥反应发生率，但仍有不足。DMEK 植片仅含后弹力层和单层内皮细胞，是真正意义上的内皮移植，制作植片需要经验和技巧，非普通医生所能胜任，且植入过程中易卷曲；DSAEK 植片较厚，制备需要昂贵的自动板层刀、飞秒激光等设备，植入较为容易，但光学效果差于 DMEK 者。二者在制备时不可避免地损伤内皮细胞。而 PDEK 植片的厚度和制备难度介于 DSAEK 和 DMEK 之间，借助并不复杂的器械，采用手控操作即可较好地完成植片的制备，并在很大程度上减轻内皮损伤。制备 PDEK 植片的解剖学基础是 Dua 等人对后弹力层前膜（pre-Descemet layer，PDL）的一系列组织学观察（详见第九章）。

PDL 是一层非常坚韧的膜，在角膜周边部与小梁网的胶原蛋白核心（collagen core）相连续，其弹性蛋白密度高于其他部位的角膜基质，缺乏或有很少的角膜细胞。当气泡并未进入 PDL 前膜与基质之间而是进入 DM 与 PDL 之间时，气体就会从位于 DM 末端小梁网两侧的 PDL 周边部成簇的天然窗形小孔（natural fenestration）逸出，在 PDL 和 DM 之间提拉 DM 从而形成Ⅱ型大气泡。通常情况下，PDL 并不允许气体通过。据此，Dua 等设计出 PDEK 供体夹，以期大幅度降低型Ⅱ型大气泡的发生率。

PDEK 有两个局限性，一是植片的最大直径被限制在 7.5～8.5mm，二是基质穿刺以及注入气泡有可能形成Ⅱ型大气泡（DM 分离但不含 PDL）而不得不改为 DMEK 术，而这需要掌握相当丰富经验和熟练技巧的医师才能完成。

1. 器械　主要是特制的 PDEK 供体夹和穿刺注气针头（图 12-68）。供体夹前端为两页不锈钢闭合环，宽度 1mm，内径 9mm，与手柄成 45°角，距前端 1/3 处有一旋扣螺丝，上下两环充分张开时相距 10mm，对合夹紧角膜片并旋紧螺丝后，可防止空气由周边部的小孔逸出进入 DM 前平面。下环比上环厚，其与手柄结合部 1.5mm 处有一 0.7mm×1.7mm 的侧豁口，上环相对应的位置也有一豁口，闭合后形成一个 0.9mm 的侧孔，其准确位置在上环做出蚀刻标记。

2. 步骤（图 12-69）

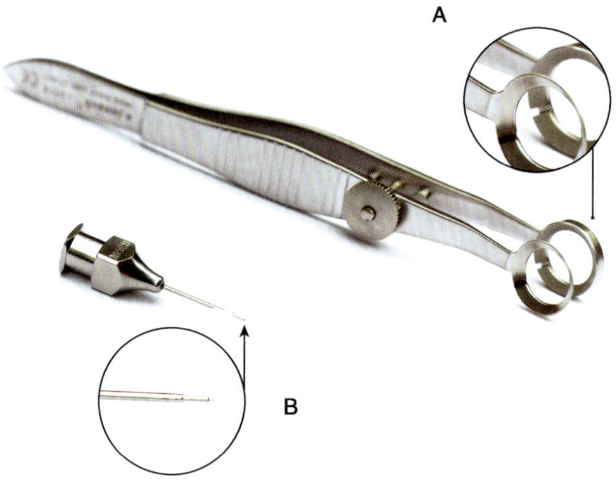

图 12-68　制备 PDEK 内皮植片所用的器械
A. 供体钳；B. 34G 大气泡穿刺注气针头
（广州宏达医疗器械有限公司供图）

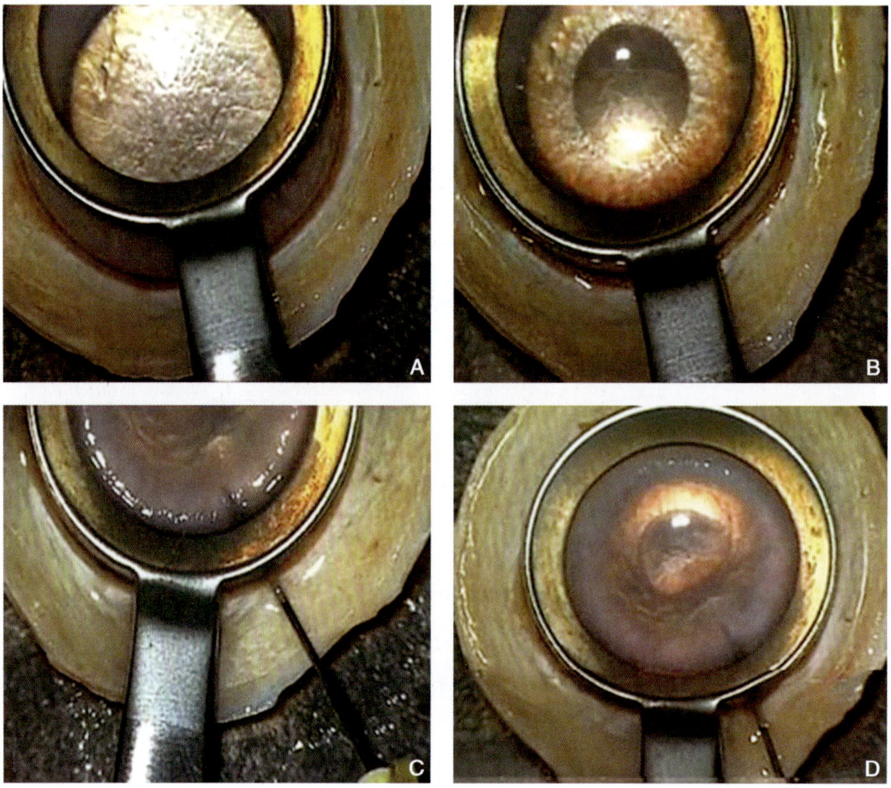

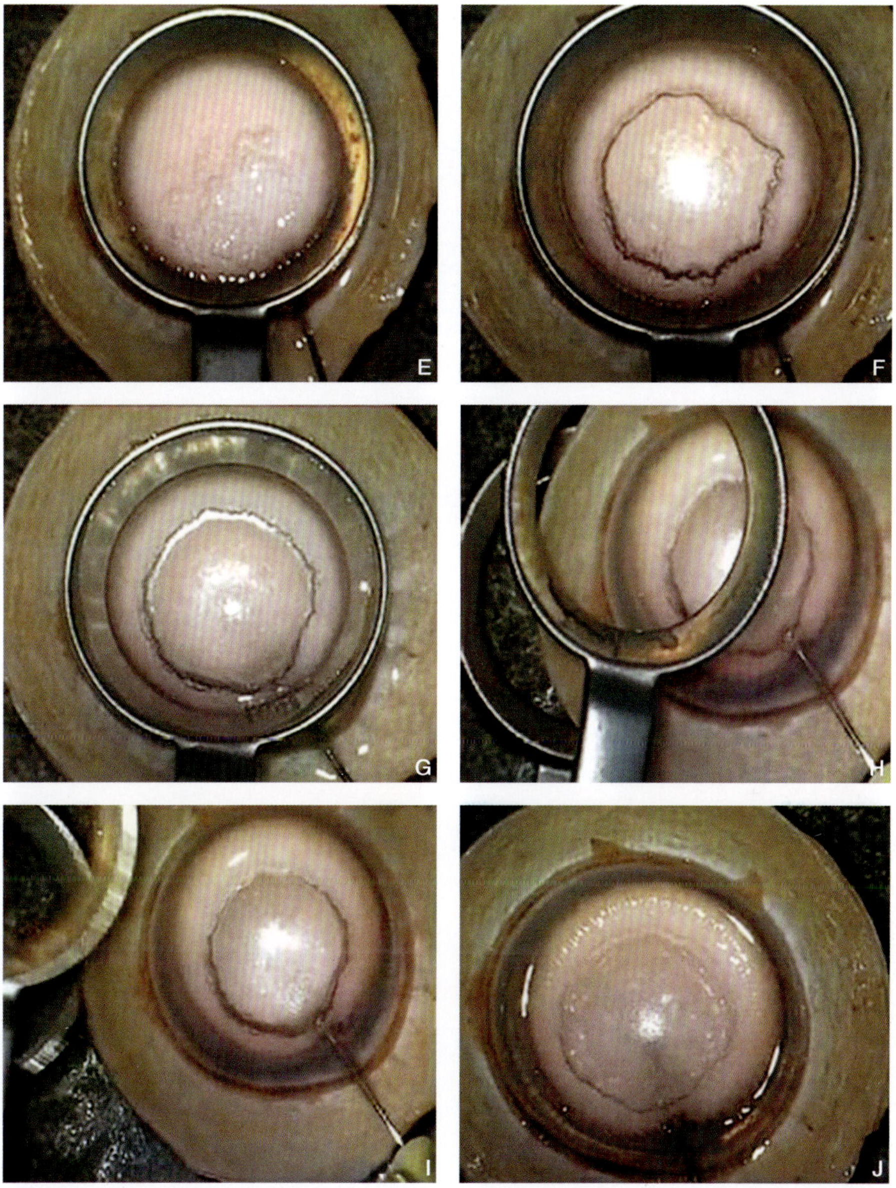

图 12-69　PDEK 植片的制备步骤

A. 将供体内皮面朝上，用供体夹固定；B. 滴若干滴平衡盐溶液以便看清穿刺层面；C. 由供体夹后叶边缘上的缺口穿刺，进入后弹力层与基质层之间；D ~ G. 注气，形成气泡，分离后弹力层和基质层；H 松开供体夹；I. 吸出部分气体；J. 缓慢退出穿刺针头，即刻环钻用于移植或装入保存液冷藏备用

（1）固定植片：将供体内皮面朝上，用供体夹固定，滴若干滴平衡盐溶液以便看清穿刺层面。

（2）穿刺后弹力层前膜：由供体夹后叶边缘上的缺口穿刺，进入后弹力层前膜的基质层之间。

（3）分离后弹力层前基质层：针尖一旦进入中央即开始注气，气泡形成后，立即将针尖倾斜并指向气泡腔，同时继续注气，在基质层之间逐渐形成大气泡。注意，在注气过程中，要掌握好推注的速度和力度。速度过快力量过大易使气泡过快形成而破裂；速度过慢力量过小，则所形成的气泡大小不一，影响植片的形态。

（4）完成植片制备：松开供体夹的固定旋钮，吸出部分气体，缓慢退出穿刺针头，选择适宜环钻钻切植片用于或将基质层被气泡分离的整个角膜片装入保存液冷藏备用。

（王明武　Miller CS　王岚　邢宝刚 姚晓明）

第十三章　移植用供体的保存

传统意义上的眼库，主要保存供体角膜。随着巩膜和羊膜在眼表疾病治疗上的广泛应用，许多眼库也把它们纳入了保存范围。本章重点论述角膜的保存，而对巩膜和羊膜的保存仅作简要介绍。

第一节　角膜的保存

角膜保存按时间分为短期保存、中期保存、长期保存和超长期保存；按照保存温度可分为常温保存（器官培养液保存）、低温保存（任何4℃环境下的保存方法）和冷冻保存（≤-70℃）；按照手术组织类型分为穿透移植供体保存、板层角膜移植供体保存和角膜缘移植供体保存；按照内皮细胞活性分为活性保存和非活性保存。

一、角膜的活性保存

用于穿透性角膜移植的角膜保存系统有两个主要目的：一是维持内皮细胞活性和完整性以有足够数量的活性内皮细胞贴附与Descemet膜上，从而保持内皮细胞完好的“水泵”机制；二是延长保存时间以便供体角膜的有效利用。一般而言，理想的活性保存标准应当包括如下内容：维持内皮细胞活性；

维持上皮活性；

便于检测内皮细胞活性；

在保存期间维持角膜透明和正常厚度；

无保存限期，从小时到数年；

确保无菌；

便于运输；

保存技术简便可行；

为板层角膜移植和穿透角膜移植提供合适的供体；

保存费用低廉。

人死亡后，房水生成随即终止，在室温条件下，营养和氧代谢不再进行，随之出现因角膜自溶导致的角膜细胞损伤。因此，应尽可能缩短尸体暴露于室温的时间。低温保存细胞、组织和器官是基于阿伦尼乌斯（Arrheniustheory）理论。瑞典化学家Arrhenius因研究温度对化学反应速度的影响而获得1903年诺贝尔化学奖。按照Arrhenius理论，低温条件下人体组织细胞代谢所需的能量减少，从而处于活性休眠状态。不过，低温对细胞的有害效应限制了

续表

低温保存 4 ℃	ALCHIMIA	eurobio	B & L	aurolab	Numedis, Inc
光学性瓶底	√	√	√	√	×
商品的运输和保存温度	4～25 ℃	冰袋冷藏	置于阴冷干燥处,可冷冻	冰袋冷藏	冰袋冷藏
供体角膜的保存时间	4℃14 天	4℃≤21 天	4℃14 天	4℃14 天	4℃14 天
抗生素	庆大霉素	庆大霉素+链霉素	庆大霉素+链霉素	庆大霉素+链霉素	庆大霉素+链霉素
去水肿制剂	右旋糖酐	右旋糖酐	右旋糖酐+硫酸软骨素	右旋糖酐+硫酸软骨素	右旋糖酐+硫酸软骨素
代谢增强剂	-	-	-	人重组胰岛素	人重组胰岛素
批准机构	CE/FDA	CE	FDA	-	FDA

（1）含硫酸软骨素的保存液:硫酸软骨素是中期保存液发展的关键技术。日本的眼科医生自 20 世纪 60 年代就将硫酸软骨素加入保存液中。Mizukawa 和 Manabe 将摘取的全眼球保存在含硫酸软骨素的 4℃保存液中,发现角膜内皮活性能维持 3 天。硫酸软骨素在保护细胞膜上起着抗氧化剂和自由基清除剂的作用。通过形成螯合复合物,硫酸软骨素作为阳离子树脂交换参与调节阳离子跨膜流动。硫酸软骨素在被引入 4℃保存液之前是作为器官培养液的成分。欧美开发出了数个含硫酸软骨素的 4℃角膜保存液,包括 1984 年 Kaufman 获发明专利的 K-sol（Cilco, Huntington, West Virginia）, 1986 年由 Lindstrom、Doughman 和 Skelnikin 发明的硫酸软骨素保存液（Chondroitin Sulfate Storage Medium, CSM）。然而,这类保存液存在的问题之一是角膜的各层均可吸收小分子量硫酸软骨素,从而使水流入基质导致角膜水肿。而在其配方中加入右旋糖酐（dextran）的改进型保存液 Dexsol 保存液（Chiron Ophthalmics Inc. Irvine, CA）则克服了上述缺点。之后, Optisol 保存液（Chiron Ophthalmics Inc. Irvine, CA）和在其基础上加入庆大霉素和链霉素的 Optisol-GS 保存液（Bausch & Lomb, Irvine, CA）先后商品化生产,较之 Dexsol 保存液更好地维持内皮细胞形态和角膜厚度。与 Dexsol 液、K-Sol 液和 M-K 液相比, Optisol 保存液具有更优越的维持内皮活性的功效可保持角膜更薄的状态达 2 周之久。这不仅便于对角膜的评估和手术过程中的操作,也有助于术后早期的视力重建。

（2）其他 4℃保存液:近年来,中期角膜保存液的研制也有了新的进展。

1）含激素的角膜保存液:Basu 和 Hasany 认为,来自溶酶体的水解酶所导致的细胞自溶是保存的角膜退行性变的重要因素,并相信皮质类固醇可降低角膜细胞的自溶。研究显示,含有皮质类固醇的保存液更有利于维持内皮细胞活性和超微结构。

2）Chen 保存液:1997 年,美国 FDA 批准 Chen 保存液（Chen Medium, Chen Laboratories, Phoenix, Maryland, USA）上市。作为新的角膜保存液, Chen 保存液有一些有意义的创新。它是一种等张的 TC199 保存液,富含不生成乳酸盐的高能量底物,能有效保存角膜,它通过主动代谢产生高水平 ATP、同时抑制乳酸盐的形成和聚集以维持正常角膜厚度,其功效不需要添加渗透剂。

3）PreCell 保存液:Lass 等在保存液内加入人类胰岛素 10mg/ml 和人类上皮生长因子

(human epidermal growth factor, hEGF) 10ng/ml 可长期保存内皮细胞活性。不过，它尚未获得 FDA 批准及加入商品化生产。

4) Eusol-C 保存液：Eusol-C (ALCHIMIA, Padova, Italy) 首次在 2005 年由芝加哥角膜协会 (The Cornea Society of Chicago) 和 EBAA 联合举办的学术会议上推介。据称，它具有比 Optisol GS 保存液更卓越的维持角膜内皮细胞活性的功能，有望成为 Optisol GS 保存液的替代品。

Eusol-C 是一种全部由化学合成的 4℃保存液，可维持内皮细胞活性长达 14 天。保存液含有效剂量的单一抗生素——庆大霉素、右旋糖酐、葡萄糖、丙酮酸钠 (sodium pyruvate)、多种氨基酸和维生素、羟乙基哌嗪乙硫磺酸 (Hepes)、碳酸氢盐等，pH 7.20 ~ 7.60 (平均 7.40)、渗透压 255 ~ 345mOsm/kg (平均 300mOsm/kg)。产品在使用前可在+2 ~ +25℃贮藏，因而在运输过程中可耐受常温的波动，稳定性较高，保质期 24 个月。保存液中的酚红指示剂可显示 pH 的变化。用 Konan 公司或 Hailabs 公司生产的眼库专用角膜内皮细胞显微镜通过保存瓶的瓶底可观察到内皮细胞的变化。不需要像 Optisol 保存瓶那样先把供体转移至角膜保存观察瓶 (viewing chamber) 再用内皮细胞显微镜检查，从而减少污染、避免浪费。Eusol-C 在欧洲被广泛用于角膜低温保存。比较性研究显示，将分别保存于 Eusol-C 保存液和 Optisol GS 保存液中的角膜移植后，其内皮细胞密度和角膜厚度相似。

5) THIN-C 保存液：THIN-C 保存液是 Alchimia 公司专为加工板层植片所设计和配制的去水肿保存液。在制备板层植片前，将整个供体角膜置于 THIN-C 保存液中 4℃冰箱静置 4 小时后取出进行切削。实践证明，THIN-C 保存液能有效减轻基质水肿。据测量，每小时角膜基质厚度减少 25μm，即 4 小时使角膜基质厚度减少 100μm，这将大大增加切削精度。

为了获得最好的去水肿效果，在将供体角膜放入 THIN-C 保存液之前应注意避免刮除植片上皮层并测量角膜厚度，在 THIN-C 保存液中的时间不得超过 4 小时。重复使用角膜保存观察瓶时需在使用完毕之后立即清除瓶内残余物质，而不要使保存瓶内部自行风干。

通过以下公式，可以计算出切削后剩余的基质厚度：

(THIN-C 保存前供体厚度) - (THIN-C 保存后供体减少的厚度) - (角膜刀切削深度) = 预计的角膜板层厚度。

比如，THIN-C 保存前供体厚度 550μm，THIN-C 保存后供体厚度减少 100μm，角膜微型刀刀头切削深度为 350μm，切削的板层厚度 = 550μm - 100μm - 350μm = 100μm。

6) Life 4℃保存液：Life 4℃保存液由 Numedis Inc. 公司生产。其主要成分为硫酸软骨素（细胞膜稳定剂）、重组人胰岛素（细胞代谢增强剂）、右旋糖酐（渗透剂）、谷胱甘肽（抗氧化剂）、稳态 L 谷氨酸盐、ATP 前体、其他营养因子、氨基酸、维生素、微量元素、庆大霉素、链霉素及酚红指示剂。

Life 4℃是一种具有良好性能的角膜内皮活性保存液。它可增强对供体内皮的保护效果，同时还减少供体上皮细胞的损失率，Life 4℃的容器称作 TRANSEND。与常用的玻璃保存瓶 (vial) 和角膜保存观测瓶 (corneal viewing chamber) 所装 20ml 相比，其容量更大，达到 30ml，因而能提供更多的营养物质并缓冲代谢物的浓度。就保存效果而言，Life 4℃可有效减少供体角膜厚度和皱褶，更适于角膜板层植片的预切割 (pre-cut)、运输和术中操作。在 2 ~ 8℃环境下，供体角膜内皮活性可保存 14 天。

由于保存液 4℃保存法简便易行有效，它仍是目前全球被最广泛使用的角膜保存手段。在澳大利亚，Optisol GS 是唯一被国家治疗性物品管理局 (Therapeutic Goods Administration,

TGA）批准使用的低温角膜保存液。尽管制造商申明在 Optisol GS 保存液在 2～5℃冰箱内可保存供体角膜的内皮细胞活性达 14 天，但澳大利亚的眼科医生宁愿选择在 5 天内（自供体死亡后计算）将该保存液保存的角膜用于移植。

为确保供体安全使用，新南威尔士狮子会眼库实验室在供体角膜进入中期保存前，用不少于 10ml 的 10% 聚维碘溶液冲洗尸眼（全眼球），至少持续 10 分钟，然后用无菌生理盐水将尸眼（全眼球）至少漂洗 6 次，以清除残余聚维碘；在结膜切缘外侧部位用拭子蘸拭后置入肉汤培养基内并在微生物孵育箱内孵育 48 小时，每天查看结果。

各种保存液所含成分不同，有的出于商业原因，对保存液成分和配置方法给予保密。在中国，目前尚无商品化的国产角膜保存液，主要使用进口 Optisol-GS 保存液和 Eusol-C 保存液（表 13-2）。此外，Cornisol 保存液也有较好的中期保存效果（表 13-3），但与 Optisol-GS 保存液相比，添加了胰岛素和微量元素等，据认为对内皮细胞有更好的保护作用。表 13-4 列出了不同保存液的组分。

尽管各种角膜保存方法不断问世，但从其实用性来看，中期保存技术是目前被广泛使用的保存方式（表 13-5）。国内部分医院自行配制 XD 保存液或与 Optisol 保存液成分相似的保存液。

表 13-2　Optisol-GS 保存液和 Eusol-C 保存液的成分比较

组分	Optisol-GS 保存液	Eusol-C 保存液
基本成分	TC-199+MEM-Earle	MEM-Earle
缓冲剂	25mmol/L HEPES	25mmol/L HEPES
抗生素	0.1mg/ml 庆大霉素	0.1mg/ml 庆大霉素
	0.2mg/ml 链霉素	
其他	26mmol/L 碳酸氢钠	26mmol/L 碳酸氢钠
	2.5% 硫酸软骨素	6% 右旋糖苷-T500
	1% 右旋糖苷-T500	1mmol/L 丙酮酸盐
	1mmol/L 丙酮酸盐	2mmol/L 谷氨酰胺
	1mmol/L 非必需氨基酸	2-巯基乙醇
	2-巯基乙醇	
	维生素 C	
	维生素	
	嘌呤（腺嘌呤、腺苷、肌酐）胆固醇	

表 13-3　Optisol-GS 保存液和 Cornisol 保存液的成分比较

组分	Optisol-GS 保存液	Cornisol 保存液
基础营养液 MEM	√	√
黏多糖 CDS	√	√
缓冲剂 HEPES、碳酸氢钠	√	√
消胀剂 Dextran-40	√	√

续表

组分	Optisol-GS 保存液	Cornisol 保存液
抗生素庆大霉素、链霉素	√	√
人类重组胰岛素	×	√
谷胱甘肽	×	×
氨基酸	√	√
ATP 前体	√	√
L-谷氨酸	×	√
维生素，辅酶	×	√
微量元素	×	√
添加元素（抗氧化剂、膜稳定剂）	×	×

表 13-4　角膜保存液的配方比较

	M-K*	K-Sol	CSM#	Dexsol	Optisol	Optisol-GS	OCS	OCT
基础液	TC-199	TC-199	MEM	MEM	MEM+TC-199	MEM+TC-199	MEM	MEM
CS**（%）	–	2.5（改良）	1.35	1.35	2.5	2.5	No	No
右旋糖酐 40（%）	–	0	1	1	1	1	5	5
右旋糖酐 T500	–	–	–	–	–	–	–	+
HEPE 缓冲液	+	+	+	+	+	+	+	+
酚红	+	–		–	?	?	+	+
丙酮酸钠	–	–	1.0mmol/L	+	+	+	–	–
抗氧化剂 维生素 C、B_{12}、腺苷、肌苷、非必需氨基酸	–	–	–	+	+	+	–	–
碳酸氢钠	–	–	–	+	?	?	+	+
庆大霉素	75～150 μg/ml	69.6 mg/L	67.3 mg/L	90 mg/L	75～150 μg /ml	75-150 μg/ml	75～150 μg/ml	75～150 μg /ml
链霉素（%）	–	–	–	–	√	√	1	1
两性霉素 B（%）	–	–	–	–	–	–	1	1
胎牛血清（%）	–	–	–	–	–	–	2	2
L-谷氨酸盐	–	–	2.0	?	?	?	+	+

* M-K＝McCarey Kaufman Medium MK 保存液
CSM#＝Corneal Storage Medium 角膜保存液
OCS^＝ Organ Culture Storage Medium 器官培养保存液
OCT＝ Organ Culture Transport Medium 器官培养运输液
CS ** ＝ Chondroitin Sulfate 硫酸软骨素

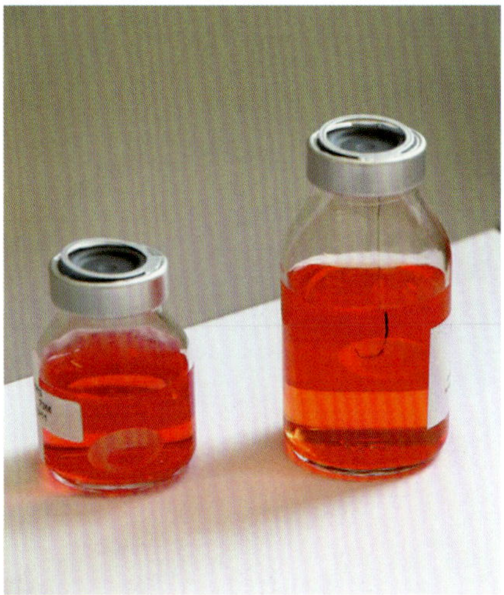

图 13-4　器官保存液

3. 长期保存法（常温器官培养法，4 周，31～35℃）供体角膜内皮活性保存时间超过 3 周则被认为属于长期保存。由于中期保存液为一封闭的代谢终端，为供体角膜提供的营养物质不断被消耗、代谢产物持续积聚，到达一定浓度将直接破坏内皮乃至整个角膜的正常代谢，此时，较好的方法是将角膜片放入特制的器官培养液（图 13-4）中，在常温下长期保存。1973 年，Summerlinin 首次提出器官培养，随后由 Doughman 等采用。1978 年，Sperling 进行了改良并在当年引入欧洲。Sperling 将 dextranT500 加入原始保存液中，可预防体外角膜的水肿，便阶段，这一阶段非常短，它也用于室温下的供体转运。除保存液之外，Sperling 还对保存后供体角膜内皮进行评估，其优点是在发放供体前对保存的角膜内皮质量有明确的了解。对保存液的微生物学检测伴随着器官培养的全过程。但器官培养法的缺点显而易见，这就是微生物污染事件更容易发生，这就需要通过严格的微生物检测，降低被污染供体角膜被移植的风险。

与常温角膜保存法相比，器官培养法增加了角膜的保存时间、提高了供体的质量和安全性。该法把从供体死亡到摘取眼组织的时间从 12 小时延长到 24 小时，为可疑败血症纳入供体适应证范围提供了机会。事实上，败血症患者的房水极少遭到感染，在其供体用于移植前，就可检测发现被污染的角膜，这有利于在安全的前提下增加供体库存；更长的保存时间也使得择期手术便于安排，从而减少因眼组织无法使用取消移植而导致的浪费，增加应对急诊的角膜供体储备；长时间保存还允许在术前通过微生物学检测改进质量控制和评估供体角膜内皮细胞活性。器官培养法似乎能特异性地降低供体角膜 HLA-DR 的抗原负荷而对 HLA-A、HLA-B 和 HLA-C 无影响，这意味着将减少角膜移植术后排斥反应的发生率。相反，对于 4℃保存技术而言，败血症则成为禁忌证。在澳大利亚，器官培养法明显有助于改进供体角膜的质量、安全和利用。自 2001 年起，新南威尔士狮子会眼库开始采用器官培养法和中期保存法（Optisol GS 保存液）两种保存技术，使得角膜供体的来源得到明显的补充，等待移植的患者人数也明显减少。通常情况下，该方法可使角膜移植例数增加 30%，而等待移植的患者减少 64%。新南威尔士狮子会眼库参照墨尔本的 Bristol 和新西兰眼库的规范并结合自身实际修订而成。在欧洲，有市售的器官培养液。但由于 Creutzfeldt-Jakob 病的缘故，澳大利亚 TGA 禁止进口欧洲产的含胎牛血清的生物制品。因此，所有器官保存液必须由眼库实验室自己制备。

（1）器官保存液的组成：在器官培养法中有数种溶液使用。这些溶液需在眼库实验室配制且过滤灭菌，包括：

1）器官培养保存液（Organ Culture Storage Medium，OCS-Media），其成分为：MEM+含 HEPES 的 GlutaMAX、碳酸氢盐、酚红、L-谷氨酸盐、2%胎牛血清、1%抗生素+抗真菌生理盐水），由澳大利亚 GibcoLifeTechnologies Corporation 生产。

2）器官培养转运培养液（Organ Culture Transport Medium，OCT-Media），其成分为：MEM+含 HEPES 的 GlutaMAX，碳酸氢盐、酚红、L-谷氨酸盐、2%胎牛血清、1%抗生素+抗真菌生

理盐水5%和右旋糖酐，由澳大利亚 GibcoLife Technologies Corporation 生产。

3）1.8%蔗糖溶液，用于角膜内皮细胞计数。

4）0.5%硫代硫酸钠无菌溶液，用于消毒尸眼后中和聚维碘溶液。

（2）器官培养法保存步骤

1）眼球的处置：其步骤包括血清学检测和尸眼无菌处理。Optisol 液保存法无异。

2）悬吊角膜片：与中期保存法所不同的是，器官培养法保存需在角膜片的一端巩膜缘穿针引线结扎，角膜悬挂于瓶内培养液中，另一端由胶盖夹在瓶盖与瓶口间并用封口胶密闭瓶盖，然后置于31～34℃孵育箱内。

3）微生物检测：孵育5天后需进行微生物检测。所有取样应在层流操作台上完成。从 OCS 中吸取3～5ml注入血培养瓶中并送到微生物实验室，经7天培养即可得到检查结果。

4）除急诊外，角膜需在术前24～48小时由 OCT 液中转移到 OCS 液中，同时需做角膜内皮细胞计数和活性检测。这些步骤也应在层流操作台上进行。

（3）器官培养法保存的供体检查

1）撕开 OCS 瓶的封口包装，剪除固定有角膜片的缝线，将角膜片内皮面朝上放入无菌培养皿（Petri dish）中；

2）将培养液吸入无菌注射器针筒中；

3）向角膜片滴数滴1.8%蔗糖溶液直到液体完全覆盖内皮面；

4）约30秒后将蔗糖溶液倒出，但需保留足量的溶液在角膜片上以免其干燥；

5）将该培养皿放置在光镜的载物台上，调焦至内皮细胞，拍摄角膜内皮细胞影像；

6）将培养皿从光镜载物台取下，在角膜片的内皮面滴数滴台盼蓝；

7）30秒后，移除角膜片上的台盼蓝并迅速将其浸入无菌生理盐水烧杯中漂洗；

8）再次将其移入另一个无菌生理盐水烧杯中漂洗；

9）检测内皮细胞活性：如果内皮细胞密度≥2200/mm^2和内皮细胞活性≥70%，则将角膜片放入 OCT 液中并将瓶口包封好（将盖子中央的圆片掰掉）。

在检查过程中需注意排除内皮细胞的其他异常和损伤。在器官培养液中保存4周的角膜片的内皮细胞和上皮细胞应保存完整性。

（4）供体分级标准

1）如果内皮细胞活性>80%和活性内皮细胞密度≥2200个/mm^2，该角膜将被保留；

2）如果内皮细胞活性>70%和活性内皮细胞密度≥2200个/mm^2，该角膜将被用于 DALK；

3）如果内皮细胞活性<70%和活性内皮细胞密度<2200个/mm^2，该角膜将被废弃或用于研究。

（5）第二次微生物学检测取样：保存于 OCT 液12小时后，需对该保存液进行第二次微生物学检测取样，其步骤同前。其目的是确保将要用于移植的组织不被污染。

（6）其他器官培养液：近年来，除 Doughman 和 Sperling 器官培养液之外，还有其他一些培养液进入试验中。例如，意大利的 ALCHIMIA 公司生产出不含血清的 Tissue Cand Carry 31℃中期保存液，在35天保存期内，每周检测角膜内皮细胞一次，发现与通常含2%胎牛血清的器官培养液相比，其保存效果无显著差异。德国 Life Technologies/Invirtrogen 公司生产的不含胎牛血清的 Endothelial SFM 保存液即具有在常温条件下更好地保存角膜内皮活性的效果。

4. 超长期保存法(冷冻无限期保存,-70℃) 冷冻保存是目前唯一一种无限期保存角膜的方法。1954 年,Eastcott 等首次将全厚角膜片用 15% 甘油预处理降低角膜基质厚度 25μm 之后进行冷冻保存。其中一只移植后完全透明,其余的部分透明。1963 年,Smith 发现二甲基亚砜(dimethyl sulfoxide,MeSO)能比甘油更有效地保护角膜内皮细胞。之后,该方法被进一步改进并在临床上应用,取得了成功的经验。

表 13-5 角膜保存技术的发展

保存方法	保存温度	起始年份	创导者	最长保存期
湿房	4℃	1934	Filatov	48 小时
冷冻	-70 ~ -80℃	1973		无限制
M-K 保存液	4℃	1974	Mc Carey Kaufman	96 小时
器官培养法	31 ~ 35℃	1974	Doughman Skelnik	28 天
CSM 保存液	4℃	1985	Lindstrom Skelnik Doughman Mindrup	14 天
K-Sol 保存液	4℃	1985	Kaufman	
Dexsol 保存液	4℃	1989	Chiron Ophthalmics Inc. Irvine, California	14 天
Optisol 保存液	4℃	1990	Chiron Ophthalmics Inc. Irvine, California	14 天
Optisol-GS 保存液	4℃	1991	Bausch & Lomb, Irvine, CA	14 天

M-K = McCarey Kaufman medium, MK 保存液; CSM = Corneal Storage Medium 角膜保存液

20 世纪 60 年代中期,Capella、Kaufman、Robbins 和 O' Neill 和 Mueller 先后各自在美国和英国研究出将角膜保存在-196℃冰箱中的超低温保存技术。他们的技术大体相似,关键的区别是用于不同保存阶段角膜沐浴的保存液组分的不同以及预冷平衡(pre-freeze equilibration)时间的不同。他们通过显示在有限的移植实验中的透明植片证明各自方法的先进性。Kaufman 和 Capella(K-C 保存法)在实验室检测和临床应用方面都引发了很多关注。总的结论是,这一保存技术并不能充分保留角膜内皮细胞的完整性。

尽管角膜冻存不是普通的技术,但还是有许多国家表示出持续的兴趣。也有一些对维持角膜内皮细胞功能的技术进行改进的报道。不过,该技术具有操作复杂、价格昂贵、需要特殊设备和技术人员等缺点,还可能损伤角膜内皮细胞,因而很少作为眼库的常规保存手段,在供体充裕的国家尤其如此。

值得期待的是,组织工程人工角膜结构包括采用多项角膜的器官培养技术使角膜上皮干细胞体外扩增,这种角膜组织结构与仅置换病变角膜层而非全厚角膜以选择性治疗所有角膜病变的移植手术的国际潮流相一致。有学者对角膜在保存期间的可能改变进行了研究。由于异体排斥反应是角膜植片衰竭的主要原因。采用向内皮细胞转染过度表达下调细

胞因子如 IL-10 和 IL-12 的免疫调节手段有望降低角膜免疫原性。

最近，许多眼库在手术当天将一只角膜分成两个部分，即含上皮细胞和基质的前板层和含 Descemet 膜和内皮细胞的后板层，分别提供给 DALK 和 DMEK 的受术者。这些眼组织可用器官培养法或 Optisol 保存液保存。实践证明，该项技术在供体角膜供大于求的地方是十分必要的。不过，在美国，许多州规定，将一只角膜分成数个部分为数例患者进行移植是违法行为，即使用角膜缘移植也被禁止。

二、角膜的非活性保存

角膜非活性保存包括化学脱水法、冷冻法、冷冻干燥法、γ 辐照法、甘油脱水法和酒精浸泡法等。在美国和澳大利亚等国眼库，保存角膜组织较多采用酒精，而较少采用甘油保存。

（一）甘油保存法

甘油保存技术目前仍应用于保存不需要活性内皮细胞而仅需胶原支持结构的板层角膜以及巩膜组织。1958 年，King 在动物实验的基础上将人角膜保存在 4℃ 甘油中。1961 年，King 及其同事将该技术改进为室温甘油保存。该法保存的角膜缺乏活性内皮细胞，适于在急诊或其他修复青光眼滤口等手术中作为修补材料（patch material）。采用各种方法使角膜去细胞化后可用于板层角膜移植。1973 年，McTigue 和 King 对采用最长超过 5 年的甘油保存角膜进行移植的近 1500 例患者与用新鲜角膜进行板层移植者进行了对比研究，发现二者的疗效相差无几。像甘油保存这样的长期保存法特别适用于那些供体角膜短缺、运输系统落后的国家和地区。甘油保存法分冷冻保存和室温保存。

1. 冷冻保存　将供体角膜浸入 15% 甘油中，在酒精干冰混合体中冷冻并抽真空脱水。该法可保存组织达 4 个月。角膜或全眼球冷冻保存的缺点是电流对深度冷冻的不可靠性以及当取用时需更换干冰。在冷冻状态运送眼组织也会产生困难。

此外，将超过活性保存期限的角膜片连同中期保存液和保存容器置于-80℃ 冰箱内保存也是一种行之有效的非活性保存方法。根据笔者的经验，其优点是使用前仅需自然回复至室温即可剖切，无酒精或甘油保存后组织硬度增加、复水所需时间长之虞。

2. 室温保存

（1）从尸眼切取带巩膜缘的角膜片，用复合抗生素溶液冲洗。

（2）将各个安装于尼龙网眼容器中的 10g 分子筛置于 15ml 瓶中，将这些瓶在 180℃ 干热消毒 1 小时。

（3）将 95% 甘油事先在密闭容器中用高压炉 105℃ 灭菌 45 分钟，然后装入自然冷却的瓶中。

（4）将角膜片放入瓶中，旋紧瓶盖，封口胶密封。

（5）室温保存长达 12 个月。

（6）手术前，在无菌环境下打开瓶盖，将甘油倒出。

（7）取出角膜片置于盛有足量抗生素混合液的医用玻璃杯中，复水 10 分钟。

室温保存的缺点是，其所保存的角膜片透明性远低于新鲜的板层角膜组织，复水后变脆，难以操作。此外，该法保存的角膜可能感染真菌。

（二）化学脱水法

1. 无水氯化钙（anhydrous chloride calcium）　可用于供体角膜片的脱水。

2. 沸石(zeolite)　沸石是一种分子筛,所具有的热吸收高、水化和脱水的能力维持着角膜结构的稳定性。由钠和铝硅酸钙盐组成的分子筛是一种物理吸收剂,化学惰性,不溶于水,具有将水分移除至非常低的蒸发压水平的能力。这些合成的分子筛结晶中,微孔直径与水分子的直径相当,据认为,这些结晶的物理吸收能力与水分子被结晶上的微孔捕获有关。将角膜片放在底部装有结晶状体的小瓶内,用橡胶盖盖紧,然后贮藏于4℃环境中,可保存3个月;或在室温条件下可保存1个月。

保存期间,需特别注意防止真菌感染。

附:角膜从中期保存转换为长期保存的方法

当保存在OptisolGS、Eusol C或Life4℃角膜液中因各种原因未使用而超过14天时,需要及时改变保存方式,将供体从保存液中转移至长期保存容器中,以减少和防止保存液污染。

1. 转移供体所需器械和耗材

无菌器械包,包括:洗眼杯1~2只、纱块2~4片、棉签3~6支;

无菌铺巾　1块;

100%酒精(50~100ml)　1瓶;

无菌手术衣　1件;

无菌手套　2双;

无菌洗手刷　1只;

0.9%生理盐水　500ml。

2. 转移供体的步骤　供体转移尽可能在层流手术室进行。若无条件,至少应对操作场所进行常规消毒处理。

(1) 常规清洁操作台,消毒,铺巾。

(2) 从供体转移套包中取出玻璃瓶和金属盖,放在无菌铺巾上。

(3) 从冰箱取出拟转为长期保存的中期保存角膜瓶(内有角膜),放在邻近上述无菌玻璃瓶和金属盖的无菌铺巾以外工作面。

(4) 抽取10~15ml浓度100%酒精,注入无菌玻璃瓶中。

(5) 用双手各持1支棉签(也可用无齿镊)从中期保存容器中夹取出角膜片放在纱块上,用生理盐水轻轻冲洗角膜的两侧,然后将其夹取到盛有酒精的玻璃保存瓶内。

(6) 盖紧瓶盖,封口胶密封瓶口。

(7) 制作标签,标明供体信息、操作者及助手姓名、供体转移日期、时间等。

(8) 置4℃冰箱保存。保存期限通常1年。其间若酒精变浑浊,则废弃该供体。

第二节　生物人工角膜的保存

鉴于人眼组织捐献在国内尚未普及,一些科研机构便一直从事生物人工角膜的研发,在一定程度上缓解了角膜盲患者增加与异体角膜匮乏的矛盾。

一、概述

脱细胞角膜基质"艾欣瞳"是我国科技工作者历经12年自主研发、在全球首个完成临床试验并获得药监部门注册批准上市的生物工程角膜。它得到中国国家“863 计划”支持，拥有完全自主知识产权。据称，该产品工艺先进、质量稳定，临床有效率达 94.44%，有助于缓解供体角膜缺乏的局面，为板层角膜移植手术提供了新的选择。

艾欣瞳为半透明完整椭圆形至圆形平片，取材于猪眼角膜，经病毒灭活与脱细胞等工艺制备而成，是猪角膜的细胞外基质；由前弹力层和部分基质层组成，主要成分为细胞外基质。本产品具有天然角膜的胶原纤维结构，保留了天然角膜的前弹力层和部分基质层。经 γ 射线辐照灭菌，一次性使用，适用于用药物治疗无效的尚未穿孔的角膜溃疡的治疗以及角膜穿孔的临时性覆盖。

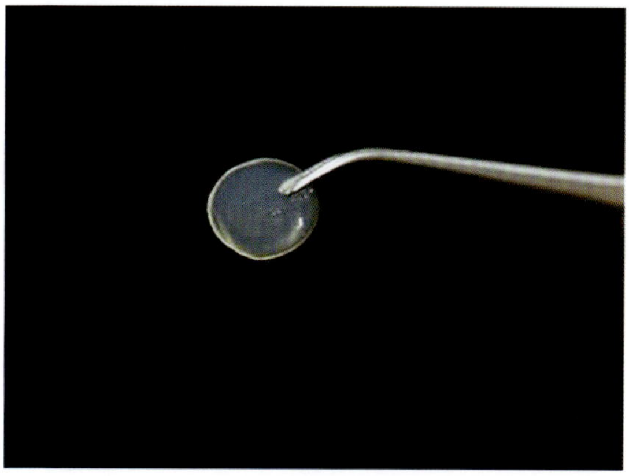

图 13-5　艾欣瞳脱细胞角膜基质人工角膜

二、临床疗效

脱细胞角膜基质是通过板层移植术移植到受体角膜上，可作为角膜的替代物，可用于治疗多种眼角膜损伤，可移植替代原有病变的角膜前板层组织，覆盖患处后可起到物理覆盖、隔离和保护创面的作用，同时能促进角膜上皮再生及基质修复，产品在手术移植后逐渐与自体角膜组织整合为一体，修复损伤角膜，最终形成与正常角膜相似的结构和功能（图 13-5 ~ 图 13-7）。

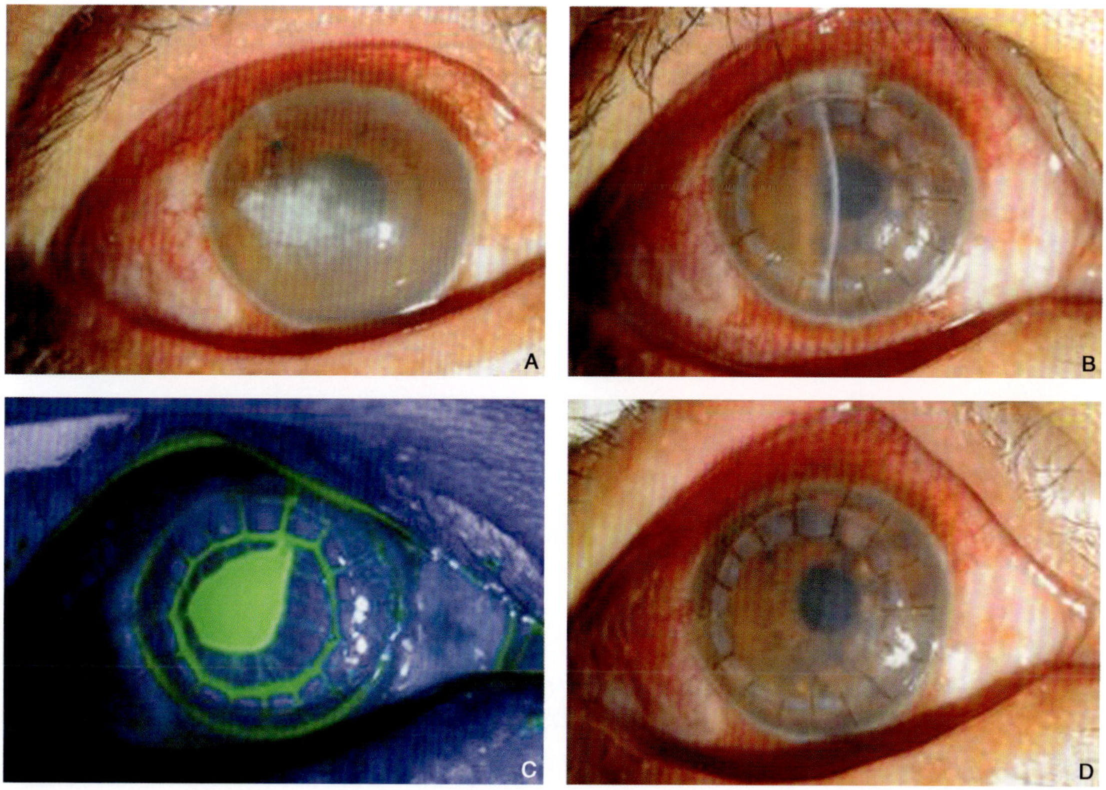

period)。在血清学检验报告发出之前不得用于临床。

眼科手术中可选择新鲜采取的 AM,或经冷冻、冻干或甘油冻存等保存方法改良过的 AM。为降低经移植 AM 而传播疾病的风险,近来已有学者采用 AM 保存结合 γ 射线照射来处理 AM。一些新型制剂,如过氧乙酸(paracetic acid,PAA)和海藻糖(trehalose)也被用于 AM 的保存和消毒。

二、羊膜的保存

(一) 甘油冷冻保存

甘油保存是被广泛应用的一种保存方法,由 Lee 和 Tseng 在 1997 年倡用,后来被证实其保存的羊膜在移植后获得高的成功率。

保存前,用含 50g/ml 青霉素、50g/ml 链霉素、100g/ml 新霉素和 2.5g/ml 两性霉素 B 的平衡盐溶液冲洗净胎盘的残余血凝块,然后将羊膜从绒毛膜上分离下来,用抗生素溶液漂洗。在层流操作台上将羊膜剪切成所需的形状(通常为 3cm×4cm,也可按需制成其他大小植片),展平后将其上皮面朝上,贴附在灭菌硝化纤维纸上,不得起皱褶和有裂口。再将该贴附有 AM 的硝化纤维纸放入含 Dulbecco 改良 Eagle 培养液(Dulbecco's Modified Eagle's Medium,DMEM)与甘油等容混合的小瓶内,-80℃保存。根据使用量的差异,AM 可在制备后 1 年内使用。使用前,将盛有 AM 的小瓶置于手术室室温下,待其内的液体溶解后将 AM 取出放在手术眼表面。不同厂商建议复水的时间也不同,使用前需仔细阅读产品附带的说明书。

甘油冷冻保存法的缺点是需要深低温冷冻设备,价格昂贵、体积笨重、时常无法使用,这在发展中国家尤为如此。此外,在运输途中维持稳定的保存温度也相对困难。尽管甘油被认为具有抗病毒效应,但其毕竟不是冷冻剂。即使在保存数月后,细菌和病毒仍可存活。高浓度甘油还损害 AM 细胞的活性。

(二) 二甲基亚砜冷冻保存

二甲基亚砜(dimethyl sulfoxide,DMSO)冷冻保存法被用作 AM 在甘油 DMEM 保存的替代技术。取出胎盘之后,用递增浓度的 DMSO 孵育 10cm×10cm 大小的 AM 植片,而非用抗生素-生理盐水溶液清洗。Azuara-Blanco 等人先后用浓度为 4%、8% 和 10% 的 DMSO 清洗 AM,而 Kubo 等人则采用的浓度分别为 0.5mol/L、0.1mol/L 和 0.15mol/L。然后,用浓度 10% 或 0.15mol/L 的 DMSO 在-80℃冰箱内保存数月至 1 ~2 年。

该保存技术对 AM 结构完整性和生物容量的影响尚未被深入研究。不过,从以往的临床疗效推断,它与甘油冻存的 AM 的品质相似。但仍不清楚抗炎因子和各种生长因子是否在该保存状态下保持活性。

(三) 冻干和 γ 辐照保存法

1. 冻干保存法　冻干(lyophilization,也称 freeze-drying)是通过升华去除组织中水分的保存方法。它可抑制可能导致组织破坏性改变的化学反应。冻干的 AM 可在室温下长期保存而品质不发生改变,便于运输,从而克服了冷冻保存法的主要缺陷。

2. γ 辐照保存法(γ-irradiation sterilization)　Gy 的中译名称是戈瑞,为核辐射剂量国际单位,每 1kg 受照物质吸收 1J 核辐射能时,其核辐射剂量称为 1Gy。适当剂量 25kGy 的辐照可有效杀灭细菌、病毒和真菌,但同时也对组织的生物特性和完整性产生副作用。

由于 AM 的水分已被移除,冻干后的 AM 变薄,显微镜下显示其比冻存的组织 AM 更加脆弱。冻干过程还会导致蛋白质变性及其他组织结构的改变。

（四）其他保存方法

尽管冻干的 AM 保留了大部分未经保存的 AM 的生物特性，但仍对某些生理学和生物学特性产生不利影响，因此，它与自然状态的 AM 仍有所不同。近来，有人发现过氧乙酸和海藻糖具有更好的维持 AM 细胞和组织结构的作用，不过，其作为保存物质的价值仍处于试验阶段。

（祝枚东　谢汉平　姚晓明）

第十四章　供体的标记、包装和分配

所有供体分配到用户之前，都要进行标记和包装。标签是供体唯一的标记。供体的标记贯穿于供体的获取、保存、包装、分配的过程中。标记的目的是使任何接触供体的人员或结构能够快速了解供体信息，避免张冠李戴，以便及时发现、排除可能经移植传播的疾病，科学合理安排供体的使用。包装是供体运输途中的“保护伞”，起到保持恒定低温、缓冲撞击能量、维持供体活性的作用。

第一节　供体的标记

供体的标记应从捐献者刚刚死亡或即将死亡、同时其近亲属决定捐献角膜起开始。第一时间到达现场的眼库或角膜获取单位首先应核实捐献者身份。如果捐献者死亡的医院或其他场所未给死亡戴标记手环或脚环，则应在实施摘取手术前，首先完成上述标记。

一、供体识别系统

眼库的管理系统应当确定采用一种识别手段来确定来自供体的眼组织。每一个供体都应拥有一个唯一识别号。大多数眼库都将年号作为供体编号的主要组成内容，例如：15-007L、2015-007D、01092015-007D 等。日期既可代表摘取眼组织的时间，也可表示供体的有效期限。如：0109 表示供体在 1 月 9 日（美国等国）或 9 月 1 日（英联邦国家）获取，也可表示供体保存（主要指中期保存时限）的期限为 1 月 9 日（美国等国）或 9 月 1 日（英联邦国家）；短连线“-”连接的数字代表当年的连续供体编号，亦即年内获取的供体或眼组织个数。如：007 表示 2015 年获取的第 7 例供体。字母“OD”、“D”和“OL”、“L”分别代表右眼和左眼。以上为供体角膜的常规标记方法。一般情况下，对供体角膜不作特定的标记，但对 DSEAK 和 DMEK 植片，由于其从基质最终分离取下后卷曲成“卷饼”状，植入时极易将植片的内皮面和基质面混淆，因此，眼库在制备上述植片时会在植片的基质面用“S”印章蘸上亚甲蓝打上标记（详见第十二章）。而对巩膜和结膜组织，可用 sclera 和 conjunctiva 的首字母“S”和“C”分别标示。如 2015-0001-OSS 表示 2015 年获取的第一例供体左眼巩膜。有些眼库将获取的供体纳入自己的组织识别系统，例如在眼组织编号之前加上某个特定的字母或数字，以区别于其他眼库或组织库的供体标识。斯里兰卡国际眼库是将供体的国际（出口）编号、供体年龄、死亡时间、死因、供体保存时间和保存液保存期限等信息打印在一张封口胶纸上，使用者一目了然。不过，上述供体识别系统因信息量小已不适应眼库的信息化发展要求。应当开发一种二维码信息技术,通过扫描即可获取供体的全部信息,包括供体姓名、年龄、性别、医学史、社会史、死因、全身检查结果、角膜内皮细胞密度等等。

二、标签的分类

(一) 临时标签

临时标签多在眼组织摘取现场手工填写,使摘取的眼组织与供体个人的信息相一致。它适于使用用途,如移植、科研等。临时标签应包括以下内容:

1. 眼库名称;
2. 唯一编号,如转诊编号或组织识别编号;
3. 保存日期和时间;
4. 保存液类型;
5. 组织类型;
6. “隔离”(QUARANTINED)标记;
7. “血清学检测待定报告”(PENDING SEROLOGIC REPORTS)标记。

“隔离”(QUARANTINED)或“血清学检测待定报告”(PENDING SEROLOGIC REPORTS)标签用于警示眼库工作人员,不得将该眼组织分配出去。眼库工作人员在处理这类供体时需采取全面性防护措施。遇有上述警示情形时,将临时标签更换为永久标签至关重要。如果组织识别号未被用于临时标签时,可将转诊编号列入永久标签上。

(二) 永久标签

永久标签应为防水材料制成,文字信息需用标签打印机(label printer)打印。如血清学检测结果阴性,则可将永久性标签粘贴在组织容器上。如果临时标签上留有供体姓名等信息且质量保证部门未要求将其用于内部审计,则应移除该临时标记。

永久标签应包含以下内容:

1. 源眼库的名称;如供体置于酒精保存或眼组织已被预切为板层移植片,还应注明处理供体的眼库名称;
2. 眼库地址和电话号码;
3. 唯一组织识别编号;
4. 转诊编号或供体识别信息(如果临时性标签未使用唯一组织识别号);
5. 眼组织类型;
6. 供体死亡日期、时间;
7. 供体保存日期、时间(如为酒精保存,则应注明其开始的时间);
8. 移植手术适用性;
9. 供体摘取的形式(如原位摘取或其他形式);
10. 对组织的描述(如:该组织仅用于单个患者移植或该组织不被认为无菌等);
11. 证明该组织无任何需强制检查的传染性疾病;
12. 供体年龄;
13. 眼组织保存液类型;
14. 眼组织移植期限;

15. 如果眼组织在分配前经过加工预处理。则应注明预处理类型、预处理日期和时间，并打印在标签上。

（三）科研标签

对于不适宜移植的眼组织，应将永久性标记粘贴在其保存容器上。美国对用于研究和培训目的的供体并未强制规定进行任何血清学检验，但通常情况下，眼库都会自行规定，在这些组织用于研究或培训前，应当进行最低限度的血清学检验，例如：HIV、HBsAg 等。尽管血清学检验费用较高，但一些科研机构和科学家仍要求对供体进行基本的检测。研究标签应包含以下内容：

1. 源眼库的名称（如供体属酒精保存或眼组织已被预处理为板层移植片，则应注明该眼库名称）；
2. 眼库地址和电话号码；
3. 唯一组织识别编号；
4. 转诊编号或供体识别信息（如果系临时性标签尚未使用唯一组织识别号）；
5. 眼组织类型；
6. 供体死亡日期、时间；
7. 供体保存日期、时间（如为酒精保存，应注明其开始的时间）；
8. 供体摘取的形式（如原位摘取或其他形式）；
9. 注明该眼组织仅限于非临床用途（Non-Clinical Use Only）；
10. 注明该眼组织未经传染病学评估，需将生物危害（Biohazard）的标签粘贴在容器表面，如有血清学检测阳性结果也需列入供体信息单中；
11. 供体年龄；
12. 眼组织保存液类型。

如果眼组织在分配前经过加工预处理。则应注明预处理类型、预处理日期和时间，并打印在标签上。

如果原本用于移植的组织因超过期限而不能用于移植时，眼库应将“仅限于非临床用途（Non-Clinical Use Only）”的标签粘贴在容器表面，以与用作移植的供体标签相区别。

第二节　供体的包装

无论是用于移植的眼组织还是用于研究的眼组织，在离开眼库前均需包装密封。包装应在包装室（图 14-1）进行。包封眼组织的方法有数种。其中之一就是采用塑料收缩膜（plastic shrink wrap）将保存容器的瓶盖完全包裹，然后用热吹枪（blow gun）对膜均匀热吹使其收缩绷紧，达到水密程度（图 14-2 ~ 图 14-5）。另一种方法是用防篡改胶带从保存容器的一侧拉延至另一侧。

眼库应制订其包装和运输流程，以最大限度留出使用期限的空间。眼库应选用两种不同的包装方式，分别用于国内和国际运输。国内运输的包装箱内温度为 2 ~ 4℃，至少维持 24 小时，而国际运输的包装箱内温度 2 ~ 4℃ 至少维持 72 小时。

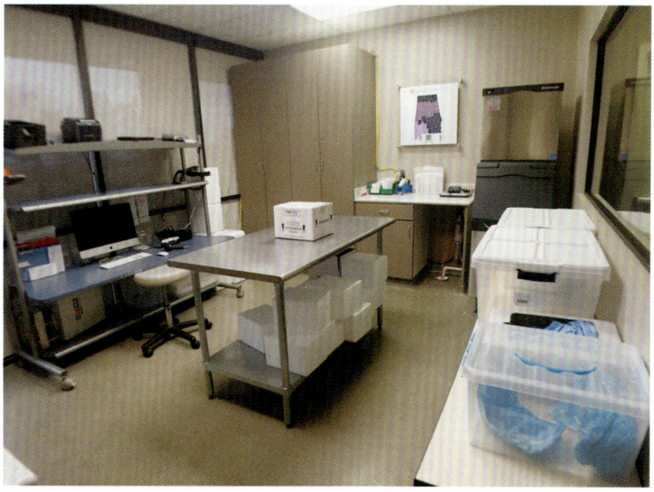

图 14-1　供体包装室

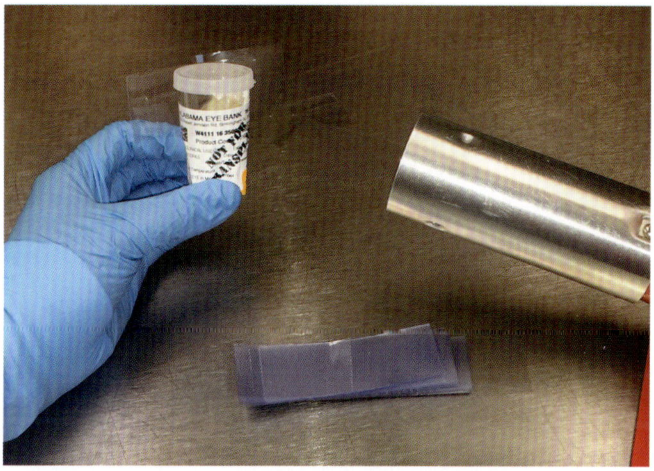

图 14-2　用热封枪包封保存有眼球的湿房

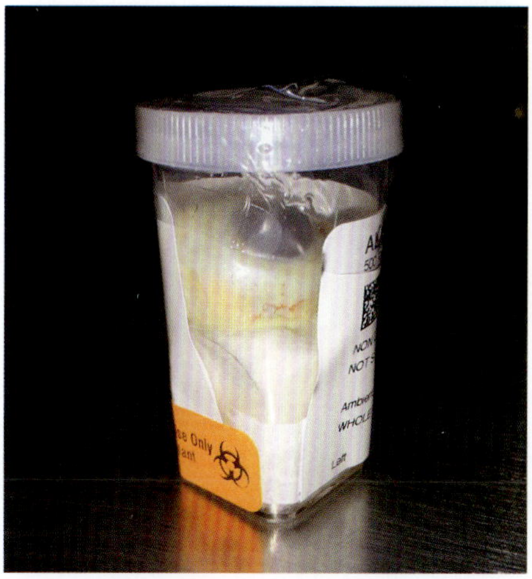

图 14-3　完成包封的湿房

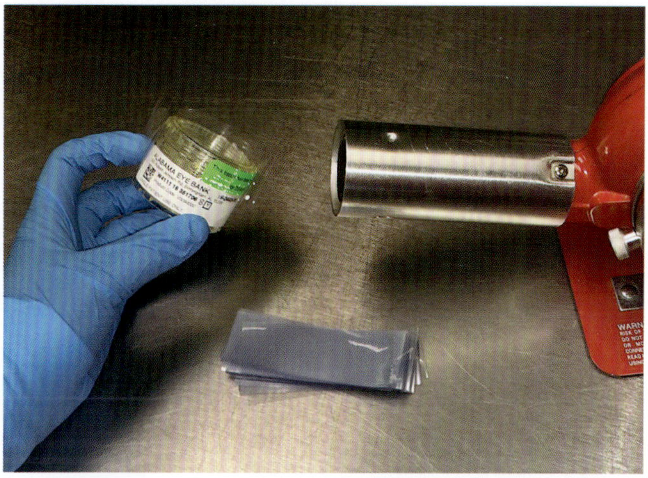

图 14-4　用热封枪包封保存有角膜片的容器

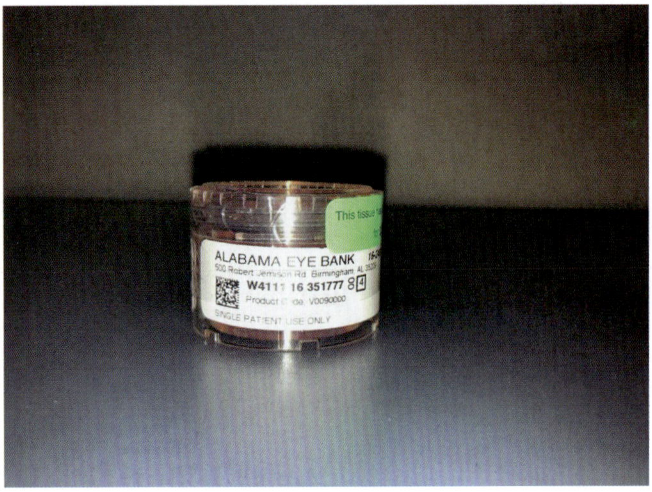

图 14-5　完成包封的角膜保存瓶

一、世界卫生组织规定

世界卫生组织自 2015 年 1 月 1 日起实施的《传染性物质运输规范指引》(*Guidance on regulations for the transport of Infectious Substances 2015—2016*)将传染性物质定义为已知或有理由认为含致病原的物质。传染性物质分为两类，A 类是指那些以运输过程中对人类或动物构成永久损害、威胁生命或引起致命疾病的物质。能导致人类或同时导致人类和动物疾病的传染性物质被授予编号 UN 2814，仅导致动物疾病的传染性物质被授予编号 UN 2900。不符合 A 类感染性物质标准者即为 B 类，编号 UN3373，其危险品技术名称是，B 类生物材料(*BIOLOGICAL SUBSTANCE*，*CATEGORY B*)。含致病原可能性小、以防渗漏的包装形式运输并标记“人类标本免检”(*Exempt human specimen*)、“动物标本免检”(*Exempt animal specimen*)且未违反危险物品管理规定的人类或动物标本(患者标本)应当符合以下要求(图 14-6)：

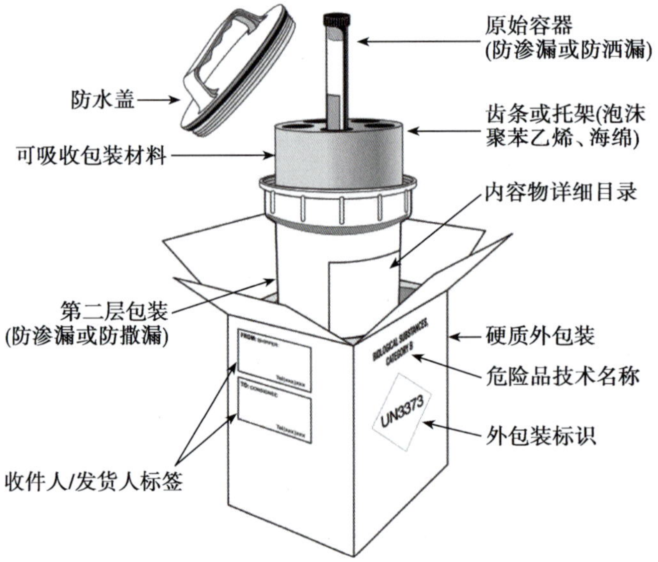

图 14-6　B 类生物材料包装示意图

（一）包装的组成

眼组织包装由 3 个部分组成，即：

1. 防渗漏的原始容器(primary receptacle)；
2. 防渗漏的第二层包装(secondary packaging)；
3. 与容量、体积和用途一致的适当长度外包装(out packaging)。

（二）防止渗液

对含有液体的物体，吸收材料应当具备在运输过程中足以吸取位于原始容器与第二包装物之间的全部液体的能力，任何液体的泄漏和渗漏均不能透过外包装并且不损坏缓冲材料的完整性。

（三）独立分隔

当多个原始容器放置于同一第二包装物内时，它们应独立包装(图 14-7)或相互分隔以避免接触。

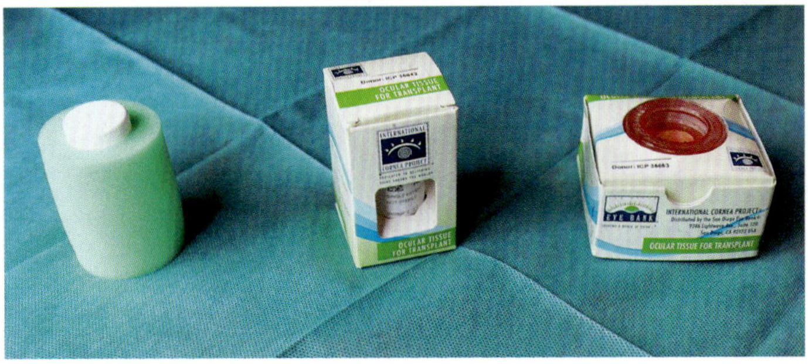

图 14-7　保存瓶的独立包装：海绵护套(左)、纸盒：vial(中)、chamber(右)

二、供体包装耗品

用于供体包装的耗品依供体运输方法不同和供体有效时限而不同。普通包装用的耗品如下：

印有眼库名称和徽标(logo)的 2 英寸(1 英寸=2.54cm)胶带或普通胶带；

聚苯乙烯泡沫塑料冷藏箱(styrofoam cooler)(图 14-8)；

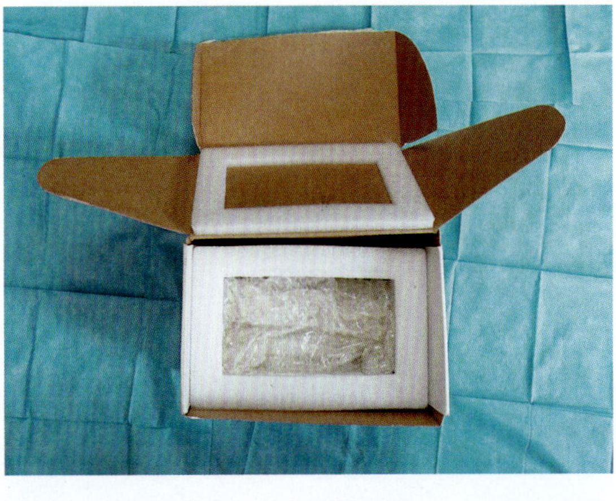

图 14-8　将泡沫盒装入纸质包装箱内，内铺缓冲材料

瓦楞包装箱（可承受200磅约合90.8kg压力）；
碎泡沫块；
冰块若干；
配送清单；
运输标签。

三、包装方法

供体包装是供体离开眼库前的最后一道程序。它包括10个步骤：

1. 组织分配协调员（tissue distribution coordinator，TDC）获取眼组织包装主要步骤的分配清单。清单应有副本，其中一份随供体运输，另一份由眼库存档。TDC负责每一步的操作。TDC不得在处理一单包装业务的同时再处理另一单相同业务，以防止发生装运错误。TDC还需详细记录订单号（order number）、收件人姓名（consignee）、眼组织编号（donor number）、航空运输提单（air way bill，AWB）等。

2. TDC从眼库冰箱取出眼组织及其与之相对应的供体信息等随附文件。

3. TDC需核实以下内容

（1）保存容器标签、供体文件与分配清单上的眼组织编号是否一致；

（2）保存液颜色是否在正常范围、是否发生变化；

（3）所有血清学检测结果是否阴性，该阴性结果不应来自供体评估表，而应来自电脑的硬拷贝，这将防止手工誊写时发生差错。

4. 每个供体用有足够厚度的聚氨酯（polyurethane）或塑料袋独立包装并用热封机封口。为防止空气或液体渗漏，可密封两次。也可用定制的包装箱，但其价格较高。如果人手充裕，则可请另一名TDC负责核对组织编号是否被填写进运单以及血清学检测结果是否阴性。

5. 将所有独立包装的眼组织集中在一个聚氨酯袋或塑料袋中，这样可以减少独立包装的组织容器之间的空间，防止其在运输过程中移动。该包装袋需有足够厚度且应密封两次（图14-9）。

6. 用泡沫块将上述包装袋包裹并用胶带捆扎固定。在这里，泡沫起到了隔离冰块与保存容器的作用，从而防止冰块直接接触容器冻伤角膜供体。

7. 将事先预冻的冰块置放与供体包装袋周围。亚利桑那眼库（Arizona Eye Bank）采用NanoCool凝胶（图14-10）。由于冷空气是由上向下流动，故应将冰冻物质置放于供体上方，这样可使密封包装后内部环境温度维持2～8℃至少72小时（图14-11）。ISR建议放置2块重64盎司（约合1.8144公斤）和一块重32盎司（约合0.9072公斤）的冰块。每块冰块需用聚氨酯袋或塑料袋包装密封，以防止冰块融化后液体渗漏到最外层的纸板箱，后者若被浸湿，将无法承受压力，从而导致内部的泡沫包装外露。泡沫块应置放于冰块上方。再将眼组织包装袋放在泡沫块上方，最后，将泡沫箱用胶带密封。

8. 用聚氨酯袋或塑料袋将需要与包装箱同时交给最终用户的随附供体文件密封起来，以防止由于运输途中压迫等原因致使冰袋中的液体渗漏浸湿纸质文件。这些随行文件需置放在包装箱的顶部并用胶带固定。

9. 将泡沫箱装入纸板箱内，其顶部用胶带密封，呈H形。

10. 将运输标签（shipping label）粘贴在纸板箱顶部（图14-12）。运输标签相当于供体运

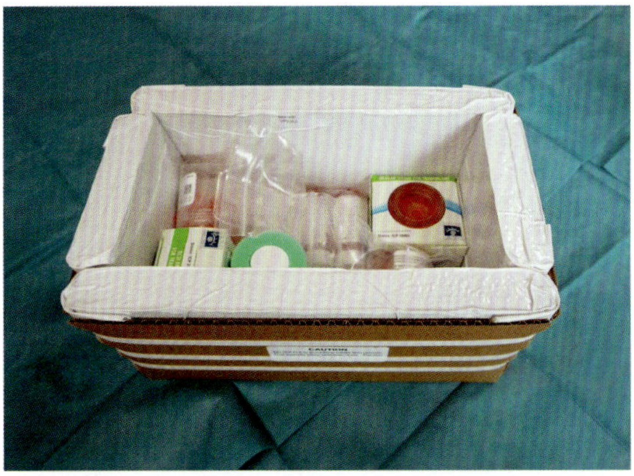

图 14-9　将含供体角膜的保存瓶装入泡沫转运盒

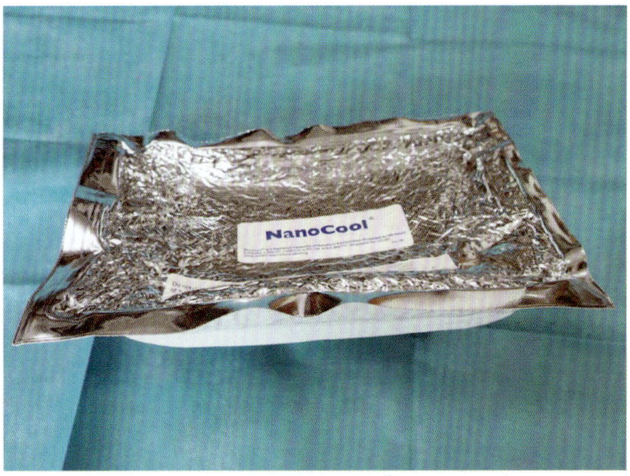

图 14-10　一种人造冰 NanoCool

输的身份证，有助于识别发件人和收件人。如运输途中遇紧急情况，承运机构（如航空公司）或监管机构（如海关、货站）可在第一时间通知就近的发件人或收件人及时处置，降低损失。需递交海关查验的文件要装入信封、注明“海关”等字样并用胶带固定在纸板箱顶部。在箱体的另一侧粘贴航空运单。如果包装箱未事先印制眼库名称等标识，则 TCD 应在箱体两侧粘贴标签，包含以下信息：

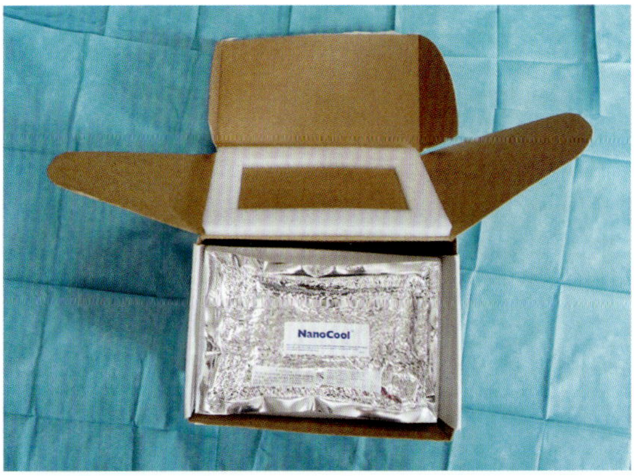

图 14-11　将已冷冻的 NanoCool 置于供体保存瓶之上

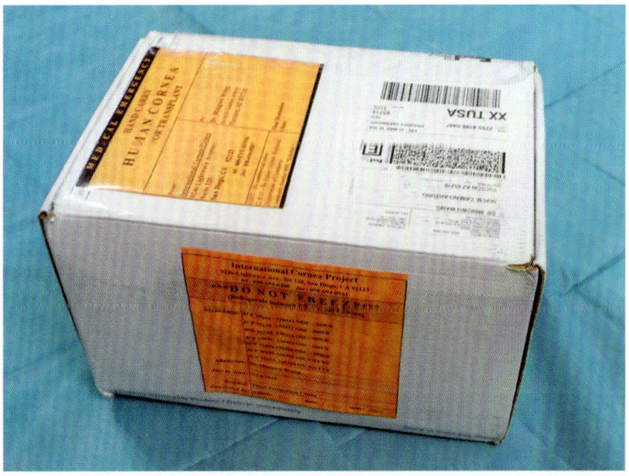

图 14-12　盖上纸盒，贴上“人眼角膜”（HUMAN CORNEA）和“禁止冷冻”（DO NOT FREEZE）

（1）供移植的人类眼组织（Human Eye Tissue for Transplant）；

（2）手工搬运（Hand Carry）；

（3）不得冷冻，避免高热（Do Not Freeze and Avoid Heat）；

（4）请勿倒置（Keep Upright）；

（5）速运、易碎、易腐坏（Expedite，Fragile，and Perishable）；

（6）眼库名称和电话号码；

（7）收件人姓名、地址和电话号码；

（8）特别提示的粗体文字警示：供移植的人类眼组织（Human Eye Tissue for

Transplant)；请按订单要求快速装运(Expedite or Ship as Booked)。

另外，如有可能，应注明航线名称、航班号、航班起降时刻和空运单号等信息。

艾欣瞳生物人工角膜的包装与之相似。其标准箱的内侧四壁有冷冻液盒直立固定，包装箱中央放置人工角膜后，即开启温度记录仪，封箱，然后放入冷藏车厢内。冷藏车内部温度控制在5℃，其驾驶室控制面板上的两个仪表分别是实时监控仪和温控仪，产品保存温度为2～10℃(图14-13)。到达移植医院后，可取出人工角膜转移到眼科冰箱内保存，或直接用于手术。

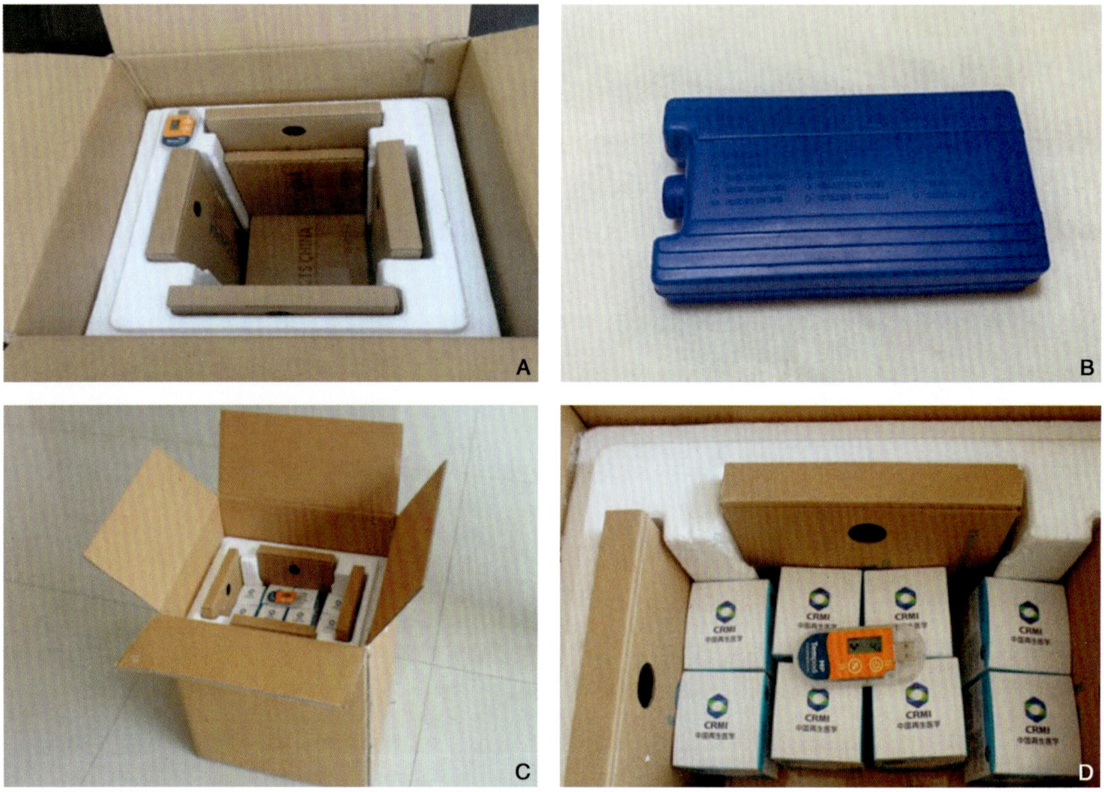

图14-13　人工角膜"艾欣瞳"的冷链包装

A. 冷链包装箱内部，泡沫四壁内侧纸盒用于隔离冷冻剂盒；B. 冷冻剂盒；C. 装入人工角膜；D. 人工角膜上面放置温度计

第三节　供体组织的分配

供体组织分配部(tissue distribution department，TDC)负责供体的分配。分配供体的原则是公平、公正、及时和便利。供体的分配包括供体配置、包装、科学规划装运路径以及符合海关要求。TDC应具备专业水准，勤勉高效地工作，以使供体安全迅速地运达指定目的地。在角膜捐献率低的国家，供体角膜供不应求，而美国、斯里兰卡等国家的供体角膜供大于求，因此，向境外出口角膜也成为其重要的业务之一。

位于美国阿拉巴马州伯明翰市的阿拉巴马眼库成立于1969年，其前身是成立于1959

年的 Mobile Eye Bank。作为一个非营利组织和 EBAA 成员，具有规范的管理程序、严格而统一的医学标准和切实可行的质量控制体系，已连续 30 多年位列美国最佳眼库之一。2008 年，该眼库倡导成立的环球视觉眼库联盟（Global Sight Network，GSN）应运而生，美国国内 35 个眼库参与其中，为全球 50 多个国家提供角膜。迄今为止，阿拉巴马眼库已经为临床，科研和教学提供约 10 万枚角膜供体，为缓解角膜匮乏、避免浪费起到很好的调剂作用。

一、进、出口的眼组织

根据供需情况的变化，TDC 可能需要从其他眼库进口眼组织。进口的供体既可用于当地，也可用于输出国外。如果眼库与境外国家的合作眼库有交流项目时，应当制定详尽的进出口眼组织的实施细则。美国眼库仅可从本国的眼库输入眼组织。由于美国已是世界上提供眼组织最多的国家之一，没有任何理由从其他国家进口眼组织，因此，美国政府禁止国内所有眼库进口眼组织。受到上述因素的制约，美国眼库的安全水准是相似的。从邻近地区眼库进口眼组织比从较远地区眼库进口眼组织要容易些。

（一）进口眼组织质控评估

1. 保存液颜色、pH、渗漏；
2. 标签：对照随附文件，检查供体失效期、组织识别编号、供体信息；
3. 包装完整性；
4. 密封完整性；
5. 抵达时眼组织处于冷藏状态；
6. 眼组织检查后存入冰箱；
7. 血清学检测报告显示阴性结果；
8. 进口抵达日期和时间；
9. 负责实施进口眼组织质控监测并保存眼组织的人员姓名。

对源眼库也要加强感染控制。如源眼库发现差错，则将受到警告并需立即纠正错误，否则，眼组织将被返还源眼库。在进口检测未完成前，眼组织将不得存入冰箱。如果眼组织并未与随附的相关文件同时抵达，则可通过传真或电子邮件发送这些信息。建议用酒精将角膜保存容器（包括 vial 和 chamber）揩擦干净或消毒以减少在供体处理场所或手术室交叉感染的概率。ISR 研究证实，角膜保存容器（包括 vial 和 chamber）不按照规定严格消毒也会出现严重的致病微生物污染事件。

（二）出口眼组织

1. 运输方式　供体眼组织进入保存后，眼库技师就应着手开始合理安排，尽快发送眼组织到用户手中。在眼组织包装之前，TDC 应当决定装运的方式。该方式包括人工发送、货运代理或货运航班发送。其中，通过货运代理（freight forwarder）运输十分快捷，但同时也最昂贵。

2. 空运眼组织的费用　需付费用包括运输费加利润。在受理直接发送业务前，商业航空公司需要了解托运人与各个航班的状况以及托运人可偿还能力和过往的信用记录。他们往往从托运人填写的申请表格和对其实地考察了解托运人的重要信息。在完成相关调查且未发现负面结果时，商业航空公司将判断眼库为“已知托运人”（known shipper）。眼库亦应开通一个针对航空公司的账户以支付有关运费，而非每次用现金或信用卡交易。这种方式将为眼库降低成本，节省支出。对比每家航空公司的处理方式有所不同。有的航空公司与其他航空公司的不同航线之间不开办移植用人体器官组织的联运业务。有的需要 2 小时才可更改航线，有的则需要 24 小时方可办理联运业务。此时，TDC 必须熟悉每家航空公司的规定。发运前需预订运单以便立即获得舱位。这与航空公司的要求相一致。有的航空公司的空运费仅按票面费用收费。Fedex 和 DHL 等航空公司会当即产生账户。转机需要较长时间，货运航班比商用航班收取的运费更高。确定空运路线后，需记录眼库装运眼组织的日期和时间，仔细核对每一个细节，以免发生差错。

3. 眼组织出口规定　各国对进口或出口人类或动物组织都会采取限制措施。美国对出口的限制尤为严格，处罚也相当严厉。美国联邦贸易部规定，所有实体，包括非营利组织（non-profit organization），如果向波多黎各、墨西哥和加拿大发送价值超过 2400 美元的物品（包括眼组织）必须从自动化出口系统（Automated Export System，AES）获得信息追踪号（Information Tracking Number，ITN）。供体眼组织被认为是产品，需收取角膜处理费（cornea processing fee）。使用 AES 需经过最初的培训，每年还需强化培训。有关组织的管理者负责指定或删除用户。AES 是极端秘密的系统，禁止共享密码。如果拒绝申报组织出口将被课以高额罚金甚至下狱。位于美国境内的眼库应与美产业与安全管理办公室（the Bureau of Industry and Security）保持联系并遵守联邦贸易规则。TDC 应当熟悉被限制进行贸易的国家名单。该名单定期变更，所以眼库需做相应的核实。目前，美国对朝鲜、利比亚、叙利亚、苏丹和伊朗等 5 国实行组织出口特许政策。特许需由商务部、国防部、产业与安全管理办公室、国务院等 4 个部门批准。获得特许需要 1 个月到数月时间，而且需得到医生的卫生主管部门关于证实医生仅向这些国家的平民提供眼组织的佐证信（letter of support）。未获特许而直接或间接向上列国家发送眼组织将被罚款或判入监。特许的有效期仅为 2 年。

眼库对新的目的地国家尤应关注，特别要了解眼库所在国海关和目的地海关的清关规定，避免被退还或扣押。

二、最终用户

最终用户是指需要来自眼库的供体眼组织进行移植的单位或个人。他并非必须是发运人或移植医生。所有用户应当向眼库登记注册并得到眼库管理部门或组织分配部门的批准才有资格获得眼组织分配。

三、供体的配置

在美国，眼库曾分为独立眼库和附属眼库。20 世纪末期，隶属于医学院校和科研机构的眼库陆续与原机构脱离关系。目前，除 Sight Life 之外，美国的所有眼库都成为独立的和自负盈亏的非政府组织。而在我国，几乎所有的眼库均隶属于某医院或某医学院的附属医院。即便个别眼库冠以“省”、“市”、“红十字会”等，都不会独立于医院而存在。这既与我国供体匮乏的大背景有关，也归咎于缺乏独立运作的眼库，还与眼库所在的医院利益脱不了干系。在这种情况下，眼库只会为本医院服务，该医院的移植医生主导着供体的使用和分配权，难以面向眼库所在地的不设眼库的医院的其他移植医生开放登记平台，也就无从谈论公平分配。

眼库供体配置的基本原则是公平、公正。就人类天性而言，TDC 对不同的手术医生也可能会厚此薄彼。为了从根本上杜绝这种现象的发生，制定分配流程、遵守透明原则是十分必要的。其中,确定优先等级和严格申请次序是防止人情分配的重要环节。

1. 优先等级　使用供体的优先等级按照高低顺序依次为国内急诊和年轻患者、服务范围内的当地手术医生、国内手术医生或眼库网络、国外医生或根据合作项目、赠送项目(gratis programs)、转为酒精保存并用于急诊手术、科研或废弃。以下分别加以叙述。

(1) 国内急诊和年轻患者:这是优先使用眼组织的最高层级,包括当地医生遇急诊和年轻患者两种情形。眼库应与所有需要供体进行急诊移植手术的医生保持联系,这将有助于了解有否医生滥用优先等级的规定。该医生仅能从现有的尚未发送的合格眼组织中选择供体,除非没有合适供体,在后一种情形,眼库可从其他刚接受供体的医生处收回眼组织以应急诊之需。如果眼库无供体提供,TDC 应支持手术医生使用酒精保存的供体或前往最近的眼库寻求供体。

(2) 眼库服务范围内的当地手术医生:这些医生最早提出使用供体眼组织的申请。

(3) 国内手术医生或眼库网络:优先提供给国内医生以及加入眼库网络的合作者。

(4) 国外医生或国际合作项目:发生业务联系的国外医院和医生,参与国际合作的项目。

(5) 赠送项目(gratis programs):对长期合作的伙伴,眼库会无偿赠送一定比例的眼组织以降低使用方支出、体现慈善和合作。如 ISR 就设计了赠送项目,不收取供体处理费。不过,这些赠送的供体多为酒精保存供板层移植的角膜,仅供急诊手术(如角膜外伤穿孔或破裂、角膜严重溃疡等)。

(6) 转为酒精保存并用于急诊手术:当超过短期或中期活性保存期限后,角膜仅能用于急诊或结构性移植。若此时无移植患者,就需将保存液保存的供体移入酒精。

(7) 科研或废弃:依照先到先得(first-come,first-served)原则分配供体,除非事先已经约定专为科研获取眼组织。

对供体角膜的需求巨大,TDC 应当对巩膜等需求量较少的组织采取相同的原则。如果需要移植,则应不管供体处理费如何,也要尽力满足其要求,而非用于科研。一般来说,所谓优先,就是首先满足即时移植需要,而不是将供体转入其他保存液用于结构性、治疗性移植或科研。

2. 眼组织申请　当医生通过电话、邮件、传真递交供体使用申请后,应当确定该申请是否被接受。在美国,医生提出申请而眼库没有做任何记录的情形并非少见。导致这种情形出现的因素有多种,主要还是眼库工作人员的责任心不强。即使申请医生不得不从其他眼库申请眼组织,最初的受理眼库也应及时向其提供供体。由此,医生在递交书面的或者电子版的申请表之后,应当要求收到书面确认函。该确认函应与申请表副本订在一起,单独保管。眼组织申请表应当包括手术日期和时间、手术医生姓名、术式、眼组织标准(条件)、申请日期、受体信息。在美国,受体信息需在医生申请眼组织时采集,但对国外的申请者不作要求。外国医生每次可预订 10 只以上的角膜供体。由于不同的医生对供体的要求标准也有所不同,因此眼库应尽可能提供优质眼组织。即使申请医生对供体的标准不高,眼库也不得以此为由向其发放低品质的眼组织,因为这既非优质服务,更遑论诚实可信。如果眼库同时向数位医生发送眼组织,则最公平的做法是每位医生得到的是等质等量的眼组织。例如,如果某医生希望接受内皮细胞密度低至 $2200/mm^2$ 的供体角膜,则眼库就不应仅向他提 $2200/mm^2$ 的供体角膜,还应向其提供与其他医生所接受供体的内皮细胞密度相近的角膜供体,即高于 $2200/mm^2$ 水平的供体角膜。

四、供体分配质量控制

组织分配部门应当制定有效的质控规章制度以便在供体分配前实施一系列质控监测措施。其目的是核查分配步骤是否得到严格执行。眼库应向组织分配协调员提供清单副本以便于其查证。副本应与眼组织随附，以使用户确信在眼组织被包装发送前已完成质量监测。原始数据应记录在日志中。如果发生差错，则被查实的眼库雇员须接受重新培训。供体分配控制的检查包括以下内容，应记录备案，以便在实施进口核查时提供给有关部门。

1. 血清学检测副本（如果用于移植）；
2. 同意书（如果用于科研）；
3. 标签上的组织识别号和伴随文件；
4. 订单号或装运编号；
5. 标明所有装运眼组织的供体识别编号；
6. 终端用户名称；
7. 保存液的颜色和 pH；
8. 眼库眼组织包装的重要步骤应保持一致性；
9. 伴附文件被套入塑料袋中热封以防液体渗透；
10. 报关文件和发货单；
11. 航空运送单；
12. 制作清单的 TDC 姓名、完成日期和时间。

五、眼组织退回

眼库应制定眼组织退返的规定，详细说明国内外用户退返眼组织的区别。在美国，人体组织一旦离开美国，若再退返则十分困难并需支付昂贵的费用。航空公司要收取航空运费。海关将阻止其入关，并将该组织扣留至临近失效期。所以，有的眼库就规定，出口的眼组织不得退返。而有的眼库则同意在保存容器完好无损、密封完整的前提下可以退返。规定还明确退返眼组织的经济责任。由于在制备过程中发生了费用，被用于板层角膜移植的角膜片也适于退返。眼库雇员应当了解眼组织退返眼库后接收和再利用的有关方案。手术医生、医院或保存退返眼组织的眼库需填写眼组织退返表（Tissue Return Form）。通过联系眼组织保存的眼库可以证实眼组织的临时保存状态。如果眼组织保存条件不在正常范围（2～8℃），则该组织将不得用于移植手术，并不得再分配，而应按照规定作废弃处理。另外，要对一定比例的进口退返组织进行核查，了解包装是否完整。TDC 和质量保证部门应对退返眼组织进行重新评估以确定眼组织是否安全可靠地用于再分配。最终用户需注意该眼组织属曾被分配，了解其被退返的原因。眼组织退返表需伴随再分配的眼组织。

六、随附文件

所有离开眼库的眼组织都必须随附与其对应的文件，其目的是便于最终用户、货运公司、海关等及时准确地了解眼组织状况。本文仅讨论与移植用眼组织有关的事项。与货运相关的表格有 6 种，它们是：组织评估表（tissue evaluation form）、包装说明书（package insert）、受体随访表或说明（recipient follow-up form/instruction）、供体处理表（process form）、供体制备后评估表(post-preparation form)、组织复水说明(reconstitution form)。

(一)组织评估表

组织评估表应始终与移植用眼组织相伴随,用于科研者也不例外。装运时,该步骤由TDC负责。移植医生可通过该表内容了解供体信息和植片质量。组织评估表包含以下内容:

1. 源眼库名称;
2. 眼库地址和电话号码;
3. 唯一组织识别号;
4. 保存液类型;
5. 保存液批号;
6. 供体年龄;
7. 供体死因;
8. 血清学检测结果;
9. 供体死亡日期和时间;
10. 供体(遗体)冷藏日期和时间;
11. 供体保存日期和时间;
12. 摘取眼组织技师的文件;
13. 供体裂隙灯检查日期/内皮细胞显微镜检查日期;
14. EBAA对供体获取、处理、保存、评估、适用性确定、最终分配等行为的许可;
15. 对眼组织适用性的结论;
16. 对供体基于评估结果作出是否适用移植手术的具体描述;
17. 评估供体的眼库技师姓名;
18. 负责发送眼组织的个人;
19. 摘取和保存眼组织的眼库技师。

(二)包装说明书

EBAA要求所有供移植的眼组织必须随附包装说明书,其因供体组织类型和保存形式不同而各异。进口眼组织必须附有源眼库的包装说明书,其内容包括:

1. 供体保存温度的建议,特别注明“不得冷冻”(DO NOT FREEZE);
2. 密封状态,手术医生如发现包装的密封被损坏,应立即报告眼库;
3. 保存液pH和颜色,当发生改变时,该供体不得用于移植,且应立即报告眼库。而酒精保存的角膜不受此限;
4. 术前是否进行过微生物学培养;
5. 建议术中取材做组织培养;
6. 父母或法定监护人同意书:手术医生全权负责判断供体的适用性;
7. 血清学检测结果阴性:包括HIV 1/2、HBV、HCV、RPR,其中,HIV1/2和HbsAg可由尸体采血后查验,其他各项可在供体生前采血查验;
8. 组织编号;
9. 组织使用期限;
10. 随访信息:追踪眼组织从供体到接收单位(如眼库、组织库),又从接收单位到受体的有关信息。包括:受体姓名、唯一组织识别号、出生日期、年龄、诊断、手术日期、手术地点、术式、移植医生姓名。

（三）受体随访表或说明

所有移植医生必须填写受体随访记录，如受体登记表、术后报告和不良反应报告。如果眼库可向手术医生提供电子网络申请系统，则应告知具体操作指引。该随访表是向手术医生说明如何追踪供体移植到受体并填写有关表格。眼库将通过传真、邮递或电子邮件的形式告知接收受体随访表的方法。

（四）供体处理表

如果对供体组织进行处置，则眼库应当把供体处理表列为常规文件之一。眼组织的处理包括敞口容器的处理、植片的制备。供体处理表包括如下内容：

1. 眼组织编号；
2. 眼组织使用期限；
3. 眼组织处理形式；
4. 眼组织处理日期和时间；
5. 移植手术适用性；
6. 眼组织保存现状；
7. 保存液类型。

由于表格包含了原始的组织评估表中不曾有的新信息，因此，它具有十分重要的参考价值。

（五）供体制备后评估表

已制备好的眼组织（含供板层移植的角膜片）应附有一张供体评估表，上列制备形式、手术适用性、操作员姓名、制备日期和时间等。如果用微型自动板层角膜刀制备，则还需注明植片的厚度、直径、制备后裂隙灯及内皮细胞显微镜检查报告。或者，上述信息也可记录于组织评估表中。如果眼组织用手工制备而非微型自动板层角膜刀或其他设备，则眼库应提供显微镜检测报告以确定眼组织未受损伤。

（六）组织复水表

该表格是告知移植医生有关酒精保存的角膜的脱水状态及手术前复水的详细指引。包括以下步骤：

1. 取 4 只 150ml 无菌空瓶；
2. 向每只空瓶内加入 100ml 无菌平衡盐溶液（balanced salt solution，BSS）；
3. 向其中 3 只瓶中加入 Neosporin（新斯波林，一种多粘菌素）10ml，配成抗生素溶液；
4. 从 100% 酒精液中取出眼组织，置入 1 号瓶中，轻轻摇动 5 分钟，随后依次转移至 2 号瓶和 3 号瓶中各轻轻漂洗 5 分钟，这将有利于清除残余的酒精，为眼组织提供更安全的质量控制；
5. 完成上述步骤后，将眼组织转移至仅盛有 BSS 的 4 号瓶中浸泡 15 分钟以上，直至手术开始。

（谢汉平　张远平　未阳　**Rachel P**　姚晓明）

第十五章 眼库环境监控

监控眼库环境的目的是测试微生物的生长水平、空气中悬浮微粒的浓度以便设定环境控制的标准,可使眼库随时获得入侵眼库实验室的微生物的第一手信息。检测不仅针对供体处理区,还应覆盖其他所有实验室区域。美国和欧盟各国要求眼库对供体处理区包括生物安全级别的操作柜或 ISO 5 级洁净室进行常规监控和检测。环境监测和维护由质量保证部门负责。中国的眼库供体检测项目多在研究所或临床实验室进行,容易与临床送检标本或其他实验标本相混淆,故应特别注意交叉污染。

第一节 污染物确认和响应体系

实验室是控制传染性疾病经供体移植传播的核心。眼库应当为实验室设立环境监测系统,以预防供体污染和眼组织与设备的交叉污染。眼库根据来自环境监测系统的资料进行分析,从而判断污染可能发生的趋势并设定监测阈值。美国国际复明眼库(International Sight-Restoration Eye Bank,ISR)开发的环境监测响应体系(The Contaminant Identification Response,CIRS),可用于确认、控制和减少眼库的污染。CIRS 由以下元素构成:设定污染物基线、确定污染物、内部监测、外部监测、分析和行动响应,可作为对眼库实验室进行评价的工具。

一、设定污染物基线

实施对眼库的环境监测时,应针对眼库实验室和供体处理区域进行更加频繁的检测以便设立污染物基线(baseline contaminants)。眼库需定期对不同来源的污染物进行取样。例如,如果眼库将实验室作为一个整体监控,则质量保证部门就应在实验室的包装、墙壁、室内物件设备表面以及人员身上采样,通过增加样本量和采样点,可以得到检测区域微生物生长的平均水平,从而解释何种来源有利于微生物的生长。建立污染物基线将需要大量时间且耗资巨大,污染物确认和响应体系需要有一个强有力的基金支持。环境的不断变化,取决于气候、通风系统、新的处理步骤、设备和雇员等因素。当环境发生变化时,质量保证部门需设定相应的污染物基线水平。

二、内部环境监测

内部环境监测(internal environmental monitoring)是由眼库技师实施的一种室内采样的方法,主要针对微生物采样。一般每月采样一次。采样区域或部位选择在最可能遭受污染的部位，如桌凳表面和污物容器周围；人员频繁出入处，如门窗框、供体包装区；重要场所，如生物安全柜、眼库实验室、微生物培养室等。

（一）常规采样区

以下区域或部位应列为常规采样区：

1. 供体处理操作台台面；
2. 供体处理设备（如裂隙灯显微镜和内皮细胞显微镜等）；
3. 无菌区（供体处理完毕之后）；
4. 操作者的无菌手套；
5. 操作者的无菌外套；
6. 供体处理处附近的墙壁；
7. 与组织保存容器如广口瓶（jar）、玻璃瓶（vial）或一种固定植片以便观察内皮细胞的保存瓶（chamber）接触的任何部位。

（二）取样方法

细菌和真菌是眼库必须监测的两种微生物。眼库在每一个区域取样都应包括细菌和真菌的取样。取样方法主要有两种，即容积空气取样法（volumetric air sampling）和表面取样法（sampling on surface）。

1. 容积空气取样法　需要用一种特殊的悬浮微粒取样器（high-volume impactor），它可提供高流量的空气。检测空气微生物的旧方法是将一沉降板（settlement plate）在受测区域置放一定时间以使微生物自行沉降其中。但该方法并不能获得被测场所微生物的真实数据。空气中的悬浮微粒的重量和大小不同，较轻的微粒或距离沉降板 12 英寸以远者均可能无法沉降于沉降板中，而悬浮微粒取样器可以 100L/min 的速率吸入空气，获得更多的样本。在每个检测日之前需根据检测仪器的要求对其进行校准和消毒，以防止出现不真实结果和污染。

2. 表面取样法　采用复制微生物检测盒计数平板技术（replicate organism detection and counting，RODAC）。胰蛋白胨琼脂（tryptic soy agar media）用于细菌取样，麦芽浸出液琼脂（malt extracted agar media）用于真菌取样。这两种营养液具有维持微生物生长的多功能性用途。如果眼库关注某类特殊的菌种，则应从检验耗材供应商处详细了解对应培养基的特性以便有针对性地购买。眼库还可以实施两种监测，即动态检测（dynamic testing）与静态监测（static testing）。由于在眼库运行期间和正常情况下需要实施所有环境监测，因此动态检测十分必要。在处理供体过程中或在清洁开始前和刚刚结束时取样是最适于动态监测的。静态监测（static testing）并非代表真实的工作状态，因此并不作为常规推荐的监测项目。在静态监测期间，工作区域相对洁净，人员流动减少。每项监测方法都应设立对照组，其应具有与真正的受检组相同的样本数量。有效的监测结果应包括细菌种属的确定和菌落数量。

三、外部环境监测

外部环境监测（external environmental monitoring）是雇请第三方机构对眼库的空气和表面进行采用监测的行为。虽然其费用不菲，但应半年实施一次。如果眼库仅开展外部监测，则可考虑每季度进行一次。第三方机构应出具监测结果的报告。其所进行的监测应当是有效的，以便于眼库确定菌属。监测结果报告至少保存 3 年。质量保证部门的主管应当仔细阅读报告并采取相应的措施。

四、确定污染物

通过上述采样和培养，可以在很大程度上排除或确定受检区域或物体的污染。一旦发现污染物，即应对其进行分门别类。每个微生物污染物必须保留基本信息（minimal information）。这些信息包括：

1. 污染物的生物名、种、属；
2. 污染物类型，例如：细菌、真菌、棘阿米巴等；
3. 生长形式，例如：厌氧生长、有氧生长；
4. 正常环境，污染物的普通生长场所；
5. 存活周期，在眼库环境中的生命时长；
6. 内毒素或其他物质、是否对人体有害；
7. 预防，对该污染物有无预防措施。

五、分析和行动响应报告

包括完成 CIRS 报告、规定活动水准和响应程度。当遇及中度或高度活动水平时，应立即启动环境监测调查。CIRS 报告即环境监测响应体系报告（report on the contaminant identification response）。报告由每个监测日获取的资料组成，将所发现的问题搜集起来，综合分析，形成报告，将有助于了解微生物在眼库生长的趋势。该报告应属于读者友好和全面型（reader friendly and thorough），便于阅看人及时掌握监测情况。报告应以年报的形式永久保存。报告应包含一个表格，列明所有的样本信息，这些信息是：

1. 采集样本的日期和时间；
2. 采集样本的人员姓名；
3. 采集样本的地点；
4. 样本编号；
5. 样本/培养液类型；
6. 检测批（次）号和培养液期限；
7. 环境状态（如动态或静态）；
8. 取样方法；
9. 将样本交送至检测机构的日期；
10. 监测结果；
11. CFU/25cm^2（colony-forming unit，CFU，菌落形成单位）；
12. 响应/活动水平；
13. 评价；
14. 对照组表格，包含批次编号、失效期、对照组编号、培养液类型；
15. 评价结果人员；
16. 温度；
17. 湿度。

第二节　微生物和悬浮微粒的控制标准

眼库的洁净室和生物安全柜为处理眼组织的场所，任何致病微生物和过多的悬浮微粒的入侵都会危及供体和移植安全。对此，美国在眼库推行了近乎严苛的标准来降低眼库污染事件的发生率。

一、洁净室分级

美国推荐眼库执行 USP797 和 ISO14644-1 标准，应达到 5 级洁净度。眼库的 7 级和 8 级洁净室的洁净度虽低于 5 级，但也同样需要执行 USP797 和 ISO14644-1 标准（表 15-1，表 15-2）。中国的《眼库管理》标准未对眼库的微生物和悬浮微粒规定控制标准，国内多数眼库未安装层流设备。斯里兰卡眼库亦未实行等同或接近美国的眼库洁净标准。

表 15-1　ISO 洁净度分级

分级	悬浮粒子（μm）数/m^3					
	0.1μm	0.2μm	0.3μm	0.5μm	1μm	5μm
ISO1	10	2				
ISO2	100	24	10	4		
ISO3	1000	237	100	35	8	
ISO4	10 000	2370	1020	352	83	
ISO5	100 000	23 700	10 200	3520	832	29
ISO6	1 000 000	237 000	102 000	35 200	8320	293
ISO7				352 000	83 200	2930
ISO8				3 520 000	832 000	29 300
ISO9					8 320 000	293 000

表 15-2　洁净室分级及其 ISO 标准

ISO 标准	≥0.5μm 微粒/m^3	空气中微生物活动水平（CFU/m^3）	表面菌落数（CFU/m^3）
Class 5	>3520	>1	>3
Class 7	>352 000	>50	>25
Class 8	>3 520 000	>100	>100

二、微生物污染水平、响应等级及调查报告

（一）污染响应等级

眼库还可设定眼库针对微生物和悬浮微粒污染的响应等级。其不应超过 ISO 5 级区域的最大数值的标准。其他非眼组织处理区域的响应等级可有所变动。微生物污染的水平分低、中、高 3 个等级。

1. 低度 无活动,即处于正常范围。

2. 中度 有活动到接近超过阈值。必须加强监测,每周监测一次,了解环境变化、增加维护,直至其降至低度水平。

3. 高度 有活动到超过阈值。实施中度响应对微生物污染加强监测,雇请第三方采样,并采纳其合理的建议,必要时提高警戒阈值。

表 15-3 ~ 表 15-5 是 ISO 5、7、8 级洁净室入侵悬浮微粒和微生物的活动水平及其分级。当取样发现微生物生长时,质量保证部门应对其进行分析,按照表中所列的水平确定相应的响应程序。遇高等级预警时,要及时启动环境控制的综合调查。

表 15-3 ISO 5 级及其响应水平

活动水平	≥0.5μm 微粒/m^3	空气中微生物活动水平(CFU/m^3)	表面接触(CFU/m^3)
低度	<2000	0	0 ~ 1
中度	2000 ~ 2999	1	2 ~ 3
高度	≥3000	>1	>3

表 15-4 ISO 7 级及其响应水平

活动水平	≥0.5μm 微粒/m^3	空气中微生物活动水平(CFU/m^3)	表面接触(CFU/m^3)
低度	<200 000	0 ~ 29	0 ~ 10
中度	200 000 ~ 299 999	30 ~ 49	11 ~ 24
高度	≥300 000	>50	>25

表 15-5 ISO 8 级及其响应水平

活动水平	≥0.5μm 微粒/m^3	空气中微生物活动水平(CFU/m^3)	表面接触(CFU/m^3)
低度	<2 000 000	0 ~ 50	0 ~ 50
中度	2 000 000 ~ 2 999 999	51 ~ 100	51 ~ 100
高度	≥3 000 000	>100	>100

(二) 环境调查报告

调查结束后,应完成环境控制调查报告,报告应含以下内容:

1. 采样日期;
2. 报告监测结果的日期;
3. 采样地点和位置;
4. 采样类型;
5. 检测结果;
6. 活动水平;
7. 对照结果;
8. 采样时的温度和湿度;

9. 前次监测的环境变化；

10. 向使用工作场所的员工了解情况；

11. 根本原因。

报告应列明业已采取的改进措施，例如：如何增加维护次数及其场所、增加监测频率（如从每月一次增至每周一次）、采取改进措施后的监测结果和监测日期、第三方实施的监测及其结果、针对污染物的相关研究等。报告还应包括提高阈值等最终建议和改进措施。

（Miller CS　姚晓明　银勇　齐卫　张智勇）

第十六章 眼库质量保证

质量保证(quality assurance,QA)是任何一个生产和经营主体的重要组成部分。眼库涉及供体的筛选和移植,对防止疾病传播和延长植片寿命的意义不言而喻。因此,严格执行质量保证计划是眼库工作的核心内容。在1981年全国第二届角膜病会议上,中华眼库协会成立,首次开办了眼库技术讲座。而最早进行专题眼库系统培训的当属2003年2月由重庆医科大学附属第一医院及重庆市眼库主办的"首届眼库操作规范暨医学标准学术研讨会"。之后,在全国和部分省市的眼科学术会议上偶有眼库相关的报告。2010年12月1日,原国家卫生部公布了《中华人民共和国卫生行业标准:眼库管理(WS 325-2010)》,使得眼库培训有了指导性教材。在美国,FDA和EBAA强制推行眼库质量保证计划。

第一节 员工培训

员工是眼库的重要组成部分。一个眼库配备合格的员工是非常重要的。而要想持续拥有合格的眼库员工,对他们进行各个不同专业的交叉培训非常必要,这对于新建的或小型眼库尤其如此,尽管后者并不需要聘用过多员工。

大的眼库已不再要求员工接受所有部门和专业的培训,但仍保留部分交叉培训并从中受益。眼库技术员应该有其各自的主要工作内容和职责,但也有机会学习眼库的各项技术,以培养自己处理不同问题的能力。员工拥有的知识越多,他们越能为眼库创造价值。无论人员如何发生变动,眼库都应向社会持续提供无缝隙服务。眼库需要聘用那些有经验或有适当医学教育背景的员工,但最重要的还是聘用那些具有奉献精神的人,因为眼库是一个奉献社会的事业。

对敬业的员工应当给予补偿和奖励,激励他们的服务提升了眼库的价值。眼库技术员与医生、医院和眼库已建立了联系。因此,当一个优秀的员工离开时,有可能影响眼库的正常运行。眼库聘用的工作人员,无论全职或兼职,都必须接受眼库主导的专业知识培训。其内容包括系统课程、视频教学、手把手操作训练等。培训结果应记录于员工公认的培训档案。受培训人员通过计算机模块、实际操作体验、眼库设备使用和维护以及观看标准操作步骤等获得完整的眼库工作技能。除此之外,他们还应不断接受补充培训,更新知识,获得相关执业认证。

一、培训文件夹

眼库应为每位专业或非专业的员工建立培训文件夹(training folder),亦即培训档案。

根据员工的职务和类别的不同，文件夹的内容有所区别。文件夹可以是电子版的，也可是纸质的。对新入职员工的培训也从介绍眼库的概况开始。在美国国际复明眼库（ISR），新的员工需接受《眼库 101》课程培训，该模块仅是基础培训内容之一。培训文件夹包括员工必须完成的每一个模块以及完成的日期和时间、培训人员姓名、手把手培训项目目录、眼库设备清单、受训人员独立掌握眼库设备操作后的签名、标准操作程序（模块、手把手培训、设备操作和维护）、员工负责的年度培训内容如供体获取、供体处理、供体出口系统、生物医学废物、员工姓名、照片、工作分类、聘用日期、职位变化的起始日期等。若员工离职，则培训文件夹将存档至少 3 年，接受 FDA、EBAA 或其他管理机构的检查。除进行眼库内部培训之外，美国许多眼库还开办专为外国眼库职员培训的课程（图 16-1 ~ 图 16-4）。

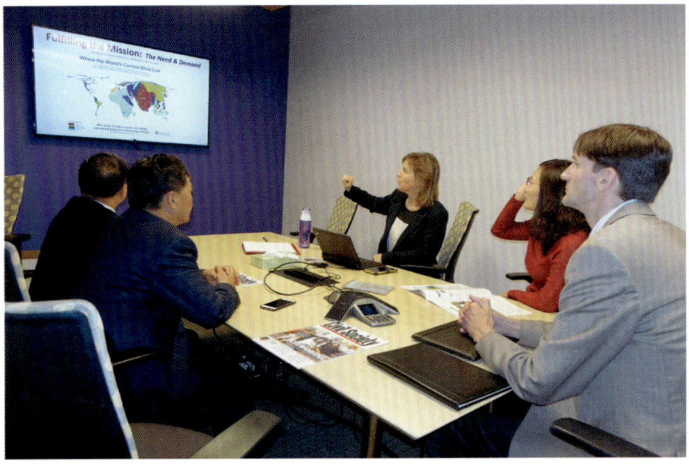

图 16-1　SightLife 眼库在为亚洲学员授课

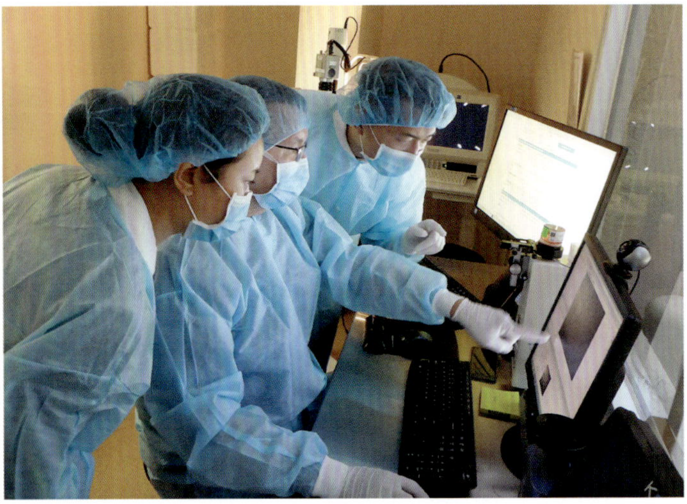

图 16-2　ISR 眼库在为来自中国的眼库技师演示供体评估

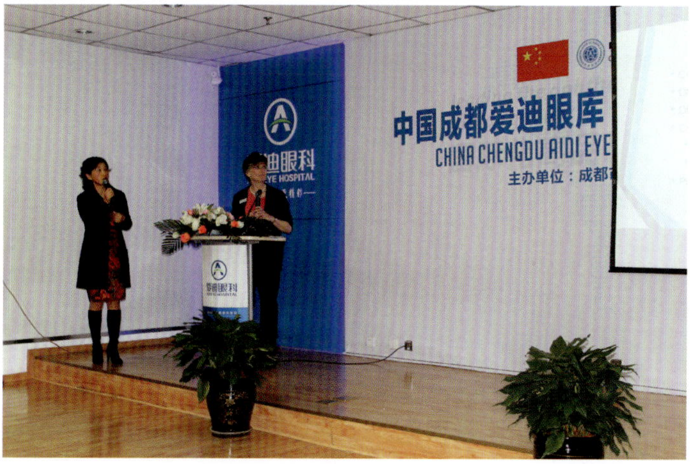

图 16-3　美国阿拉巴马眼库专家在中国介绍《眼库如何保证供体安全》

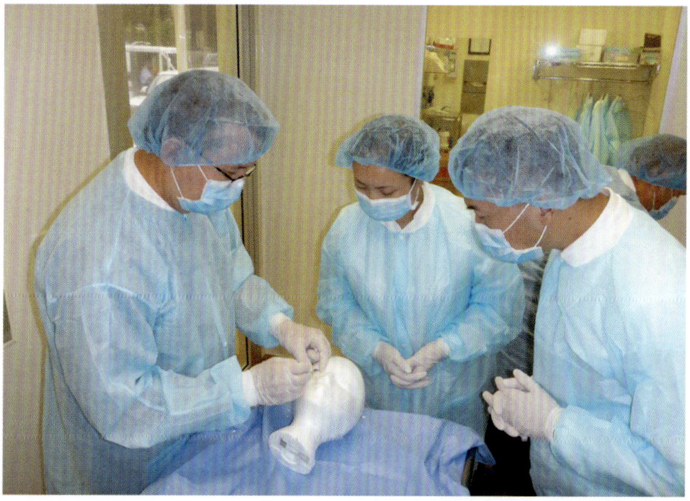

图 16-4　ISR 眼库讲师将尸眼固定于模型上讲授供体的摘取

二、模块化培训

模块化培训(module completion)是培训新员工的最有效的工具之一,对老员工的知识更新也十分重要。开发和使用培训模块具有以下优点:

1. 由于整合了所有规则,因此其信息来源全面完整;
2. 使参与培训者主动融入学习过程;
3. 易于升级;
4. 如果实施网络培训,可以在任何地点上网;
5. 可以单独使用;
6. 可以根据培训者的教学水平和受训人员对专业知识的掌握程度延长或缩短培训时间。

员工上岗前并不一定需要完成培训大纲中所有模块的培训，但员工在独立操作前应当掌握所有培训内容。模块培训可以使受训者对眼库技术有深入的了解，视频和图片可强化学习效果。每个模块结束后，会当堂测试，评分作为考核学员掌握眼库综合知识能力的依据。一般来说，这类考核不采取开卷考试的形式。

三、手把手培训

手把手培训（hand-on training）对使员工获得必要的操作技能的重要性不言而喻，这就如同哑巴英语永远不可能提高口语熟练程度一样。接受培训伊始即开始记录受训者的培训过程。对于质量保证体系而言，监督和批准受训者在没有监管的情况下实施眼库各项专业工作是至关重要的。这在培训文件夹中要给予体现。专业人员要完成至少 4 次实际操作，包括 2 次尸眼摘取和 2 次原位角膜摘取术。医学主任或其指定人应当确认受训人能够独立完成角膜摘取术。培训眼库员工的一个有效的方法是在眼库模拟一个医院或停尸间的环境，使受训者仿佛置身于一个真实的场景中，有利于克服恐惧心理、尽快适应即将到来的供眼捐献的现场。在完成培训前，受训者需随同培训者参与多次实际场所的供眼摘取手术。培训课程应当展示摘取供眼的视频。拍摄手术过程时镜头与被摄平面的距离应和手术者的眼与操作平面的距离相同，以便为观察者重现真实的体验。培训者应提供与真人相近的模型，这将有助于实习体检、无菌技术以及角膜摘取等。用泡沫制成的头颅模型的眼眶中固定一只尸眼，可供受训者进行摘取供体的训练。由于这种模型与实际人体相似，受训者在操作中需学会避开鼻梁的阻隔，才可避免在手术过程中损伤供体角膜。

四、设备的维护、操作及其评价

眼库培训项目应当包括列出所有眼库设备和有资质使用设备的人员名单。被授权使用设备的人员必须通过操作和维护这些设备的培训。培训还应包括对标准操作程序（standard operating procedure，SOP）以及有监管的设备操作和维护的评价和理解。培训文件夹应记录通过设备操作培训的日期、培训者和受训者的姓名等内容。

对 SOP 的评价将在培训符合眼库标准的员工中起到一个重要的作用。眼库制定的标准应当等同或高于联邦、州或志愿者组织制定的标准。培训计划应包括定期在员工会议上的评价或标准更改时的培训。对 SOP 的评价亦需经过培训，培训日期、培训者和受训者姓名等内容应记录在案。

五、年度培训

每个眼库员工每年都应参加补习培训、更新知识。在美国，眼库等机构都会提供年度培训项目。在一年中，一些员工可能开发出有别于 SOP 的技术，恰恰是因为原有的 SOP 有可能存在交叉感染等安全性方面的风险。年度培训有利于强化在操作程序方面获得的既有知识，便于培训者对受训者做出评价以决定是否需要进一步培训。一些卫生主管部门还要求眼库每年进行医疗-生物废弃物处理的培训；EBAA 要求对诸如供眼的摘取和处理等步骤进行年度培训；职业安全及危险性管理委员会（Occupational Safety & Hazard Administration，OSHA）要求从业人员要经过经血液传播的病原体和工作环境危险性的年度考核；工业安全管理局（The bureau of industry security）要求眼库每年进行供体输出方面的培训。因此，眼库还需对各类法规进行研究并对照执行。

年度培训的培训者、受训者、培训课程名称、培训内容、培训日期等内容必须记录在案，以备审查。每年，被授权的培训者或眼库医学主任要对每一位眼库技术人员进行例行审核。眼库应制定年度综合培训计划以与联邦、州以及认证机构的标准相一致。这一切都是为了确保眼库工作人员和受体的安全。近年来，具有丰富眼库工作经验的美欧等国眼库纷纷来华与北京同仁医院眼科中心-北京同仁眼库、北京医学奖励基金会、复旦大学附属眼耳鼻喉科医院、温州医科大学附属眼视光医院、上海市眼科学会角膜病学组等医院、眼库和医学会等机构合作开办眼库技术培训班、南方眼库发展论坛，促进了国内眼库的人才培养和知识更新。

印度 Aravind 眼库在员工培训方面有一整套切实可行的实施方案。他们的培训对象包括眼科医师、眼库协调员和技术员、其他非政府组织志愿者。培训课程范围：①《人体器官捐献法》和《注册医生制度》等相关内容；②眼库的资质与建设，包括组织架构、硬件设施及管理规范等；③眼库技术，包括角膜捐献过程技术培训、角膜保存液知识、仪器设备的使用和维修、感染控制、废物处置及安全措施等；④人文关怀，包括与捐献者及其家属的沟通技巧；⑤角膜处理技术，包括角膜制片、血清检测、内皮反射显微镜的使用(检测内皮)、了解角膜移植的适应证及捐献禁忌证和眼科微生物学检测等；⑥标签制作，包括捐献中所需要使用到的标签的用法、角膜包装和运输等；⑦资料文档，包括眼库规范手册、数据整理、报表制作及分析、捐献资料管理等；⑧质量控制，包括院感管理、眼库医疗标准、角膜材料评估、角膜微生物分析、眼库无菌技术、传染性疾病防控、医疗紧急应对、消毒及温度监控等；⑨公众教育，包括社区宣教、角膜捐献手续办理、宣传方案、与家属的电话沟通记录、义工组织合作等；⑩参加各种国际相关学术会议和继续教育等。眼库医生、眼库管理者、眼库技术员、眼库志愿者及义工的培训周期分别为 2 个月、1 周、1 个月、10 天。

六、认证

美国为眼库技术人员通过认证服务的机构是 EBAA。每个眼库必须至少拥有一名经 EBAA 认证的技术人员并且管理眼库业务，该认证每年复核一次。只有那些符合 EBAA 要求的全职技术人员才可担任 EBAA 技术资格认证工作。一旦获得认证，每个 CEBT 需参加足够次数的 EBAA 会议，至少每 3 年参加 1 次。所有 CEU 的证书和文件应保存在培训文件夹中。眼库的管理人员，包括 CEO、质量保证部主任、运行主任、临床发展与研究部主任等也要至少每 3 年参加 1 次由 EBAA 赞助的眼库技术研讨会。所有技术人员每年要进行旨在更新知识的在职培训。眼库应为他们参加进修、研讨会及其他与眼库发展有关的会议提供机会和便利。参与继续教育项目的人员、内容等应在培训文件夹予以记录。

欲成为 EBAA 会员的眼库需填写会员申请，得到 EBAA 理事会批准后成为临时 EBAA 会员，在其后 1 年内接受现场检查。眼库在成为临时会员后的 1 年内必须完成审核。未通过现场检查的临时会员眼库，应在新一届 EBAA 会议前纠正缺陷、达到 2003 年 7 月 EBAA 医学标准。如果该期间仍未通过审核，将失去具有投票权的正式会员资格。如通过审核，则眼库将接受至少每 3 年一次的审核以维持其在 EBAA 的资格和投票权。

第二节　质量保证活动

质量保证强调对眼库事物的细节的关注以及对有关规则和程序的遵守。以下是质量保证部门的常规责任。

一、供体分配前复审供体信息记录

在发送眼组织之前,需要再次审核供体信息记录。由质量保证部门选取与该供体的摘取、处理和信息记录无关的人员执行审核。必须核对的项目包括:病历记录、捐献同意书、病史/社会史、供体获取过程记录、供体筛查、组织评估、血浆稀释、血清学检测、供体适用性等。

供体分配前供体信息记录的审核应当在供体组织处理部门完成有关记录之后结束。通常由一名质量保证部门职员和一名眼库技师在供体发送前共同实施审核。只有当供体信息核实无误时,方可发送供体。

2015 年 5 月韩国新发现的中东呼吸综合征(Middle East respiratory syndrome, MERS)在韩国国内引起恐慌,中国国内的首个病例也是因为韩国有关部门疏于管理、韩国患者逃脱监管而输入中国。对于这类新发现的传染病,应及时纳入禁忌证范围。

二、对供体信息记录的最终 QA 复审

最终 QA 复审的目的是对供体信息进行直接审核以确保可采集到适用的所有供体信息。供体分配之后,要由与供体的摘取、处理和信息记录无关的人员对供体信息进行复核。QA 部门负责人或指定人应组织实施对以下项目的最终核查:确认已完成对供体分配前的供体信息记录的核查、确认眼组织处理和受体随访已经完成、确认发送信息包括航空货运单已经完成、最终的尸检结果(如果可能)、合规的捐献同意书、差错等等。

以上工作结束后,QA 部门需及时制作最终供体信息记录审核报告、签署姓名和日期并存档。

三、QA 体系的改进

通过提升质量可促使眼库工作程序得到不断地完善。质量提升包括持续监控和对各项活动的评价。对任何所需方法的鉴定都必须反映在培训模块和标准操作程序中。质量提升还可作为新方法的进展和现有程序的改进,包括为所有眼库建立职能和维护程序,其内容包括 CEO 和医学主任的审查、批准和眼库操作手册的修订。通过定期听证对眼库职责的持续监控和评价由 QA 部门实施并作为质量控制听证的一部分。所有质量提升的活动需记录在案并定期进行。

四、跟踪受体信息

QA 部门的主要责任是采集全部所需的表格对受体进行跟踪。在美国,FDA 和 EBAA 要求对所有发送和分配的用于移植的眼组织能够进行从捐献到移植亦即从供体到受体的跟踪。任何移植医院如果不完成有关表格的填写,将被暂停接受供体的资格,直至完成所有表格后方能恢复。

五、不良反应调查

眼库一旦接到不良反应报告,QA 部门就应立即启动调查程序。对于可能与供体有关的不良反应,手术医生应当在事发 30 天内向眼库报告。每一例不良反应案例都要建立一个唯

一识别码以便参考和查询。不良反应调查内容包括：

1. 受体信息 姓名、性别、年龄、籍贯（或出生地）、诊断、术式、手术日期。

2. 不良反应报告 不良反应发生的时间、地点、症状、体征、处理经过、现状等。

3. 调查总结 调查起始时间、参与成员、调查方式等。

4. 调查结论 注明该调查的起止日期、调查者的姓名和职务，作出不良反应与供体、受体、手术操作或药物使用等有关的结论，同时，应仔细检查并记录试管、角膜保存液、角膜保存容器、角膜摘取器械包和其他重要的眼库医用材料的使用期限。此外，调查者还应记录和确认供体是否适于移植，全面了解病史记录等供体信息。对从眼库接受过前述角膜的患者应进行询问，注明其手术效果、手术日期和手术方式。结论还应记录眼库 CEO 和医学主任审阅调查报告的日期和时间、眼库与手术医生或其他单位的所有往来文书。如果发生有价值的不良反应，则医学主任还应表明自己的观点，该份报告亦应记录向 FDA 和 EBAA 上报的日期和时间。如有可能，应当提出预防类似不良反应发生的建议。

在调查过程中，调查者应当对接受眼组织的受体状态进行复核，对于在不良反应报告中所涉及的并已被移植的眼组织，应在接到报告后的 24 小时内及时通知手术医生。如果需要召回，则由医学主任决定并签署召回意见，将相关的未移植的眼组织立即召回并进行检疫。调查者还应对眼组织的制备和处理方式进行记录，如果感染性不良反应的血清学检测阴性，则需进行血浆稀释计算法进行检测。如果供体来源于其他眼库，则应调查是否在供体制备或处理过程中发生污染。从源眼库可以获得供体制备和处理的日期、时间和供体姓名。植片衰竭、应当上报的不良反应等不良反应或供体虽已获取但未在源眼库经任何处理和制备而不宜使用等情况也应予以记载。

美国 EBAA 颁发的医学标准要求在患者安全、质量保证、感染控制等方面收集有关信息。不过，EBAA 对有价值的不良反应（reportable adverse reaction，RAR）的解读与 FDA 有所不同。EBAA 认为，RAR 是指可传染的或其他可能或已被证实是来自供体眼组织的疾病，包括眼内炎、角膜炎或全身疾病等感染性疾病和急性内皮衰竭、供体角膜营养不良或既往屈光性角膜手术等生物学功能减退性疾病。如果受体罹患 HIV、传染性肝炎、梅毒或 CJD 等全身感染性疾病，那么无论它们是否来自供体组织的传染，都应该向医学主任报告。EBAA 要求报告不良反应的时限为 30 天。而 FDA 则要求眼库仅报告那些致命的、威胁生命的、可导致人体功能永久损害传染性疾病，或导致人体结构永久性损害的药物或手术。不良反应必须在接到通知后 15 天内报告。

简言之，不良反应调查分 5 步走：第一步，接收综合性不良反应报告；第二步，QA 部门启动不良反应调查；第三步，作为预防性措施，对相关的眼组织进行检验，如果尚未被移植，则需立即召回；第四步，完成不良反应调查之后立即通知 CEO 和医学主任；第五步，如果医学主任认为该不良反应值得报告，则 QA 部门应报告给有关机构，并按照医学主任的要求采取必要的措施。

六、眼库监测时间表

质量保证部门应当建立所有认证、设备校准、执业证和环境监测的年度安排，以使得眼库工作与其主管部门保持一致、避免错过认证期限。生物安全性操作台或洁净间的认证期不得失效，至少每年认证一次。美国国际复明眼库（International Sight-restoration Eye Bank）建议每半年认证一次。对需要定期校准的设备应当注明失效期。任何执业执照或注册文件均应注明有效期。标注下一次执照复核的起始日期也能起到提醒的作用，这将防止眼库无证运营。应当将内、外环境监测列入计划中。眼库管理者对眼库监测时间表要知道心中有数，只有这样，当眼库人员变动时，才能及时应对，保证日常工作不中断。

第三节 质量控制审核

审核是质量保证部门的一个重要组成部分。眼库审核人员包括质量保证协调员或质量保证主任应作为训练有素的专家参与审核过程。审核人员应每月对涉及眼组织获取的所有方面进行复查，并向医学主任报告。医学主任应当审阅所有审核报告。

美国眼库应遵守 FDA、EBAA 以及统计机构的有关规定。外国眼库应首先遵守本国法律，如果本国没有相应法规，则应遵循美国或欧洲眼库的规定。

质控审核针对如下七个方面的内容。

一、实验室和设备维护

查阅眼库的维护日志可以掌握其实验室和设备的维护情况，了解眼库是否按照《眼库操作手册》的要求进行操作。手册应规定所有的设备维护步骤。操作人员每次维护后都要详细记录日期并签名。审核人员要核查眼库的电子版或纸质记录是否按照有关规定填写，证实维护人员是否经过有针对性的培训。审核人员还应对眼库设备的维护进行常规的实地检查。

二、冰箱温度监控

冰箱是眼库标准配置的核心设备，其温度稳定性对供体角膜的保存质量不言而喻。通过查阅冰箱温度日志（refrigerator temperature logs）可获知冰箱的温度变化曲线。应当确认冰箱的温度波动在 2～8℃，每月需测试冰箱的温控报警系统是否灵敏。每次的温度变化记录均需由眼库主任或实验室主管签字。审核人员如发现冰箱温度超出工作范围，应立即启动调查，查找原因，并记录误差和纠正措施。

三、技术人员操作规范

标准操作程序（Standard operating procedures，SOPs）手册也被称为政策/程序手册，记录眼库所实施的每个步骤和政策。在眼库开始运作之前，医学主任和技术人员应该记录所有的技术流程并培训工作人员。实施和更新 SOP 手册将是一个持续的工作。该程序应符合眼库的基本行为指南。

眼库审核员必须核查技术人员为 DSAEK 和 DMEK 制备植片以及获取角膜等眼组织的操作熟练程度。其目的是确认技术人员是否按照眼库医学标准和其他操作规范进行，以保证供体角膜的质量。审员应当记录眼库在操作过程中出现的误差，并重新培训眼库人员。如果发生交叉感染，则不得将眼组织用于移植。

四、对已生效规章的监控

如果合适，应每月对所有生效的操作规章进行复查和复核。例如，在复查眼组织包装时要着重看其是否按照合规的操作规定进行包装。如果该规章有大的变动，则应对其重新验证。

五、眼组织监控

应当编制眼组织清单目录。对所有在眼库保存的眼组织都应说明来源并放置在适当的区域，例如，分为检验检疫、移植、急诊、研究、巩膜等不同位置。对检验检疫容器内的眼组织要给予特别注意，不得将其中的任何眼组织用于移植和研究。眼组织监控还应包括对外来眼组织的监控。

六、感染控制

眼库审核必须复查所有生物医学废弃物记录，以核实各个部门是否在规定的期限内收集生物医学废弃物。审核员还应观察眼库工作人员处置废弃物的行为。废弃物不得超出容器的平面。注意观察在整个供体制备和处理过程中操作人员的全面防护措施是否得当。审核员应向眼库有关人员询问感染控制的问题，而眼库人员应当予以适当回复。对所有核查应详细记录。

七、供体信息记录

信息技术也是眼库的一个组成部分，在眼库的日常运作中起着举足轻重的作用。信息技术包括会计软件、数据库、网站、反病毒项目、邮件交流和处理文件的软件，如 Microsoft Office 或 Adobe。它们将保持眼库的正常运转。眼库应当及时更新内部的软件或应用程序。

2008 年，美国国际复明眼库开发了一个名为组织交换网络（Tissue Exchange Network，TEN）的在线应用程序。考虑到受体随访表格（recipient follow-up forms）需要一个人全职工作，所以 TEN 的第一个端口就是提交电子表格。其他的主要表格是供体表（recipient form）、术后报告（post-operative report）以及不良反应报告（adverse reaction report）。实施以来，随访表仅需眼库技术员每周花费 20 个小时就可完成，节省了一半时间。TEN 的另一个主要组成部分是可应用的组织（AVAILABLE TISSUE）界面。眼库会员可浏览供体评估表（EVALUATION FORMS），并在线预订供体组织。信息技术将使眼库提高效率和有序工作，并使眼库技术员专注其职责。眼库在软件设计上要注意对用户使用软件或应用程序进行验证，以确保供体信息及其他信息的不慎泄露。

审核员应每月抽检一定数量的供体信息记录。审核人员中包括一些质量保证人员，曾对供体信息进行过分配前的核查，因此，建议质量保证人员首先复核由其他人员核查过的供体信息记录。换句话说，审核员不应审核自己的记录文件，除非质量保证部门仅有 1 人。审核员需要随机选择供体信息记录以公正采集相关证据，保证其全面性。如果供体符合移植要求，则应当审核捐献同意书和其他所有受体随访记录。

第四节　质量检验

质量保证部门应当对检验设施进行常规核查，重点了解实验室是否登记注册并依照规定使用经主管部门批准使用的试剂盒。每年需对实验室进行监察。缺少血清学检测阴性报告的任何眼组织均不得发放出眼库，即使发生急诊或其他眼库急需供体的情况也不例外。质量保证部门应在供体眼组织发放之前证实该眼组织业已经过适当筛查。

一、微生物培养

在美国，绝大多数眼库并不进行微生物培养，理由是他们认为角膜即使带菌，但经过摘取前的规范处理以及放进含抗生素的保存液中也排除了沾染致病微生物的可能性。不过，虽然眼库不做微生物学培养，但组织库或移植医生却愿意做。质量保证部门负责把所获取的不同部位微生物学培养的所有阳性结果报告给移植医生，以便于后者在发现感染时进行正确的处置。了解样本的取材培养部位十分重要。如果骨组织出现细菌或真菌菌落，并不意味着将在角膜植片上发现同样的菌属。无论如何，眼库应与移植医生共享有关阳性培养结果的信息。眼库审核员应确认阳性培养结果被适当传达到有关单位和个人。

二、传染病检测

审核员需每年复审检测设施是否参与权威机构批准的适用于尸体检测的试剂盒，应对外来或进口的人体组织给予特别注意，确保试剂盒合格并按照要求检测。当出现不一致的结果时，应及时报告给眼库医学主任、移植医生或其他单位。审核员每月需随机抽取一定数量的供体信息报告，以确认在供体发放用于角膜移植之前，所有血清学检测报告被采纳并附于供体信息报告上。每个眼组织应当分门别类放置在冰箱的不同区域，如检验检疫区或移植区。每月还需复核少量供体信息报告的血液稀释算法是否准确。审核人员不得选择其他人员在眼组织发放之前已核查过的供体信息记录进行复核，因为这将使得更多的人参与复审以发现更多的未曾发现的错误。

第五节　差错登记

差错是指偏离了正确规定的行为。美国 FDA 将差错定义为“没有想到的或无法预料的可能与传染性疾病的传播或可能传播有关的事件”。并非所有的差错都需上报给 FDA 或 EBAA，任何移植用眼组织在常规发放之前用于移植的行为都应当向 FDA 报告。审核员对发生在眼库的所有差错进行记录是十分重要的。从这些错误中，眼库唯一要学习的就是从中汲取教训，力争不重犯相同错误。

一、差错日志

每个眼库都应妥善保存差错日志（deviation log）。以下内容应记录在差错日志上：

1. 差错识别号（具有唯一性，便于查找和辨别）；
2. 差错发生的日期；

3. 发现差错人员的姓名；
4. 差错责任人员的姓名；
5. 调查差错的人员姓名；
6. 对差错的描述；
7. 纠正差错的措施报告（识别号）；
8. 眼组织召回编号（如需要召回眼组织。该识别号具有唯一性）；
9. 报告差错的人员姓名、日期（如果差错需要上报）。

二、纠正差错的措施

这些措施旨在对导致差错发生的根本原因进行分析。这个过程也许十分困难，要求有关人员反复追问“为什么”，直到发现差错的源头为止。一旦找到差错的原因，眼库医学主任就应召集与差错相关的人员和质量保证部门做出总结，制订措施，防止类似事件重演。这些措施包括：重新培训有关人员、升级程序、完善通告体系、为眼库数据库应用程序增加新的特征、改变表格等，每一个差错都要有相应的纠正措施，并应记录在纠正措施报告中。纠正措施报告应包含如下内容：

1. 纠正措施报告编号；
2. 差错号；
3. 发现差错的日期和时间；
4. 发现者的姓名和职务；
5. 调查者的姓名和职务；
6. 差错详情；
7. 与差错相关的人员；
8. 差错发生时受累的组织；
9. 回顾相似差错的发生过程；
10. 原因；
11. 讨论纠正措施的日期；
12. 参与差错纠正计划的有关人员名单；
13. 纠正措施；
14. 纠正措施的日期；
15. 确认差错得到纠正、人员重新受训；
16. 列出因差错和纠正措施而召回的目录；
17. 调查者签名、日期；
18. CEO 签名、日期；
19. 调查结束后（通常在数周或数月之后）确认纠正措施已解决发现的问题。

管理部门需要证实眼库制订了处理和纠正所有差错的计划。眼库不应担心管理部门的监督而回避对差错的记录。所有眼库每年都可能出现数起差错。要求所有眼库做到彻底遵守眼库操作手册的规定是不可能的，而眼库的目标就是通过提供雇员培训和持续不断的质量改进等措施，将差错控制在尽可能低的水平。

第六节 眼组织召回、投诉和不良事件调查处理

眼库无法保证所有的供体都完全符合医学标准。若发生保存液污染、供体损伤、标记错误等影响移植或科研效果的情形，应尽快启动反应程序，及时阻断其发展过程以防止导致严重后果。

一、眼组织召回

当眼库发现已发出的用于移植的供体组织因供体个人不当行为、异常病史以及其他原因出现缺陷、从而提示存在传播相关传染性疾病的风险时，应当立即启动召回程序，同时通知移植医生。对可能需要召回的案例，应尽快向医学主任报告。如果医学主任认为必须召回，则应立即通知移植医生，所有与组织召回有关的眼组织必须隔离，直至符合移植标准或废弃才结束隔离所有已发放出库但尚未移植的供体眼组织应立即收回眼库。召回通知要先电话通知再补寄书面通知。这样做的目的是防止手术医生将需要召回的眼组织用于移植。如果在召回通知发出前供体已用于移植，则仅需书面通知。完成对召回眼组织的调查以及其他眼组织的复核之后，质量保证部门应完成组织召回报告。该报告包括以下内容：

1. 对眼组织召回的描述；
2. 召回的类别（如制造商或眼库）；
3. 召回日期；
4. 行动方案；
5. 联系日志（包括与医生和其他人员的往来记录）；
6. 纠正行动；
7. 差错日志（deviation log）不良反应。

美国的相关法律规定，组织召回应限定在45天内，需向FDA和EBAA报告并记录报告的时间。眼库应当通过实施有效的纠正措施防止类似的情况再度发生。组织召回分为三类：第一类召回（class Ⅰ recall），指使用或接触违规产品将有较大概率导致针对健康的严重不良反应或死亡；第二类召回（class Ⅱ recall），指使用或接触违规产品可能导致短暂的或可逆的不良后果，或严重不良反应的机会较小；第三类召回（class Ⅲ recall），指使用或接触违规产品不可能导致针对健康的不良反应。

二、不良事件的投诉和调查

对投诉和不良事件进行调查的目的旨在及时回顾、评估记录和解决存在的问题。眼库对所有投诉和不良事件尤其是涉及高品质供体眼组织的获取或眼库操作程序者应详细记录。任何眼组织提供者（单位）、移植医生和捐献者亲属都可以直接通过电话、传真或电子邮箱向眼库医学主任或其他管理层反映问题、提出意见和建议。这些投诉建议应完整记录在投诉日志中。质量保证部门的主管应随访这些意见。每件投诉和不良事件应当包含足够量的信息以便有针对性的复核和评估，从而判断它们究竟属于孤立事件还是倾向性事件。要制作投诉文档以便复审。妥善保管投诉和不良事件的文件对于质量改善是必需的，这将有利于眼库的长远发展。美国某眼库一名CEBT在包封供体时误将来自同一供体的左、右眼均标记为左眼。尽管供体本身的质量符合移植要求，但因标记错误，这两只角膜做报废处

理，这名 CEBT 也受到了处罚。

笔者曾遇一例异体角膜缘移植的案例。患者边缘性角膜变性，供体来自一死于恶性肿瘤的捐献者。移植术后 7 天，供体病检结果显示为肿瘤。尽管全球罕见恶性肿瘤经角膜移植而转移者，但从患者健康考虑，仍用一非恶性肿瘤捐献者的角膜缘植片更换了原来的植片。随访 7 年，未见植床及植片异常病变。手术医生将此情况反映给眼库，最终，眼库医学主任调整了规定，要求来自恶性肿瘤的供体角膜不再用于角膜缘移植，穿透性角膜移植的供体需等待结果阴性才可用于手术。

三、EBAA 和 FDA 检查

除上述眼库自查自纠之外，EBAA 和 FDA 也分别在行业和政府层面对眼库实施检查监管。

（一）EBAA 的检查监管

EBAA 对眼库的检查监管遵循 EBAA 认证机构——认证委员会（EBAA Accreditation Board, AB）所制定的检查指引（Inspection Guide）。在正式检查前，EBAA 会开展预检，包括向眼库发放调查问卷和浏览政策/程序手册以节省检查时间，提高检查效率。在此基础上，指定检查人员和约定检查日期。通常，检查被安排在春季和秋季。

1. 检查步骤　包括面试、实验室检查、操作演示和资料审核。为了解眼库相关负责人是否充分明晰其职责，眼库主任、医学主任、质量保证主任和技师被要求回答内容广泛的提问，面试时不得带参考资料；对实验室的检查主要针对设备的完好率；操作演示是检查人员必检的项目，包括角膜片的切取、内皮植片的制备、供体评估和包装等。其中，内皮制备仅限于有制备条件的眼库。眼库需提供实验室记录、培训文本、供体信息和医学主任会议记录。

2. 检查监管内容　供体获取、处理、保存、分配、眼组织评估以及供体适用性。

3. 检查结果　检查结果被分为 3 个等级，即潜在危险（Potential Threats, PT）、重点监控（Significant Observation, SO）和违反规定（Non-compliance, NC）。对上述结果，EBAA 的认证委员会将予以审核并投票，以决定是否通过认证。对检查结果的处理有 3 种，3 年期执照、1 年期执照、拒发执照。

（二）FDA 的检查监管

与 EBAA 的检查不同，FDA 对眼库的检查事先并不通知，每 2 年检查一次。检查内容覆盖联邦法律 21CFR 1271 规定的所有方面，其中对供体适用性（eligibility）的检查是重点之一，它要求眼库提供供体筛选（病史、体检）结果和质量保证体系。由于 FDA 的规定并不明晰，因此，其对检查结果的解读因不同检查者而异。如果检查人员认为眼库的行为并未违反相关法规，但可以做得更好，即列为“观察”（observations）；对于违反法规的行为，检查人员会要求眼库填写 483 表格，同时附一份书面检查报告、现场收集的所有证据及眼库或机构的回应。检查人员在对这些资料进行综合考虑之后，再决定是否有必要做进一步的处理。对于已发出的违规人体组织，采取无理由召回措施。组织召回的主体既可是眼库，也可应 FDA 要求，还可由 FDA 强制实施。最严重的惩罚就是将违规者诉诸法律，轻者吊销营业牌照，重者判处徒刑。

总之，眼库、EBAA 和 FDA 这个不同层级的检查，构成了对供体质量安全的严密和严格的监管网。

（康黔　连浩　诸凤娇　姚晓明）

第十七章　眼库的社会责任

在眼库建立较早、运作相对成熟的国家，由眼库主办的公益慈善项目已成为其业务发展的重要组成部分。眼库的质量保证体系和公益慈善项目相当于其两只无形的手，主导着眼库的内在建设和外在形象。

中国的眼库建设起步晚，加之民众对角膜捐献普遍缺乏正确的认识，因此，眼库开展公益慈善项目十分必要。

第一节　角膜捐献的宣传发动

近些年来，中国的角膜捐献数量逐渐增多，特别是2015年中国全面停止使用死囚器官作为移植器官来源以来，角膜捐献有了较快的进步。尽管如此，公民对角膜捐献的认知率仍较低，即使有了身后捐献角膜的意愿，也因不知如何办理捐献登记手续而无法实现。这与角膜捐献宣传创意的缺乏和力度的缺失有很大关系。

一、加大宣传力度

在角膜捐献的整个过程中，媒体的作用是至关重要的。它可使民众在潜移默化中了解角膜捐献的社会学意义和角膜移植的科普常识。眼库可积极与平面媒体合作开辟专栏、与广播电视台合作举办访谈类节目，与新媒体合作打造捐献平台（图17-1）。例如，当遇有急性白血病患者等角膜捐献禁忌证的案例时，应在表达感谢的同时告知其血液系统恶性肿瘤不能用于移植的知识。媒体的宣传还有助于公众知晓角膜捐献的步骤，避免捐献者捐献无门。眼库在宣传角膜捐献方面可与爱心企业合作。这样做既可普及角膜捐献的知识，又有助于提高企业的公益形象，还可节省支出。例如，重庆市眼库和深圳眼库分别与渣打银行和深圳狮子会合作，开展角膜捐献公益宣传。爱迪眼科医院每于角膜移植当日，都在医院门口设置告示牌，向角膜捐献者表达敬意（图17-2），取得了良好效果。

印度在角膜捐献方面的宣传也是不遗余力。在印度许多公共场所，目光所及之处几乎都能发现角膜捐献的宣传海报、捐献热线，各医院大厅或ICU门前都能很方便地取阅角膜或器官捐献的小册子。眼库每年表彰推动角膜捐献的热心人士。2014年10月，印度超级足球联赛中，一名球员在进球后为庆祝胜利模仿克雷泽空翻，不幸头部着地，最终救治无效死亡。由于该球员生前曾签署了角膜捐献协议，因此，眼库技师在他去世后摘取了角膜。

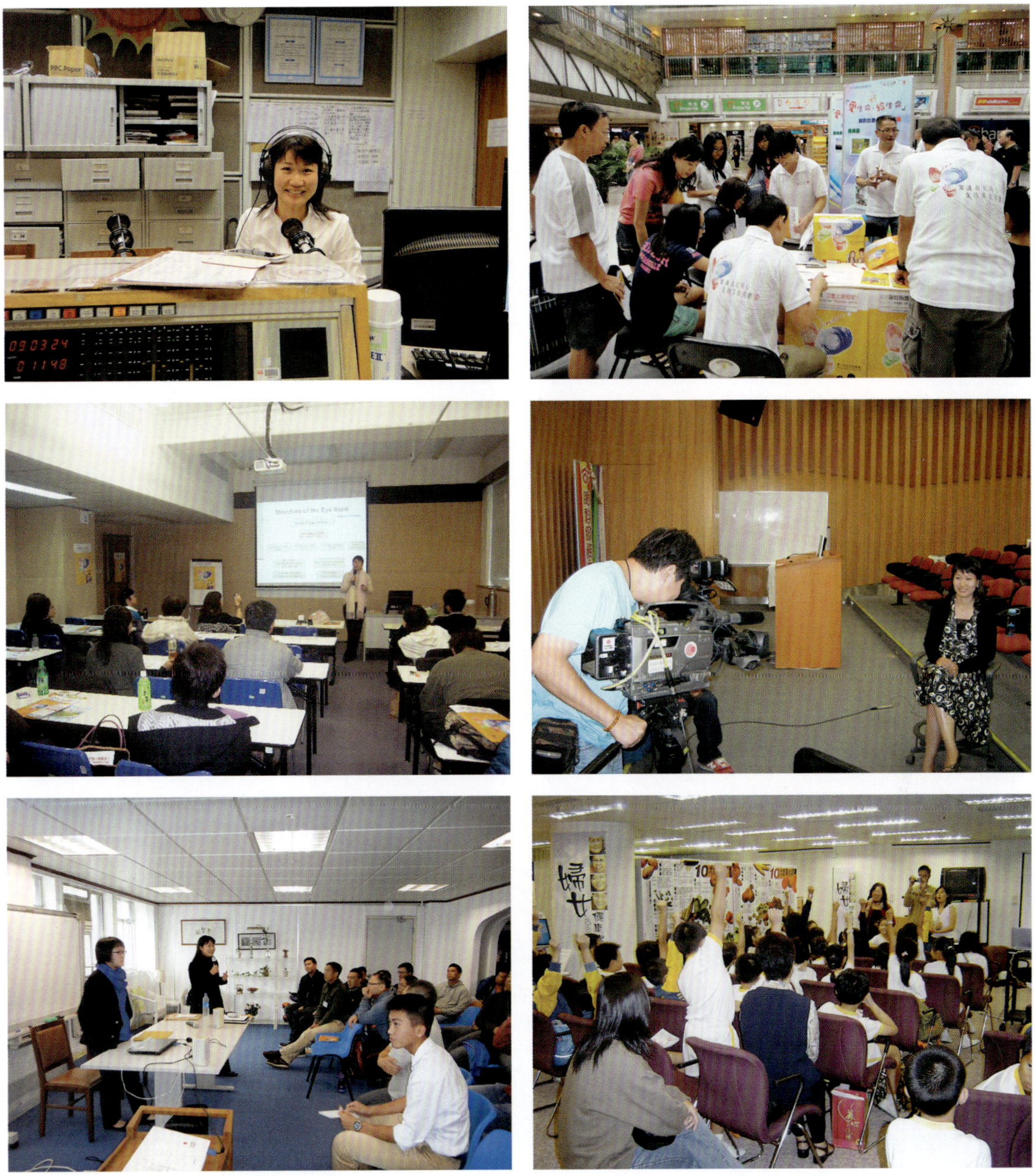

图 17-1　香港医管局眼库通过广播、讲座、展览等活动推动角膜捐献

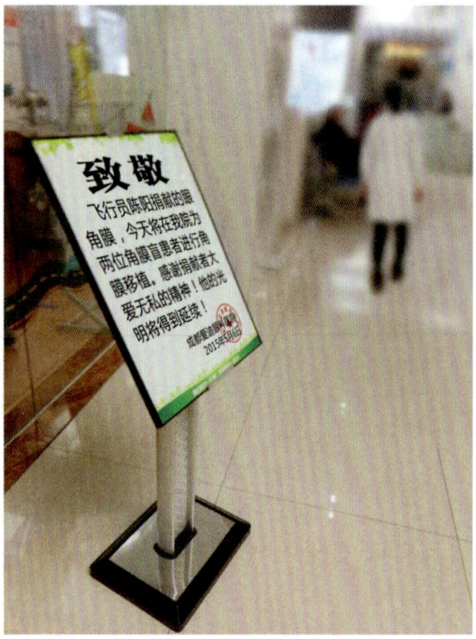

图 17-2　角膜移植术前向捐献者致敬的告示

二、捐献文化工程

器官、组织捐献和移植是一个系统工程，需要政府主导、民间参与。1999 年 6 月，湖南的大学女教师向春梅在深圳去世，其角膜使 3 人受益。由著名雕塑家陈洪辉设计制作的向春梅塑像安放在深圳市眼科医院内（图 17-3）。哈尔滨医科大学附属眼科医院也在医院大楼内为捐献角膜的记者阎阿红竖立了塑像。深圳市红十字会和深圳市民政部门共同将吉田墓园的数棵参天榕树命名为“光明树”，供安葬捐献者骨灰（图 17-4）。浙江大学医学院也为捐献角膜和遗体的志愿者竖立了“无语体师纪念碑”（图 17-5）。据不完全统计，继深圳之后，上海（2002）、北京（2003）、天津（2004）、武汉（2007）、呼和浩特（2008）、江西（2008）、山东（2009）、苏州（2010）、云南（2011）、厦门（2011）、大连（2012）、长沙（2013）、嘉兴（2013）、宿州（2013）、青岛（2013）、广西（2013）、莆田（2014）、石狮（2014）、泰安（2014）、常州（2014）、泉州（2014）、温州（2015）、包头（2015）、昌吉（2015）、南京（2015）、太原（2015）、河北（2015）、营口（2015）、抚顺（2016）、张家口（2016）、天长（2016）、淮北（2016）、淮安（2016）等省、市陆续建立了遗体器官捐献纪念碑（园、林）（图 17-6）。镇江、南京、上海等地还开通了网上纪念馆供捐献者亲属和其他民众追思捐献者。通常情况下，它们利用清明节组织各种类型的缅怀活动，纪念为器官捐献和移植事业做出贡献的先行者。举行签名和宣誓也是将角膜捐献赋予仪式感的方式（图 17-7，图 17-8）。这些活动为树立身后捐献角膜和器官的社会风气起到了良好的导向作用。2013 年 12 月 19 日，中共中央办公厅、国务院办公厅印发了《关于党员干部带头推动殡葬改革的意见》并发出通知，要求各地区各部门贯彻执行。《意见》指出，近年来，一些丧葬陋俗死灰复燃，封建迷信活动重新活跃，败坏社会风气。《意见》鼓励中共党员、干部去世后捐献器官或遗体。

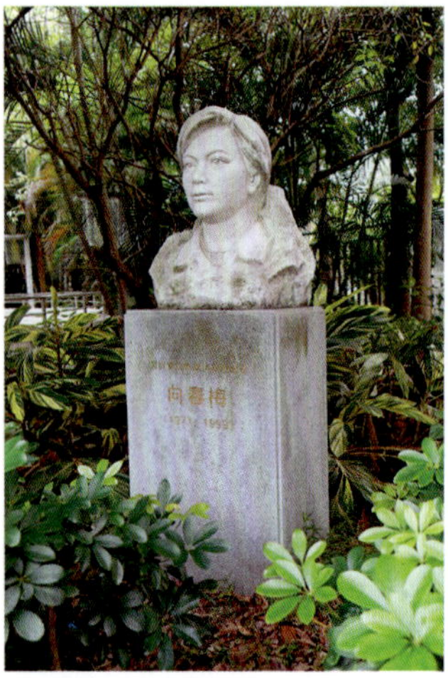

图 17-3　深圳首例角膜捐献志愿者向春梅塑像

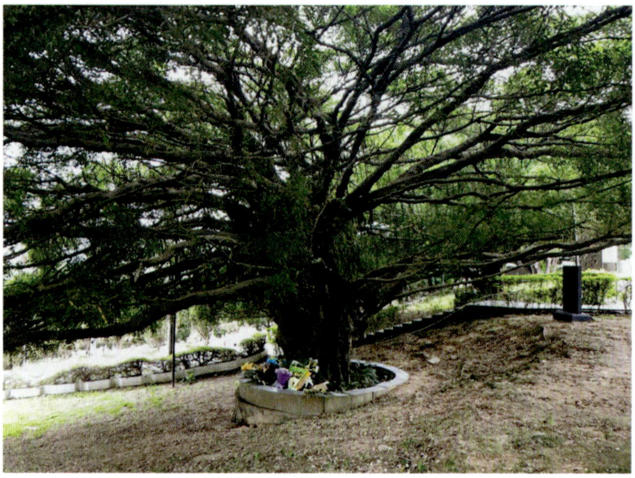

图 17-4　位于深圳墓园的光明树

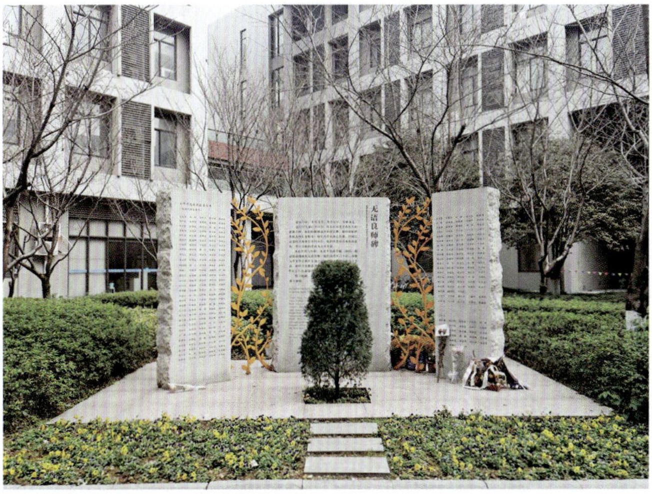

图 17-5 位于浙江大学医学院内的无语良师碑

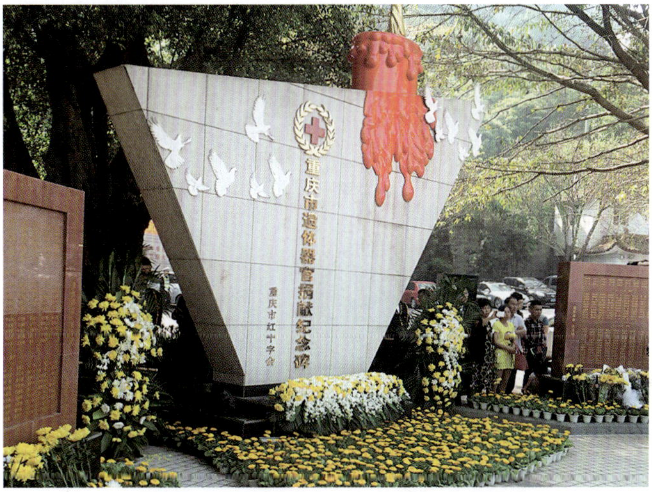

图 17-6 重庆市遗体器官捐献纪念碑

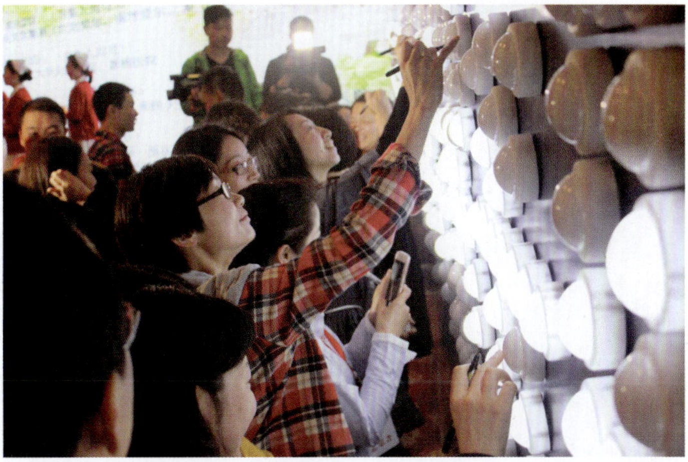

图 17-7 川渝眼库联盟成立大会上与会人员签名亮灯

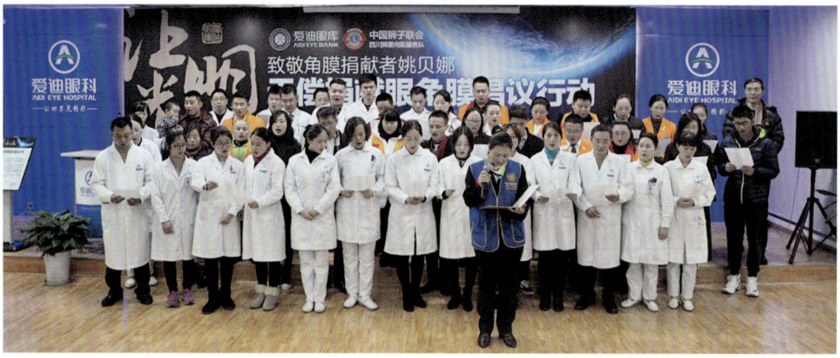

图 17-8　四川狮子会联合爱迪眼库举行角膜捐献签字仪式

斯里兰卡国际眼库创始人 Silva 医生去世后，日本著名眼科教授 Akira Momose 无偿捐建了 Silva 医生手持捐献眼球的涂金塑像，成为斯里兰卡人民捐献角膜的真实写照（图 17-9）。斯里兰卡向中国捐赠角膜始于本世纪初。2007 年春节，时任总统拉贾帕克萨 MahindaRa-

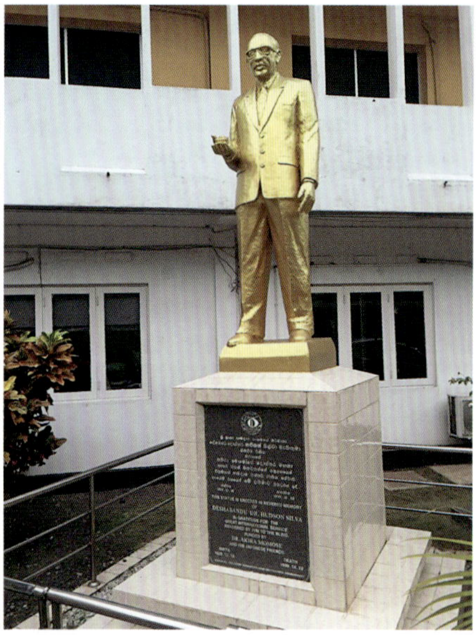

图 17-9　斯里兰卡国际眼库创始人 Silva 医生的塑像

japaksa 访华，将斯里兰卡国际眼库提供的 2 只角膜作为国礼捐赠给时任中国国家主席胡锦涛。《人民日报》发表时评《愧对斯里兰卡的眼睛》，赞扬了斯里兰卡人民捐献角膜的善举。2011 年初，深圳市慈善会晓明眼库基金与斯里兰卡国际眼库就从斯里兰卡获赠角膜达成合作意向。同年 4 月，由 Silva 夫人督办，斯里兰卡国际眼库首次向深圳捐赠 4 只角膜。2013 年 5 月，斯里兰卡总统夫人 Shiranthi Rajapaksa 女士在总统府会见晓明眼库基金法人代表，表示将支持斯里兰卡国际眼库向中国捐赠角膜用于复明手术。2007 年以来，中国多个城市得到斯里兰卡捐赠的角膜，深圳市眼科医院、中山大学中山眼科中心、北京同仁医院、西安市第一医院、呼和浩特朝聚眼科医院、贵州晶朗眼科医院、厦门大学厦门眼科中心、河北省眼科医院等医疗单位为2000多例角膜病患者实施了角膜移植手术。2013年9月,斯里兰卡国家眼捐献协会与成都爱迪眼科医院签署了《关于成都爱迪眼科医院和斯里兰卡国际眼库战略合作备忘录》,商定斯里兰卡国际眼库将不定期向四川无偿提供角膜供体。2014年9月17日,在国家主席习近平对斯里兰卡进行国事访问期间,两国元首夫人共同关注和启动了“爱的回馈——中斯友好光明行”(Tribute to Love——China-Sri Lanka Free Cataract Surgery Campaign)。本次慈善活动是为了感谢斯里兰卡向中国捐赠大量角膜、帮助中国患者复明而举办的。受中国驻斯里兰卡大使馆邀请,厦门和深圳派出眼科专家在Lanka Hospital为1000例白内障患者实施了免费复明手术(图17-10)。2015年2月11日,在中国国际航空公司开通成都-科伦坡直飞航线之际,科伦坡市长Muzamil向成都爱迪眼科医院赠送10只角膜。

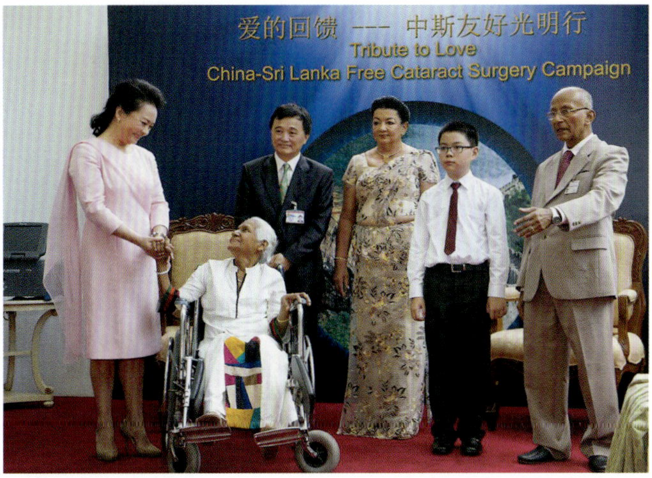

图17-10 2014年9月17日,中斯两国元首夫人共同启动“中斯友好光明行”(为人民日报2014年9月18日公开报导图片,已获原作者授权)

2008年5月11日,由中国红十字会和北京伊里雅国际影视文化有限公司联合摄制的以现实中角膜移植医生的真实故事改编的首部反映中国角膜捐献和移植现状的故事片《母亲的眼睛》在京首映,时任中国全国人大常委会副委员长彭珮云担任总顾问并为影片题写片名。首映式上,深圳市红十字会常务副会长赵丽珍向时任中华医学会眼科学分会主任委员黎晓新赠送2只角膜,演职员们也纷纷捐出片酬,支持角膜捐献和器官捐献事业(图17-11)。爱尔眼库王丛香、刘语菲等编著出版了国内首部记录角膜捐献志愿者故事的纪实性散文集《流芳》,成为医学与人文相结合的结晶。

印度阿拉文眼库的宣教渠道众多,包括在大众媒体上的宣传(卫星电视、电影插播片、报纸文章等);在俱乐部、志愿者组织、教学机构和其他服务机构内开展的现场宣教;乘坐公共交通时开展宣教(图17-12);制作主题鲜明的海报、宣传册;参加由印度眼库协会举办的国家角膜捐献周年庆典;为民众制作摆放期较长的家庭展品如挂历台历。针对不同身份的志愿者,阿拉文眼库还提出了不同的宣传建议。例如,眼库建议学生志愿者在为参加学校庆典活动的设计中增加角膜捐献的内容；或将这类公众教育当做自己的一项课外课程或义工计划；而当志愿者为社会人士时，建议其为城镇村庄策划一些庆祝活动时把宣传角膜捐献作为议程之一；为自己所在的单位、义工团体和社区制作一些宣传角膜捐献的海报；积极关注身边人，为有角膜捐献意愿者联系眼库等。

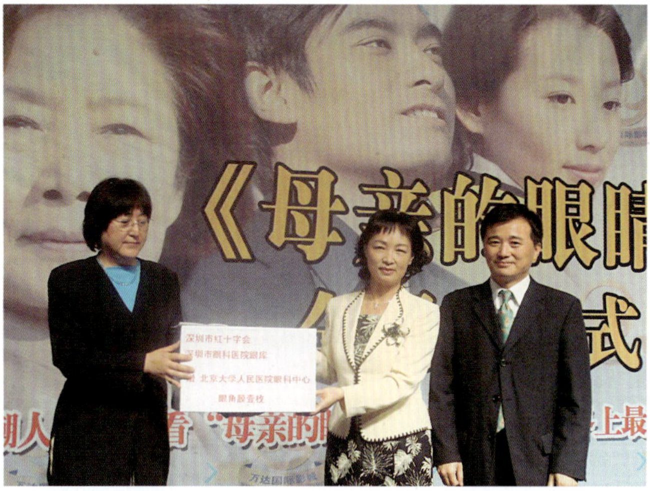

图 17-11　彩色故事片《母亲的眼睛》首映式上深圳市红十字会向北京大学人民医院捐赠角膜

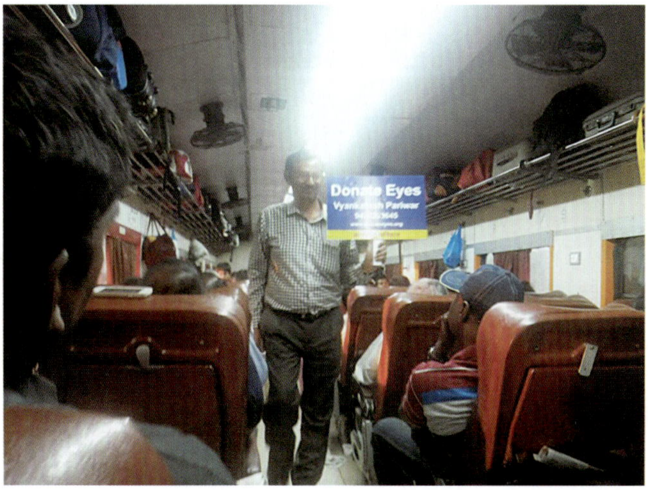

图 17-12　印度眼库工作人员在列车车厢里宣传角膜捐献

美国民众在器官组织捐献方面的参与意识较强。美国的器官移植机构、各种非营利组织、民间团体、各企业集团等联合起来，开展形式多样的活动，宣传普及器官组织捐献的知识，感谢为捐献器官做出贡献的个人和家庭。长期以来，美国逐步形成了一些专为器官组织捐献量身定制的固定日期，甚至在具有当地特色的文化活动中也有器官捐献的主题活动。在所有这些固定的纪念日中，与角膜捐献直接相关的主要有3个，分别是每年3月的全国眼捐献月（National Eye Donor Month）、4月的全国生命捐献月（National Donate Life Month）以及每年4月第3个星期五的“蓝绿日”（Blue and Green Day）。全国眼捐献月是由美国眼库协会（Eye-Bank Association of America，EBAA）于1983年发起的宣传活动。1983年3月1日，时任总统罗纳德·里根宣布启动第一届眼捐献月并发表声明，强调眼捐献对于拯救视力的重要性，鼓励人们进行眼部组织器官的捐献登记。从那以后至今的30多年来，每年的3月1日都会由一位国会议员代表眼库协会宣读捐献月开始的正式声明，对上一年的成果做出总结，对本月的活动予以鼓励和感谢。EBAA及其成员还在媒体、社交网络以及社区张贴鼓励眼捐献的宣传画（图17-13），请捐赠者以及受赠者讲述他们的故事，等等。到2016年第33届全国捐献月时，由全美眼库提供供体角膜所完成的角膜移植达7万例。每年4月的全国生命捐献月由成立于1992年的非营利组织“器官捐赠联盟”（Coalition on Donation）发起，2006年该联盟更名为“美国生命捐献组织”（Donate Life America），成为全美范围的器官移植社会团体之一，其发起和组织各种形式的宣传活动，旨在唤醒、鼓励和推动人们登记捐献包括角膜在内的组织及器官。2003年以前，宣传活动仅持续一周，从2003年开始，成为连续一个月的全国性活动。在每年的4月1日，时任美国总统都在白宫发表一份正式申明，指出器官捐赠的重要性，总结前一年器官捐赠的成果和目前的需求，提醒和鼓励人们进行器官捐赠登记，总统宣布启动器官捐献月已成为惯例。活动期间，各器官移植机构、眼库、相关组织、各赞助单位以及志愿者们穿戴印有“捐献生命”标记的文化衫和徽章参加活动。活动包括：电视、报纸及网络等各种的媒体宣传；社区、医院的讲座；公园等公共场所的野餐、发放宣传材料以及在社交网站上分享照片信息，等等。

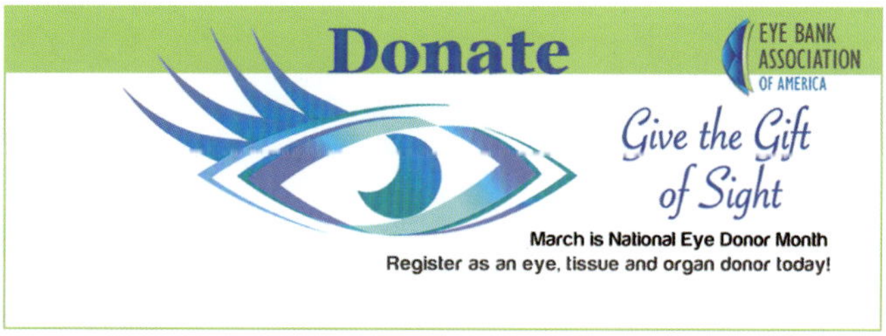

图17-13　美国眼库协会（EBAA）的眼捐献宣传广告

蓝绿日设在每年4月的第三个星期五。人们在这一天穿上蓝绿色的衣服，与当地的器官移植组织、企业、相关团体、捐赠者家属以及受赠者一起，在公园、学校以及社区等举行宣传和募捐活动，唤醒人们的捐赠意识，帮助人们开展器官、眼和组织的捐献登记。

除此以外，每个月都有推动器官捐献的活动。比如，每年元旦在加州帕萨迪纳举行的玫瑰花车游行庆典活动中，就有“捐献生命玫瑰花车巡游”（Donate Life Rose Parade Float）（图17-14）。从2004年起延续至今，器官捐献机构的工作人员、捐献者家属以及受赠者坐上花车参与巡游，接受人们的夹道欢迎和致敬。每年的2月14日是西方的情人节，也是美国的“全国捐献日”（National Donor Day），自1998年设立一直延续至今，旨在鼓励人们进行器官、组织、骨髓、血小板和血液5种器官组织的捐献登记。通过以上的宣传活动，美国生命捐献组织在它成立的24年来，登记捐献的人已经达到了1亿2千9百万人。

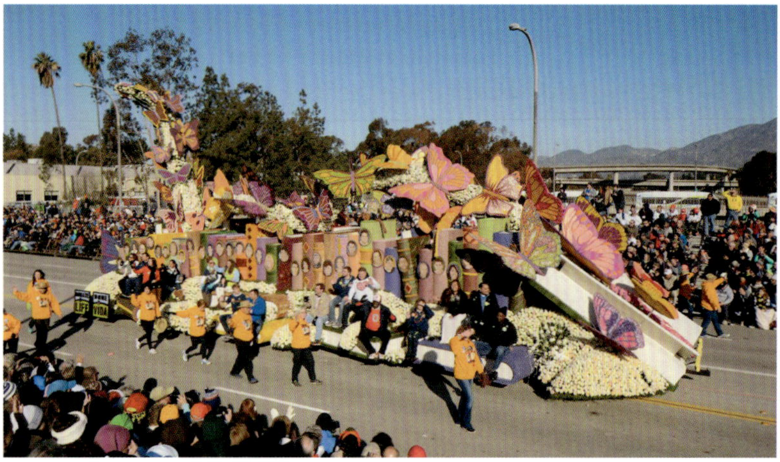

图17-14　2015年美国捐献生命玫瑰花车游行

三、眼库网站和宣传作品

大多数国家的眼库都设有网站，除推广眼库的业务之外，还用很大的篇幅介绍角膜捐献的意义。以美国阿拉巴马眼库为例，网站开辟了“我们的工作”（About us）、“服务”（Services）、“合作伙伴”（Partners）、“家庭”（Families）、“媒体中心”（Media Center）等目录，其中“家庭”（Families）项下又分成“供体家庭”（Donor Families）和“受体家庭”（Recipient Families），为捐献者家庭与受捐者之间的交流提供平台，还为捐献者近亲属提供心理安抚服务。许多浏览过网页的读者也纷纷留言，对角膜捐献者的高尚给予赞美。德克萨斯移植服务中心（Transplant Services Center）还邀请捐献者近亲属和受益人分别担任捐献大使（Donor ambassador）和受益大使（Recipient ambassador），出席有关角膜捐献的公益慈善活动，角膜捐献者亲属或受益人现身说法，往往能引起公众的强烈共鸣。眼库宣传册定期或不定期发行，刊登新近发生的角膜捐献典型案例。这些做法都起到了持续培养捐献意识的作用。世界各国的海报等文艺作品形式多样、重点突出，也会给公众带来视觉和心灵上的强烈冲击，将有利于培养角膜捐献的意识和角膜捐献的文化（图17-15，图17-16）。

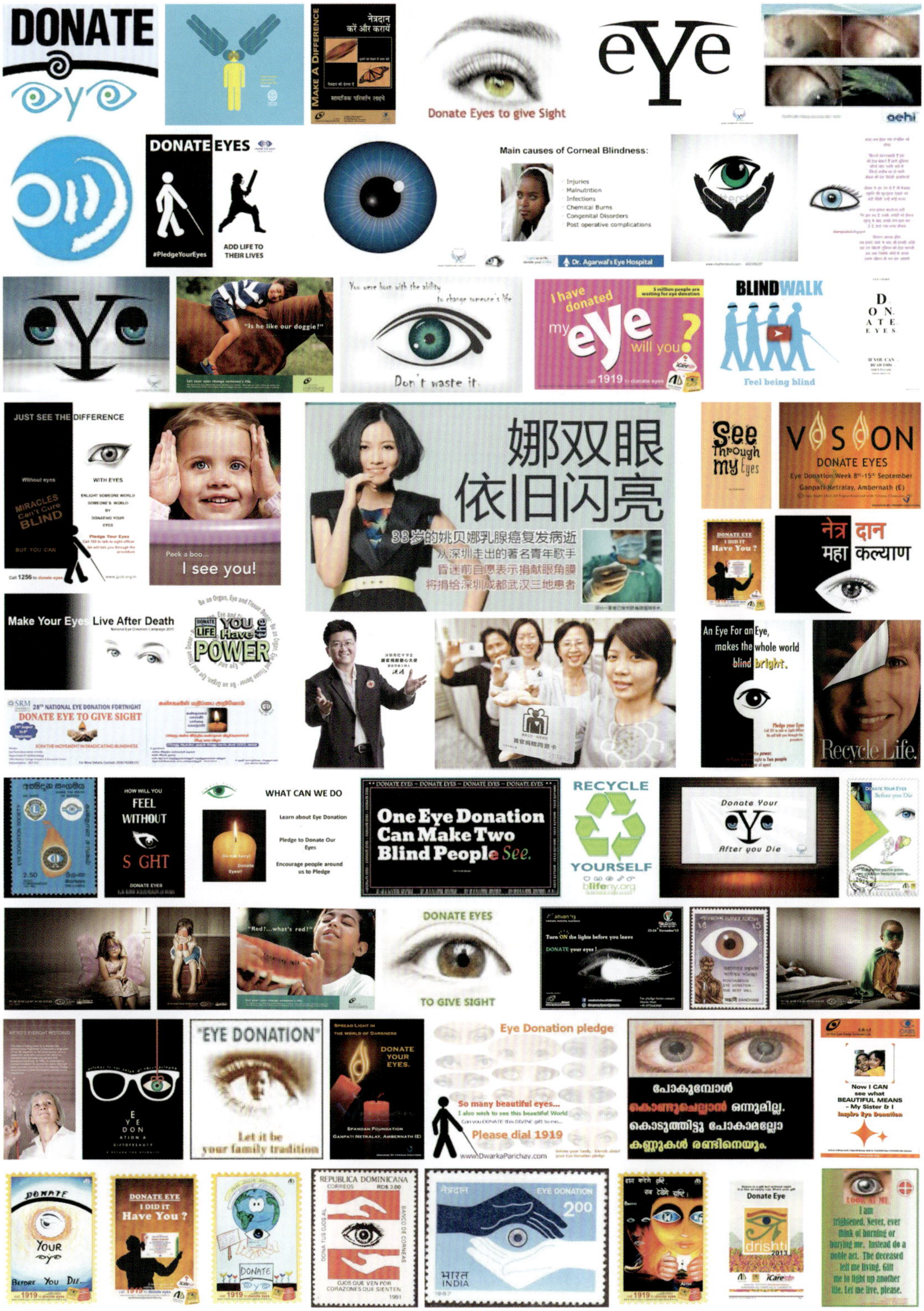

图 17-15　中外器官和角膜捐献宣传画

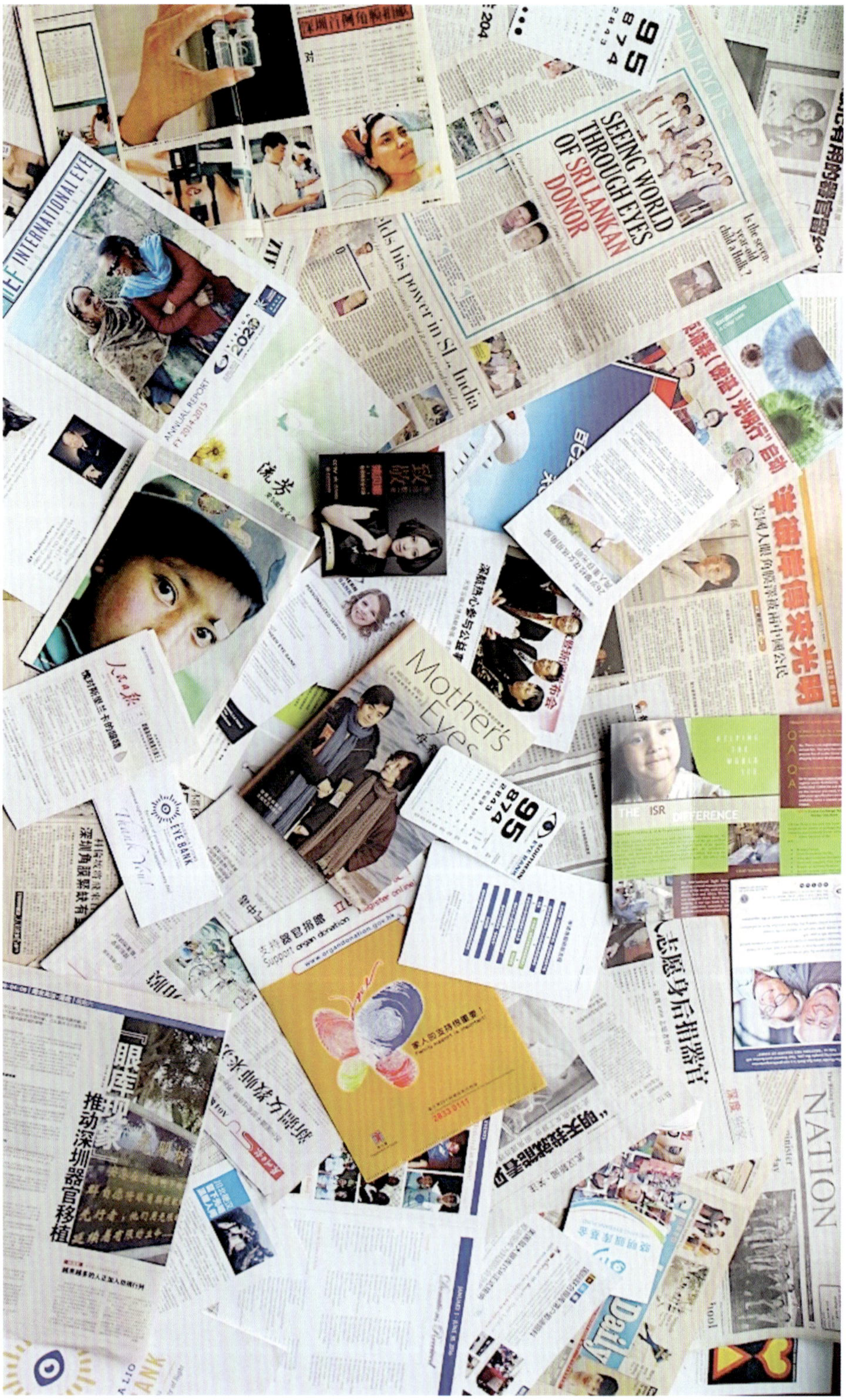

图 17-16　中外有关角膜捐献的宣传资料及文艺作品

第二节　组织和参与公益慈善活动

世界范围内的眼库几乎无一例外自称为非营利机构。一些发达国家的眼库供体处理费高达2500.00美元（约合15 000.00元人民币）。这其中，大部分为人工费用及眼库日常支出。获取供体的手术器械均为一次性使用，也是成本居高不下的一个重要原因。除此之外，眼库还需对本地（国）和国外的公益慈善活动给予持续关注和支持，需要大量资金投入。

一、针对捐献者亲属的公益慈善项目

眼库公益慈善的直接受益方主要是捐献者近亲属和社会。

1. 关爱活动　为捐献者的骨灰树葬、镌刻名字等提供便利（图17-17）。深圳市红十字会、眼库与殡仪馆合作，长期为器官和角膜的捐献者无偿提供殡葬（如追思、树葬等）服务；深圳已有284名无偿捐献角膜的志愿者同时捐赠遗体，市民政局等单位为这些“无语体师”提供无偿海葬服务。罗湖区还率先实施海葬鼓励措施，每例海葬遗体的亲属可获6000元奖励金。这些举措有利于人们学习无私无畏的生命态度，推崇敬重生命、延续生命的人道情怀。浙江省防盲指导中心器官捐献协调员的对捐献者的关爱和善后已规范化、程序化和人性化，人体器官和组织捐献量逐年上升（图17-18）。

2. 荣誉员工　深圳市眼科医院和深圳眼库对角膜捐献者的直系亲属授予“荣誉员工”，享受眼科检查和治疗的优惠和便利。不过，由于系非综合医院，故上述医院和眼库对捐献者亲属的优待仅限于眼病诊治。著名歌手丛飞去世后，其父亲等亲属在深圳市眼科医院受到贵宾礼遇。

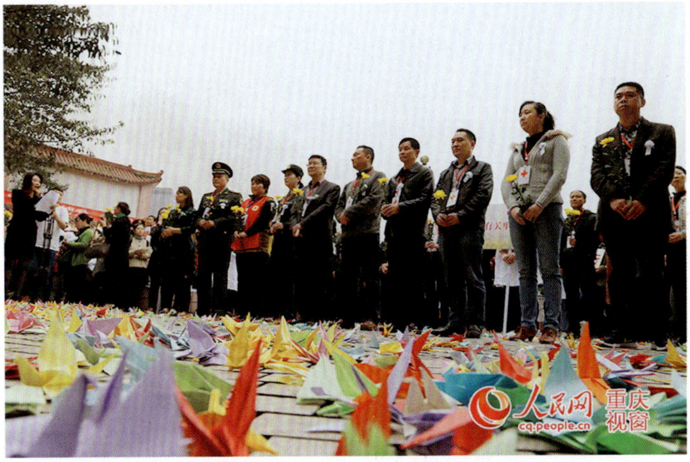

图17-17　近亲属和志愿者追思角膜捐献的先行者

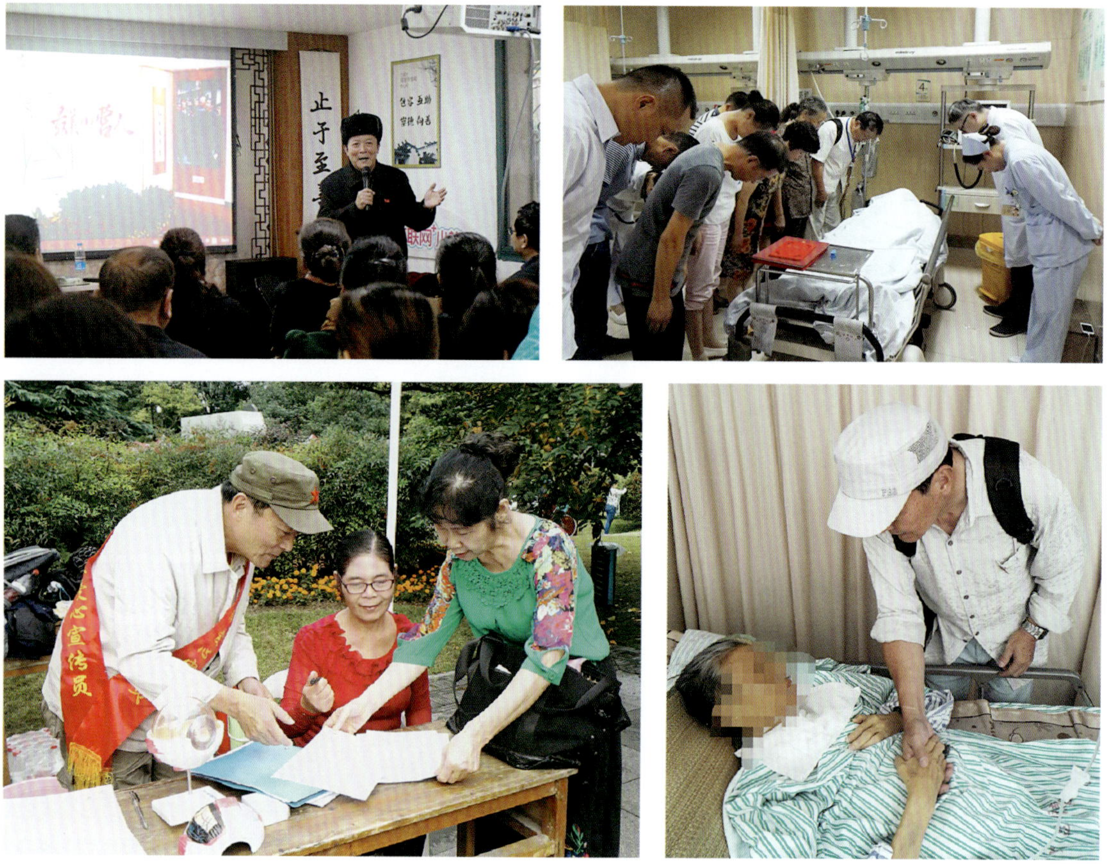

图 17-18　浙江省防盲指导中心器官捐献协调员的日常工作

3. 国际援助　美国一些眼库设立免费项目(Gratis Program),即由手术医生或医院为贫困患者向眼库提出零处理费(zero processing fee)的供体角膜申请。无论是居住在美国国内还是海外,申请人都需要填写申请表。所有眼库都遇到因供体信息报告延迟发出或眼组织使用因故取消的情形,在这种情况下,眼库要优先将这些眼组织提供给国内的免费项目。眼库从待救助患者接收申请表格以确保所有申请者得到恰当的筛选和平等的对待。如果该眼库尚未设立免费项目,则可考虑与已设立免费项目的其他眼库合作。眼库还可考虑与其他非营利组织如 ORBIS 合作。ORBIS 通过获赠的飞机在 100 多个国家和地区开展教学、手术、会诊、培训等活动,其实施角膜移植所需的供体即来自一些眼库的免费项目。

2011 年起,深圳市慈善会晓明眼库基金与斯里兰卡国际眼库合作,接受该眼库输出的供体角膜。第一批引进的角膜中就有两只来自 Tikiriyadura Saman Madhawa Amarasena 先生的捐献。Amarasena 生前在斯里兰卡经营药店,去世后其家庭陷入困境。深圳市人民政府外事办得知此事后,启动“深圳大运留学基金”资助项目,帮助其女儿在深圳留学,每年资助金额 48 000.00 元人民币,在中国和斯里兰卡两国传为佳话。

4. 协助公民完成捐献意愿　在深圳市红十字会的协助下,深圳眼库先后为丛飞、李莹、潘可明和姚贝娜等公众人物身后捐献角膜提供了帮助。

丛飞是业余歌手。他用演出的收入,长期资助 100 多名贫困儿童完成学业。丛飞生前立下遗嘱,身后捐献角膜,深圳眼库为他办理了相关捐献手续。2006 年 4 月 20 日,丛飞因患晚期恶性肿瘤去世。其角膜被移植给了6位角膜病患者。他被评为2005年感动中国年度人物。潘可明是中国著名女邮票设计家。纪念邮票《中日和平友好条约签订》《中国妇女第四次全国代表大会》《中华人民共和国宪法》；特种邮票《农业机械化》《食用菌》《风筝》《药用植物》《红楼梦—金陵十二钗》《郑板桥作品选》等作品。潘可明去世前2周，深圳眼库派员前往北京探望并与北京大学人民医院眼科商定了具体方案。2008年11月2日潘可明去世后，她捐献的角膜分别由北京大学人民医院和深圳市眼科医院为2名患者实施了角膜移植。姚贝娜是著名歌手，曾获 Music Radio 中国 TOP 排行榜年度最佳女歌手等奖项。2015年1月16日因乳腺癌复发去世。遵照姚贝娜的心愿，受其亲属的委托，姚贝娜捐献的角膜先后在深圳市眼科医院、成都爱迪眼科医院、广州军区武汉总医院眼科中心和贵州晶朗眼科医院移植给4位患者。2015年4月9日，美国国家航空航天局（NASA）宣布，将香港天文爱好者杨光宇于2000年12月28日发现的第41 981号小行星命名为“姚贝娜”，国际天文学联合会（IAU）对此有如下说明：“姚贝娜（1981—2015），一位才华横溢又充满勇气的中国女歌手，曾因在流行音乐方面的成就屡获奖项。她演唱的一首著名的歌《心火》，就是讲述她与癌症抗争的故事。她去世后，亲属捐献了她的眼角膜。”据了解，姚贝娜捐献角膜之后，已有8位成都市民去世后在成都爱迪眼库实现了角膜捐献。刘世伟是河北省一位17岁少年。2年前被确诊为恶性骨肉瘤，贫困的家庭无力承担80万治疗费，一些爱心企业和个人为他捐助60多万元医疗费，使他深受感动。他说服父亲和奶奶一同签署器官捐献志愿书，希望死后捐献有用的器官和组织。2016年6月12日凌晨3时，刘世伟去世，接到刘世伟离世的消息后，内蒙古红十字眼角膜库在接到围场县红十字会的通知后，即派出眼库技师赶到医院，摘取了刘世伟的角膜。2天后，刘世伟的角膜被成功移植给赤峰市两名角膜盲患者。

二、针对社会的公益慈善项目

斯里兰卡的角膜捐献得益于政府和非政府组织的共同努力，该国一些政府首脑和知名人士去世后捐出角膜，在任的总统、总理也填写了角膜捐献志愿书。议会将每年的12月18日定为该国法定的国家器官捐献日（National Donation Day）。当日，政府要员、知名人士、宗教领袖等纷纷到学校、企业、眼库、寺庙等地宣讲角膜和器官捐献的意义，号召人们身后捐献有用的器官组织，为他人造福（图17-19，图17-20）。斯里兰卡多位总统、总理均到斯里兰卡

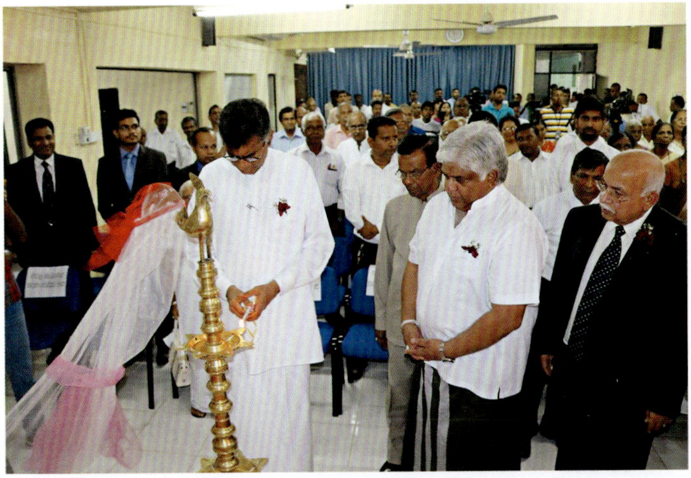

图17-19 斯里兰卡国家捐献日举行的传统点灯仪式

国际眼库签署了角膜捐献志愿书。2016 年 9 月 29 日，以色列前总理、诺贝尔和平奖获得者西蒙·佩雷斯（Simon Peres）在特拉维夫去世，遵照他的遗嘱，其亲属捐献了他的角膜，赢得了国际社会的尊敬和赞誉。

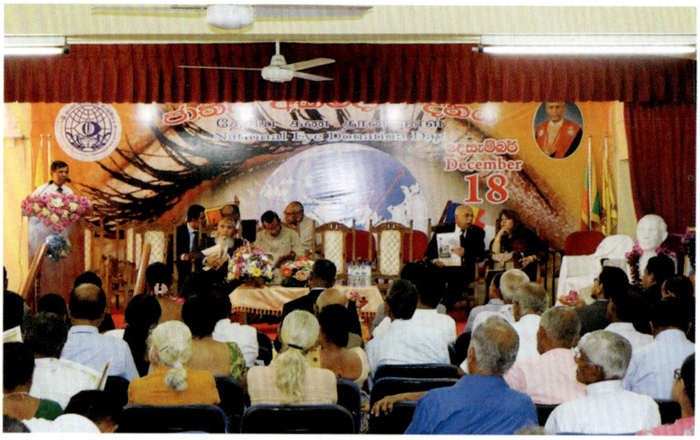

图 17-20　斯里兰卡国家捐献日的宣讲活动

1. 设立公益基金　2010 年，深圳市慈善会晓明眼库基金成立。该基金成立至今，已配合各地红十字会和非政府组织多次开展角膜捐献和器官捐献等宣传活动。

李莹是内蒙古农业大学经济管理学院 2004 级学生。2007 年 9 月 9 日，李莹患多形性横纹肌肉瘤医治无效去世。遵照其遗愿，经内蒙古电视台《新闻天天看》栏目组牵线，深圳市红十字会授权内蒙古自治区医院摘取李莹的角膜，并派亲属送到深圳进行了移植。李莹被评为 2007 年感动内蒙古年度人物和全国优秀大学生。她的善举引发了深圳和内蒙古南北光明接力行动。晓明眼库基金联合深圳狮子会、深圳潮州青年企业家联谊会、深圳金活药业有限公司、河南一创艺术发展有限公司等企业和周国雄等个人捐款，在内蒙古农业大学设立了李莹奖学金。

2016 年 1 月，四川小朋友豪豪被诊断为先天性心脏病、重度肺炎。经过抢救暂时脱险后，小燕夫妇决定，如果豪豪不幸离世，他们将捐出豪豪的角膜帮助他人重见光明。有感于小燕夫妇的大爱精神，爱迪眼科和爱迪国际联合眼库决定通过成都市慈善总会爱迪光明基金向豪豪捐赠 10 万元专项救助款。随后，豪豪在华西医院接受了心脏手术，痊愈出院。在四川狮子会向阳服务队的倡议下，四川狮子会 44 个服务队、约 300 名狮友和爱心人士为豪豪捐献了 57 000 多元善款。为报答社会的关爱，豪豪的父母到成都爱迪国际联合眼库签署了《角膜捐献志愿书》。

2. 支持角膜捐献和移植　2007 年 1 月 16 日，深圳眼库推动深圳市红十字会、中华医学会器官移植学分会与深圳航空公司共同签订了《深圳航空有限责任公司、深圳市红十字会、中华医学会器官移植学分会和深圳市眼科医院眼库关于运送国际标准化人体捐献角膜和器官的协议》（附录 9），这是国内首家无偿空运移植器官和组织的航空公司（图 17-21）。迄今为止，深航已为 100 多例深圳捐献的多器官和角膜、皮肤等组织无偿提供空运服务，开中国航空参与器官组织捐献和移植之先河。

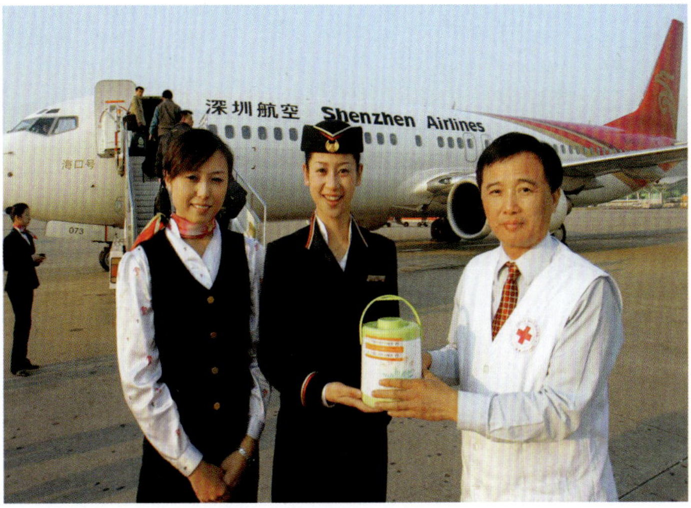

图 17-21　深圳航空为捐献的角膜和器官提供无偿空运服务

为帮助处于"盲症悬崖"的贫困角膜盲患者，2016 年 3 月，由爱尔眼科集团的眼表及眼库项目主任刘语菲倡导的湖南爱眼公益基金启动"你是我的眼——贫困角膜盲症患者救助计划"，联合爱尔眼科旗下的全国各医院为数十名患者实施了免费角膜移植手术。

3. 参与复明项目　2016 年 9 月 7 日，经苏州援疆干部牵线搭桥，苏州大学附属理想眼科医院为来自新疆伊犁哈萨克自治州的柯尔克孜族小学女教师比沙拉·帕里扎实施了角膜移植，免收全部医疗费用。自 2006 年在长沙设立第一家眼库至今，爱尔眼科集团已建有 7 个符合国家眼库标准的眼库和 7 个红十字角膜捐献接收站，形成眼库和角膜移植的共享平台。近 5 年的年平均捐献量为 920 只，年实施角膜移植手术 860 例，供体使用率>85%，供体主要来源于遗体、角膜捐献。

（姚晓明　周文强　黄玉蓉　王雪文　辜凤娟）

参考文献

1. 李辰、李志杰、姚晓明. 眼库. 广州:广东科技出版社,1998,1-51.
2. 谢立信,史伟云. 角膜病学. 北京:人民卫生出版社,2007:418-439.
3. Miller CS, Abdullayev EE. Science of comprehensive eye banking. 1st ed. Denver: Outskirts Press Inc. ,2014:7-10.
4. Bredehorn-Mayr T, Duncker GIW, Armitage WJ. Eye banking, Basel: S. Karger AG, 2009:1-21.
5. 赵家良. 我国防盲治盲工作的现状和发展方向. 中华医学杂志,2007,87(14):940.
6. Ruit S, Tabin G, Chang D, et al. A prospective randomized clinical trial of phacoemulsification vs manual sutureless small-incision extracapsular cataract surgery in Nepal. Am J Ophthalmol, 2007,143(1):32-38.
7. Cogate P, Deshpande M, Nirmalan PK. Why do phacoemulsification? Manual small-incision cataract surgery is almost as effective, but less expensive. Ophthalmology. 2007,114:965-968.
8. Thylefors B. A global initiative of the elimination of avoidable blindness. Am J Ophthalmol. 1998,125:90-93.
9. Burton MJ, Mabey DC. The global burden of trachoma, a review. Plo S Negl Trop Dis, 2009,3: 1-7.
10. Resnikoff S, Pascolini D, Mariotti SP, et al. Global magnitude of visual impairment caused by uncorrected refractive error in 2004. Bull World Health Organ, 2008,86:63-70.
11. Trevor-Roper PD. The History of Corneal Grafting In Corneal Grafting. 1972;1-5. Edited by Casey T. A. Butterworth & Co. Publisher Ltd, London.
12. Borderie VM, Laroche L. Microbiologic study of organ-cultured donor corneas. Transplantation, 1998,66:120-123.
13. Doughman DJ. Eye Banking in the 21st Century: How Far Have We Come? Are We Prepared for What's Ahead? Int J Eye Banking, 2012;1(1):1-15.
14. Filatov VP: Transplantation of the cornea. Arch Ophthalmol, 1935;13:321-347.
15. Filatov VP. Transplantation of cornea from preserved cadaver eyes. Lancet, 1937;1:1395.
16. Armitage JW. Preservation of Human Cornea. Transfus Med Hemother, 2011;38:143-147.
17. Chu W. The past 25 years in eye banking. Cornea, 2000;19(5):754-765.
18. Capella J A, Kaufman HE, Robbins JE. Preservation of viable corneal tissue. Arch. Opthalmol, 1965;14:669-673 .
19. Mueller FO, Casey TA, Trevor-Roper PD. Use of deep-frozen human cornea in full-thickness

grafts. Br J Ophthalmol, 1964; 2: 473-475.

20. Schultz RO, Matsuda M, Yee RW, et al. Longterm survival of cryopreserved corneal endothelium. Ophthalmology, 1985; 92: 1663-1667.
21. Doughman D. Corneal tissue preservation. Int Ophthal Clinics. 1988; 28(1): 50-55.
22. Basu PK. A review of methods for storage of corneas for keratoplasty. Indian J Ophthalmol. 1995; 43: 55-58.
23. Stocke FW. The endothelium of the cornea and its clinical implications. Trans Am Ophthalmol Soc, 1953; 51: 669.
24. McCarey BE, Kaufman HE. Improved corneal storage. Invest Ophthalmol, 1974; 13: 165-173.
25. Kell G, Green K: Influence of bicarbonate and CO_2 on rabbit trans-endothelial bicarbonate fluxes. Exp Eye Res, 1980; 30: 641-648.
26. L indstrom RL, Donald J. Doughman DJ, Skelnik DL, et al. Corneal preservation at 4℃ with Chondroitin sulfate containing Medium. Trans Am Ophthalmol Soc, 1987; 85: 332-349.
27. Kaufinan HE, Varnell ED, Kaufinan S, et al. K-Sol corneal preservation. Am J Ophthalmol, 1985; 100: 299-304.
28. Lindstrom RL, Skelnik DL, Mindrup EA, et al. Organ culture preservation with chondroitin sulfate. Invest Ophthalmol Vis Sci, 1984; 25(suppl3): 266.
29. Kaufman HE, Varnell ED, Kaufman S: Chondroitin sulfate in a new cornea preservation medium. Am J Ophthalmol, 1984; 98: 112.
30. Kaufman HE, Varnell ED, Kaufman S, et al. K-Sol corneal preservation. Am J Ophthalmol, 1985; 100(2): 299-304.
31. Lindstrom RL, Donald J. Doughman DJ, et al. Minnesota system corneal preservation Br J Ophthalmol. 1986; 70: 47-54.
32. Walkenbach RJ, Boney F, Ye GS. Corneal Function After Storage in Dexsol or Optisol Invest Ophthalmol Vis Sci 1992; 33: 2454-2458.
33 Greenbaum A, Hasany SM, Root D. Optisol vs Dexsol as storage media for preservation of human corneal epithelium. Eye, 2004; 18, 519-524.
34. Lindstrom RL, Kaufinan HE, Skeluik DL, et al. Optisol corneal storage medium. Am J Ophthalmol, 1992; 114: 345-356.
35. Kaufinan HE, Beuennan RW, Steinemann TL, et al. Optisol corneal storage medium. Arch Ophthalmol, 1991; 109: 864-868.
36. Smith TM, Popplewell J, Nakamura T, Trousdale MD. Efficacy and safety of gentamicin and streptomycin in Optisol-GS, a preservation medium for donor corneas. Cornea, 1995; 14: 49-55.
37. Basu PK, Hasany SM, Doane FW, et al. Can steroid reduce endothelial damage in stored corneas? Effect on cell viability and ultrastructure. Can J Ophthalmol, 1978; 13: 31-38.
38. Hasany SM, Basu PK. Changes of MK medium during storage of human cornea. Br J Ophthalmol, 1987; 71: 477-483.
39. Chen C-H, Chen SC. The efficacy of non lactate-generating metabolites as substrates for maintaining donor tissues. Transplantation, 1994; 57: 1778-1785.
40. Chen C-H, Rama P, Chen AH, et al. Efficacy of media enriched with non lactate-generating

substrate for organ preservation: in vitro and clinical studies using the cornea model. Transplantation, 1999; 67: 800-808.

41. Jeng BH. Preserving the cornea: corneal storage media. Current Opinion in Ophthalmology, 2006; 17: 332-337.
42. Lass JH, Musch DC, Gordon JF, et al. Epidermal growth factor and insulin in use in corneal preservation: study design and objectives of a multi-center trial. Refrac Corneal Surg, 1990: 6 (2): 92-98.
43. Lass JH, Musch DC, Gordon JF, et al. Epidermal Growth Factor and Insulin Use in Corneal Preservation: Results of a Multi-center Trial. Ophthalmology, 1994; 101(2): 352-359.
44. Bryan GS, Abdullayev E, Wellemeyer M, et al. Eusol-C effectiveness as a corneal storage media [abstract]. In: 2005 Federated Scientific Session (Eye Bank Association of America and the Cornea Society); 15 October 2005; Chicago, 24.
45. Chaibpracob, J. Phillips, R. Hardenbergh, F. New corneal preservation media. Eusol-C vs. Optisol-GS. Presented at EBAA, Toronto, Canada, June 7-10, 2006.
46. Doughman DJ, Harris JE, Schmitt KM. Penetrating keratoplasty using 3JCC organ-cultured cornea. Trans Am Acad Ophthalmol. 1976; 81: 778-793.
47. Armitage WT, Easty DL. Factors influencing the suitability of organ-cultured corneas for transplantation. Invest Ophthalmol, 1997; 38: 16-24.
48. Pels E, Beel H, Claerhout H. Eye bank issues: II. Preservation techniques: warm versus cold storage. Int Ophthalmol, 2008; 28: 155-163.
49. Crewe JM, Armitage WJ. Integrity of epithelium and endothelium in organ cultured corneas. IOVS, 2001; 42(8), 1757-1761.
50. Redmond RM, Armitage WJ, Whittle J, et al. Long term survival of endothelium following transplantation of corneas stored in organ culture. Br J Ophthlmol, 1992; 76: 479-481.
51. Patel HY, Brookes NH, Moffatt L, et al. The New Zealand National Eye Bank Study 1991-2003. Cornea, 2005; 24 (5): 576-582.
52. Spelsberg H, Reinhardt T, Sengler U Organ cultured corneal grafts from septic donors: a retrospective study. Eye, 2002; 16, 622-627.
53. Pels E, van der Gaag R. HLA-A, B, C and HLA-DR antigens and dendritic cells in fresh and in organ culture preserved corneas. Cornea, 3: 231-239.
54. Capella, J. A., Kaufman, H. E., and Robbins, J. E. Preservation of viable corneal tissue. Arch. Ophthalmol, 1965; 14: 669-673.
55. Kaufman HE, Capella JA. Preserved corneal tissue for transplantation. J Cryosurg, 1968(1): 125-129.
56. Mueller FO. Short-term experiments on grafting fresh and frozen corneal tissue in dogs. Br J. Ophthalmol, 1968; 52: 752-762.
57. Schultz RO, Matsuda M, Yee RW, Glasser DB, Sabin SM, Edelhauser HF: Long-term survival of cryopreserved corneal endothelium. Ophthalmology, 1985; 92: 1663-1667.
58. Ehlers N, Sperling S. Ultrastructure of cryopreserved, functioning human corneal endothelium. Acta Ophthalmol, 1983; 61: 245-253.

59. Delbosc B, Harve P, Carbillet JP, et al. Corneal cryopreservation in man: A proposal for an original technique. J Fr Ophtalmol, 1984, 7(4): 321-31. (Cited by Basu PK. A review of methods for storage of corneas for keratoplasty. Indian J Ophthalmol, 1995; 43: 55-58.).

60. Ruusuvaara P. Long-term follow-up of cryopreserved corneal endothelium. Acta Ophthalmol (Copenh), 1988; 66: 687-691.

61. Armitage WJ, Hall SC, Routledge C: Recovery of endothelial function after vitrification of cornea at −110℃. Invest Ophthalmol Vis Sci, 2002; 43: 2160-2164.

62. Brunette I, Le Francois M, Tremblay MC, Guertin MC: Corneal transplant tolerance of cryopreservation. Cornea, 2001; 20: 590-596.

63. Rail WF, Fahy GM. Ice-free cryopreservation of mouse embryos at −196℃ by vitrification. Nature, 1985; 313, 573-575.

64. Taylor MJ, Hunt CJ. A new preservation solution for storage of corneas at low temperatures. Curr. Eye Res, 1985; 4, 963-973.

65. Caroline Routledge C, Armitage JW. Cryopreservation of cornea: a low cooling rate improves functional survival of endothelium after freezing and thawing Cryobiology, 2003; 46: 277-283.

66. ALCHIMIA, Padova, Italy. Product information sheet. http://www. alchimiasrl. com/en/alchimia-products/alchimia-eye-banking.

67. Griffith M, Osborne R, Munger R, et al. Functional human corneal equivalents constructed from cell lines. Science, 1999; 286: 2169-2172.

68. Kolli S, Ahmad S, Lako M, et al. Successful clinical implementation of corneal epithelial stem cell therapy for treatment of unilateral limbal stem cell deficiency. Stem Cells, 2010; 28: 597-610.

69. Tungsiripat T, Sarayba MA, Taban M, et al. Viability of limbal epithelium after anterior lamellar harvesting using a microkeratome. Ophthalmology, 2004; 111: 469-475.

70. Williams KA, Brereton HM, Coster DJ: Prospects for genetic modulation of corneal graft survival. Eye, 2009; 23: 1904-1909.

71. King JH, Jr., McTigue TJ, Meryman HT. Preservation of corneas for lamellar keratoplasty: a simple method of chemical glycerine-dehydration. Trans Am Ophthalmol Soc, 1961; 59: 194-201.

72. Sharma A, Gupta P, Narang S, et al. Clear tectonic penetrating graft using glycerine-preserved donor cornea. Eye. 2001; 15 (Pt 3): 345-347.

73. McTigue J. W, King JH, Jr. Glycerin preservation for lamellar keratoplasty. In "Corneal Preservation" (Capella JA, Edelhauser HF, and Van Horn DL, Eds.), Ch. 14. Thomas, Springfield, Ill., 1973.

74. Feilmeier MR, Tabin GC, Williams L, et al. The use of glycerol-preserved corneas in the developing world. Middle East Afr J Ophthalmol, 2010; 17(1): 38-43.

75. Franck O, Descargues G, Menguy E. Technique of harvesting and preparation of amniotic membranes. J Fr Ophthalmol. 2000; 23: 729-734.

76. Kim JC, Tseng SC. Transplantation of preserved human amniotic membrane for surface reconstruction in severely damaged rabbit corneas. Cornea, 1995; 14: 473-484.

77. Tsubota K, Satake Y, Kaido M, et al. Treatment of severe ocular surface disorders with corneal epithelial stem-cell transplantation. N Engl J Med, 1999; 340: 1697-1703.
78. Fernandes M, Sridhar MS, Sangwan VS, et al. Amniotic membrane transplantation for ocular surface reconstruction. Cornea, 2005; 24(6): 643-653.
79. Andri K. Riau a, Roger W, et al. Preservation, sterilization and de-epithelialization of human amniotic membrane for use in ocular surface reconstruction. Biomaterials, 2010; 31: 216-225.
80. Dua HS, Gomes JA, King AJ, et al. The amniotic membrane in ophthalmology. Surv Ophthalmol, 2004; 49: 51-77.
81. Van Baare J, Cameron PU, Vardaxis N, et al. Comparison of glycerol preservation with cryopreservation methods on HIV-1 inactivation. J Burn Care Rehabil, 1998; 19: 494-500.
82. Kubo M, Sonoda Y, Muramatsu R, et al. Immunogenicity of human amniotic membrane in experimental xenotransplantation. Invest Ophthalmol Vis Sci, 2001; 42: 1539-1546.
83. Tenkman LR, Price FW, Prica MO. Descemet membrane endothelial keratoplasty donor preparation: navigating challenges and improving efficiency. Cornea, 2014; 33: 319-325.
84. Armitage WJ, Jones MNA, Zambrano I, et al. The suitability of corneas stored by organ culture for penetrating keratoplasty and influence of donor and recipient factors on 5-year graft survival. Invest Ophthalmology Vis Sci, 2014; 55: 784-791.
85. http://www.restoresight.org/wp-content/uploads/2012/12/Paton-Lecture-2012-and-cover.pdf
86. M.-C. Zhang, X Liu, Y. Jin, et al. Lamellar keratoplasty treatment of fungal corneal ulcer with acellular porcine corneal stroma. Am J Transplant, 2015, 15: 1068-1075.
87. Armitage WJ, Tullo AB, Larkin DFP: The first successful full-thickness corneal transplant: A commentary on Eduard Zirm's landmark paper of 1906. Br J Ophthalmol, 2006; 90: 1222-1223.
88. Payne JW. Donor selection. In: Brightbill FS, ed. Corneal surgery. St. Louis: Mosby, 1986: 6-16.
89. 赵家良. 扎实高效地做好防盲治盲工作. 中华眼科杂志, 1999, 35: 329-335.
90. 张文斌, 徐海峰, 贾丹丹. 我国综合医院眼科人力资源调查分析. 中国医学管理, 2006, 26: 31-32.
91. 谢红莉, 李捷理, 周芬. 人健康素质与防盲治盲研究. 温州医学院学报, 2008: 38(6): 576.
92. 我国角膜盲每年10万或手术患者不足2%. 中国眼科医生(微媒体), 2015, 7.
93. Mariotti S, Pascolini D. Visual impairment, Vision Loss and Blindness. 2010 global estimates, and VI and blindness causes. Global Data on Visual Impairments 2010, WHO 2010.
94. World Population estimates and projections. 2011 revision. United Nations, Department of Economic and Social Affairs, Population Division, World Population Prospects: the 2011 Revision
95. Total per capita expenditure on health-PPP int. $-(WHO 2008 estimates): data available at http://apps.who.int/gho/data/view.main.
96. World Bank Classification of world economies by income groups 2012: Based on 2011 GNI per capita. [2012-12-]. http://data.worldbank.org/about/country-classifications.
97. GDP per capita-PPP int. $-, 2013-2017 projections: International Monetary Fund, World Economic Outlook Database, April 2012. Accessed online on December 2012 at http://www.imf.

org/external/pubs/ft/weo/2012/02/weodata/index. asp.

98. Visual impairment, Vision Loss and Blindness 2010 projections: calculated from Ⅵ global 2010 Estimates taking into account population grouth, and ageing (UNDP 2011 estimates), and with constant prevalence over the period 2010-2019.
99. 李素霞,谢立信. 中华眼科杂志,2011,47(9):837-840.
100. European Eye Bank Association: Directory, 1st ed, 1991; 17ed, 2009.
101. Al-Yousuf N, Mavrikakis I, Mavrikakis E, Daya SM. Penetrating keratoplasty: indications over a 10 year period. Br J Ophthalmol. 2004, 88(8):998-1001.
102. Ghosheh FR, Cremona F, Ayres BD, et al. Indications for penetrating keratoplasty and associated procedures, 2001-2005. Eye Contact lens, 2008, 34:211-214.
103. Yahalom C, Mechoulam H, Solomon A, et al. Forty years of changing indications in penetrating keratoplasty in Israel. Cornea. 2005, 24(3):256-258.
104. Dandona L, Ragu K, Janarthanan M, et al. Indications for penetrating keratoplasty in India. Indian J Ophthalmol. 1997, 45(3), 163-168.
105. Wang JX, Xie LX, Song XS, et al. Trends in the indications for penetrating keratoplasty in Shandong, 2005-2010. Int J Ophthalmol. 2011, 4(5):492-497.
106. Commission Directive 2006/86/EC implementing Directive 2004/23/EC of the European Parliament and of the Council as regards traceability requirements, notification of serious adverse reactions and events and certain technical requirements for the coding, processing, preservation, storage and distribution of human tissues and cells. Official Journal of the European Union, L294/32, 25 October 2006.
107. European Eye bank Association: Directory, ed1, 1991; ed 17, 2009.
108. European Eye bank Association: Agreements on minimum standards. April 2008.
109. Maas-Reijs H, Pels E, Tullo AB. Eye banking in Europe. Acta Ophthalmol Scand, 1997, 75: 541-543.
110. Rao GN. What is Eye Banking? Indian J Ophthalmol 1996; 44: 1-2.
111. Mukesh Taneja, Prashant Garg, Usha Gopinathan. Setting Up an Eye Bank//Vajpayee RB. Corneal Transplantation. 2nd Edition. Jaypee Highlights Medical Publishers, Inc, 2010: 48.
112. Jacqueline Beltz, Rasik B Vajpayee. Setting Up Corneal Transplant Center//Vajpayee RB . Corneal Transplantation. 2nd Edition. Jaypee Highlights Medical Publishers, Inc, 2010: 43.
113. Australian Organ Donor Register. http://www. humanservices. gov. au/customer/services/medicare/australian-organ-donor-register.
114. Graeme Pollock, Louise Moffatt. Eye Banking in Australia and New Zealand: the Gift of Sight. http://www. cera. org. au/uploads/pdf/eye_banking_in_australasia. pdf.
115. Lions New South Wales Eye Bank Non-Medical Enucleator Manual Version 2. 5 2008.
116. Eye Bank association of Australian and New Zealand. http://www. ebaanz. org/index. html
117. National Eye Bank of Sri Lanka. http://www. nationaleyebank. lk.
118. Bohringer D, Maier P, Sundmacher R, et al. Costs and financing. A cost calculation of an up-to-date eye bank in Germany. In: Bredehorn-Mayr T, Duncker GIW, Armitage WJ. Eye banking, Basel: S. Karger AG, 2009. 120-124.

119. 张峰,任静远. 澳门有关人体器官和组织捐献、摘取及移植的法律制度. 法律与医学,2007.

120. 王海燕,Senemaud,陈忠华. 法国器官捐献和移植管理及规范. 中华移植杂志(电子版)2012,6(1).

121. 牟凌骏,郑铭豪. 澳大利亚组织器官捐献和移植管理框架. 中华移植杂志(电子版),2010,4(4):59.

122. 新加坡中央社. 新加坡通过人体器官移植修正法案. http://news. yam. com/can/healthy/200401/200401060415/html.

123. 日本器官移植法. http://www. ron. gr. jp/law/zouki. htm.

124. 德国器官组织捐赠、摘取与移植法. http://www. gesetze-im-internet. de/bundesrecht/tpg/gesamt. pdf.

125. 范凌志. 走进中国器官移植"分配中枢". 环球日报,2016-10-20.

126. 中华人民共和国国家卫生和计划生育委员会. 人体捐献器官获取与分配管理规定(试行)(2013-08-21).

127. 霍枫. 公民心脏死亡器官捐献开启我国器官移植新时代. 器官移植,2013,4 (5):247-249.

128. 中国人体器官捐献试点工作方案. 实用器官移植电子杂志,2013,1(5):265-270.

129. 深圳经济特区人体器官捐献移植条例. (2005-08-30).

130. 王海燕,Béatrice Senemaud,陈忠华,等. 法国器官捐献和移植管理及规范. 中华移植杂志:电子版,2012,6(1):58-61.

131. 国家卫生和计划生育委员会脑损伤质控评价中心. 脑死亡判定标准与技术规范(成人质控版). 中华神经科杂志,2013,46 (9):637-640.

132. 罗爱静,谢文照,明英姿,等. 器官捐献协调员胜任力评价体系构建研究. 器官移植,2014,5(1):12-17.

133. 尹志科,严谨. 志愿者器官捐献动机及影响因素对质性研究. 护理学杂志,2013,28(3):85-87.

134. 杨颖,黄海,邱鸿钟. 中国传统文化和观念对器官捐献意愿的影响分析. 中国组织工程研究,2014(5):803-808.

135. 杨颖,黄海,邱鸿钟. 我国公民逝世后器官捐献意愿调查及影响因素分析. 中国医院,2014(3):18-19.

136. 侯峰忠. 美国器官捐献和移植体系简介. 中华移植杂志:电子版,2011,05(4):57-61.

137. 赵金萍,武菊芳,刘云章. 我国人体器官捐献对激励机制研究. 中国医学伦理学,2009,22(5):93-94.

138. McHanwell S,Brenner E,Chirculescu ARM. The legal and ethical framework governing Body Donation in Europe -A review of current practice and recommendations for good practice. Eur J Anat,2008,12(1):1-24.

139. 钟会亮. 自愿捐献移植器官知情同意权问题的探讨. 2011,31(12):51-52.

140. 石恩林. 我国人体器官捐赠移植立法问题研究. 医学与哲学,2006,27(6):73-75.

141. 邱宗仁.发展器官移植技术 保护病人和器官捐献人权益.中国医学伦理学,2007,20(3):3-4.

142. 隋东明,张晶晶.我国开展角膜移植手术过程中存在的伦理争论探讨及对策.现代预防医学,2012,39(5):1130-1131.

143. 罗会宇,于新林.由傅彪的两次肝脏移植.引起的伦理反思——稀缺卫生资源分配公正问题.中国医学伦理学,2008,21(3):55-57.

144. 李媛.人体器官移植中分配机制公平性检讨.兰州大学学报(社会科学版),2015(4):118-124.

145. 克时.中国人体器官移植进入"公平时代".医学前沿,2013:14-16.

146. Dua HS,faraj LA,Said DG,et al. Human corneal anatomy redefined. A novel pre-Descemet's layer(Dua's layer). Ophthalmology,2013,120(9):1778-1785.

147. Harris JE,Nordquis LT. The hydration of the cornea:1. The transport of water from the cornea. Am J Ophthalmol,1955;40:100.

148. Nunery WR,hetzler KJ. Dermal-fat graft as a primary enucleation technique. Ophthalmology,1985,92:1256-1261.

149. 葛坚,刘奕志.眼科手术学.北京:人民卫生出版社,2015.

150. Spaeth GL. Ophthalmic Surgery. Principle & Practice. Philadelphia: W. B. Saunders Company,1990.

151. Lee WB,Jacobs DS,Musch DC,Kaufman SC,Reinhart WJ,Shtein RM. Descemet's stripping with endothelial keratoplasty:safety and outcome:a report by the American Academy of Ophthalmology. Ophthalmology. 2009;116(9):1818-1830.

152. Giebel AW,Grandin JC,Price FW. The SCUBA technique for reliable and consistent harvesting of endothelial grafts without stroma. December 1,2008. America Academy of Ophthalmology ONE Network. [2014-11-06]. http://one. aao. org/annual-meeting-video/scuba-technique-reliable-consistent-harvesting-of-.

153. Price FWJr,Price MO. Descemet's stripping with endothelial keratoplasty in 200 eyes:early challenges and technique to enhance donor adherence. J Cataract Refract Surg,2006,32:411-418.

154. Burkhart ZN,Feng MT,Price MO,Price FW. Handheld slit beam techniques to facilitate DMEK and DALK. Cornea,2013,32(5):722-724.

155. Price MO. Giebel AW,Fairchild KM,Price FW Jr. Descemet's membrane endothelial keratoplasty:prospective multicenter study of visual and refractive outcomes and endothelial survival. Ophthalmology,2009,116(12):2361-2368.

156. Zhu Z,Rife L,Yiu S,et al. Technique for preparation of the corneal endothelium-Descemet membrane complex for transplantation. Cornea,2006,25(6):705-708.

157. Melles GR,Ong TS,Ververs B,van der Wees J. Descemet membrane endothelial keratoplasty (DMEK). Cornea,2006,25(8):987-990.

158. 顾建文.器官捐献与获取的伦理问题.[2016-09-10].

159. Dua HS, Said DG. Pre-Descemets endothelial keratoplasty: the PDEK clamp for successful PDEK. Eye 2017;1-5.

160. 刘佳英. 器官移植改革征途. 财新周刊,2017(11):40-43.

附录1 中国眼库管理文件

中华人民共和国卫生行业标准 WS 325-2010

眼 库 管 理

Standard for eye bank

2010 年 8 月 31 日发布　2011 年 3 月 1 日实施

中华人民共和国卫生部　发布

前　　言

本标准第 1 章、第 2 章、第 4 章、第 5 章、第 6 章、第 7 章、第 8 章、第 9 章、第 10 章、第 11 章、7. 3、12. 1. 1、12. 2. 1 为强制性,其余为推荐性。

本标准由卫生部医疗服务标准专业委员会提出。

本标准由中华人民共和国卫生部批准。

本标准负责起草单位:卫生部医院管理研究所、首都医科大学附属北京同仁医院、北京同仁眼库。

本标准参与起草单位:重庆医科大学附属第一医院、重庆市眼库、北京大学医学部、北京大学眼科中心。

本标准主要起草人:潘志强、赵敏、洪晶、邹留河、闫超、接英、王宁利。

眼 库 管 理

1　范围

本标准规定了眼库的相关术语和定义、眼库的范围和审核、眼库的人员及管理、场所和设备、供体筛选、眼组织材料的摘取、保存和运输、眼组织材料的质量控制、标记、分配、记录文件等。

本标准适用于全国的眼库(不含港、澳、台地区)。

2　规范性引用文件

下列文件对于本文件的应用是必不可少的。凡是注日期的引用文件,仅注日期的版本适用于本文件。凡是不注日期的引用文件,其最新版本(包括所有的修改单)适用于本文件。

消毒管理办法　中华人民共和国卫生部令第 27 号　2002 年

医院感染管理办法　中华人民共和国卫生部令第 48 号　2006 年

医疗废物管理条例　中华人民共和国国务院令第 380 号　2003 年

医疗机构临床实验室管理办法　中华人民共和国卫生部　2006 年

医疗废物分类目录　中华人民共和国卫生部、国家环保总局文件(卫医发 287 号) 2003 年

3　术语和定义

下列术语和定义适用于本文件。

3.1

眼组织　eye tissue

眼球及其附属器的总称。

3.2

供体　donor

提供眼组织材料的捐献者。

3.3

受体　recipient

接受眼组织材料的患者。

3.4

角膜　cornea

眼球前表面光滑透明的纤维组织。

3.5

巩膜　sclera

占眼球后 5/6 的不透明的致密纤维组织。

3.6

眼球摘除　enucleation

将完整的眼球组织从供体眼眶内取出。

3.7

原位角膜切取　excision in-situ

将带有 2～3mm 的巩膜组织的角膜从供体眼球上取出,不包括其他巩膜组织及眼内组织。

3.8

穿透性角膜移植术　penetrating keratoplasty

用健康的供体角膜全层组织置换病变角膜组织的手术。

3.9

板层角膜移植术　lamellar keratoplasty

用健康的部分厚度的供体角膜置换病变角膜组织的手术。

3.10

保存　preservation

将眼组织材料经特殊处理可以在一定时间内存放并保持组织质量的过程。

4　审核

眼库应设置在持有《医疗机构执业许可证》的综合性医院、专科医院;所有眼库应遵守本标准所规定的医学标准;任何机构申请成立眼库应经过省级卫生行政部门指定有关专家委员会的现场考察和咨询,专家委员会按照本标准对眼库的场地、设备、人员配备、质量管理进

行考察和审核。经审核后，该眼库应定期接受全国范围内的眼库考察，以保证所有眼库均能达到统一的眼库标准要求。

眼库的审核和重新审核前应发出书面通知。对不审核合格的眼库，给予一年的整改期；整改期后审核仍不合格，应取消眼库资格。如果获知眼库违反医学标准，则可进行事先不通知的审核；如果眼库拒绝接受审核，将被暂停或撤销眼库资格。

5　人员及管理

5.1　主任

眼库应设主任，应由掌握外眼疾病、角膜手术或/和外眼疾病研究的专门知识、并具有眼科高级专门技术资格的眼科医生担任。眼库主任全面负责眼库的各项管理工作，定期检查眼库运行状况，起草眼库文书文件，制定眼库的规章制度及操作规程，领导眼库的教学和科研，负责眼库供体材料的质量。眼库可设主任助理，协助主任负责眼库的日常管理工作。

5.2　工作人员

眼库应至少设一名专职工作人员。

5.2.1　眼库医生：应由具有眼科中级专业技术资格的医生担任，熟悉角膜病和角膜移植手术，主要参与供体的获取与保存、供体的检查、质量评估、质量保证，术前患者检查及术后随访等。

5.2.2　眼库技术员：应具有医学相关专业背景，大专以上学历人员担任，眼库技术员应为专职人员，主要负责处理眼组织材料相关的工作。

5.3　管理

各眼库应根据本标准制定有关供体筛选、获取、处理、评价和运输分配的操作手册，并严格按操作手册执行。眼库接受省级卫生行政部门的监督和管理。

6　场所和设备

6.1　场所

眼库场所应包括：眼库办公室、眼库实验室和眼组织保存室等，各房间应独立或相对独立，每个房间的面积不小于 $15m^2$。

6.2　设备

6.2.1　眼库办公设备应具备电脑及网络、专用电话和传真号码。

6.2.2　眼库实验室及眼组织保存室应具备超净工作台、4℃恒温冰箱、-20℃恒温冰箱、角膜内皮反射显微镜（眼库专用）和裂隙灯显微镜。

6.2.3　设备的保养和清洁应达到眼库工作的最低要求（具体按各眼库的操作手册执行）。

6.3　感染控制与医疗废物处理

6.3.1　感染控制与安全性：各眼库应根据《消毒管理办法》和《医院感染管理办法》等相关政策法规的统一规定，制定感染管理相关制度及感染控制档案。各眼库应建立安全操作制度，如发生事故，应紧急处理，并向上级汇报。

6.3.2　医疗废物处理：眼库的医疗用品垃圾的处置应按照《中华人民共和国传染病防治法》《医疗废物管理条例》规定执行，并按照卫生部和国家环境保护总局《医疗废物分类目录》进行分类管理。

7　供体筛选

为了保证眼库获取的眼组织质量达到医学要求，应对供体进行严格的筛选，以下各项适用于临床。

7.1　供体的基本情况

供体的基本情况应包括：

a）现病史；

b）既往史；

c）家族史；

d）疾病诊断及死亡原因；

e）各种化验报告及病理学报告；

f）治疗经过及特殊用药情况；

g）眼部病史及检查。

7.2　供体年龄与摘取时间

7.2.1　供体年龄：供体组织的质量和年龄之间的关系尚未明确，因此，适宜的供体年龄由眼库医学专家决定，一般宜控制在2～80岁之间。

7.2.2　摘取时间：从死亡、摘取尸眼、切取角膜到保存的理想时限，因死亡时所处的环境和临时保存尸体的方法不同而异，通常角膜的保存应在死后尽快实施，对每一供体的死亡-摘取尸眼时间、保存时间和（或）死亡-摘取角膜时间应予以记录，如供体在被摘取尸眼或原位切取角膜之前已经冷藏，也应加以注明。

7.2.3　活体供体：从活体摘取和处理手术用眼组织应采取与所有尸体组织相同的标准。例如，采集同样的供体病历、记录和血清学检查等。

7.3　捐献者筛选

7.3.1　需特殊处理的情况

患有以下疾病的捐献者组织可能对眼库工作人员构成危害，需进行特殊处理：

a）急性病毒性肝炎；

b）艾滋病或HIV血清学阳性；

c）急性病毒性脑炎或不明原因的脑炎；

d）克雅病；

e）狂犬病；

f）其他国家法定的严重传染病如非典型性肺炎、禽流感等。

7.3.2　禁忌证

7.3.2.1　绝对禁忌证：患有下列疾病的供体组织对受体的健康存在危害或危及手术的成功，不应用于角膜移植手术。

a）死因不明；

b）急性病毒性肝炎；

c）狂犬病；

d）克雅病（Creutzfeldt Jakob disease，CJD），新变异型克雅病（variant Creutzfeldt-Jakob disease，vCJD）或家族成员患克雅病；

e）死因不明的中枢神经系统疾病；

f）痴呆、除外由脑血管病、脑肿瘤或脑外伤引起者。中毒或代谢引发的痴呆须经眼库主任和眼科医学专家会诊决定是否可接受，并应经其批准；

g）亚急性硬化性全脑炎；

h）进行性多灶性脑白质病；

i）先天性风疹；

j）Reye综合征（急性脑病合并内脏脂肪变性综合征）；

k）急性病毒性脑炎或不明原因的脑炎或进行性脑病；

l）急性败血病（菌血症、真菌血症、病毒血症）；

m）急性细菌性或真菌性心内膜炎；

n）急性白血病；

o）急性播散性淋巴瘤；

p）乙肝表面抗原阳性的供体；

q）人类嗜T淋巴细胞白血病病毒（HTLV）Ⅰ型或Ⅱ型感染；

r）丙型肝炎血清学检测阳性者；

s）HIV血清检测阳性者；

t）眼固有疾病：

1）视网膜母细胞瘤；

2）眼前段恶性肿瘤；

3）眼部转移的恶性肿瘤；

4）眼球或眼内急性感染，包括结膜炎、巩膜炎、虹膜炎、葡萄膜炎、玻璃体炎、脉络膜炎、视网膜炎等。

7.3.2.2 相对禁忌证：患有下列眼部疾病的供体组织对受体的健康或角膜移植手术的成功存在潜在的危险，是否采用及用于何种手术方式由眼库主任决定。

a）使用后可能妨碍手术成功的眼病，如角膜中央斑痕、圆锥角膜和球形角膜等；

b）翼状胬肉或其他累及角膜植片中央光学区的结膜或角膜表面疾病；

c）既往有内眼或眼前节手术史：

1）屈光性角膜手术，如放射状角膜切开术、角膜镜片层间镶入术；

2）激光角膜切除术；

3）眼前节手术，例如白内障摘除术、人工晶状体植入术和青光眼滤过手术，经显微镜检查不能达到眼库内皮细胞密度标准；

4）激光手术如氨激光小梁成形术、视网膜光凝术后等。

7.3.2.3 巩膜组织：其标准与用于角膜移植术的角膜相同，但其他眼病未累及巩膜仍可作为供体材料。

7.3.2.4 需要经过眼库处理的眼组织用于教学和科学研究时，也应严格遵守上述标准。

7.3.3 供体筛选的适应证

除非存在以上禁忌证的情况，所有符合年龄和采集时间要求的捐献者均可成为供体。

7.3.4 供体记录

筛选供体宜提供以下表格及文书：

a）医学病史询问单；

b）体格检查记录；

c）实验室检查记录；

d）用药史记录；

e）眼部检查记录；

f）其他。

8　眼组织材料的摘取、保存和运输

8.1　眼组织材料的摘取

眼库工作人员在现场进行眼组织摘取前，应了解捐献者生前愿望，并获得捐献者执行人（直系家属或其他法律规定人员）的同意并签署知情同意书。

眼组织材料的摘取包括角巩膜片原位切取和在实验室的切取两种。角巩膜片的切取应由在原位和（或）实验室切取角巩膜组织方面受过专门训练的眼库技术人员在无菌状态下实施。原位切取角膜前，应对组织进行大体检查；实验室切取应在超净工作台或手术室进行。具体操作方法应在眼库操作手册中明确记载。

8.2　保存

所有用于临床手术的眼组织应在无菌条件下保存，眼库应在操作手册中记录角膜组织的保存方法，严格执行无菌技术，保存组织应注明保存时间。

8.2.1　短期保存：采用湿房保存方法将角膜保存于4℃可以在48小时内使用，保存的角膜组织应注明保存的温度和日期。

8.2.2　中期保存：角膜中期保存使用的保存液种类较多，各眼库应根据需要选择合适的保存方法，使保存角膜组织的质量符合临床移植需要。

8.2.3　长期保存：眼库可采用眼组织长期保存法，例如器官培养保存、深低温冷冻保存和干燥脱水保存等。

8.3　保存前后的运输

摘取的眼组织应分别包装并密封于湿房环境中，在冷藏条件下尽快运输到眼库处理。各眼库应在操作手册中具体说明运输方法。

9　眼组织材料的质量控制

9.1　组织评估

9.1.1　大体检查

应检查角膜组织的透明度、上皮缺损、异物、污染和巩膜的颜色等。

9.1.2　裂隙灯显微镜检查

应检查角膜的上皮、基质和内皮，记录角膜上皮和基质及内皮的损伤和病变等。

9.1.3　角膜内皮细胞密度检查

对提供给临床使用的角膜应做角膜内皮细胞密度计数，记录角膜内皮细胞密度的检查方法和结果。

9.2　质量控制

眼库应对移植用组织的安全性评价方面的检测、检验或监控程序作出规定，包括乙型肝炎病毒表面抗原、HIV抗体和丙型肝炎的检测应遵守国家的相关法规。所有检验或程序及针对这些结果的评价，均应作为所有供体组织的永久记录。

9.2.1　检验

眼库进行其特有的微生物学或血清学检验，应符合《医疗机构临床实验室管理办法》要求。如果眼库无独立设立的实验室，则其所属医疗机构的实验室应具备完成眼库所需的所有检验的条件。

9.2.2　微生物学培养

尽管供眼微生物污染并不一定导致感染，术后如发生感染，也不与手术前或手术时的培养相关，但是眼库宜对供眼进行培养，可在手术前和/或手术时对供体眼组织和/或保存液进行微生物学检测。

9.2.3　微生物筛选

9.2.3.1　眼库应对将用于手术的供体组织进行HIV、乙型肝炎、丙型肝炎和梅毒的筛选。在发放保存组织用于移植之前，应记录阴性筛选检测结果。

9.2.3.2　上述微生物筛选应采用现行的实验室检测方法。

9.2.4　组织病理学检查

对源于全身恶性肿瘤的供体眼组织，应在移植前进行角膜缘、巩膜和脉络膜的组织病理学检查（包括快速冰冻切片等），以排除恶性肿瘤的眼部转移。

10　标记

对每个保存角膜或巩膜组织应给予醒目的和不易褪色的标记，该标记至少包含下列内容：

a）提供尸眼的眼库名称；

b）供体组织的编号；

c）组织类型；

d）角膜/巩膜的保存日期和时间；

e）角膜/巩膜的保存方法。

11　分配

11.1　供体资料的核查

在将移植用的供体组织分配前，眼库主任或其指定人应对供体材料进行核查。

11.2　组织分配

所有供体组织应分配给医疗机构和/或其他眼库。所分配的供体组织质量应符合本标准的要求。

眼库应对所有病人实行公正的分配制度，并在眼库操作手册中注明。各眼库对所覆盖的医疗机构和/或其他眼库应实行资源共享，每年应至少有5%的眼组织材料分配给该眼库所属医疗机构以外的单位。

11.3　组织归还

对于组织的归还与重新分配，应记录组织的运输和储存信息，并提供给眼科医生。

11.4　组织召回

对于可能发生的组织召回，眼库应制定相应的政策和程序。

12　记录文件

12.1　伴随供体组织的文件

12.1.1　包装附表

供体材料的包装应提示以下内容：

a）源眼库名称；

b）眼库地址；

c）眼库电话；

d）眼库对每一组织的编号；

e）保存方法及保存液种类；

f）推荐的保存温度；

g）HIV、HBsAg、HCV和梅毒血清学检验结果。

12.1.2　组织报告表

在供体组织的报告表中宜列出指定的资料，该组织报告表宜伴随供体组织。组织报告表包括以下内容：

a）供体组织的编号；

b）供体年龄；

c）死亡原因；

d）死亡日期和时间；

e）保存日期和时间；

f）眼组织冷冻时间和/或身体组织开始冷藏的时间；

g）摘除、切取和评估组织的技师姓名；

h）组织评估等级。

12.2　眼库应保存的最小信息量

12.2.1　保存期

所有记录从移植手术之日起应至少保存10年。另外，允许供体组织与受体组织连接的基本信息应永久保留，包括供体身份、供体来源、死亡原因、血清检查结果和受体身份等。

12.2.2　组织报告表

至少包括如下内容：

a）每一组织植片所特有的眼库身份号；

b）眼库名称；

c）眼库地点；

d）电话号码；

e）保存液类型；

f）保存液编号；

g）供体的编号；

h）供体姓名（或进口组织、限库的名称及其唯一的身份编号）；

i）供体年龄；

j）死亡原因；

k）死亡日期和时间；

l）眼球摘取或原位角膜切取的日期和时间；

m）保存日期和时间；

n）眼组织冷冻时间和/或身体组织开始冷藏的时间；

o）裂隙灯报告或数据；

p）角膜内皮显微镜报告或数据；

q）摘取技师/评价人员的姓名；

r）接受组织的手术医生姓名；

s）运输的日期、时间和方法；

t）组织利用，如手术、研究或教学；

u）移植手术日期、时间和方法；

v）血清检验结果；

w）微生物学筛选结果；

x）经治医生所提供的供体角膜边缘组织培养阳性的微生物学报告；

y）经治医生所提供的移植后的结果和信息。

12.3　受体信息反馈

12.3.1　各眼库宜保存每一个供体材料应用于各受体的基本情况。

12.3.2　受体的基本信息包括：

a）病人姓名；

b）身份证号码或护照编号；

c）年龄；

d）诊断；

e）接受组织的手术医生姓名；

f）手术日期；

g）手术地点；

h）术后并发症（与供体组织相关）。

12.3.3　可通过接收单位了解移植术后一年内的结果信息，以便监测眼组织使用后可能发生的不良反应。

附录2 美国眼库EBAA标准

美国眼库协会医学标准

Eye Bank Association of America Medical Standards

2015 年 6 月

A1. 000　前言和目标

为确保用于移植的眼组织的质量、效率和伦理达到业界认可的水平，依据眼科界共识，特为移植和研究用眼组织的摘取、保存、贮藏、运输和分配制定本最低标准。

A1. 100　范围：

本标准拟应用于眼库的所有方面，包括：

眼组织获取；

眼组织处理；

眼组织保存；

眼组织评估；

决定供体的可适用性；

眼组织分配。

每年至少要对本标准审查一次并根据需要、结合最新研究结果和改进的临床实践进行修订。

B1. 000　活跃会员

眼库要成为 EBAA 的活跃会员，就必须遵守 EBAA 的规则和如下要求：

1. 申明遵守 EBAA 医疗标准。

2. 通过由 EBAA 评审委员会主持的现场审查以维持认证状态。

3. 表明能熟练掌握眼组织获取、处理、保存、评估、供体适用性和分配等所有眼库业务。

4. 申请认证的眼库需要在申请期间提供至少 25 例手术用角膜组织处理的文件以证明其熟练程度。

5. 证明其服从联邦和各州的适用法律。

6. 在 2015 年 6 月 30 日前向国际血库自动化通用理事会（International Council for Commonality in Blood Banking Automation，ICCBBA）注册机构识别号（facility Identification number，PIN）。

如通过审核，眼库将至少每 3 年接受一次审核以维持其 EBAA 活跃会员资格。

B1. 100　眼库审查

EBAA 评审委员会依照其书面程序负责对会员眼库的审查。

应按照近期审核的书面通知安排认证和重新认证的现场检查。如果委员会发现、或官方机构的检查结果证实眼库违反医学标准，则可进行事先不告知的审核。若眼库拒绝接受检查将被暂停或撤销资格。

现场检查期间，应了解所有眼库工作和全部技术人员的熟练程度。认证部门可复审并作出接受外部机构审查结果的决定。

B1.200　正规代理机构的检查

眼库应在收到由正规代理检查机构发出的与检查有关的观察、发现或结果（包含但不限于 FDA 483 表格）等任何书面文件后 10 个工作日内向 EBAA 报告，并且今后任何与此有关的通信交流均需抄送给 EBAA。

C1.000　人力资源和管理

C1.100　主任

各个眼库的政策和措施需接受由眼库理事会、评议委员会或其他管理机构指派的主任的监管。主任对包括遵守医学标准在内的所有行政运行事务负责。

主任对眼库日常运行负有特定的责任。该责任体现在贯彻眼库董事会的政策、决定眼库将要采取的措施以及为实施眼库职能而规定临床许可的方法等。

如有必要，主任将就贯彻所规定的责任与医学主任及其他医学和法律方面的权威进行协商。对协商内容应予以记录以便在现场检查过程中审查。

主任须为所有会员提供足够的信息以使会员安全和熟练地履行其职责。授予眼库的临床业务的权责如下：

C1.200　医学主任

眼库必须设置医学主任。当医学主任不能履行职责时，应指定有能力担负医学主任的人员代行医学主任职务。

医学主任和代理医学主任必须由业已完成角膜病专业住院医师阶段的培训或在外眼疾病、角膜手术、角膜和/或外眼疾病的研究和教学方面具备专业知识的眼科医生担任。如果医学主任没有完成角膜病的住院医师阶段培训，则眼库必须与已完成角膜病住院医师培训的眼科医生建立咨询关系并详细记录之。

所有提供眼组织获取和保存能力认证的医生应每 3 年至少参加 1 次 EBAA 年会期间由医学主任主持的讨论会，并且每 3 年至少参加 1 次医学顾问委员会会议。新任命的医学主任在一年任期内应参加医学主任讨论会和医学顾问委员会会议，除非助理医学主任已达到要求。眼库应在现场检查期间提供出席上述会议的书面文件。

医学主任应对所有涉及医学的眼库运行进行监督并提出建议。这些建议包括但不限于以下内容：

1. 医学对策和步骤的构想、批准、实施；
2. 参与对技术人员涉及眼库职能的培训和监管；
3. 参与质量保证项目的建立和运行；
4. 负责对申请持证眼库技师（certified eye bank technician，CEBT）人员的眼组织获取和保存的能力进行确认。

如果可能，眼库医学主任应当对指定的员工培训人员或实施以下手术的培训人员进行年度例行考察：

1. 带角巩膜缘的角膜片原位切取或在实验室由眼球切取角膜片；
2. 用角膜板层刀切取后板层；
3. 至少一种类型的激光制备角膜；
4. 用于EK和ALK、DSEK、DMEK的切割制作过程。

如果医学主任未指定任何人员作为员工培训者，则他/她必须对具备以上操作资质的技师进行年度例行观察。

为实施眼库职能，医学主任可授权给有资质的眼库人员，但应确保眼库按照EBAA医学标准操作。手术医师对移植到患者的每一眼组织的适用性负有最终责任。

医学主任退休后，眼库应在3个月内予以增补。

C1.300 受EBAA、FDA和其他州和联邦机构监管的技师和保障人员

主任应指派技术和保障人员，确保其具备适于担负其工作职责的学历和培训经历。主任还应确保足够的合格眼库技师和保障人员能在达到眼库要求熟练度的情况下开展眼库实验室的所有检测和操作。眼库医学主任或其被指定人必须对CEBT获准独立开展的眼库职责做出书面记录。

各眼库必须至少雇用1名EBAA的CEBT担任督察和培训。

如果眼库的唯一功能是摘取和/或保存眼组织，可选择与CEBT建立咨询合作关系或与雇佣CEBT的机构合作而非直接雇佣CEBT。

如果出现以下情形，眼库或其他实施眼库功能的机构应在6个月内更换其所要求的EBAA的CEBT：

1. 该机构书面通知EBAA，其不符合医学标准；
2. 该机构提交其符合CEBT规定的依据；
3. 与CEBT和雇用CEBT的有资质机构建立了临时性合作协议；
4. 临时负责的非CEBT技师已向相关机构的医学主任展示其能力。

如果不足6个月，该机构可向EBAA办公室书面申请延期。延期申请在咨询EBAA的CEO或指定人并经认证委员会主席逐个审查后方被批准。

C1.400 管理方式的变化

眼库发生管理方式的变动时必须在30天内书面通知EBAA办公室。变动包括眼库合并、2~3个眼库与其他非眼库机构如组织库、器官获取组织（OPO）、医院或血库等组成联盟、眼库名称更改或主任和医学主任等必要的人事变动。

C2.000 对受EBAA、FDA和其他州和联邦机构监管的人员的培训、认证、能力的复审

任何眼库或实施眼库功能的其他机构必须为各新雇员提供正式的职前训练。雇员的参与情况应记录在案。

任何眼库或实施眼库功能的其他机构应建立综合和明确的培训计划，对每个经培训的雇员要实施的与特定工作有关的任务进行概述。该培训计划包括何时允许雇员独立完成与工作有关的任务的记录。该综合性培训计划包括对所有实施眼库职能的眼库雇员的技术和工作有关的知识进行年度能力考察并予以记录。负责该能力考察的人员必须是CEBT或任何被作为机构综合质量项目组成部分的CEBT成员所认证的个人。

申请EBAA认证或重新认证的眼库技术人员必须符合EBAA文件为眼库技术人员的认证和重新认证所订立的标准。

所有EBAA认证眼库应派出1名CEBT每3年参加1次EBAA赞助的眼库技术研讨会。

C3. 000　眼库设施

每个按照医学标准 A1. 100 规定执行眼库职能的机构必须具备足够的空间、设备和耗材以适应提供大量精准、有效、无菌、及时和安全服务的需要。若眼库搬迁、实验室扩改或增加眼库卫星机构，应在 30 天内以书面形式告知 EBAA 办公室。

C3. 100　实验室

实验室必须设在与实施眼库业务直接有关、外界通道较少的独立区域。应配置水槽、排水管及自来水，有足够的处理供体的操作台面。实验室的墙、地板和水槽应全天保持清洁。应对实验室的定期清洁规划文件进行记录并保留至少 3 年。

眼库实验室应具备适当稳定的电源与充足的地面插座以供实验室设备使用。

C3. 200　设备、维护与清洁

眼库应使用免开门可视温度计的电冰箱。温度计应反映正常保存条件下的眼组织保存温度。温度变动需每日记录，保持在 2～8℃范围。冰箱的温度持续记录仪应根据美国国家标准与技术研究院（National Institute of Standards and Technology，NIST）标准温度计予以校准（美国以外国家的眼库则采用由该国管理机构指定的标准温度计），每年至少校准一次。冰箱仅盛放供体和保存液，必须有供所有眼组织贮存、明确标记的分区，如需隔离的供体、等待分发的手术供体、供研究用的眼组织。眼库应在其政策和操作手册上详细列明需要清洁冰箱的间隔期及其记录。

当冰箱的温度变化超出允许范围后，应规定即刻发出通知和启动响应。要定期测试警报系统对性能并予以记录。眼库层流操作台或层流罩在使用前、后应当定期清洁以防止交叉污染。

每个设备的维保和/或认证记录应予以妥善保存。包括检查时间、性能评估、维护步骤或维修工作。

应当保持对每一设备的维护、认证和/或认证记录的适当维护。这些记录包括检查日期、评估以及所实施的任何维护措施。

眼库操作手册应包含对每一设备和实验室区域的监控、检查和清洁程序和计划。所记录的实验室设备清洁计划应至少存档 3 年。

C3. 300　器械与试剂

眼库应提供充足的摘取眼球和角膜的器械。定期检查器械确保其能正常使用眼库。使用高压灭菌器进行器械消毒应遵循由美国国家标准研究所和医疗器械促进协会（American National Standard Institute，Association for the Advancement of Medical Instrumentation，ANSI/AAMI）标准 79-“医疗保健设备蒸汽消毒和无菌保证的综合指引”所推荐的高压灭菌器维修标准。眼库应在操作指南中列出这些步骤。每年需对高压灭菌器的温度、压力与时间进行验证和记录。以上资料至少需保留 3 年。如果器械在眼库以外的地点消毒，眼库应提供其消毒的规范文件。

所有消毒的器械、耗材和试剂如保存液等，都应标注消毒日期、消毒方法和使用期限。

C3. 400　程序手册

眼库应具有详细记录包括所有眼库特定功能和质量保证实施特性的自身政策及操作程序手册。每一程序需首先由主任和医学主任批准、签名并注明日期。所签署和注明日期的文件需进行年度审核。眼库应持有各应用程序及其曾应用时间的复印件。该程序需随时提供给已开展眼库业务的地区的人员。

眼库应自2015年6月30日起按照ICCBBA眼库技术顾问小组(Eye bank technical adviser group,EBTAG)所规定的术语描述眼组织的类别和属性。

C3.500　其他开展眼库业务的机构

所有开展眼库业务的机构必须聘用CEBT。仅开展获取和/或保存眼组织的机构应当按照该要求与CEBT和经EBAA认证并聘用CEBT的机构建立有书面记录的咨询关系。

所有开展专业性或特殊性眼库业务的机构必须设有医学主任职位或通过与EBAA认证的机构的书面咨询关系联系医学主任。医学主任必须符合C1.200所规定的医学主任的任职条件。应当把开展特殊性眼库业务的机构作为提供服务的组织的认证过程的一个部分进行审查。

C3.510　其他机构所开展的眼库业务

在分配眼组织前,所有与其他从事眼库业务的机构建立密切联系的EBAA认证机构必须同时做到以下两点:

1. 记录该机构为目前EBAA认证的实施眼库业务的单位;或

2. 记录该机构遵守适于其眼库业务的EBAA医学标准、州和联邦法规。此选项需要书面协议,经EBAA认证的机构负责开展合规性审计。政策和操作程序应当阐述审计计划、范围和次数。

C3.600　感染控制与个人安全

应当依照美国劳工部职业安全与健康管理局(Occupational Safety and Health Administration,OSHA)1970年颁布的职业安全与健康法令和联邦法规第29条1910款1991年修正案、子条款Z和/或可适用状态章程(可能废弃)制订眼库操作安全程序。对于未实行OSHA规定的眼库,该眼库操作安全程序可按照相关管理机构制订的书面安全程序替代。所有眼库工作人员必须按照HHS疾控中心颁发的卫生行业全面防护规定实施操作,眼库操作指南应包含这些书面程序。

C3.700　生物有害物的处置

人体组织和废物应采取最大程度减轻对眼库人员和环境造成伤害的方式并依照联邦和州的法规进行处置。处置可识别的人体组织残留部分的过程应庄严合规并要予以记录。

D1.000　适用供体的确定

在分配眼组织之前,应由责任人作出供体适用性的决定。参阅附录2与供体适用性有关的规定。

在作出供体适用性的决定之前,应按照D1.200款规定对供体进行筛选。除确定供体适用性之外,还应按照F1.000款规定对眼组织进行评估。

必须证实所有供体的身份。对所有潜在的供体应尽可能抵近实施体格检查,并特别注意HIV、传染性肝炎和毒品注射等体征。各眼库应当对可获得的潜在供体的病历和死因调查记录亦应制定一贯性的检查和记录制度。应由在专业、教育或培训等方面获得操作资质和熟悉眼组织预期用途的人员对获取的每一供体的所有可获得的记录进行审核。

病史和社会史是决定供体适用性的重要方面。适当确定供体适用性包括但不限于:

1. 传染病检测(参阅G1.200);

2. 供体的体检(参阅以上章节);

3. 眼组织评估(参阅 F1.000);

4. 供体病史评估:必须包括供体姓名、社会(交)史和来自以下至少1个来源的其他供体信息:

a. 病理医师或验尸官的死亡检查报告;

b. 附带(a)和/或(c)的警察调查报告;

c. 验尸官的调查报告;

d. 供体危险性检测的调查;

e. 病史或医院资料;

f. 经治医师的调查;

g. 医学主任对上述范围内发生问题的所有供体信息的检查实施监督(参阅 C1.200)并予以记录。

D1.100 供体筛选

按照 FDA 关于对相关医学记录进行检查的要求,参照附录Ⅲ的规定,必须对眼组织供体的以下医学记录进行检查:

EBAA 限定的禁忌证(参阅 D1.120);

FDA 限定的相关传染病原和传染病(参阅 D1.120):

眼组织出口到美国以外国家时进口国需检查的其他传染病。

D1.110 EBAA 有关移植禁忌证

指来自于以下可能威胁受体健康或危及手术成功率的人员且不得提供用于手术的眼组织:

A. 所有眼组织供体

1. 死因不明和其他可能符合排除性标准者;

2. 先天性风疹;

3. 过去3个月内患 Reye 病;

4. 不明原因的活动性病毒性脑炎或进行性脑病(例如亚急性硬化性全脑炎、进行性多灶性脑白质病变,等);

5. 活动性细菌性或病毒性脑膜炎;

6. 活动性细菌性或真菌性心内膜炎;

7. 疑似狂犬病和过去6个月内被怀疑感染狂犬病的动物撕咬;

8. Down 综合征,特指穿透性角膜移植或前板层角膜移植;

9. 固有眼病:

a. 视网膜母细胞瘤;

b. 眼前段恶性肿瘤眼的原发性或转移性肾上腺瘤;

c. 活动性眼表或眼内感染:结膜炎、角膜缘、巩膜炎、虹膜炎、玻璃体炎、脉络膜炎、视网膜炎,或

d. 妨碍预期成功疗效的先天性或获得性眼病,例如:拟用于穿透性角膜移植、圆锥角膜和球形角膜的中央区有瘢痕的供体角膜;

10. 活动性白血病;

11. 活动性播散性淋巴瘤;

12. Parkinson 综合征、肌萎缩性侧索硬化症、多发性硬化症、Alzheimer 病;

13. 埃博拉病史(Ebola virus disease,EVD)。

B. 用于穿透性角膜移植的供体

1. 既往内眼或眼前节手术史：

a. 角膜屈光手术，例如：放射状角膜切开术、板层角膜植入术（lamellar insert）；

b. 激光切削术（角膜可用于结构性移植和后板层手术）；

c. 眼前节病变（例如：白内障、人工晶状体植入、青光眼滤过手术）患者的角膜如果经内皮细胞显微镜检查符合眼库的内皮标准，则可用于穿透性移植。

2. 翼状胬肉或其他累及角膜片中央光学区的结膜或角膜表面的病变：

C. 用于前板层移植或结构性移植的供体

除了影响角膜内皮的眼局部病变或虽曾行眼科手术但未伤及角膜基质的病变（例如内皮细胞营养不良或虹膜炎）可用于供体外，其他标准与穿透性角膜移植者相同。

D. 用于表面角膜移植术

除了影响角膜内皮的眼局部病变或虽曾行眼科手术但未损伤角膜基质的病变（例如内皮细胞营养不良或虹膜炎）可用于供体外，其他标准与穿透性角膜移植者相同。供体死亡-保存时间可以延长。

E. 用于角膜内皮移植的供体

除了影响角膜内皮的眼局部病变或虽曾行眼科手术但未伤及角膜基质的病变（例如内皮细胞营养不良或虹膜炎）可用于供体外，其他标准与穿透性角膜移植者相同。如有任何先前的病理发现，必须在移植植片前通知手术医师。

F. 巩膜组织供体

除了影响角膜的眼局部病变可用于供体外，其他标准与穿透性角膜移植者相同。供体死亡-保存时间可以延长。

D1.120　FDA 确定的相关传染病媒介和疾病

FDA 对传染病媒介和相关的疾病做出规定（参阅附录Ⅰ）。如果供体临床和体检已显示相关传染病危险因素的证据或与相关传染病有关的高危行为，则不得用于移植（参阅附录Ⅰ）。

D1.200　供体检测

眼组织供体必须按照以下法规进行检测：

EBAA 检测要求（D1.210）；

FDA 检测要求（D1.220）。美国以外的眼库并非必须遵循 FDA 检测的规定，但必须遵守受管辖的所在国和地区的规定。

如果眼组织出口到美国以外国家，进口国提出的其他检测要求。

发放手术用眼组织之前，眼库应对传染病检测书面结果进行核查。

传染病检测实验室和检测试剂盒必须满足 FDA 管理要求（参阅附录Ⅳ）。美国以外的眼库实验室必须经过认证，其检测业务应得到其所在国管理机构的批准。

如果血浆稀释试验足以影响疑似传染病的检测结果，则供体将不适宜用于移植，除非对获取供体前 7 天所抽取的输液前或输液时的样本进行检测，或在获取样本前 48 小时采用评估血容量的算法结果并未发现血浆稀释足以影响检测结果（参阅附录Ⅳ）。

美国以外的眼库可采用符合其本国管理机构要求的血浆稀释算法。如果无此要求，则应采用符合 FDA 要求的算法。

D1. 210　EBAA 检测要求

EBAA 要求用于移植的眼组织供体的以下检测结果必须阴性(negative)或无反应(non-reactive):

抗 HIV-1

抗 HIV-2(或二者联合检测)

HBsAg

HCV

D1. 220　FDA 检测要求

参阅附录Ⅳ有关 FDA 的供体检测要求和推荐规范。除梅毒阳性者外,其他检测结果必须阴性或无反应才可用于移植。

D1. 230　非 FDA 要求的检测结果

所有非 FDA 要求的传染病检测阳性结果必须向眼库医学主任报告,医学主任应予以复核并采取相应措施;眼库必须建立对个别检测结果采取措施的标准对策。

D1. 300　供体信息的记录

必须完成所有捐献的眼组织的供体筛选表和/或已审核的相关病历的副本并将其作为供体记录的一部分予以保留。参阅 L1. 000。

应获取唯一供体识别号,例如医学检查官或验尸官案件号、医院病历号、社会保障号或驾驶证号等,并将其记录于供体资料中。

D1. 400　捐献的方法和授权

获取眼组织的法律授权文件是极为重要的医学-法律依据。授权步骤和表格必须符合州法律的规定,授权文件应当保留。在医学检查官/验尸官的案例中,眼库应当遵守所在州有关医学检查官或验尸官的法律。在上述任何案例中,都应当遵照授权指定和限制的规定,不得在没有法规允许的人员见证下变更或重新安排。

D1. 500　供体年龄

由于供体组织的质量与年龄之间的关系尚未定论,因此,供体年龄的上、下限由医学主任决定。

D1. 600　供体死亡、尸眼和角膜片摘取、保存和处理

供体死亡、摘取眼球和角膜片至保存的可接受间隔时间依死亡环境和临时保存遗体的方法不同而异。通常建议,供体死亡后应尽快保存角膜。应当记录每个供体的死亡至摘取尸眼和保存、死亡至切取角膜片、死亡至附加的组织制备等所有时间间隔。如果可能,还应记录眼组织开始冷却和/或尸体冷藏的时间。

D1. 700　摘取眼组织前的维护

应当保持潜在供体的角膜完整性。有关眼组织维护的推荐步骤应在操作手册中说明。各眼库的眼维护方法由医学主任决定,并予以明晰记载。

D1. 800　活体捐赠

由活体摘取并拟用于手术的眼组织采用的标准与所有尸体来源的眼组织相同。例如,需要获得相同的病史、相同的记录、传染病检测结果等等。对短、中期保存、用于移植的角膜组织而言,其传染病检测时限通常不得超过 24 ~48 小时。

E1. 000　眼组织的获取、处理和保存

眼组织的获取、处理和保存应当采用无菌技术。AORN 的"外科手抗菌推荐实践"(*Rec-*

ommended Practices for Surgical hand Antiseptics/Hand Scrubs）和“保持无菌手术野的推荐实践”（*Recommended Practices for Maintaining a Sterile Field*）是眼组织获取和处理过程中无菌技术的指导性文件。

必须记录所有操作步骤。

EBAA 操作手册应列明眼组织获取、处理和保存的特殊步骤。EBAA 操作手册可作为指导性文件，该手册应定期检讨并可根据技术教育委员会的需要进行修订。修改和更正须经医学顾问部门批准。

医学主任负责建立眼库的眼组织获取、处理和保存程序。医学主任和主任同时负责确保眼库人员遵守眼组织获取、处理和保存的所有适用性程序。

E1. 100　眼组织的获取

获取眼组织之前必须确认供体身份。获取方式为摘取眼球或原位切摘取角膜片。

从供体死亡至眼组织保存（角巩膜片保存于 Optisol-GS 或全眼球保存于湿房）期间，将聚维酮碘（povidine-iodine）溶液向拟移植的眼组织表面至少滴 1 次。湿房保存前将剩余的聚维酮碘溶液冲洗眼球表面。眼库操作手册应注明溶液的浓度、体积及其接触眼表的时间。

在摘取眼球或切取原位角膜片之前，应首先用笔式手电筒或便携式裂隙灯显微镜检查角膜的透明度、了解有无上皮缺损、异物、污染或巩膜色泽变化。

在供体检查、摘取和所有组织处理过程中应执行标准防护措施以免眼库工作人员暴露于传染性疾病环境中。以下供体组织对眼库工作人员具有危害性：

活动性病毒性肝炎；

AISDS 或 HIV 血清学检测阳性；

活动性病毒性脑炎或不明原因的脑炎；

Creutzfeldt-Jakob 病；

狂犬病。

E1. 200　眼组织的处理和保存

眼组织的处理应当在以下三种环境下进行。

a）层流操作间或操作台，符合 ISO 5 级标准；

b）认证的手术室；

c）备有年度审核资质文件的其他环境，落菌试验每 90mm 沉降盘（settle plate）/小时的菌落数<25 个。

眼组织必须以此方式进行处理以防止交叉污染和标签混淆（例如在同时处理不同来源的眼组织时）。

E1. 210　全眼球

保存和贮藏全眼球用于板层角膜移植或屈光性角膜移植的眼库应采用 2～8℃湿房、0℃以下冷冻或其他经过验证的方法。

E1. 220　角膜

对用于移植的角膜进行处理的眼库应采用下列其中一种方法。医学主任应制定适宜的眼组织选择标准并同意实施所采用的程序。所有处理方法必须确认有效。当出现变化和处理偏差时，眼库应在适当情况下检查和评估处理过程并启动重新验证。

E1. 221　从摘取的眼球切取角巩膜片

E1. 222　制备板层组织

制备板层植片可采用手工或自动(微型角膜板层刀)方式。

E1.223 激光辅助下的组织制备

激光可用于制备角膜板层植片或特定构型的切口。

E1.230 巩膜

处理巩膜有不同的方法,包括70%或更高浓度的酒精(ethanol,ethyl alcohol)、无菌甘油(sterile glycerol)、冷冻保存、辐照杀菌或其他经过验证的方法。

E1.300 短期和中期角膜保存液的使用

眼库采用按照FDA商品制造实践条例(Good manufacturing Practices)生产的适宜的角膜保存液,并按照保存液制造商推荐的温度、日期和其他数据使用。当采购和运输的保存液抵达眼库时,应当检查是否破损。各支保存液的批号应记录于包含唯一标识号的组织报告中以便追踪和召回。

E1.400 眼组织的长期保存和器官培养

一些眼库采用角膜长期保存和器官培养技术。任何采用长期保存和/或器官培养技术的眼库应在其操作手册中仔细记录其步骤,并严格执行无菌技术。

F1.000 眼组织评估

眼组织评估需进行以下任一或全部用于移植的角膜组织的检查:裂隙灯、内皮细胞密度和角膜厚度。参阅表1。

表1 植片制备后评估矩阵表

植片制备类型	裂隙灯检查	内皮细胞显微镜	角膜厚度
PKP	×	×	
DSEAK	×	×	×
DSEK	×	×	×
DMAEK	×	×	
DMEK	×	×	
ALK	×		×
长期保存			

眼组织移植适用性的最终决定权由移植手术医师负责。

F1.100 裂隙灯检查

用裂隙灯检查角膜片的上皮和基质病变,尤其是内皮病变。用于板层角膜片制备的全眼球也应进行相同检查。对已制备好的用于板层角膜移植的角膜片需要重新评估已确保相关角膜移植片无损伤。

记录裂隙灯检查结果,特别注意上皮、基质和内皮的病变但不限于瘢痕、水肿、明显角膜弧、条纹、上皮缺损、滴状病变、多形性细胞、异形性细胞、浸润或异物。

F1.200 内皮细胞密度和角膜厚度检查

2001年12月起,内皮细胞显微镜检测角膜内皮密度(或定量光学显微镜检测器官培养的角膜)成为所有 EBAA 成员眼库评估供体角膜的标准方法(参阅表 1)。角膜内皮细胞密度的使用低限由医学主任决定。如果无法获得供体角膜内皮密度的检测结果,医学主任将根据具体案例决定免除检测要求。如有可能,应按照生产商产品指引,每年对内皮计数仪进行一次校正。校正步骤包括精确度的定位和限值。

F1. 300　手术的适用性

负责评估评估眼组织的眼库应当详细说明眼组织是否符合穿透性角膜移植、前板层角膜移植、内皮移植、角膜缘和/或结构性角膜移植等的标准。

G1. 000　质量保证

每个眼库必须制定正式的质量保证计划。该计划包括:

设立和维护由眼库实施的所有职责的程序(包括检查、批准和修正);

由不定期参与该过程审核的人员定期听证,以监督和评估眼库职责;

证实与眼库所要求的接收、调查、评估、信息记录等活动有关的问题和投诉;

制订纠错计划,包括对效率的监督。

质量保证计划应强调对以下方面作出适当要求:

1. 设施;
2. 环境控制;
3. 设备;
4. 耗材与试剂;
5. 眼组织获取;
6. 眼组织制备及制备管理;
7. 标签管理;
8. 保存;
9. 收据、供体发送前装运和分配;
10. 确定供体适用性、供体筛选和供体检测;
11. 眼组织评估。

各眼库应当记录该质量保证计划的所有细节。与质量保证计划有关的记录应至少保留 10 年。现场检查时需提供这些记录。

质量保证计划应建立误差的报告、记录和调查体系。与《通用优质组织实施条例》(Current Good Tissue Practices, CGTPs)有关的分配眼组织的偏差必须向联邦管理者和 EBAA 报告。

眼库质量保证计划应包括接受供体的手术医师向供体分配眼库报告角膜、巩膜或其他眼组织移植后发生的不良反应的方法。供体分配眼库应将该不良反应报告转报至决定眼组织适用性的源眼库。源眼库必须开展调查并在 30 天内将不良反应信息报告给 EBAA 办公室供医学顾问委员会审查。如果不良反应属致命的、危及生命的、导致永久损害、损伤或需要药物或手术介入的,则应依照 FDA 1271. 350 之规定,在接收信息后 15 个日历日内向 FDA 报告涉及相关传染病的不良反应。

源眼库必须将调查结果通知所有从事眼组织获取、制备、保存、分配、组织评估和供体适用性判定的单位。

医学主任所作出的有关供体全身性感染特征可能或确定由供体所导致的调查结论必须

通知所有从该供体获取和接受器官、组织的单位。

应向 EBAA 报告的不良反应是任何传染病或其他可能、似乎可能或确定因供体眼组织移植所传播的疾病，包括感染性(如眼内炎、角膜炎或全身感染性疾病)和生物机能减退(例如内皮细胞功能衰竭、供体角膜营养不良、恶性肿瘤曾接受屈光性手术矫正)。如果受体发生 HIV、肝炎、梅毒、西尼罗病毒(WNV)感染或克-雅病(CJD)等全身性疾病，则无论是否怀疑其由供体所致，都必须向 EBAA 办公室报告。医学主任将接受并检视所有不良反应报告，对记录其所采取的任何纠正行动。

G1. 100　质量控制

主任对 HbsAg 和 HIV 等对移植安全的评估至关重要的眼组织特性检测、分析或监控的试验和步骤等作出规定，并遵守联邦和各州的法律。所有这些试验和步骤以及基于这些结果的评估将作为所有拟移植组织的永久记录的组成部分。

G1. 200　微生物学培养

许多人认为眼库供体眼组织的微生物污染并不一定导致感染，即使发生术后感染，术前或术中阳性培养结果也并非与术后感染有关，尽管如此，均应在术前和术中进行微生物培养。

a. 术前培养

眼库可选择角膜片保存于保存液期间进行培养。如出现阳性结果，应向接受角膜的手术医师或眼库报告。

b. 术中培养

眼库分发供体之前，应在伴随用于移植的眼组织的供体信息上注明是否对角膜片进行过微生物培养。如术后发生感染，则应将阳性结果向获取和发送供体眼组织的眼库报告。

G1. 300　组织召回

眼库必须建立制度和程序以应对可能出现的眼组织收回。

若眼组织发放之后才接到显示相关传染病播散风险的供体阳性检测结果或行为学危险因素和病史信息，则应报告如下部门：

眼库医学主任；

供体接受者(即：移植医师、供体制备者或发送供体的眼库)，要求 45 天内报告；

EBAA 办公室，要求 45 天内报告；

FDA 或其他适当的政府机构，要求 45 天内报告；

接受者接到的未显示相关传染病传播危险的阳性检测结果或信息不需要通知 EBAA。

H1. 000　不用于手术的供体组织

对不适于使用的供体眼组织并不禁止其非临床用途，但必须标明“生物有害”(Biohazard)并系上“仅限非临床使用”(For Non-clinical Use Only)标签。

分配的用于非临床目的眼组织(例如教学和/或科研)来自按要求进行的检测或未对所要求的传染病进行过检测的供体，必须把标签系在各个眼组织保存容器上，该标签应包括以下内容：

1. “仅限非临床使用”(For Non-clinical Use Only)；
2. “生物有害性”(Bio-hazardous or Bio-hazard)。

I 1.000 保存

所有眼组织从获取后直至供体适用性被最终确定均需运送到检疫区域保存。已检疫的组织必须具有标明组织系“检疫”的标签，并被固定在各个保存容器上。

所有用于手术的眼组织应保存在检疫区的单独区域，并醒目地标注其用途，或通过使用自动指示等其他方法，直至确定供体的适用性为止。

如果供体不适宜移植，则应保存在标明用途的单独检疫区域内，或采用其他适当的措施负责防止供体被错误地分发出去。

所有眼组织应无菌保存在适宜该保存方式的温度环境中。无论角膜组织是以全眼球形式还是将角膜片置于适当保存液内的形式，眼库都应准确记录其保存步骤。

I1.100 注明失效日期

在适当情况下，应当根据供体制备、保存、贮藏和包装的不同方法，确定供体的失效期。

J1.000 标注

所有分发用于手术的眼组织应当存放在清晰标注且不易擦除的容器内。标注的内容至少包括以下内容：

对于所有眼组织

1. 源眼库名称；
2. 组织识别号，每个组织或其中部分均需具有唯一的识别号；
3. 组织类型（例如：角膜、全眼球、巩膜）；
4. 如果角膜已进行过另外的制备（如板层、激光切削），应在标签上予以清晰的标注；
5. 眼组织的使用期限；
6. 申明该眼组织仅供单个患者使用；
7. 申明除非眼组织经过有效的制备以保证其无菌状态，否则将被视为有菌；
8. 保存液的类型；
9. 自2016年1月1日起，采用ISBT 128标识符标记眼组织产品。这些标识符包括捐献识别号（Donation Identification Number，DIN）、产品编码和全部日期；
10. 自2017年1月1日起，在二维码中采用ISBT数据结构以标记发往国际的眼组织产品。

对于短、中期保存的眼组织

1. 供体死亡日期和时间；
2. 角膜/巩膜保存的最初时间。

K1.000 眼组织的分配

K1.100 供体医学信息的核查

在移植用眼组织发放之前，医学主任或其指定人应当按照医学标准核实并记录医学和实验室信息，任何违反程序的行为都不会增加传染病传播的风险。

K1.200 分配依从性

在通过供体分配实施眼库职能的过程中应当遵守眼库医学标准。分配供体的眼库应书面通知接受人提供追溯和可追溯性、效果和不良反应的报告。接受人有责任在分配之后实施眼库职能时遵守适用法律、规定和标准。

K1.300　公正、平等的分配体系

眼库应建立和证明对所有眼库服务的患者移植眼组织的公正、公平的分配体系。要求、提供和分配眼组织的文件应用于认证委员会的检视。无论受体的性别、年龄、宗教信仰、种族、信仰、肤色或出生不同，都有权使用眼组织。

K1.400　眼组织召回

对于退回和重新分配的移植组织，其运输和保存的信息应予以记录并提供给眼库和移植医师。当眼组织由医学顾问委员会推荐并经EBAA董事会批准用于专题研究时，其运输和保存信息应从移植医师除退回。

K1.500　不端行为

如果眼库发现在任何进、出口供体的分配、运输或标记过程中存在不端行为，应当开展调查以证实其发生的根本原因。眼库应在证实不端行为发生后10天内将事件和调查发现报告给EBAA。EBAA办公室将通知涉嫌不端事件的相应管理机构。眼库将在其进一步追查的过程中对所有与不端行为有关的联系人予以复制并报告给EBAA。

L1.000　供体组织的随附文件

L1.100　组织报告表

对由医学顾问委员会推荐并经EBAA董事会批准用于专题研究的眼组织，其组织报告表和标签的某些特殊的信息应予以遮盖。组织报告表的副本应随附于组织。组织报告表应包含以下内容：

对于所有眼组织

1. (源)眼库的名称；

2. 眼库的地址；

3. 眼库的电话号码；

4. 各个眼组织植片的眼库唯一识别号。自2016年1月1日起，开始采用ISBT 128供体识别码(Donation Identification Number, DIN)和产品代码；

5. 保存液的类型；

6. 已制备的角膜，要清晰注明其制备的类型和用途(例如用于内皮移植术、后板层移植术、前板层移植术、激光辅助角膜移植术等)；

7. 按照矩阵Ⅱ的要求填写报告；

8. 在眼组织制备过程中实施任何以下步骤的各机构的名称及其EBAA认证状态：眼组织获取、制备、保存、评估、供体适用性确定和分配；

9. 有关眼组织移植适用性的回顾记录的总结。

对于短、中期保存的眼组织

1. 供体年龄；

2. 死亡原因；

3. 死亡日期和时间；

4. 保存日期和时间；

5. 其他组织制备的日期和时间；

6. 眼组织冷却和/或遗体进入冰柜冷藏的时间；

7. 摘取(眼球)、切取(角膜片)、制备和评估眼组织的技师姓名；

8. 根据矩阵Ⅱ的格式要求填写供体制备类型(表2)；

表2　矩阵Ⅱ供体制备后的报告要求

制备类型	切割形态、体积	切割尺寸	厚度	制备前、后裂隙灯检查	制备前后内皮密度报告
LAK	√	×	×	√	√
DSAEK	×	√	√	√	√
DSEK	×	√	√	√	√
DMAEK	×	×	×	√	√
DMAK	×	×	×	√	√
ALK	×	√	√	√	×
短期保存	×	√	√	√*	√**
中期保存	×	√	√	√*	√**
长期保存	×	√	√	√*	√**

* 仅用于光学性移植目的，与结构性移植相对应；

** 仅用于移植效果有赖于内皮活性程度的移植手术。

L1.200　包装说明书(package insert)

符合 EBAA 以下规定的包装说明书应当随附与移植用眼组织。该说明书应包括以下内容：

1. 特殊眼组织(角膜、巩膜、全眼球)的推荐保存温度。特别强调的是角膜“切勿冷冻”(DO NOT FREEZE)。

2. 手术医师应核查封条是否完好，如发现任何可能篡改的证据，应立即报告眼库。

3. 角膜中期保存液如果出现制造商说明书描述的 pH 指示的色泽改变，则该组织将不得使用，同时应立即报告眼库。

4. 眼库在术前是否进行过微生物学培养。

5. 说明书应向手术医师告知，该发放的眼组织并不保证因其适销性和适合度而用于特殊目的，手术医师对判定组织是否适用移植负最终责任。

6. 说明书应向接收人告知，接收人负责追踪眼组织受体的姓名、唯一识别号、年龄和/或出生日期、诊断、手术日期、手术地点、手术类型、手术医师姓名。该信息用于追踪组织从供体到接收单位、从接收单位到受体的过程。

7. 由 CLIA 认证的和 FDA 注册的实验室实施的传染病检测。

8. 按照 FDA 和 EBAA 的要求，应采用 FDA 批准的试验方法进行传染病的检测。其中一些检测被批准用于死亡前的血液检测，如有必要，可采用 FDA 批准的尸体血液检测。

9. 特定供体的传染病检测结果清单。

由于该信息易引起注意，因此应包含在眼库筛查表中。否则应采用各自的包装说明书。

L2.000　包装、密封和打包

发放装运的每个眼组织应分别包装并用密封条封口，或装入密封容器内。

M1.000　眼库记录

自 2015 年 6 月 30 日起，眼库应当采用 ICCBBA 眼库技术顾问小组（Eye Bank Technical Advisory Group，EBTAG）的规定术语描述眼组织分类和属性。

自 2016 年 1 月 1 日起，所有记录将采用 ISBT 128 供体识别码（Donation Identification Number，DIN）和产品代码；

M1.100　供体保存的时限

所有记录应从移植、分配当日起至少保留 10 年或者更长时间。

M1.200　机密

所有眼库的记录、眼库与捐献者和受体之间的联系及其记录被视为机密，应当保密。

M1.300　供体筛查表

供体筛查表应当包括有关供体死亡时的环境温度和适当的病史以利于对用于移植的组织适用性的判定。

M1.400　应保留的最少信息

应当建立保留供体和受体或接收者信息的表格以便 EBAA 认证部门的检查。关于包括眼组织报告表应包括的信息，请参阅 L1.000。

1. 各个眼组织唯一的眼库识别号；
2. 眼库名称；
3. 保存液类型；
4. 保存液编号；
5. 供体唯一识别号；
6. 供体姓名（如果属进口组织，则为进口眼库的姓名及其唯一 ID 号）；
7. 供体年龄；
8. 供体死因；
9. 供体死亡日期和时间；
10. 眼球摘除或原位切取角膜的日期与时间；
11. 供体保存的日期与时间；
12. 供体眼组织的和/或冰柜中的遗体开始冷藏的时间；
13. 附加的供体制备日期和时间；
14. 裂隙灯检查报告；
15. 角膜内皮显微镜报告（如有必要）；
16. 摘取供体的技师/评估人员/技师姓名；
17. 手术医生或眼组织接收者的姓名；
18. 可追溯的从供体到接收者的具有唯一移植编号的眼组织（参阅 M1.500）；

19. 角膜移植的日期、时间与方式;
20. 供体的使用:例如用于手术、研究、培训;
21. EBAA 规定的必需或非必需的传染病筛查检测打印结果;
22. 微生物学筛查结果(如果已实施);
23. 经治医生提供的供体角膜边缘组织结果的微生物学培养阳性报告;
24. 不良反应(如果发生);
25. 要求手术医师提供的术后疗效信息的文件。

M1.500 受体随访信息

1. 各供体分配眼库应获得由该眼库分发的用于移植的每个眼组织的接受人姓名和住址;

2. 分配眼库应当获得以下信息:

(1) 患者姓名(如果法律允许);

(2) 唯一识别编号(按照以下参考顺序):

a. 社会保障号;
b. 驾驶执照号;
c. 医院信息号;
d. 外籍人士号码;
e. 护照号码;
f. 其他与实施手术医院的医疗服务供给系统相一致的唯一识别号;

(3) 年龄和/或出生日期;

(4) 诊断;

(5) 接收移植供体的手术医师姓名;

(6) 手术日期;

(7) 手术地点;

(8) 术后并发症(与供体有关);

(9) 手术类型,例如:穿透性角膜移植、前板层角膜移植、内皮移植、角膜缘移植和/或结构性移植。

3. 死亡超过 14 天仍可使用的供体角膜和巩膜,只有在用于单一患者时,方可储备在眼库中。供体分配眼库必须追踪眼组织直至接收者。

4. 各个分配供体的眼库应当要求供体接收方提供移植术后 3 ~ 6 个月所有角膜供体(由该眼库分配给接收方用于人类角膜移植,长期保存者除外)可能的不良反应的疗效信息。应向手术医师强调上述要求并在随附眼组织的文件中予以发布。对于术后效果由其他方法监控的特殊研究,经医学顾问委员会推荐和 EBAA 董事会批准,眼库可不被要求提供所采集的术后效果信息和文档(M1.400 第 25 款规定)。

M1.600 统计学报告

每个眼库应按照 EBAA 所制定的要求向 EBAA 报告统计学数据。

每个源眼库应报告手术技术和手术适应证方面的信息。

N1.000　修订

根据需要,可以修订本标准。

当遇有医学技术、技术和信息方面的需求时,医学顾问委员会应负责提出对标准进行修改的建议。在标准生效之前,应当允许有一个讨论期。

（诸凤娇　于莉　姚晓明 译　姚迪　王岚 校）

附录3 EBAA医学标准附录1~4

EBAA 医学标准附录 I

FDA 定义的相关传染病原和疾病

导言

本附录参照 EBAA 医学标准 D1.120，收录了 FDA 指引摘要并参考 FDA 规定中可传播疾病和病原的相关定义。FDA 指引并不构成强制性法律责任，但阐明其对所含事项的叙述仅作为推荐，除非有特定的监管和法规要求。在 FDA 指引中使用“应该”（should）一词即意味着某些提法属于建议或推荐，而非必须。

在本附录中，EBAA 还对 FDA 指引做进一步阐述，并进行了格式修改、编辑和特别的添加。对直接来自 FDA 的信息，应参考以下参考文献中引用的文献。本附录不仅提供对上述名称的文件的解读，而且还显示 EBAA 医学标准在 FDA 的指引和监管下仍具有独立性。

注：医学标准文本包括直接引自 FDA 指引的语言，而文中的粗体/斜体是 EBAA 为本附录分类所进行的澄清或补充。

EBAA 指引

Ⅰ特别列于 §1271.3(r)(1)的相关传染病和传染病原

a. 以下传染病和传染病原与眼组织有关 §1271.3(r)(1)(i)：

i. 人类免疫缺陷病毒(HIV)1、2 型

ii. 乙型肝炎(HBV)

iii. 丙型肝炎(HCV)

iv. 人类播散性海绵状脑病(TSE)，包括克-雅病(CJD)

v. 梅毒螺旋体(梅毒)

Ⅱ符合 §1271.3(r)(2)所述标准但未专门列入 §1271.3(r)(1)的传染病病原体或疾病，如果有以下情况则具有相关性：

a. 可能存在通过眼睛组织传播的风险，不管是眼组织的接受者，还是处理供体眼组织的人，抑或是以其他方式与眼组织接触的人（例如医务人员），因为疾病病原体或疾病：

Ⅰ. 可能由眼组织传播；并且

Ⅱ. 或(1)具有足够的发生率和(或)流行率以影响潜在的供体群体（ § 1271.3(r)(2)

(i)(B)(1));或(2)已经被有意或者无意使用的供体来自于潜在的感染风险捐赠者(§ 1271.3(r)(2)(i)(B)(2));

b. 这可能是致命的或危及生命的,可能造成身体功能的永久性损伤,或身体结构的永久性破坏,或可能需要医疗或外科手术以排除身体功能的永久性损伤或身体结构的永久性破坏(§ 1271.3(r)(2)(ii));并且

c. 已经建立了适当的筛查方法和(或)对供体组织的适当筛选测试,并被 FDA 许可、批准、或者确认过、并且可以获得(§ 1271.3(r)(2)(iii));

d. FDA 指南中相关的§ 1271.3(r)(1)中未特别列出的其他 RCDAD 包括:

i. 西尼罗病毒

ii. 脓毒症

iii. 牛痘

参考文献

21 CFR1271 human Cells, Tissues, and Cellular and Tissue-Based Products, rev. 4/1/2009.

Guidance for Industry: Eligibility Determination for Donors of Human Cells Tissues, and Cellular and Tissue-Based Products, August 2007.

(诸凤娇　于莉 译　姚迪　王岚 校)

EBAA 医学标准附录Ⅱ

FDA 定义的供体运输移植禁忌证

导言

本附录参照 EBAA 医学标准 D1.120,收录了 FDA 指引摘要并参考 FDA 规定中移植用眼组织发放禁忌证的相关定义。FDA 指引并不构成强制性法律责任,但阐明其对所含事项的叙述仅作为推荐,除非有特定的监管和法规要求。在 FDA 指引中使用"应该"(should)一词即意味着某些提法属于建议或推荐,而非必须。

在本附录中,EBAA 还对 FDA 指引做进一步阐述,并进行了格式修改、编辑和特别的添加。对直接来自 FDA 的信息,应参考以下参考文献中引用的文献。本附录不仅提供对上述名称的文件的解读,而且还显示 EBAA 医学标准在 FDA 的指引和监管下仍具有独立性。

注:医学标准文本包括直接引自 FDA 指引的语言,而文中的粗体/斜体是 EBAA 为本附录分类所进行的澄清或补充。

EBAA 指引

Ⅰ危险因素

下列情形和行为将增加供体的相关传染病风险。除本文注明以外,按照§1271.75(d)的规定,任何具有以下一个或多个情形或行为者将被确定为不合格的潜在供体。

a. 过去5年内与另一男性发生性关系的男性(罹患艾滋病和乙型肝炎的危险因素)。

b. 过去5年中由于非医学原因注射药物,包括静脉、肌肉或皮下注射(罹患艾滋病、乙型肝炎和丙型肝炎的危险因素)。

c. 过去5年内接受过人源性凝血因子浓缩物的血友病或其他相关凝血障碍的患者(罹

患艾滋病、乙型肝炎和丙型肝炎的危险因素)。但在12个月前因急性出血仅接受一次凝血因子治疗者仍可作为供体。

d. 过去5年内为金钱或毒品而从事性交易者(罹患艾滋病、乙型肝炎和丙型肝炎的危险因素)。

e. 过去12个月内与上述1~4所列者或任何感染HIV(包括HIV病毒阳性或反应测试)、乙型肝炎或临床活性(有症状)丙型肝炎者发生性关系。

f. 过去12个月内通过皮下接种(如针刺)或开放伤口与感染或疑似感染HIV、HBV、HCV者的血液接触。

g. 由罹患或感染HIV的母亲分娩,如果年龄≤18个月或在过去12个月内接受母乳喂养。

h. 过去12个月内被关押在少年拘留所、临时羁押所或监狱者连续超过72个小时(罹患艾滋病、乙型肝炎和丙型肝炎的危险因素)。

i. 过去12个月内,与其他患乙型肝炎或临床活动性(症状性)丙型肝炎感染者共住同一寓所者。

j. 过去12个月内进行非无菌条件下的文身、穿耳或身体穿刺,并使用被污染的器械和/或染料,或共用多次使用而未经消毒的器具。

k. 在11周岁后诊断为有临床症状的病毒性肝炎,患病期间病历证明肝炎由甲型肝炎病毒、爱泼斯坦-巴尔病毒(Epstein-Barr Virus,EBV)或巨细胞病毒(Cytomegalovirus,CMV)引起者除外。

l. 死者书面诊断为败血症,或显示与败血症诊断一致的临床证据,死亡时无法用其他临床情形解释。眼库应决定如何对入院时可疑败血症,或入院期间曾作为疑似案例但临床证据不支持败血症诊断的供体进行死亡前的常规处理。

m. 对过去8周接种过天花疫苗(痘苗病毒)者应做如下评估:

对于无接种并发症者(包括牛痘性湿疹、全身性牛痘、进行性牛痘,种痘后脑炎或牛痘性角膜炎):

1. 应将角膜捐赠推迟至疫苗接种后结痂自发分离时或接种疫苗后21天,无论哪一种情况较迟出现,直至体检或体格评估包括确认疫苗接种部位无结痂为止。

2. 对结痂自发分离前被切除者,其眼组织捐献应推迟至疫苗接种后2个月。

3. 在眼库尚未得知结痂如何分离的情况下,若疫苗接种后少于21天应推迟捐献。如果外部检查未见结痂或疫苗接种早于21天前,则不需要推迟。

4. 对于牛痘并发症者,应将眼组织捐献推迟到所有的牛痘并发症完全消失14天后。如果牛痘并发症的痊愈日期不确定或无明显牛痘并发症的体征,则不需要推迟捐献。

5. 通过与被接种天花疫苗者接触(即接触接种部位或结痂,包括绷带或接触衣服、毛巾、床上用品等未包扎的疫苗接种部位或结痂区)而感染临床上可辨认的牛痘病毒者。

6. 对于接种过天花疫苗或与他人的天花疫苗接种部位密切接触的尸体捐赠者,如果存在结痂或其他种痘后的体征,则应检查皮肤并推迟捐献。

7. 经接触疫苗接种者而发生牛痘并发症者应推迟捐献,直到所有牛痘并发症彻底痊愈后14天。如果牛痘并发症痊愈的日期不确定或无牛痘并发症的明显症状,则无需推迟。对于未发生牛痘并发症者无需推迟捐献。

n. 已诊断或疑为西尼罗病毒(West Nile Virus,WNV)感染者(基于症状和(或)实验室检测结果或 WNV 病毒血症确诊者)应当在确诊或发病后延迟捐献 120 天。

o. 过去 120 天内使用 FDA 批准或研究的 WNV NAT 供体筛选试验检测显示 WNV 感染阳性或呈活性反应者。

p. 在过去 12 个月内罹患梅毒或按照梅毒治疗者。如有证据表明治疗超过 12 个月且有效,则不建议推迟捐献。

q. 已被诊断为 vCJD 或任何其他类型克-雅病患者(参见 3 和 75)。注意,如果对捐献者的病史和旅游经历熟悉者并不熟悉名词"克-雅病"(Creutzfeldt-Jakob Disease) 或"变异型克-雅病"(variant Creutzfeldt-Jakob Disease),采访者可尝试以通俗易懂的方式向其描述。如果被访问者仍不熟悉其含义,则应将对该名词缺乏了解而对提问中的这些名词缺乏理解的情形视为否定回答。

r. 诊断为老年痴呆症或其他中枢神经系统退行性或脱髓鞘性疾病或其他病因不明的神经系统疾病者(见 3 和 75)。诊断为精神错乱(例如由中毒/代谢性疾病或近期头部外伤引起的精神错乱)的潜在捐献者并非一定被确诊为老年痴呆症,应由医疗主任予以评估(经对心血管意外或脑肿瘤患者的脑组织进行大体检查和镜检确诊为老年性痴呆者,或脑组织镜检无 TSE 证据者,由医学主任评估后其眼组织可以作为供体)。

s. 克-雅病高危群体。如果捐献者曾接受非合成硬脑膜移植、人类垂体衍生生长激素治疗或其一个或多个血缘亲属诊断为 CJD 者即可认为其罹患克雅病的风险增加。

t. 血缘亲属中有 CJD 病史者,除非发现 CJD 属误诊,为医源性,或实验室检测(基因测序)未发现供体存在与家族性 CJD 相关的突变。

u. 1980 年初 ~ 1996 年底在英国(英格兰、北爱尔兰、苏格兰、威尔士、曼岛、海峡群岛、直布罗陀和福克兰群岛)居住 3 个月以上。

v. 1980 ~ 1990 年在北欧(德国、比利时、荷兰)军事基地的现任或前任美国军事人员、文职雇员、军人家属或平民雇员居住,累计达 6 个月或以上者,或 1980 ~ 1996 年在欧洲其他国家(希腊、土耳其、西班牙、葡萄牙和意大利)累计居住达 6 个月以上。

w. 从 1980 年至今,在欧洲(阿尔巴尼亚、奥地利、比利时、波黑、保加利亚、克罗地亚、捷克、丹麦、芬兰、法国、德国、希腊、匈牙利、爱尔兰、意大利、列支敦士登、卢森堡、马其顿、荷兰、挪威、波兰、葡萄牙、罗马尼亚、斯洛伐克、斯洛文尼亚、西班牙、瑞典、瑞士、英国和南斯拉夫)居住 5 年或更多时间者(注意:该标准包括 1980 ~ 1996 年在英国逗留的时间)。

x. 1980 年至今,在英国或法国接受过输血或成分输血者。

y. 如果眼库未采用对检测 HIV 的 O 亚群抗体敏感的特异性标记检测盒,则 1977 年后出生或居住在非洲某些国家(喀麦隆、中非共和国、乍得、刚果、赤道几内亚、加蓬、尼日尔或尼日利亚)(HIV O 组危险因素)者及其性伴侣的眼组织捐献应被推迟。

z. 如果眼库未采用对检测 HIV 的 O 亚群抗体敏感的特异性标记检测盒,则 1977 年之后在喀麦隆、中非共和国、乍得、刚果、赤道几内亚、加蓬、尼日尔或尼日利亚等国接受过输血或血液相关治疗者的眼组织捐献应被推迟(罹患 HIV O 组的危险因素)。

aa. 异种移植产品的受体或亲密接触过异种移植制品受体。异种移植是将(1)

来自于非人类动物源的活细胞、组织或器官；或(2)已在体外接触过非人类动物源性活细胞、组织或器官的人类体液、细胞、组织或器官移植、植入或输入人类受体的任何手术。异种移植制品包括用于异种移植的活细胞、组织或器官。源于非人类的动物的无生命细胞、组织或器官的生物制品、药品、医疗装置不是异种移植的产品，但包括而不限于猪胰岛素和猪心脏瓣膜移植。异种移植产品的受体是指接受过异种移植者。与异种移植制品受体亲密接触是指与异种移植制品的受体密切接触可能导致包括血液或唾液在内的体液交换者。对异种移植产品 Epicel™的受体密切接触者的眼组织捐献不需要延迟。

Ⅱ临床证据

除本节所叙述的以外，依照 § 1271. 75(d)规定，对任何具有以下一个或多个传染病相关临床证据的潜在捐赠者，都应确定不适于捐献眼组织。

a. HIV 感染：

1. 既往艾滋病病毒阳性或反应性筛查试验；
2. 不明原因的体重减轻；
3. 不明原因的夜间盗汗；
4. 卡波济肉瘤的典型皮肤及黏膜下蓝色或紫色斑点；
5. 弥漫性淋巴结肿大(淋巴结肿胀)超过一个月；
6. 不明原因的体温 38. 6℃(100. 5 ℉)以上，超过 10 天；
7. 不明原因的持续性咳嗽或呼吸短促；
8. 机会性感染；
9. 无法解释的持续性腹泻；和(或)
10. 无法解释的持续性口腔白斑或非寻常病损。

b. 肝炎病毒感染：

1. 既往乙肝病毒或丙肝病毒筛查试验呈阳性或反应性；
2. 不明原因的黄疸；
3. 不明原因的肝大；和(或)
4. 11 周岁后临床确诊为病毒性肝炎，除非患病期间病历证明肝炎为甲型肝炎病毒、EB 病毒或 CMV 所致。

注：当捐献者肝炎感染史不确定时，丙氨酸氨基转移酶(ALT)、门冬氨酸丙氨酸氨基转移酶(AST)、胆红素、凝血酶原时间等实验室数据可能有助于确定其供体适用性。如果上述检测异常，但非病毒性肝炎所致，则不建议推迟眼组织捐献。

c. 梅毒感染：

过去 12 个月曾罹患梅毒或按照梅毒治疗者。如有证据表明 12 个多月前开始的治疗成功，则对该罹患或被治疗的超过 12 个月的梅毒患者不建议推迟捐献。

d. 牛痘病毒感染：

1. 近期接种天花疫苗；
2. 种痘后湿疹；
3. 水疱皮疹，提示近期产生天花免疫或与近期产生天花免疫者接触者的全身性牛痘，见 I. m. 5. 和 I. m. 6. 说明；

4. 与坏疽性牛痘的区域相一致的进行性坏死性牛痘；

5. 种痘后脑炎；和（或）

6. 牛痘性角膜炎。

e. 西尼罗病毒感染：

1. 轻微症状可包括发烧、头痛、身体疼痛或眼痛；

i 轻微症状也可偶尔伴有躯干皮疹；或

ii 淋巴肿大。

2. 严重病变；

i 严重病变包括脑炎、脑膜炎、脑膜脑炎、急性弛缓性瘫痪；

ii 严重病变的症状和体征包括头痛、高热、颈项强直、昏迷、神志不清、麻木、迷失方向、昏迷、震颤、抽搐、肌无力或麻痹。

f. 败血症：

包括但不限于菌血症、败血症、败血症综合征、全身性感染、全身炎症反应综合征（Systemic inflammatory responses syndrome，SIRS）或败血症性休克：

1. 临床感染的证据，和

2. 下列2项或2项以上无法解释的全身性反应：

i 温度>38℃（100.4 ℉）；

ii 心率>90次/分；

iii 呼吸频率>20次/分或 $PaCO_2$<32mmHg；或

iv 白细胞>12 000细胞/mm^3、<4000细胞/mm^3或>10% 幼稚（带）型。

3. 更严重的败血症症状包括不明原因的低氧血症、乳酸升高、少尿、精神改变和低血压。

4. 血培养阳性（死亡前）可能与上述体征有关。

Ⅲ体检证据

对以下一项或多项RCDADs的体检证据或与RCDADs相关的高危行为的体检证据者应确定为不适宜移植的供体：

a. 生殖器溃疡性疾病、单纯疱疹、软下疳等性传播疾病风险的体检证据。应根据在决定捐献者适用性时所获得的其他信息来考虑上述体征（见HIV、乙型肝炎病毒、沙眼衣原体及淋病奈瑟菌）。

b. 罹患梅毒的体检证据或梅毒风险的证据。

c. 男性捐献者的肛交包括肛周尖锐湿疣（参见HIV和乙肝）的体检证据。

d. 非治疗性经皮用药如针刺痕迹的体检证据；检查应包括文身，它可能覆盖针刺痕迹（参见艾滋病、乙型肝炎和丙型肝炎）。

e. 近期文身、穿耳或身体穿孔的体检证据。过去12个月内文身、穿耳或身体穿刺者，未无菌操作（例如使用污染的器械和（或）染料）或器械重复使用前未经消毒（参见艾滋病、乙型肝炎和丙型肝炎）。

f. 弥漫性淋巴结肿大（参见HIV）。

g. 不明原因的鹅口疮（参见HIV）。

h. 与卡波济肉瘤一致的蓝色或紫色斑（参见HIV）。

i. 不明原因的黄疸、肝大、黄疸（参见乙型肝炎和丙型肝炎）。

注：除非尸检，否则体检时肝大可能并不明显。

j. 不明原因的全身皮疹或发热等败血症的体检证据。

k. 与近期天花免疫相一致的大的结痂。

l. 牛痘性湿疹（参见牛痘）。

m. 全身性水泡疹（全身性牛痘）。

n. 与坏疽性牛痘一致的严重坏死性病变。

o. 与牛痘性角膜炎一致的角膜瘢痕。

参考文献

21 CFR 1271 Human Cells, Tissues, and Cellular and Tissue-Based Products, rev. 4/1/2009.

Guidance for Industry: Eligibility Determination for Donors of Human Cells, Tissues, and Cellular and Tissue-Based Products, August 2007.

（黎明 译　王岚　姚迪 校）

EBAA 医学标准附录Ⅲ

确定供体适用性

导言

本附录参照 EBAA 医学标准 D1.120，收录了 FDA 指引摘要并参考 FDA 规定中确定供体适用性过程、记录和信息资源的相关定义。FDA 指引并不构成强制性法律责任，但阐明其对所含事项的叙述仅作为推荐，除非有特定的监管和法规要求。在 FDA 指引中使用“应该”（should）一词即意味着某些提法属于建议或推荐，而非必须。

在本附录中，EBAA 还对 FDA 指引做进一步阐述，并进行了格式修改、编辑和特别的添加。对直接来自 FDA 的信息，应参考以下参考文献中引用的文献。本附录不仅提供对上述名称的文件的解读，而且还显示 EBAA 医学标准在 FDA 的指引和监管下仍具有独立性。

注：医学标准文本包括直接引自 FDA 指引的语言，而文中的粗体/斜体是 EBAA 为本附录分类所进行的澄清或补充。

EBAA 指引

Ⅰ供体适用性确认的过程：

a. 供体适用性的确认即是由医学主任或被指定人等负责人基于供体筛查（§1271.75）和检测结果（§§1271.80 和 1271.85）所作出的供体眼组织是否适用于临床的结论。根据§1271.50（b），只有符合下列条件的供体方可供临床使用：供体筛选显示无相关传染病病原体和疾病（relevant communicable disease agents and diseases，RCDADs）的危险因素和临床证据者；无异种移植相关的传染病风险者；相关传染病的病原体试验呈阴性或无反应者，但§1271.80（d）（1）所列的用于检测梅毒的非梅毒螺旋体筛查试验除外。

b. 必须建立并维持测试、筛选、确定供体适用性的所有程序，遵守§1271，C（§1271.47a）的所有规定。眼库负责人必须在实施前审查并批准所有程序（§1271.47b）。

这些流程必须因地制宜，如果不具可行性，也可在临近地区实施(§1247c)。如果证实该流程符合§1271且与其规定的严格要求程度一致，则可根据§1271.47e的授权采用由其他机构建立的适用标准程序。

c. 按照§1271.47d的规定，在发生偏差时，必须对旨在预防传染病传播风险的偏差进行记录和证实。在对来自于偏差情况下所确定的适用性的供体进行分配之前，眼库负责人必须证实该偏差并未增加传染病的传播风险。偏差是既定程序的预期变化，包括在眼组织分配前发生的标准操作程序(SOP)的预期改变，与适用法规和标准相一致。背离不同于偏差，后者在§1271.3(dd)中被定义为与适用法规、标准或已建立的说明书相悖，或属出乎意料的或不可预见的事件。

Ⅱ确定供体适用性后的眼组织伴随记录

a. 贴在眼组织容器上的独特识别码(如字母数字代码)，涉及眼组织与供体及所有眼组织的记录的关系，但不包括供体姓名、社会保障号或病历号；

b. 根据筛选和测试结果所作出的确定该供体适用性的申明。

c. 用于确定供体适用性的记录摘要。包括：

i. 申明其传染病测试系依照临床实验室改进修正案(Clinical Laboratory Improvement Amendments)1988(42 U. S. C. 263a 和 42CFR part 493)由老年人医疗保健制度和医疗补助计划服务中心(the Center for Medicare and Medicaid Services，CMS)所指定的实验室、可实施人体标本检测的实验室或符合同等要求的实验室进行。

ii. 所有相关传染病病原或疾病测试结果的目录及说明。

iii. 确定供体适用性的机构名称和地址。

Ⅲ 用于审核供体适用性认定过程的信息资源

a. 筛查眼捐献供体时，必须评估相关的医疗记录以了解风险因素和RCDADs的临床证据(附录Ⅱ)。按照§1271.3(s)的定义，相关医疗记录是指包括(1)当前的供体病史回顾；(2)死亡的或在世的供体的现有体检报告；(3)在§1271.3(S)(1)~(4)中所列的其他可获得的记录等一系列文件。

i. 供体病史采访(§1271.3(n))是与生者、死者或无法参与面谈的捐献者、继之与一个或更多可提供所需信息者进行的有关捐献者病史及相关社会(交)行为的记录式对话。这些人可能是供者的近亲属、最接近的亲属、家庭成员、与捐献者保持亲密关系者(如看护人、朋友、同伴)或捐献者的首诊医师。

ii. 对死亡供体或在世供体的体检目的是评估相关传染病和该疾病所有提示危险因素的体征(见附录Ⅱ)。对于死亡供体，其体检是指有限的尸检或新近的生前或死后体检(§1271.3(o))。对于在世供体，仅需在经采访和对现有资料的回顾所获得的相关供体病史的基础上对评估*RCDADs*属必要的身体部分进行检查。还可采信其他医疗卫生专业人员的新近体检报告。由于这是确定供体适用性的步骤，故必须建立和维护身体评估或体检的标准操作程序(§1271.47)。

iii. 如果便于获取，则符合相关医疗记录规定(§1271.3(S))的其他记录包括：

- 实验室测试结果(而非确定供体适用性所需的测试结果)；
- 医疗记录；

- 验尸官和验尸报告；
- 来自所有来源的有关传染病危险因素的记录或其他信息（例如，社会行为、相关传染病的临床症状和体征、与提示相关传染病风险的医疗状况有关的治疗）。这些记录的范本包括：医学检验报告、犯罪记录和其他组织或医疗机构所提供的信息。

注：如果在发放角膜用于移植时无法提供尸检报告，眼库应审查推定的死因和其他初步尸检结果，然后发放组织，待尸检报告发出后再对其进行复核。

参考文献

21 CFR 1271 Human Cells, Tissues, and Cellular and Tissue-Based Products, rev. 20100331 Appendix III-Eligibility Rev. 4 Page 4 of 4 4/1/2009.

Guidance for Industry: Eligibility Determination for Donors of Human Cells, Tissues, and Cellular and Tissue-Based Products, August 2007.

（曹群 译 王岚 校）

EBAA医学标准附录Ⅳ

检验

导言

本附录参照EBAA医学标准D1.120，收录了FDA指引摘要并参考FDA规定中供体检验要求和推荐的相关定义。FDA指引并不构成强制性法律责任，但阐明其对所含事项的叙述仅作为推荐，除非有特定的监管和法规要求。在FDA指引中使用“应该”（should）一词即意味着某些提法属于建议或推荐，而非必须。

在本附录中，EBAA还对FDA指引做进一步阐述，并进行了格式修改、编辑和特别的添加。对直接来自FDA的信息，应参考以下参考文献中引用的文献。本附录不仅提供对上述名称的文件的解读，而且还显示EBAA医学标准在FDA的指引和监管下仍具有独立性。

注：医学标准文本包括直接引自FDA指引的语言。

EBAA指引

Ⅰ供体检测

a. 必须按照§1271.85（a）的要求，对所有供体眼组织进行下列RCDADs项目的检测。所采用的筛查试验必须经过FDA批准、核准和认可（§1271.80（c））。当有条件时，必须使用为尸体标本特异性标记的供体筛查试验取代普通的供体标记筛查试验。按照临床实验室改进修正案（Clinical Laboratory Improvement Amendments, CLIA）或CMS确定的符合同等要求的测试机构中进行。除以下梅毒螺旋体试验之外，需对相关传染病病原体筛查试验呈反应性的供体的适用性进行确定。

以下为RCDADs的必需测试项目：

i. 人类免疫缺陷病毒1型（HIV-1）

ii. 人类免疫缺陷病毒2型（HIV-2）

iii. 乙型肝炎病毒（HBV）

iv. 丙型肝炎病毒（HCV）

v. 梅毒螺旋体（梅毒）

b. 按照 *FDA* 文件《产业指引:人体细胞、组织和基于细胞和组织的制品的供体适用性确认,2007 年 8 月》(Guidance for Industry:Eligibility Determination for Donors of Human Cells, Tissues, and Cellular and Tissue-Based Products, August 2007 for ocular tissue)推荐的眼组织筛查试验包括:

以 FDA 于 2007 年 8 月发布的题为“行业指导:对人类供体的细胞、组织和基于细胞和组织的产品的合格性检测”的文件为指导,推荐的眼部筛查试验包括:

i. HIV-1 型(FDA 批准的抗 HIV-1 的筛查试验或者既抗 HIV-1 又抗 HIV-2 的组合抗体筛查试验;以及 FDA 批准的核酸扩增测试(NAT)筛查 HIV-1 试验,或者联合 NAT 的抗体筛查试验);(如果使用的筛查测试没有标记为对 O 组抗体敏感,则必须评估与 HIV 组 O 相关的风险因子,如附录Ⅱ,I. y-z 所述)。

ii. HIV-2 型(FDA 批准的抗 HIV-2 筛查试验或既抗 HIV-1 又抗 HIV-2 的组合筛查试验)。

iii. HBV(乙型肝炎表面抗原(HBsAg)和乙型肝炎核心抗原(抗 HBc)(IgG 和 IgM)的总抗体的 FDA 许可的筛查试验。

iv. HCV(FDA 批准的抗 HCV 筛查试验;以及 FDA 批准的 NAT 筛查试验;或者联合 NAT 的抗 HCV 筛查试验)。

v. 梅毒螺旋体(FDA 批准的梅毒筛查试验或 FDA 批准的梅毒血清学诊断试验)。依照 §1271. 80(d)(1)的规定,梅毒试验的结果属于例外。对于非梅毒筛查试验阳性或呈反应性,而特异性梅毒证实试验(如荧光梅毒螺旋体抗体吸收试验(fluorescent treponemal antibody with absorption test, FTA-ABS)呈阴性或非反应性者,只要所有其他必要检测和筛查试验均为阴性或无反应,即可确定其供体适用性。而当特异性梅毒证实试验或梅毒筛查试验的标本检测呈阳性或反应性时,供体不得用于移植。如果尸检标本溶血严重而无法对快速血浆反应素试验(Rapid Plasma Reagin, RPR)的结果作出解释时,则应采用其他试验如 FTA-ABS 检测的结果。

c. 目前 FDA 批准的艾滋病、乙型肝炎、丙型肝炎和 HTLV 的供体筛查试验在以下网站列出:www. fda. gov/cber/products/testkits. htm。也可查询以下网站:http://www. gov / BiologicsBloodVaccines / SafetyAvailability / TissueSafety / ucm095440. htm#approved 以与 FDA 批准核准或认可的 HCT-P 相关供体筛查试验相链接。

Ⅱ 供体标本检测的适宜性评估

必须在获取供体眼组织的同时或眼组织获取前、后 7 天内采集供体标本。根据 §1271. 80(b)的规定,在获取组织前 7 天得以采集供体标本时,若未超过时限,就可使用生前样本检验尸体供体。虽然未对收集样本后的检测时间作出规定,但采集后仍应尽快检测,并依照制造商的试剂盒使用说明在所标明的期限内检测。

因失血需要补液的成年供体,当输血和(或)输液达到一定容量时将可能影响检测结果。失血可分内出血或外出血。对于 12 岁或更年轻的供体,无论其失血量多少,任何输血或输液都可影响检测结果。也存在其他可能影响检验结果的涉及临床输血的情形。术前或围手术期抽取并在同一手术中回输的自体血不必计入血浆稀释计算中。

a. 对于成人供体,依照 § 1271. 80(d)(2)(ii)(a),当 12 岁以上供体出现下列已知或可疑失血的任何情形时,应当怀疑血浆稀释足以影响传染病病原体的检测结果(见以下血浆稀释的注释):

1. 供体输血或输注类胶体液超过 2000ml 者(见以下血液和胶体液的注释):

i. 采集生前检测样本之前 48 小时内输入者;或

ii. 死亡前 48 小时内输入者,如果检测标本在死亡后采集,则以先发生者为准。

2. 供体输注类晶状体液超过 2000ml(见以下类晶状体的注释):

i. 采集生前检测样本之前 1 小时内输入者;或

ii. 死亡前 1 小时内输入者,如果检测标本在死亡后采集,则以先发生者为准。

3. 供体在上述(1)(2)所列的适用期间时限内(applicable time frame)混合输注了全血、红细胞、胶体液和/或晶状体液达 2000ml 以上者。

b. 对于小儿供体,依照 § 1271.80(d)(2)(ii)(b),在下列任何情况下,无论 12 岁及以下的供体是否存在失血,都应当怀疑血浆稀释足以影响传染病病原的检测结果:

1. 任何输血或胶体液输注:

i. 采集生前检测样本之前 48 小时内输入者;或

ii. 死亡前 48 小时内输入者,如果检测标本在死亡后采集,则以先发生者为准。

2. 任何类晶状体液输注:

i. 采集生前检测样本之前 1 小时内输入者;或

ii. 死亡前 1 小时内输入者,如果检测标本在死亡后采集,则以先发生者为准。

c. 其他可能导致合理怀疑样本稀释的临床情形。采集供体样本供试验的机构,应当对可能影响血浆稀释测试结果的其他情形予以关注。SOP 应确定已发生血浆稀释的其他情形,在这种情况下,应当在输血/输液前采集标本或运用稀释算法。

1. 例 1:供体曾有过失血,情况稳定,随后死亡,但在标本采集前 48 小时内输入液体。

2. 例 2:肥胖捐献者。

3. 例 3:供体虽未失血但输入大量液体,医学主任或其被指定人认为可能影响检测结果。

4. 例 4:供体体重<45kg 或>100kg。

d. 依照 § 1271.47(a)的规定,作为建立所有检测程序的一部分,供体适用性的认定机构必须设立标准操作程序(SOPs),对判定输血/输液前血标本是否适于传染病检测(例如溶血量、保存条件和标本年龄)乃必需的诸多因素作出规定。检测实验室必须按照制造商的说明包括对可能影响标本稳定性有关因素的任何说明进行检测(§ 1271.80(c))。

定义:

成分血:用物理或机械方法分离的含有人类血液成分的产品(§ 1271.3(i))。

胶体:包括(1)蛋白质或多糖溶液,如白蛋白、右旋糖酐或羟乙基淀粉,可用以增加或维持血管内腔渗透(胶体渗透)压;或(2)血浆和血小板等血液成分(§ 1271.3(j))。

类晶状体:用于电解液置换或增加血管内容量的等渗盐水和(或)葡萄糖溶液,如生理盐水、林格乳酸液、5% 葡萄糖溶液(§ 1271.3(k))或全胃肠外营养(TPN)。

血浆稀释:因输血或成分血和输液而导致供体血浆蛋白和循环抗原和/或抗体浓度的降低(§ 1271.3(p))。

参 考 文 献

21 CFR 1271 Human Cells, Tissues, and Cellular and Tissue-Based Products, rev. 4/1/2009.
Guidance for Industry: Eligibility Determination for Donors of Human Cells, Tissues, and Cellular and Tissue-Based Products, August 2007.

（林宝涛 译　姚晓明　王岚 校）

附录4 欧洲眼库协会规则

EUROPEAN EYE BANK ASSOCIATION RULES

2017 年 2 月 1 日起实施

1 协会

该协会全称为欧洲眼库协会(European Eye Bank Association),简称"协会"或 EEBA。

EEBA 成立于 1989 年。按照意大利法律,2004 年 5 月 20 日,它被正式认定为非营利协会,受意大利国家和地方的相关法律和意大利法律制度管辖。EEBA 的法定地址在意大利,目前位于 Via Paccagnella n. 11-Padiglione Rama,30174 Zelarino-Venice。

2 任务和目标

EEBA 为推动眼捐献而建立。其使命是,按照最高的医学和科学标准,遵照人权和生物医学和国内和国际法规,遵照欧洲议会人权和生物医学大会关于《人类应用的组织细胞的质量和安全指南》(EST No 164;Oviedo,1997 年 4 月)、《在生物学和医学领域保护人权和人类尊严》以及世界卫生组织关于人类细胞、组织和器官移植的指导性原则(第 63 届世界卫生大会,第 WHA63. 22 决议,2010 年 5 月),采取符合道德和人道的方式,向尽可能多有需要的患者提供用于移植和眼病治疗的高品质组织和细胞。

为此,EEBA 致力于:

- 致力于建立充足适用的治疗眼病的组织和细胞来源;
- 发展和维护欧洲眼库实践中所实行的标准;
- 建立和维护 EEBA 公认的眼库医学标准;
- 促进眼库活动的资料收集(包括眼组织获取、供体筛选、角膜保存、评估、制备、检测方法和技术等);
- 促进眼库之间的信息交流;
- 为包括供体筛选、获取、保存、贮存和组织质量检查在内的所有眼库活动的讨论提供机会;
- 鼓励相关研究和发展;
- 向外部机构提供知情评论;
- 举办眼库教育和培训;
- 与国内外的眼库和眼组织移植界和相关机构保持联系;
- 向为社会工作的个人提供眼库方面的知识。

3 会员资格

愿意成为 EEBA 会员的个人应承担 EEBA 的使命和目标,遵守其规定和标准。任何人若违反协会的规定或协会权益，委员会可建议取消其会员资格。但该建议应提交协会的办公会议审议并得到至少 21 个会员和 2/3 会员同意方能生效。

3.1　普通会员

3.1.1　协会普通会员的申请填写好之后交给秘书，并缴纳会费。委员会应决定是否接受申请。要将获得会员资格人员的名字通知全体会员。

3.1.2　每个普通会员必须缴纳年度会费，该会费的经常性变动由协会的业务会议决定。会员费需提前上缴，每年的 7 月 1 日为缴费截止日期。

3.1.3　协会普通会员确实遭遇经济困难时可以向秘书处申请延缓缴纳会费。秘书处应做出决定并通知委员会。

3.1.4　任何按时缴纳会费的普通会员将被视为信誉良好的会员。

3.1.5　任何不按时缴纳会费的普通会员将被暂时停止其会员特权，直至其缴纳会费为止。委员会在决定生效前应设定一个宽限期。

3.1.6　任何普通会员若欠费 2 年且协会已按其最后登记的住址予以告知者，将被停止会员资格，但仍可再申请会员资格（见第 3.1.1 节）。

3.1.7　信誉良好的会员将享有在商务会议上的所有表决资格以及在委员会的代表、选举和投票的权利。

3.2　机构会员

3.2.1　对支持 EEBA 使命和目标的非营利机构开放。

3.2.2　协会机构会员的申请将以适当形式交给秘书处并同时缴纳会费。委员会可接受或拒绝申请，并向申请成功者告知其正式会员资格。

3.2.3　各机构会员资格在缴纳年度会费后即生效。会费有时由协会商务会议确定。会费应提前缴纳，每年 7 月 1 日为缴费期限。

3.2.4　所有按时缴纳会费的机构会员将被认为信誉良好。

3.2.5　所有不按时缴纳会费的机构会员将暂时失去会员权利，直到其缴纳会费为止。委员会在决定生效前应设定一个宽限期。

3.2.6　所有机构会员若欠费 2 年且协会已按其最后登记的住址予以告知者，将被中止会员资格，但仍可再申请会员资格。

3.2.7　机构会员有权提名 5 个会员作为该机构的代表并出席年度商务会议。

3.2.8　信誉良好的会员将享有在商务会议上的所有表决资格（每一代表可投一票）和在委员会的代表、选举和投票的权利。

3.3　退休会员

根据退休要求，任何普通会员将成为退休会员。退休会员无须缴纳年度会费，但仍享有普通会员的所有权益。该退休申请求由秘书处提出，做出决定并通知委员会。

3.4　荣誉会员

所有会员都可推荐为协会的任务和使命做出突出贡献的所有会员成为荣誉会员。荣誉会员无须缴纳年度会费，但仍享有普通会员的所有权益。

3.5　准会员

3.5.1　委员会可建议业务会议对支持 EEBA 实现任务和目标的其他机构给予准会员资格。如果会议批准该建议，则拟议中的该机构将成为 EEBA 的准会员。

3.5.2　委员会应与准会员建立互惠协议，规范合作性质和地位、协议终止时的财务和会员资格等事项。

3.5.3　准机构会员申请并缴纳低于普通会员的会费即可成为普通会员，普通会员也可以同样方式申请成为对方的准会员。

3.5.4　经准会员机构申请或业务会议投票，准会员资格将被终止。

3.5.5　委员会对违反 EEBA 目标和任务以及互惠协议的任何机构可做出暂停会员资格的处理。

3.6　受邀会员

委员会可邀请对 EEBA 的使命和目标提供过支持的其他组织领导人成为其任职期间的受邀会员。受邀会员享有除选举的投票权和被选举权之外的普通会员的所有权利。

4　行政管理

4.1　协会设立行政秘书处以便于协会会员与协会以及协会会员之间的信息交流。

4.2　行政秘书处将由其使命和目标与协会一致的机构主办，秘书处的地点须经委员会同意。

4.3　秘书处将由委员会委任的执行官负责组建（见第 5.12 节）。

4.4　执行官隶属于主办秘书处的机构，作为该机构法定代表，该主办机构的主管或医学主任需对书面条款表示赞同以支持执行官的工作。

4.5　如果执行官不隶属于主办秘书处的机构，则他/她可作为自由职业者被该机构雇用。

4.6　因执行官的工作与行政秘书处的需求和职责，主办机构可接受适当的补偿。协会给予主办机构的这种补偿必须经过委员会的批准。

5　委员会

5.1　协会的日常事务由协会成员组成的委员会管理实施。被选出的委员会成员包括主持工作的主席、副主席秘书和财务官员以及其他 8 名协会成员，后者至少包括一名技术人员。此外，执行官、咨询督察、网络经理、下一年度会议组织者、上一年度会议组织者将成为委员会的当然成员。如果继任者无异议，刚刚卸任的主席可在其继任者担任主席的整个任期内仍然留在委员会内工作。其他成员可与委员会进行经常性的合作以完成特定的使命。

5.2　只有被选出的委员会成员（见第 5.1 节）才具备对需要表决的委员会事务进行投票的权利。

5.3　确定业务事项的法定人数应当达到委员会投票人数的 2/3。

5.4　副主席和被选出的委员会委员由协会成员通过纸质选票选举产生。包括副主席在内的新近选出的委员会成员将在选举年的下一年度的 2 月 1 日就任。

5.5　秘书处负责投票的组织和监督。每年要提出委员会空缺的提名。如果对每个空缺的提名仅有 1 人，即认为对被提名者无反对意见；如果提名多于空缺，则选票将在下次 EEBA 工作会议前至少 29 天分发给所有享有投票权的委员，以允许有 28 天时间交还选票。秘书和执行官将负责确认和计票。如果秘书被提名到委员会改选，则主席可指定其他未被提名改选的委员对选举过程实施和监督（即，接受提名、选举和确认以及计票）。

5.6　只有具备投票权的委员才能建议对副主席和委员会空缺的提名。所有被提名人应当具有良好声誉，被提名副主席的人员必须有在委员会的工作经历。

5.7　在投票之间出现的委员会的空缺将通过空任期留任者的合作来弥补。改选至委员会的候选人须经主席提名和委员会批准。

5.8　主席是协会的主政官员，其主要职能是领导和规范委员会的运作，协调委员会的主要活动。只有主席或其指派人员方可代表协会发表声明。当投票开始且秘书成为被提名人时，主席才可指定他人替代秘书工作（见第5.5节）。主席可批准或反对对SIGs主席和官员的提名及任命（见第6节），任职期限为3年。

5.9　副主席是协会的第二行政长官，在主席缺席时代行主席职责。副主席任期3年，之后自行过渡到主席职位。

5.10　除了主席和副主席之外，被选出的委员会成员实行3年任期。任期结束的成员可谋求委员会对其下一任期的提名和选举。连续任职2年的委员在谋求提名和再选举前，应当有至少1年的空置期。

5.11　委员会在被选举的委员中分配秘书和财务官

5.11.1　秘书对协会事务负有充分的管理权利。秘书记录委员会和协会的所有会议内容，酌情将这些记录呈交给委员会或协会的下次会议批准。秘书正式接受会员资格的申请（见第3.1.1节和第3.2.2节），负责在下次协会的工作会议上通知所有正式会员，负责维护协会会员资格的准确记录。除非成为被提名人，秘书还应组织年度投票以确定委员会的职位、确认和接受提名、计票和确认选票。如果秘书被提名重新选举，则他/她应立即通知主席以便另行指派他人替补（见第5节）。

5.11.2　财务主管代表协会对其收入和资金负责并配合执行官监管资金的投入（见第4节）。财务主管将向年度会议提供协会财务状况正式报告。

5.12　委员会对决策人、咨询督查、网络经理的任期3年。如果委员会发现上述人员违反协会使命和目标的行为，或未能很好地履行其应尽的职责，将有权在任何时候免除其职务。

5.12.1　执行官代表委员会负责处理行政秘书处的日常运行（见第4节）。他/她直接向主席报告，并与秘书和财务主管协作管理协会事务。执行官还负责收取普通会员和机构会员的会费、在年度选举中协助秘书计票。如果其本人希望被提名参选委员会职位则应立即向主席报告以另行指派他人替补（见第5.8节）。

5.12.2　执行官或网络经理发布的可能被认为是协会官方的任何声明必须获得主席的批准。

6　特殊利益集团（Special Interest Groups，SIG）

6.1　医学SIG（medical SIG）：

6.1.1　医学SIG是协会的常务SIG，负责维护EEBA的最低医学标准（Minimum Medical Standards）。医学SIG需对这些标准进行正式对年度复审。如果有更多要求，则需要增加复审的次数。从修改医学标准和实践的角度，医学SIG可向委员会推荐修正和增加的意见。

6.1.2　技术引导SIG（Technical Guidelines SIG）负责维护EEBA的“眼库技术指引”，后者将根据需要增加复审次数。应重视现行的技术实践以及相关的国内和国际医学标准。从修改医学标准和实践的角度，技术引导SIG应向委员会推荐修正和增加的意见。

6.2　委员会可选举出特别SIGs以在与协会的使命和目标直接相关的、常务SIG尚不能覆盖的领域制订规划和开展研究。这种SIGs将存续于预定期。委员会可投票扩大SIG的更长任期，也可依照EEBA规定，建议业务会议将特别SIG转换为常务SIG。如果委员会投票反对，则特别SIG的任期不得被延长。

6.3　SIG会员资格

6.3.1 将成为委员会成员的各个SIG主任由委员会批准、主席任命。

6.3.2 SIG成员由SIG主任任命并需得到协会主席的批准。这类因其特殊的专业知识和在相关领域的经验被选出的成员并非必须成为协会的会员。

6.3.3 委员会成员由1个以上的SIG任命/委员会批准。

6.3.4 SIG的主任和成员的资格可由主席撤销、委员会批准。

7 EEBA医学标准

7.1 EEBA由“最低医学标准”和“眼库技术指引”两部分组成。协会成员认为这是眼库实践中可接受的最低限度原则。

7.2 “最低医学标准”由医学SIG复核,其推荐意见送交委员会批准。

7.3 “眼库技术指引””由技术SIG复核,其推荐意见送交委员会批准。

7.4 由委员会批准的对EEBA标准的修订应得到协会工作会议的赞同。至少21位成员必须参会、完成修订前获得其中2/3赞成票。

7.5 遇极端紧急情况时,根据医学SIG和/或技术指引SIG主席的建议以及委员会的批准,主席可建议业已完成的具有即时效应的临时改变。临时改变需在工作会议上通过(其条件同上款)方能才能完成。

8 会议

8.1 年度工作会议通常在每年的1月举行。会议将与专业和科研会议联合举行,欢迎非协会会员参会。特别工作会议可在EEBA处理业务的任何时间举行,需提前28天通知会员,这些业务急需在年度业务会议之外做出决定。

8.2 委员会将在年度业务会议前举行会议,也可在认为协会事务必需的其他时间举行会议。

8.3 年度业务会议的地点由委员会在正式召集主持之后决定。

9 电子通讯

一个或一个以上的委员会的委员应通过会议电话或相似的通讯设备或电子显示屏通讯(例如:Skype、GoToMeeting或其他会议软件)参加委员会会议,以使所有参会人员同时听到对方的谈话。通过这种工具的参会可产生身临其境的氛围。

10 补偿

任何委员会委员不得以其在委员会的任职能力为由从EEBA领取薪金和其他形式的报酬,但经委员会批准,可在履行EEBA职责时,按每日计算领取定期津贴和/或报销费用。

11 目录

11.1 EEBA每年制作目录并及时在年度业务会议上发行。如果某眼库有1名以上的雇员为注册普通会员,则其眼库资料可被公开。

11.2 各眼库的一名协会成员应被视为该眼库的通讯会员。

11.3 通讯会员负责按照要求每年用所提供的表格交还资料以便编写协会目录。不在规定期限内提供资料可能造成其眼库不被录入目录的后果。

11.4 目录督察对用于编辑目录的数据收集和处理过程进行监督。经主席批准,目录督察可委派更多的后勤和编辑人员。

12 网站

12.1 EEBA将维护网站以提供有关协会使命、目标和未来活动的信息。网站用于发布EEBA医学标准、目录、进一步的信息采集和会员服务等。

12.2　网站经理对网站的开发和维护实施监督。经主席批准，网站经理可委派更多的后勤和编辑人员。

13　协会的规则

协会规则只有经协会业务会议批准和在适当时机讨论后方能改动。除非至少21人参会且2/3投赞成票，否则不得改动。

14　归属、合并、终止

根据委员会的建议、提前4周通知召开协会业务会议或书面投票以全体会员的简单多数投票表决方式，协会可归属或与其他机构合并或终止运行。

15　收入和财产

15.1　协会收入的使用由委员会决定，仅用于推动协会的利益、完成协会使命和目标，尤其用于支持EEBA秘书处和执行官的工作、制作目录、开发和维护网站、向参加年会和访问其他眼库的科技人员提供补贴以及向获得年会最佳演讲者发放奖金。

15.2　协会因解散或关闭而遭清盘时，在付清所有欠款之后剩余的资产将按照协会所有成员的意愿被转给符合协会使命和愿景的机构，只要该过程不妨碍其对协会所有成员以下欠款的支付：①用于提供商品、人力、电源提供或其他服务的合理报酬、②货币借贷产生的合理利息、③任何物业的合理的租金，或④经协会批准的费用报销等。

（姚晓明　李志伟 译　姚迪　王岚 校）

附录5 欧洲眼库协会供体眼组织技术指引

EEBA Technical Guidelines for Ocular Tissue

2017年2月1日起实施

概述

以下指导性文件考虑到欧盟国家所强制实行的欧盟指令(European Directives),包括:

1. 欧洲议会2004/23/EC指令和2004年3月31日欧洲理事会通过的旨在制定人体组织和细胞的捐献、获取、检验、处理、保存和分配等方面的质量和安全性标准。

2. 2006年2月8日实施的2006/17/EC委员会指令,其涉及人体组织和细胞捐献、获取、检验的某些技术要求的2004/23/EC指令的实施。

3. 2006年10月24日实施的2006/86/EC委员会指令,其涉及人体组织和细胞编码、处理、保存、贮存和分配的某些技术要求的2004/23/EC指令的实施。

4. 2015年4月8日实施的2015/565/EC委员会指令,其涉及人体组织和细胞的编码的某些技术要求的2006/86/EC指令的修正。

经过适当培训的个人应当按照业已验证的、文件控制的标准操作程序(document-controlled standard operating procedures,SOPs),完成下列相关工作。

1. 眼组织获取
2. 角膜组织处理和保存
3. 用于移植角膜组织的评估和筛选
4. 巩膜组织
5. 羊膜组织
6. 眼组织分配与随访

1 眼组织获取

按照EEBA最低医学标准,应遵守以下规定:

1.1 眼组织应由具备资质和受训的人员摘取;

1.2 在实施眼组织摘取的实际步骤前务必做到:

- 依照地方法规或业经负责人/医学主任批准的眼库标准程序确认供体身份;
- 如有必要,应确定得到同意捐献或无拒绝捐献的意见并予以记录;
- 按照指引核查供体病历、图表和面谈记录等以了解捐献禁忌证,并了解对EBOLA病毒感染等可能影响眼组织捐献的疾病进行进一步检测的指引和建议;
- 根据现行指南和建议对捐献者的遗体进行检查,以发现任何医学禁忌证;

- 条件允许时，应对尸眼进行检查，尤其要注意排除角膜有无医学禁忌证。如果供体摘取前条件不允许，则应在尸眼送抵眼库后尽快对角膜进行仔细检查；
- 记录全部有意义的病理性体征。

1.3 抽取血样本

1. 依照 EU-Directive 要求，在捐献者死亡后 24 小时内抽取其血样本并记录抽血日期和时间，需与国家法规相一致（例如遗体冷藏时间范围）；

2. 如果捐献者身份得到确认，可在其死亡前 7 天内适时抽取血样本以进行血清学检测（见欧洲指南：EEBA 最低医学标准—供体医学检测及实验室试验）；要记录抽取血样本的日期和时间，注明其在死亡前规定的时间范围内抽取。

3. 如果供体在输血（血液制品、血液替代品、胶体、结晶胶体）和（或）血透析间隔期间曾接受过血液稀释治疗，则应依照国家法规对血液稀释的风险因素进行检测。

1.4 眼组织获取

依照眼库负责人批准的有关供体死亡的时限规定摘取眼组织。

引自 EEBA2017 年度指南

死亡-摘取时间的延迟（器官培养和低温保存的组织）	平均时限	最低时限	最高时限
原位角膜片切取（小时）	15:29	04:00	30:20
尸眼摘取（小时）	10:41	00:19	37:00

- 无论摘取尸眼或原位切取角膜片，都应采用有效的无菌技术。
- 将摘取的尸眼固定于湿房内或将角膜片置入适宜保存液中。
- 应标注所用耗品和医疗器械批号（包括有效期）。
- 尽可能采用一次性耗品。建议记录重复使用耗品的认证代码和批号，以便在发生传染性疾病（例如细菌、病毒、真菌或朊病毒感染等）慢性传播时能够追踪该器械的使用经过。

1.5 应按照现有程序（例如采用合格的运输包装箱）尽快将眼组织运送到眼库做进一步处理。

2 角膜组织的处理和保存

2.1 一般原则

- 只能使用符合文件要求和眼库负责人所批准的供应商所出售的试剂和耗品。建议使用被列入欧盟和药典编录的材料和试剂。
- 必须对包括去除污染、供体内皮细胞评估和眼组织微生物学检测的日期和方法等所有步骤做出书面记录并定期修订标准操作程序（SOPs）。必要时需记录时间点。眼库处理眼组织应采用无菌技术。
- 应当对供体角膜处理场所的环境空气质量标准（空气悬浮粒子/CFU）做出规定并进行监测（通常为 D 级背景的 A 级）。
- 考虑到死亡后的眼组织多被污染，残留的污染微生物数量取决于供体保存前的无菌化操作、保存期间的抗生素使用以及角膜组织保存时的操作，因此，每个眼库应当收集有关资料以证明和记录已定义的环境标准从而获得符合质量和安全要求的角膜组织。

2.2 应采用以下制备角膜植片的方法：

- 从已摘取的离体尸眼切取带巩膜缘的角膜片。
- 从捐献者遗体原位切取角膜片。
- 将上述方法获取的角膜片用手工或自动板层刀制备板层植片。

2.3 采用以下保存角膜内皮细胞活性的方法:

- 全眼球低温保存:推荐用于选择性手术的供体最长保存时限为72小时。新的手术技术可成功地延长保存时间,但其时限应由各眼库的负责人决定。

供体内皮细胞检测是强制性规定。应考虑供体保存期间的内皮损失,除非该供体用于急诊手术或前板层移植。眼库负责人、医学主任或其指定人应确保在该时段对供体进行所有必要的血清学检测。应当增加对手术供体保存液和/或手术剩余眼组织进行微生物学检测的说明。

- 角膜片在保存液中的低温保存:最大保存时限取决于保存液的性能,应参考制造商的产品说明。所有超过规定保存时间的天数由各眼库的负责人咨询手术医生后决定(例如,如果缺乏可替代的移植组织,则可采用结构性植片/基质植片以避免摘除患者眼球)。

供体内皮细胞检测是强制性规定。应考虑供体保存期间的内皮损失,除非该供体用于急诊手术或前板层移植。由于这种方法的保存时间短,用传统的微生物学检测法(如血液培养瓶)不可能及时获得器官培养液敏感微生物学培养的最终结果,但可采用一些可替代的检测方法。可在保存开始后一天或于眼库发出手术供体前取样进行保存液培养。由于保存液含抗生素,因此有必要对已采用的微生物学检测法的有效性进行评估和验证。得到延迟的阳性结果时应尽快通知经治医生和移植中心。应当增加对手术供体保存液和/或手术剩余眼组织进行微生物学检测的说明(见3.7)。

- 角膜片的器官/组织培养法保存:建议用于择期移植手术的供体保存时间尽可能短于34天。供体内皮细胞检查是强制性规定,最好在保存期结束时进行检查,除非该供体用于急诊手术或前板层移植。

应当规定最短保存期限以便于微生物学检测从而降低污染的风险。对保存液保存的角膜进行微生物学检测的时间由眼库负责人决定。考虑到保存液中抗生素的药效,故应对该留验期和微生物学检测法的有效性进行评估和确定。

必须对保存液样本进行微生物学检测,而不能仅靠观察保存液的颜色或透明度的变化来判断。考虑到眼组织被转移到其他溶液/保存液可能使角膜内皮受到挤压,故在保存期间采用无菌技术更换保存液由眼库负责人或医学主任决定,或依照保存液制造商的产品说明。

- 对在组织库制备板层植片所采用的程序和技术应当进行评估、确定和定期修正。如有可能,包括微生物学检测(例如对运输保存液和/或板层/制备后剩余的组织等的检测)间隔由眼库负责人/医学主任决定。
- 冷冻保存:用于结构性角膜移植(tectonic grafting)供体的非活性保存。

引自2017年EEBA指南的数据

角膜片保存时间(天)		平均	最短	最长
低温保存(来自17个眼库统计)	Optisol(GS)或类似保存液	5.8	1.9	11.0
器官/组织培养(来自44个眼库的统计)		19	10	33
在运输保存液中(来自44个眼库统计)		2.6	1.6	5.5

3　用于移植角膜组织的评估和筛选

3.1　概述

拟用于全层角膜移植（如穿透性角膜移植）的供体如果存在特定组织层异常，则可能属于禁忌。但随着各种不同手术技术的使用，这类特定完整的组织层也可用于角膜移植。因此，眼库与手术医生进行沟通十分重要，以便根据眼库的必不可少的建议发送特殊用途的眼组织。不过，角膜供体的使用和适用性仍由移植手术医生做出最终决定。

为了选择特殊用途的角膜组织，必须核对和记录以下情形：

- 上皮层（全层植片、表层或前深板层植片、角膜缘植片）：有无划伤或脱落；
- 基质层：（全层植片、表层或前深板层植片）：透明性至关重要；
- 内皮层：对维持全层植片、后板层植片的透明性是必需的；
- 内皮细胞（全层植片、后板层植片）：内皮细胞密度极其重要（见 3.6）；
- 角膜厚度提示更多的信息，因此建议在角膜保存和去水肿前后对角膜厚度进行评估，厚度小于 400μm 可能表明异常变薄（例如圆锥角膜、屈光手术史、配戴硬性接触镜史）；厚度大于 700μm 可能表明角膜组织层间发生水肿（例如感染、内皮泵功能障碍）。

3.2　大体检查

不借助光学设备而对角膜透明性进行检查，并记录如下病变：

- 外眼异常：如无张力眼球、眼球痨、结膜肿瘤的可疑体征；
- 既往眼前段手术史；
- 上皮擦伤、过多眼眶组织残留、眼球裂伤；
- 上皮缺损；
- 记录基质浑浊（部位、大小）和脂质环、老年环，包括透明区的直径。取用透明组织的最小直径由眼库负责人、医学主任或按照移植医生的需要决定；
- 角膜形态异常（圆锥角膜、小角膜、大角膜）；
- 前房体征（肉眼可见血块的形态和证据）；
- 其他异常，如增生至光学区的翼状胬肉。

3.3　裂隙灯检查

由于裂隙灯检查可以获取更多的和极其重要的信息，故建议在摘取尸眼和角膜片时进行裂隙灯检查。

考虑到以下情形，应对角膜和角膜缘区域的形态进行检查以排除角膜疾病或死亡后造成的假象：

- 上皮细胞及其不规则形态；
- 基质浑浊的体征（角膜斑点、角膜薄翳或角膜营养不良）；
- 后弹力层皱褶（随死亡后时间延长而加重，分为轻、中、重度）；
- 内皮沉着物；
- 角膜滴状病变；
- 角膜形态异常（圆锥角膜、小角膜或大角膜）；
- 对下列情形亦应给予注意（在切取角膜片时难以发现）：
- 前房体征（大量出血的形态和证据）；
- 既往眼前段手术的体征（青光眼、白内障）；
- 屈光手术体征（PRK、Lasic），参见 EEBA 最低医学标准；

- 虹膜前、后粘连；
- 眼前段肿瘤或新生物的体征（尤其注意罹患癌症的捐献者，参见 EEBA 最低医学标准）。

以上情形仅通过裂隙灯检查才能被发现。

3.4　必须选择以下其他显微检查中的一项：

- 内皮细胞显微镜

内皮细胞显微镜下，内皮细胞的形态随温度、保存方法和保存液的类型和保存时间不同而异。建议在室温下进行该项检查。

- 透射显微镜（亮视野显微镜、相差显微镜）

对光学显微镜而言，要想看清内皮细胞，必须用低张力溶液引发细胞间隙的水肿。所产生的水肿及其形态取决于保存液类型和保存时间。使用细胞活性染色剂（例如台盼蓝）有助于识别死亡细胞（坏死或凋亡细胞）和剥离的后弹力膜。

3.5　显微镜检查的重点关注区域：

- 内皮细胞
- 如有可能，了解细胞间隙的水肿形态表现；
- 后弹力层皱褶的数量和范围；
- 因外伤或死亡后细胞衰减出现死亡细胞的表现和分布；
- 内皮细胞的密度、大小和形态：

按照业已验证的和定期核查的方法，即借助于格子线或软件以及校准的软件程序直接对图片进行计数。

需注意，在多数情况下，要对自动获取的内皮细胞计数进行交互操作，以获取细胞计数、大小及变异、六角形细胞百分比和其他形态参数的准确可靠的结果。

应在角膜不同区域即中央区和旁中央 2～3mm 区进行内皮细胞计数，注意从中央到周边的内皮密度的变化；

内皮细胞的多形巨细胞性意味着细胞大小的改变。可分为轻微、轻度、中度和重度；建议各眼库采用常见术语和评价程序。

多形性意味着细胞形态以及正常六角形细胞的形态改变。

- 细胞明显减少的体征；
- 角膜滴状病变的体征；
- 内皮细胞内形态的改变（例如结节、空泡改变）。
- 基质

基质浑浊、基质内沉着物、角膜细胞形态异常。

- 上皮

上皮是否完整、是否存在垂直或水平方向的部分糜烂或上皮缺损。应对最终使用的供体上皮和患者的诊断（例如角膜缘病变等）进行评估。

3.6　角膜内皮细胞的排除标准（若将内皮层作为植片的功能组织层）：

- 细胞活性因外伤、死亡后效应而受到严重影响的组织，发现死亡细胞和/或炎症细胞；
- 内皮细胞形态学检查对移植效果的影响尚不确定。是否排除应由眼库负责人、医学主任决定。依照文献，内皮细胞密度<2000 个/mm^2、内皮细胞出现中度或重度多形性和异型性、器官/组织培养期间细胞明显减少或发现死亡细胞等，均被视为影响植片长期存活。

3.7　临床使用

必须标注供体角膜的保存和失效期。如果需要更换角膜保存液，则需注明更换日期。强烈建议术后对角膜保存液和残留的角巩膜缘组织进行微生物学检测，尤其当眼组织被认为无菌时或保存液不含抗菌药物时。

4 巩膜组织

4.1 巩膜捐献的组织选择和禁忌证

- 捐献者年龄标准由眼库负责人/医学主任决定；
- 恶性肿瘤为捐献禁忌(尤其用于角膜缘移植时)；
- 眼组织病变：翼状胬肉、异常形态、葡萄肿；
- 既往手术史：冷冻治疗(翼状胬肉)、切除术(环扎术)。

4.2 处理

巩膜的处理需在切取角膜片之后进行。清除玻璃体、晶状体、脉络膜、视网膜组织和眼附属器如眼肌止端、结膜。如有需要，可将组织切成小段。处理过程采用无菌技术。

4.3 保存(集中保存或分别保存)

通常应用的保存方法包括：

- 室温条件下：
- 用≥70%酒精或甘油脱水保存；
- 福尔马林溶液固定；
- 冷冻或冻干保存；
- 将巩膜浸于 Optisol GS、Eusol、70%酒精或含抗生素生理盐水溶液中，2～8℃冰箱中冷藏保存。

4.4 除菌和控制微生物污染

建议在巩膜保存于甘油前用抗生素溶液浸泡 20 分钟，或在 70%酒精中保存 14 天后再更换 70%酒精。在最终保存和发送用于手术前，应对保存液和巩膜组织进行微生物学检测。

4.5 临床应用

应注明巩膜的保存方法和保存日期。应标注适宜的复水程序以便于手术医生和手术医院采用。

5 羊膜组织

5.1 组织选择

羊膜取自活体组织，其获取机制包括书面知情同意书与大量医学问卷调查体系是有所不同的。检疫 6 个月后需对该羊膜的供体进行第二次血清学检测，除非已进行过 NAT 检测。

5.2 处理

羊膜应在层流间无菌处理，此与角膜片摘取后的处理相似。对处理羊膜时所要求的环境空气标准(空气中悬浮粒子/CFU 计数)应当做出规定并实施监控。通常为 D 级背景下的 A 级。按照标准的操作程序，将整个胎盘漂洗数次，再将羊膜与绒毛膜分离开来。然后，将羊膜平铺在载体上，切割成数个小的部分。

5.3 保存

通常采用保存液或甘油保存：

- -80℃冷冻保存；
- 液氮保存；

- 冻干保存；
- <-20℃湿润环境中保存。

在整个保存过程中，各种漂洗溶液和组织均需进行微生物学检测。

5.4　临床应用

需标注羊膜的保存方法和保存时限。应标注适宜的复水程序以便于手术医生和手术医院使用。

6　眼组织分配和随访

6.1　供体相关信息和角膜显微镜评估应随附于分配的供体组织。

6.2　按照地方法规和欧盟规定，组织运输的包装箱应附有标签，其至少含有如下内容：

- 发送者姓名、地址、电话号码；
- 接收医院或手术医生的姓名、地址、电话号码；
- 实际数量（组织类型）；
- 运送的日期和时间；
- 保存信息（例如，注明“请勿冷冻”）；
- 运输信息（例如，注明“请勿倒置”）。

6.3　手术医生应填写与供体随附的表格，注明接受者的名称和其他所有必要的信息，以便于对供体的随访。

6.4　手术医生应向眼库报告所有出现的严重手术并发症，例如原发性植片衰竭、眼内炎或疾病传播。因为这些病变可能与被移植的组织有关。

如果有必要，眼库负责人或医学主任应对所有报告的严重不良反应和/或不良事件进行调查，并采取必要和切实可行的措施加以纠正和预防。如果来自同一供体的其他组织/器官已用于移植，则应通知有关移植医院。

眼库需定期获取信息，按照欧盟规定，需另将严重不良反应和严重不良事件通知管理机构。

（姚晓明 译　姚迪 校）

附录6　EBAANZ标准2009

Eye Bank Association of Australia and New Zealand Inc.

EBAANZ

Eye Bank Association
of Australia & New Zealand

EBAANZ Medical and Quality Standards
for Eye Donation and Eye Tissue Banking

Edition 2: April 2009

Table of Contents

Introduction

The Eye Bank Association of Australia and New Zealand Inc. (EBAANZ) was formed to promote cooperation, communication, consistency and reliability of service between Eye Banks for the benefit of donors, donor families, ophthalmic surgeons and tissue recipients.
The five Eye Banks in Australia and one in New Zealand are members of the Association.

Restoration of sight by transplantation of a healthy, viable cornea from a recently-deceased donor is the only option for people with advanced or end-stage corneal disease. Sclera from donated eyes may be used surgically for repair and reconstruction. The provision of these valuable tissues over many decades by Eye Banks has led to renewed quality of life for thousands of people, and has resulted in major efficiency and cost benefits to the health care industry. It has also enabled the donation wishes of many thousands of people to be fulfilled.

These Medical and Quality Standards have been developed to assure consistently high levels of quality, safety, proficiency and ethics in dealing with eye tissue for transplantation. Herein are defined the minimum standards of practice in the donation, retrieval, testing, preservation, and distribution of eye tissue as determined by the ophthalmological medical community in Australia and New Zealand. They are guided by similar Standards produced by the Eye Bank Association of America and the European Eye Bank Association and, in a broader context, well-established international standards for tissue donation and banking. Thus, these Standards encompass and reflect current international best-practice in eye donation and banking.

The Standards are written with a Quality Systems approach in mind and are designed to supplement (not replace) formal regulatory codes which may specify additional specific requirements for Good Tissue Practice as required by Government agencies.

It is also important to acknowledge in this Introduction those aspects of normal Eye Banking practice that are *not* specifically addressed by these Medical and Quality Standards, but nevertheless form an integral and indivisible part of the donation process. Eye Banks, being the first Donation Services, have by necessity been required to cover *all* aspects of donation including, but not restricted to - direct interaction with medical staff and families to obtain eye donor history for donor screening, obtaining consent for donation and performing services associated with follow-up to donor families, and responsibility for hospital and community donation programmes. These services, as well as the surgical, scientific and administrative aspects of eye tissue processing addressed in this document, are performed by professionals trained in these fundamental facets of eye donation services. Policies and procedures concerning these aspects of the donation process are addressed by each individual Eye Bank's Quality System, and may vary according to regional differences in practice.

In addition, the donor coordination services performed in association with other donation agencies or services, such as those that are primarily responsible for organ donation, tissue donation and/or those which may exist as part of Coronial institutions, must also comply with the minimum requirements specified in these Standards. The services provided through these beneficial and mutual partnerships include elements of donor screening, consent, and testing. The Eye Banks, as the distributors ultimately responsible for the safety, quality and supply of the eye tissues for transplantation, must seek and require assurance from these partnerships that practices conform to EBAANZ Medical and Quality Standards.

<u>*General Principles*</u>

1. The Eye Bank/Donation Service will ensure it complies with all relevant Federal and State legislation and regulations in the development and execution of policies and practice.

2. At all times a fundamental principle and aim is to maintain the dignity of the donor, the dignity of the donor's family and the dignity of the prospective recipient. The professional's ethical (and legal) duty of care is derived from this principle.

3. The Eye Bank/Donation Service will provide corneal and other human eye tissue with maximum safety and minimal risk to the service's staff, hospital staff and recipient patients.

4. A fundamental principle of all tissue banking is to prevent the introduction, transmission and spread of communicable disease or infection.

However, these principles and goals are subject to the limitations of human tissue donation, variability in biological systems and material, and the practice of medicine. Thus, as for donation of other major organs:-

- No two donations are the same, and each item of tissue acquired is unique and variable.
- Testing or evaluation of such individual tissues is restricted to tests that do not lead to its destruction. Minimal manipulation is required for eye tissue to remain viable and healthy.
- Eye tissue is not sterile, nor (as living tissue) can it be subject to terminal sterilisation or to an absolute guarantee of absence of potentially infectious micro-organisms.
- Extensive screening is performed to preclude from transplant any tissue which is potentially hazardous because of possible transmission of disease or infection; however risk of transmission can never be completely eliminated.
- There are no absolutely defined criteria for the acceptance or rejection of tissue - the final decision regarding surgical use rests with the surgeon for each individual and unique case. In reaching a decision on acceptance or rejection of tissue for surgical use, the surgeon is guided by the Eye Bank/ Donation Services' testing and reports.

Unlike blood and most other forms of donated bodily tissues, very little 'processing' or long-term storage of eye tissue can occur. Eye tissues cannot be tested for functional ability in the laboratory or have tests performed to monitor viability or presence of contaminants that will compromise the tissue itself. Therefore, the aim of eye tissue 'processing' is to preserve the viability and function of the tissue, reduce residual colonisation of normal ocular flora and avoid introducing contaminants. Each unit of tissue is retrieved, stored and distributed as an individual item, and is not pooled or transplanted in multiple units. No definitive test of functional ability is able to be performed, except by transplantation and subsequent biological function in the recipient; therefore no direct validation of processes can be achieved except by monitoring clinical outcome.

These Standards also reflect that there are different methods employed to store and preserve eye tissue, which are all medically approved and clinically proven, and that eye tissue may be used for different surgical purposes.

Surgical use of corneas for transplantation (*keratoplasty*), and hence the type of donor tissue supplied, can vary according to the presenting indication of the recipient, the preferred method of the surgeon, and urgency of surgery. The most common form of keratoplasty (*penetrating keratoplasty*) utilises the full thickness of the donor cornea, including the vital inner cell layer (endothelium) i.e. the whole thickness of the cornea is replaced. Various forms of *lamellar keratoplasty (of either anterior or posterior cornea)* are also performed. Anterior lamellar procedures replace only the anterior portion of the recipient's cornea with equivalent partial thickness donor tissue i.e. the recipient's endothelium remains. Posterior lamellar procedures replace the endothelium of the recipient's cornea with donor endothelium. These techniques are becoming more common, and can be seen as advantageous to the recipient. This has implications for Eye Banking in the selection of donor eye tissue and the preparation of the tissue for surgery.

Therefore, Eye Banking must accommodate these differing requirements for surgical use, which may mean that different 'qualities' of tissue can be supplied e.g. a cornea with an unsuitable endothelium may be used for cases of anterior lamellar keratoplasty. Corneas are also able to be used as a purely structural tissue, where perforation of the cornea is an emergency, and a cornea not meeting normal quality requirements is acceptable to 'save the eye'.

Finally, it must be appreciated that many aspects of the process of providing eye tissues are based on medical and surgical procedures in addition to the scientific and technical procedures employed in the laboratory. Such medical and surgical procedures are difficult to standardise with any degree of certainty, and professional judgment must be employed in any given situation. This can be compared directly to many of the donor screening, retrieval and evaluation processes that occur in the case of vascularised whole organ donation. It is not possible to encompass these aspects of Eye Banking in written Standards where technical direction is no substitute for professional experience and judgment. However, professional practice must still be based on the general principles and minimum standards provided by this document.

These Standards will be reviewed annually, updated if necessary and approved by EBAANZ member Eye Banks. The compliance date for any changes is three months following the date of this document.

1 QUALITY SYSTEMS AND ASSURANCE

1.1 General

The aim of using a Quality System in Eye Banks is to maximise the safety and quality of the eye tissues and services provided. The Standards defined in this document shall provide the basis for the development of the Quality System.

The Eye Bank shall have a formally established quality assurance programme (hereafter called Quality System) that defines and documents a series of systematic processes that are to be followed by all those working in the organisation. These processes shall be designed to ensure that quality is evident in every part of the organisation and to effect continuous quality improvement. A major objective is to avoid errors, however, if an error does happen, the cause should be identified, a risk assessment performed, and the process amended if necessary so that the error is not repeated.

- The Eye Bank shall define and document how the requirements for quality will be met.
- The Quality System shall include ongoing monitoring and evaluation of activities, identification of problems, and implementation of plans for corrective actions.

1.2 Resources for a Quality System

- Adequate resources shall be provided at all levels to ensure effective and efficient delivery of the Eye Bank's Quality System. The Eye Bank shall identify and provide adequate resources, including the assignment of trained personnel, for management, performance of work and process verification activities and internal audits.

1.3 Procedures and Documentation

- A Quality System depends on the implementation of effective and adequate documentation. The Eye Bank shall establish and maintain relevant documents relating to all aspects and stages of the Eye Bank's work practices and services.
- A Policy and Procedures (Quality) Manual shall be produced which includes standard operating procedures (SOPs) and associated documents for all activities which affect the safety or quality of eye tissues and shall include (but not be limited to) a detailed description of the following:
  1. The procedures used for consent for donation, donor suitability assessment, eye tissue retrieval, processing, preservation, packaging, labelling, storage, quarantine, evaluation, distribution, and recall of, eye tissues.
  2. Record keeping, adverse reaction reporting and notification.
  3. The procedures used for facility establishment, maintenance, cleaning and environmental monitoring (if performed).
  4. The procedures used for equipment maintenance, cleaning, calibration and validation.
  5. Procedures for corrective and preventative actions to be implemented should errors or non-conformances occur, and to effect continuous quality improvement.
  6. Copies of publications cited in support of the policies and procedures.
  7. A description of the required tests, procedures and tolerance limits applied.
  8. Quality assurance activities.

1.4 Responsibilities for Quality

- The responsibilities and reporting relationships of all key personnel shall be defined and documented.
- The Medical Director of the Eye Bank (as defined in Section 2) shall have overall responsibility for the policy of the Quality System. This must be relevant to the Eye Bank's goals and the needs of the health sector it supplies.
- The Quality Manager of the Eye Bank (as defined in Section 2) shall have responsibility for the policy implementation and operation of the Quality System.
- All members of staff shall be trained in accordance with the Quality System and be responsible for

the quality of their work.

1.5 **Approval, Review and Audit**

- Procedures, documents and forms shall be reviewed and approved by the Quality Manager or other authorised person before they are issued. Current documents shall be readily identifiable to ensure that invalid or obsolete documents are not used.
- The Quality System shall be reviewed at appropriate regular intervals by the Quality Manager in conjunction with Eye Bank management to ensure its suitability and effectiveness.
- The Eye Bank shall establish and document a procedure for the scope and frequency of routine and/or focused internal Quality Assurance audits of at least the critical Eye Bank operations and records. These should be performed at least annually, and by a person familiar with, but not directly responsible for, the processes being audited.

1.6 **Control of Materials**

- There shall be a system of defining and documenting the requirements for critical materials such as reagents used in the processing and storage of eye tissues.
- There shall be a record of receipt of all critical materials, and methods for inspection to determine conformity with specifications and fitness for use.
- Critical materials shall be stored and used according to the manufacturer's instructions, or if materials are produced within the Eye Bank, that they are stored and used according to validated procedures.
- Critical materials not in current use shall be clearly distinguishable from those in current use.
- Critical materials shall be stored in a manner that ensures the integrity and status of the material is maintained.

1.7 **Process Controls and Changes**

- Eye Banks shall document in their Policy and Procedures (Quality) Manual details of all critical processes that affect safety and quality of tissues and ensure that they are carried out under controlled conditions, as appropriate to the particular process being performed.
- Processing, preservation and storage procedures shall be validated, to assure that they shall not render the tissues harmful or clinically ineffective to the recipient. This validation shall be based on demonstration of one or more of the following:
  - performance of specific tests, trials or procedures
  - risk assessment for potential effect on safety and quality
  - previously published studies
  - retrospective evaluation of the Eye Bank's own data
- Modifications to a critical process should be evaluated for their potential effect on safety and quality of tissue (risk assessment). Modifications considered significant to critical processes shall be validated as to ensure no significant detrimental effect on safety and quality of tissues.
- Deviations to a procedure that are necessary or unavoidable shall be assessed for risk to quality and safety of the tissue and be documented.
- Any non-conformance shall have a risk assessment performed and an appropriate response implemented and documented that is relative to the assessed risk.
- Tissue(s) from more than one donor shall be processed separately through all stages of retrieval, testing, sampling and evaluation to avoid errors or cross-contamination. Separate instruments, supplies and reagents shall be used on tissues from different donors.

2 PERSONNEL AND TRAINING

2.1 General

- The Eye Bank shall have sufficient staff to perform duties relating to eye tissue donation, retrieval, processing and distribution in accordance with the volume of tissues expected to be obtained, and the nature of the Eye Bank's specific service requirements.
- Staff shall possess the educational background, experience and/or training sufficient to ensure assigned tasks are performed in accordance with established Quality procedures.
- The Eye Bank shall establish and maintain a current organisational chart that defines the role and reporting responsibilities of all staff.
- The Medical Director, Manager and Quality Manager shall be appointed by the Eye Bank's Board of Directors, Trustees or other governing body.
- When the Medical Director, Manager or Quality Manager is not available a deputy shall be designated who is capable of fulfilling the responsibilities on an interim basis.

2.2 Key Responsibilities

With recognition that Eye Banks may be different in regard to staffing levels, structure and specific allocation of responsibilities -

a. the specific titles given are intended as an indication of the role and are not prescriptive. Individual Eye Banks may allocate their own titles to these responsibilities.

b. the following key responsibilities may be undertaken by the same person e.g. Manager and Quality Manager, however the preference is for separate individuals to undertake these responsibilities.

The purpose of this Standard is to ensure that there are identifiable people within the organisation that fulfill these key responsibilities.

2.2.1: Medical Director

- The Eye Bank shall have a Medical Director.
- The Medical Director shall be an Ophthalmologist who has completed a corneal fellowship or who has demonstrated expertise in external eye disease, corneal surgery, research or teaching in cornea and/or external eye disease. If the Medical Director has not served a corneal fellowship, then the Eye Bank shall have and document a consulting relationship with an Ophthalmologist who has.
- The Medical Director of each member Eye Bank shall attend the Annual General Meeting of EBAANZ at least once every three years.
- The Medical Director shall oversee and provide advice on all medical aspects of the Eye Bank operations. These include but are not limited to:
  - Formulation, approval, and implementation of medical policies and procedures.
  - Oversight of training of staff with regard to donor screening, tissue retrieval, tissue preservation and tissue evaluation.
  - Understanding of the principles of the infectious disease screening and testing methods employed, and the interpretation of test results.
  - Participation in establishment and operation of the Quality System. This shall include approval of any changes to the Quality System.
- The Medical Director may delegate responsibility for donor screening, tissue retrieval, preservation, and tissue evaluation to qualified Eye Bank personnel; however, the Medical Director shall ensure that the Eye Bank operates in compliance with these EBAANZ Medical Standards and all relevant Federal and State legislation and regulations.

- An Eye Bank has three months to replace a Medical Director who has resigned.

2.2.2: Manager

- All policies and procedures of the Eye Bank shall be under the supervision of a Manager (or an equivalent person who fulfills these responsibilities).

- The Manager shall be responsible for all administrative operations including ensuring compliance with these Standards. The Manager shall be the individual responsible for the day-to-day operation of the Eye Bank, and implementing the policies of the governing body. This will include, but is not limited to:
  - Responsibility for all personnel and training of staff to ensure adherence to these Standards and other regulatory standards.
  - Keeping up to date with new developments, professional guidelines and related research.
  - Other Management responsibilities as prescribed by the Eye Bank's governing body.

- The Manager, if not a Registered Medical Practitioner, shall consult with the Medical Director as well as other medical and regulatory authorities in carrying out prescribed responsibilities as necessary or required..

- The Manager shall provide all staff members with adequate information to perform their duties safely and competently.

2.2.3: Quality Manager

- All policies and procedures relating to the Quality System of the Eye Bank shall be managed by the Quality Manager (or equivalent person who fulfils these responsibilities).

- These responsibilities should include design, implementation and maintenance of the Quality System, specifically in relation to:
  - Documenting policies and procedures and associated document control.
  - Ensuring agreements or contracts for services with third parties are established and maintained.
  - Regular audit and review of the Quality System to effect continuous quality improvement
  - Recording of deficiencies, non-conformances and any reported adverse reactions, and to ensure corrective and preventative actions are assessed, actioned and reviewed.

- The Quality Manager shall have the necessary independence and authority to ensure that quality measures are employed as defined by the Quality System while still acting in accordance with the policies and procedures of the Eye Bank.

2.2.4: Scientific Staff / Donor Coordinators / Administrative Staff

- The governing body and/or Manager shall appoint scientific/technical staff, donor coordinators and administrative staff as appropriate to their needs, and ensure that staff have the appropriate qualifications and training for the performance of their job responsibilities. The Manager shall ensure that there are a sufficient number of qualified staff to promptly and proficiently perform all procedures that form part of their responsibilities.

2.3 Training and Continuing Education of Personnel

- Training and continuing education programmes shall be developed in accordance with identified needs for each role or responsibility.
  - Programmes shall be documented and include on-going training and assessment.
  - Personnel shall be trained in the Quality System, Medical Standards and all Federal and State legislation and regulations relevant to their responsibilities.
  - Records shall demonstrate that each staff member is trained for the work practices and Quality Procedures they are authorised to perform. There shall be records to show that all personnel have acknowledged any subsequent changes to procedure(s).
  - Personnel shall not be permitted to sign or initial a document unless they have been trained and assessed as competent in the work practices associated with the signature, and in the significance of their signature.

- The Eye Bank should provide educational opportunities such as in-service education programmes, attendance at meetings, seminars, and workshops for all personnel at a frequency that is reasonable and appropriate for the needs of the individual staff member.
- The Eye Bank shall institute and document a competency assessment program for all staff. This should include any action to be taken if expected competence was not achieved.

3 BUILDINGS AND FACILITIES

3.1 General

- The Eye Bank shall have sufficient space, equipment, and supplies to perform the volume of laboratory services required with optimal accuracy, efficiency, asepsis, timeliness and safety.

3.2 Eye Bank Laboratory(s)

- The laboratory(s) shall be a separate area(s) with limited access in which activities directly related to eye tissue processing are carried out.
- The laboratory shall have a sink with a drain and running water.
- There shall be easy access to a dedicated hand-washing sink.
- There shall be adequate counter space for processing of donor material.
- The room including walls, floor and sink must be kept clean.
- Appropriate documentation of regular laboratory cleaning schedules shall be retained for a minimum of three years.
- The Eye Bank laboratory shall have an adequate stable electrical source and a sufficient number of grounded outlets for operating laboratory equipment.

3.3 Environmental Conditions

- The Eye Bank shall establish and document requirements for the environment to which tissue is exposed. The quality of air shall be defined for each type of processing area and this will depend on the nature of the process, the tissue and the degree of handling and exposure of the tissue.
- Eye tissue retrieval shall be performed in as clean an area as practicable using techniques to reduce contamination. There is no requirement for a defined air quality or monitoring thereof.
- Following preliminary evaluation and decontamination, open-container processing and handling of eye tissue shall be performed in an accredited biohazard safety cabinet, or an accredited operating theatre, or in a room where the air quality is controlled and documented.

4 EQUIPMENT

4.1 General

- Documented procedures shall be established to maintain all equipment that may affect the safety and/or quality of tissue or reagents (critical equipment).

- The Eye Bank shall:
  - Identify all critical equipment that may affect tissue safety and/or quality.
  - Specify details of the equipment type, unique identification, location, frequency of checks, check method, acceptance criteria, and the action to be taken when results are unsatisfactory.
  - Specify cleaning and routine maintenance schedules and procedures for each piece of critical equipment.
  - Maintain appropriate maintenance, certification, and cleaning records on each piece of critical equipment. These records shall show dates of inspection, performance evaluations and any maintenance procedures or repairs performed. These records shall be kept for a minimum of three years.
  - Identify the calibration status of critical measuring equipment, and ensure that calibration is performed against a traceable standard.
  - Ensure that the handling and maintenance of critical equipment is such that the accuracy and fitness for use are maintained.

- If more than one variant of an item of critical equipment is employed for tissue processing or evaluation, records shall identify which specific item is used for each unique tissue.

4.2 Storage Equipment

This section applies to those items of equipment used to store eye tissue intended for transplantation, and also applies to those equipment items for storage of reagents that may affect the safety and quality of tissues (if appropriate to that reagent). Due to the nature of storage required this could apply to refrigerators, incubators or freezers. Therefore the generic term "tissue storage equipment" is used in this section.

- The Eye Bank laboratory shall have tissue storage equipment with a device, visible without opening the equipment item, for continuously recording temperature variations. The temperature recording device should reflect the temperature of the stored tissue under normal storage conditions appropriate to that tissue.

- Temperature variations shall be recorded daily and remain within the range appropriate to that stored item (or to the reagent). This range shall be specified in the Eye Bank's Policy and Procedures (Quality) Manual. These records shall be kept for a minimum of three years.

- The continuous temperature recorder shall be calibrated against a reference thermometer as defined by the appropriate regulatory agency at least once a year.

- The tissue storage equipment shall be maintained for the use of tissue and reagents and shall contain clearly defined and labelled areas for all tissue stored i.e. quarantined tissue, surgical tissue awaiting distribution, research tissue; and defined areas for reagents.

- Eye Banks shall detail required cleaning intervals and documentation in their Policy and Procedures (Quality) Manual.

- In the event of a power failure or malfunction, there shall be provision for immediate notification and action to be taken, which may include an emergency power supply to maintain essential storage temperatures within the range specified.

4.3 **Biohazard Safety Cabinet**

- A HEPA-filtered biohazard safety cabinet used for the processing of eye tissue in the laboratory shall be cleaned before and after each use and at regularly scheduled intervals to prevent cross-contamination.
- The cabinet shall be monitored at regular defined intervals for air quality.

4.4 **Surgical Instruments**

- Adequate instrumentation shall be available to provide for aseptic removal of whole eyes and corneas.
- Instruments employed may be of single-use, disposable type, or those which are re-used.
- Re-usable instruments shall be inspected frequently enough to assure that they function properly, and shall be suitably decontaminated and cleaned prior to sterilisation and re-use.
- All sterilised instruments shall be identified by sterilisation dates, sterilisation method and appropriate expiration dates that are current.
- The Eye Bank shall provide documentation of appropriate sterilisation.

5 INFECTION CONTROL AND PERSONNEL SAFETY

5.1 Infection Control

- Eye Banks shall employ general principles of infection control in their work practices to minimise the potential for contamination of personnel, contamination of tissues, and cross-contamination between different donor tissues.

5.2 Health and Safety

- The Eye Bank shall operate under the Health & Safety requirements, including current Universal Precautions for health care workers as specified by relevant Federal and State legislation and regulations, and local rules or guidelines (if applicable).

- Eye Banks shall include in their Policy and Procedures (Quality) Manual specific reference to Universal Precautions for the safe handling of human blood and tissues. This should also form part of the training programme for new staff.

- The Eye Bank shall establish and document procedures for required personal protection items and apparel to be worn by staff while handling deceased persons and tissues.

5.3 Waste Disposal

- Human tissue and waste items shall be disposed of in such a manner as to minimise any hazard to Eye Bank staff, other personnel and the environment, and to comply with all relevant Federal and State legislation and regulations, and local rules or guidelines (if applicable).

- Dignified and proper procedures shall be used to dispose of human tissue and these must be documented.

6 RECORDS AND DOCUMENT CONTROL

6.1 General

- All processes and associated activities in the donor screening, tissue retrieval, preservation, and tissue evaluation, testing and distribution of eye tissue shall be documented and the documents controlled.

6.2 Policy and Procedures (Quality) Manual

- The Eye Bank shall maintain its own Policy and Procedures (Quality) Manual that details all aspects of its specific donor screening, consent, retrieval, processing, testing, storage, evaluation, distribution and quality assurance practices. This includes:
  - Standard operating procedures
  - Specifications, such as donor criteria and tissue evaluation criteria
  - Standard forms used in eye tissue donation, processing, storage, testing and distribution

- The Policy and Procedures (Quality) Manual shall be reviewed at regular intervals.

- Each procedure shall be reviewed, approved, signed and dated by the Quality Manager or other authorised person prior to issue. This process shall ensure that:
  - the relevant issues of appropriate documents are available at all locations where operations essential to the effective functioning of the Quality System are performed
  - invalid or obsolete documents are removed from points of issue or use, to prevent unintended use
  - obsolete documents are retained for knowledge preservation and legal purposes and that these are suitably identified and stored

6.3 Donation and Processing Records

- Records shall be confidential, secure, accurate, complete, legible and indelible.

- Each unit of tissue shall have a unique identifiable code and be traceable from donor to recipient, while protecting the donor's anonymity.

- Records shall document the following minimum information:
  - Record of authorisation/informed consent for donation
  - The date, and where applicable, the time the procedure was performed
  - The identity of the person performing and/or authorising critical procedures
  - Any inspection checks and quality control tests performed

6.4 Revisions and Additions

- Revisions of records shall be made with a single line drawn through the altered text.

- The revision(s) shall be initialed and dated by the individual making the revision(s).

- Additions to records shall be initialed and dated by the individual making the addition(s).

6.5 Storage and Retention

- The minimum periods of retention for all categories of documents shall be specified.

- The complete records pertaining to each donor tissue, including donor information and testing, shall be retained for a minimum of twenty years after the tissue is distributed.

- Documents shall be stored and retained so they are retrievable in facilities that provide a secure and suitable environment to prevent damage, deterioration or loss.

6.6 Confidentiality

- All Eye Bank records and communications between the Eye Bank and its donor families, recipients and health professionals shall be regarded as confidential and privileged.
- Access to donor identity and medical information shall be restricted to Eye Bank staff, other donation agencies where appropriate, and to inspectors from regulatory agencies.
- A system shall be established to ensure that records containing confidential donor and recipient information are secured from unauthorised access.

6.7 Computerised Records

- If an Eye Bank uses a computerised system for quality purposes other than archiving of records that have also been retained as hardcopy, then it shall ensure that validation of the process is performed.

7 Consent For Donation

Eye tissues for transplant are almost invariably derived from cadaveric donors, therefore discussions regarding consent for donation are usually undertaken with the next of kin of a deceased person.

7.1 General

- Donation of eye tissue cannot proceed unless legal authority to remove tissue is established under the relevant Federal and State legislation and regulations. Details of this authority shall be documented in the Policy and Procedures (Quality) Manual.
- In most instances, this authority is obtained by the receiving of informed consent from the potential donor, the donor's next-of-kin, or authorisation of a Designated Officer or Coroner (when they are legally in possession of the body).

7.2 Method of Consent

- Obtaining of legal consent prior to eye tissue retrieval is essential.
- Consent procedures and forms shall conform to applicable Federal and State legislation and regulations, and documentation of consent shall be retained.
- In Coroner's cases, the Eye Bank shall adhere to the consent regulations specified by the Coronial legislation in its country or state.
- In each case, the consent designation and restrictions, if any, shall be followed.
- In some Eye Bank jurisdictions there may be a legal requirement for verbal consent to be witnessed and/or permanently recorded.
- In no case shall coercion or monetary inducement be offered to obtain consent.
- Consent may be obtained by Eye Bank Coordinators, other donor Coordinators, directly by medical or hospital staff, or by any individual designated by an institution and trained to represent the option of eye donation to the family of the deceased.
- Informed consent is defined as *the authorisation to remove tissues for agreed purposes based on the amount of information that a reasonable person would likely attach significance to.*
- For an eye donation consent to be informed, it should contain the following elements:
    - Permission for removal of eye tissue either as whole eyes, or as corneas only (as applicable).
    - Information as to the tissues which can potentially be used for transplantation, or research (as applicable)
    - The purposes for which these tissues will potentially be utilised
    - Information concerning the donation process e.g. location, timing, viewing of the body
    - The requirement for blood testing of the donor to test for infectious diseases or tissue typing purposes
    - The possible requirement for further medical information to be obtained, and permission for this e.g. from GP, specialist
    - Information concerning potential unsuitability of tissue for transplant, and uses for which permission is given in these instances e.g. research, clinical training, return of tissue, disposal
    - Permission for use of tissue for research, clinical training or education should be obtained as a separate explicit consent
    - Information on follow-up options and notification of outcome
    - That there shall be no cost to the donor and/or their family for any expenses relating to donation
    - Information on possible use for cosmetic procedures or applications involving commercial gain *(only if this is applicable to the tissue(s) being consented)*
    - Ability and time for person to ask questions and receive clear answers

7.3 Documentation of Consent

- Consent shall be obtained in writing (by a signed Consent Form), verbally (by telephone) or by audio or audio-visual means. In all cases, documentation of the consent shall be made and the consent retained as part of the donor records.

- A Consent Form, or documentation of verbal consent, shall be maintained in the donor's medical records at the retrieving facility (if applicable to that facility), and a copy retained for inclusion in the donor record at the Eye Bank.

- Information contained on the Consent Form shall include (but is not limited to) the following minimum information:
    - The identity of the donor
    - The identity and relationship of the consenting person, including name and address
    - A description of the type of tissues for which consent is given to retrieve
    - A description of the general purposes for which retrieved tissues may be used, which may include transplantation, and/or research, and clinical education (if applicable)
    - The identity, position and institution of the consentor (person obtaining consent)

8 DONOR SCREENING AND CONTRAINDICATIONS

8.1 General

- The suitability of a specific individual for eye tissue donation shall be documented and shall be based on medical and social history, clinical status, physical assessment, testing and autopsy (if performed).

- All donors shall be identified by name.

- Each Eye Bank shall have a consistent policy for examination and documentation of the prospective donor's available medical record and death investigation.

- Review of all available records on each donor shall be performed by an individual who is qualified by profession, education or training to do so, and who is familiar with the intended use of the tissue.

- Medical and social histories are important aspects of donor evaluation. Adequate donor evaluation includes:
    1. Serologic testing
    2. Physical assessment of the donor
    3. Eye tissue evaluation
    4. Donor history evaluation: this shall include donor information obtained from at least one of the following:
        - Coroner, Pathologist or certificate of death
        - Police investigation report
        - Family interview
        - Medical record or hospital chart
        - Treating physician or General Practitioner interview
    5. Medical Director overview to review any donor information where questions arise in the above areas. In these cases, individual donor suitability shall ultimately be determined by the Medical Director. This shall be documented.

8.2 Contraindications

- Defined in the table below are the MINIMUM set of contraindications for use of eye tissue for transplant purposes.

- Individual Eye Banks may have exclusionary criteria in addition to this list.

- Some criteria listed as generally exclusionary may be acceptable depending on the storage method used for tissue preservation - see explanatory notes at end of table.

Screening of donors shall be conducted for the following disorders, which are potentially health-threatening for the recipient(s) or pose a risk to the success of the surgery, and shall not be offered for surgical purposes:

8.2.1: Penetrating Keratoplasty

Classification	Disease or process
General	• Death from unknown cause - *but suitable if the death certificate or autopsy report is only pending an unresolved differential cause of death where all the alternatives are NOT contraindications.*

Infectious disease[1,2]	• Acquired immune deficiency syndrome (AIDS) • Encephalitis - active, viral, or encephalitis of unknown origin • Hepatitis - active, viral • Human T-cell lymphotropic virus (HTLV-1 or HTLV-2) • Human immunodeficiency virus (HIV-1 or HIV-2) - clinical diagnosis or seropositive • Leprosy - active • Malaria - active • Meningitis - active, viral, or meningitis of unknown origin • Progressive multifocal leukoencephalopathy • Rabies • Reye's syndrome • Rubella, congenital - but past acute infection is not a contraindication • Smallpox - recognisable signs or symptoms within the last 14 days • Subacute sclerosing panencephalitis • Syphilis - active • Tuberculosis - active • Typhoid - active *Where active is listed, past resolved infection may be acceptable.*
Infection[3]	• Active systemic viraemia • Active systemic fungaemia
Infectious disease - high risk[4]	**Human immunodeficiency virus (HIV) or Hepatitis high risk (any potential donor that exhibits one or more of the following):** • Persons who have performed intravenous, intramuscular or subcutaneous non-prescribed drug use within the previous 12 months (or where history or examination gives cause to suspect non-medical intravenous drug use) • Men and women who have engaged in sex for money or drugs within the previous 12 months • Men who have had sex with another man in the previous 12 months • Persons who have received human-derived blood clotting factors e.g. for haemophilia in the previous 12 months • Any person who has had sex in the previous 12 months with any of the above four categories • Persons who have had close contact with another person having viral hepatitis within the previous 12 months, *except for hepatitis A* • Persons who have had sex in the previous12 months with a person known or suspected of having HIV or any non-A viral hepatitis • Recipient of blood or other human-derived transfusion/infusion product outside Australasia within the previous 12 months • Persons with tattooing, body piercing or scarification, or acupuncture within the previous 12 months in a unregulated Australasian facility or non-Australasian facility (piercing done at home should be assessed by the Eye Bank and may be acceptable) • Children <13 years of a mother with HIV or AIDS, or at high risk infection from HIV, but only if the child shows evidence of infection • Incarceration within a prison within the previous 12 months *(assessed by Eye Bank if involves only remand of less than 7 days, or where the incarceration was in a facility not described as a prison).* • Jaundice, unexplained, or hepatomegaly unexplained. Note hepatomegaly may not be apparent unless an autopsy is performed. • Known exposure within the previous 12 months, by percutaneous inoculation, contact via a mucous membrane or non-intact skin, to blood from a person with known or suspected HIV, or HBV or HCV infection • Persons who have had gonorrhoea or syphilis within the previous 12 months or have been treated for one of these diseases in the previous 12 months **Human immunodeficiency virus (HIV) high risk where the following cannot be explained by other disease processes (any potential donor that exhibits one or more of the following):**

	• In the previous 12 months, unexplained weight loss, night sweats, blue or purple spots on the skin or mucous membranes typical of Karposi's sarcoma, unexplained lymphadenopathy lasting >1month, unexplained temperature >38.6°C for >10days, unexplained persistent diarrhoea, unexplained persistent cough or shortness of breath, or opportunistic infections.
Malignancy	• Hodgkin's Disease • Leukaemia • Lymphoma • Lymphomatoid granulomatosis • Lymphosarcoma • Myeloma • Myeloproliferative disease • Polycythaemia vera - primary *(secondary polycythaemia is acceptable)*
Neurological disorder	• Chronic idiopathic demyelinating polyneuropathy • Creutzfeldt-Jakob Disease (CJD) or prion disease any type • Amyotrophic lateral sclerosis (motor neurone disease) • Multiple sclerosis • Huntington's chorea • Guillain - Barre syndrome
Neuro-degenerative - high risk[5]	• Persons who have been diagnosed with dementia or any degenerative or demyelinating disease of the central nervous system or other neurological disease of unknown aetiology. • Blood relatives of persons diagnosed with CJD of any type. • Recipients of human pituitary-derived hormones from 1963 to 1985. • Recipient of human-derived dura mater tissue at any time.
Eye Disorders and Surgery[6]	• Ocular/intraocular infection - active inflammation giving rise to clinically diagnosed endophthalmitis (keratitis, conjunctivitis, retinitis, choroiditis, iritis, uveitis, vitreitis, scleritis) at the time of death. • Malignant tumours of the eye e.g. retinoblastoma, melanoma, adenocarcinoma • Corneal disorders including keratoconus, keratoglobus, dystrophy • Corneal opacity, scarring, or pterygium, which involves the central optical area of the corneal button (may be considered for posterior lamellar procedures) • Corneal surgery e.g. radial keratotomy, laser refractive surgery: photorefractive keratectomy (PRK) or laser in situ keratomileusis (LASIK)
Notes:	[1] Bacterial endocarditis and bacterial meningitis may be suitable depending on the case and if organ culture storage of corneas is performed with concomitant microbiological testing. [2] Where active is used this normally means current at time of death and confirmed by clinical examination, serological or confirmatory testing. [3] Localised non-systemic infections, and infective processes that have clinically resolved may be considered. Each case needs to be assessed by the Eye Bank. Generalised bacteraemia is not contraindicated if organ culture storage of corneas is performed with concomitant microbiological testing. [4] Close contact is defined as sexual contact or contact which may result exchange of body fluids, which includes living in the same household. [5] Recipients of synthetic growth hormone or dura mater are acceptable. Dementia resulting from cerebrovascular disease, brain tumour, or trauma, and toxic- or metabolic-induced dementia may be acceptable. [6] Defects or disorders of the eye should be assessed by the Eye Bank so

	that the importance can be considered. Many defects or disorders, and many surgeries on the eye e.g. for cataract removal, glaucoma, retinal therapy are not contraindications, where corneal tissue is screened by endothelial microscopy. They should not be considered contraindications to donation but the cornea assessed for suitability of intended surgical procedure.

8.2.2: Anterior Lamellar or Patch Keratoplasty

- Criteria are the same as listed for penetrating keratoplasty except that tissue with local eye disease affecting the corneal endothelium or previous ocular surgery that does not compromise the corneal stroma e.g. aphakia, iritis, is acceptable for use. Death to preservation time may be extended.

8.2.3: Posterior Lamellar / Endothelial Keratoplasty

- Criteria are the same as listed for penetrating keratoplasty except that tissue with local non-infectious anterior pathology that does not affect the posterior stroma and endothelium is acceptable for use. Surgeons should be notified of any such pathology prior to placing the tissue for transplant.

8.2.4: Epikeratoplasty

- Criteria are the same as listed for penetrating keratoplasty except that tissue with local eye disease affecting the corneal endothelium e.g. aphakia, iritis, is acceptable for use. Death to preservation time may be extended.

8.2.5: Scleral Tissue

- Criteria are the same as listed for penetrating keratoplasty except that tissue with local eye disease affecting the cornea is acceptable for use. Death to preservation time may be extended.

8.3 Documentation of Donor Information

- Donor screening forms and/or copies of medical charts, Coroner review forms and initial autopsy results shall be completed and retained on all donated eye tissue as part of the donor record.
- Names of persons providing donor screening information shall be recorded.

8.4 Donor Age

- The lower age limit for donation of eye tissue for transplantation shall be two years.
- The upper age limit shall be left to the discretion of the Medical Director, since no definite relationship has been established between the quality of donor tissue and advanced age.

8.5 Interval between Death, Enucleation, Excision and Preservation

- Acceptable time intervals from death to enucleation or excision, or from excision to preservation may vary according to the circumstances of death, interim means of storage of the body and/or method of corneal preservation.
- It is generally recommended that corneal preservation occur as soon as practicable after death.
- All time intervals for each donor i.e. the time of death to the time of enucleation and preservation and/or the time to corneal excision, shall be recorded.

8.6 **Living Donors**

- Eye tissue that is removed and processed for transplantation from a living donor shall have the same standards applied as for all cadaveric tissue. e.g. the same donor medical history screening and testing etc., except of course that cause of death is not relevant.

9 RETRIEVAL AND PROCESSING OF EYE TISSUE

9.1 General

- Retrieval may be either by removal of the whole eye (enucleation) or by removal of only the corneoscleral button (*in situ* excision).

- Ultimate responsibility for Eye Bank staff or other personnel to perform retrieval procedures rests with the Medical Director or Manager in authorised to do so.

9.2 Surgical Retrieval

- The Eye Bank shall have retrieval procedure(s) documented in their Policy and Procedures (Quality) Manual.

- The Medical Director and Manager shall be responsible for assuring that Eye Bank personnel comply with all applicable procedures for the retrieval of tissue. Adequate guidance should be given to others who may perform retrieval on behalf of the Eye Bank at remote sites.

- The donor shall be positively identified by cross-check with a tag or other label on the body, or by positive identification by hospital or mortuary staff.

9.2.1: Enucleation Procedure

- Enucleation is a surgical procedure, and as such, may vary according to factors unique to each situation.

9.2.2: *In Situ* or Laboratory Removal of Corneoscleral Button

- Corneoscleral excision is a surgical procedure, and as such, may vary according to factors unique to each situation.

- Excision of the corneoscleral button shall be performed using aseptic technique by individuals specifically trained for *in situ* retrieval and/or laboratory removal of the corneoscleral button.

- Laboratory removal shall be performed in a biosafety cabinet or in an operating room.

- For *in situ* excision, the eye shall be examined with the use of a penlight or portable slit-lamp prior to excision.

- Povidone-iodine solution (or other validated decontamination reagent) shall contact the surface of any ocular tissue intended for transplantation at least once between the time of the donor's death and tissue preservation i.e. prior to *in situ* excision or of whole globes in laboratory. Excess decontamination solution should be irrigated from the ocular surface prior to preservation.

9.3 Transport of Eye Tissue to Eye Bank

- Packaging of tissue shall ensure adequate protection from damage or deterioration during transport of tissue to Eye Bank. Packaging may vary according to:-
  - the type of tissue
  - method of transport
  - distance from retrieval site

9.4 Lamellar Tissue Preparation and Laser Assisted Preparation

- Preparation of tissue for lamellar keratoplasty (anterior or posterior) may be performed using manual or automated methods.

- Lasers may be used to prepare corneal tissue in which unique tissue architecture is required. This can include shaping for penetrating, anterior or posterior keratoplasty.

- Such preparation must be performed in either a) an accredited biohazard safety cabinet; or b) an accredited operating room/theatre; or c) in a room where air quality is controlled and documented.

10 EXAMINATION AND EVALUATION OF EYE TISSUE

10.1 General

- The suitability of any individual cornea may depend on the intended surgical use of the cornea. Therefore the ultimate responsibility for accepting any individual cornea for surgery rests with the transplanting surgeon. e.g. a cornea that does not meet normal endothelial quality criteria for penetrating keratoplasty may be used for tectonic or anterior lamellar keratoplasty.
- In this section, "examination" refers to the method of inspection; and "evaluation" refers to an assessment of quality; either qualitative, quantitative, or both.

10.2 Examination and Evaluation Methods

10.2.1: Gross Examination & Evaluation at Retrieval

- The corneal-scleral segment shall be initially examined grossly for clarity, epithelial defects, foreign objects, contamination and scleral colour e.g. jaundice. This examination may be aided by use of a penlight or portable slit-lamp.

10.2.2: Laboratory Slit-lamp Examination & Evaluation

- Prior to storage the cornea should be examined by slit-lamp for epithelial, stromal and endothelial pathology, for example: scars, oedema, significant arcus, striae, epithelial defects, endothelial guttae or disease, polymegethism, pleomorphism, infiltrates or foreign bodies.
- The relative importance of slit-lamp examination and evaluation will vary depending on the storage method employed. Microscopic examination of the cornea at the end of the storage period (if possible) may provide information of more immediate relevance to the release of tissue for transplant.
- Slit-lamp examination and evaluation shall be documented.
- Eye Banks should perform slit-lamp evaluation after lamellar or laser-assisted preparation of tissue to detect any damage to the corneal endothelium, or surgical detachment of Descemet's membrane that may have occurred during preparation.

10.2.3: Endothelial Cell Examination & Evaluation

- The endothelium of the excised cornea shall be examined by specular microscopy or light microscopy. Evaluation should include an assessment of cell morphology and determination of cell density.
- When it is not possible to obtain an endothelial cell density or endothelial image, this requirement may be waived on a case-by-case basis by the Medical Director or Manager if authorised to do so.
- Eye Banks may choose to perform pachymetry and/or endothelial evaluation after lamellar or laser assisted preparation of tissue.
- Endothelial cell examination and evaluation is not required for those corneas intended to be used only for anterior lamellar procedures.

10.2.4: Examination of Sclera

- Although there are no absolute criteria for evaluation of scleral quality, scleral shells should be visually examined for gross defects before storage and distribution.

11 STORAGE AND PRESERVATION OF EYE TISSUE

There are various methods of storing and preserving eye tissue that differ in temperature of storage, preservation media employed and recommended maximum length of storage time. Individual Eye Bank's may use only one, some or all of these methods. The method employed may depend on the ultimate intended surgical use of the tissue.

11.1 General

- All eye tissue intended for transplantation shall be stored in quarantine until results of HIV, HBV, HCV and any other relevant donor screening tests have been recorded as non-reactive.
- Eye Banks shall precisely document their procedures for storage and preservation of eye tissue in their Policy and Procedures (Quality) Manual.
- Aseptic technique shall be practiced during handling of tissue that is appropriate to the method of storage and preservation of that tissue.
- Reagents and solutions used for preservation shall be of a grade or quality approved for human use, or if this is not possible, a grade or quality where the safety and efficacy can be validated.
- Corneal storage medium shall be used and stored according to the manufacturer's recommendations for temperature, expiry date and other factors.
- Lot numbers for storage medium or reagents shall be recorded in the documentation of processing for each unique tissue to allow traceability and recall.
- Antibiotics, antimycotics, and/or other labile reagents may be added to the storage medium immediately prior to tissue preservation, ensuring aseptic technique is used.
- The date of preservation shall be indicated on all stored eye tissue.
- A "use by" date shall be indicated on all tissue distributed for transplantation.
- The maximum recommended storage time for each method may be extended with the approval of the Medical Director and agreement with the transplanting surgeon.

11.2 Methods of Preservation

It must be recognised that while maximum storage times are recommended for the various methods of preservation, it is in most cases preferable to transplant eye tissue before these maximum times are approached in order to optimise surgical outcome. Availability of eye tissue, clinical requirements and surgical need may determine the storage time for each individual eye tissue.

11.2.1: Whole Eye Preservation

This refers to whole eyes that are stored under refrigeration between 0 to 10°C for a short term, usually in a 'moist chamber' system. They are sent to the surgeon in this state and the cornea is not excised by Eye Bank staff.

- The maximum recommended storage time by this method is 48 hours, but this may be extended upon the approval of the Medical Director and agreement with the transplanting surgeon.

11.2.2: Hypothermic Preservation of Corneas

This refers to excised corneas stored under refrigeration between 0 to 10°C for a short or intermediate term.

- Eye Banks shall use an appropriate hypothermic corneal storage medium in accordance with manufacturer's recommendations.

- The maximum recommended storage time by this method where a viable endothelium is required is 14 days (depending on the medium used) but this may be extended upon the approval of the Medical Director and agreement with the transplanting surgeon. A longer period is acceptable if the endothelium does not need to be viable which shall be decided by the Medical Director.

11.2.3: Organ Culture (Normothermic) Preservation of Corneas

This refers to excised corneas stored by incubation between 28 to 37°C for an intermediate or long term.

Culture Phase:

- Eye Banks shall use an appropriate normothermic corneal storage medium in accordance with manufacturer's recommendations.

- Eye Banks performing organ culture preservation shall adhere to aseptic technique during processing of tissue after retrieval.

- Eye Banks performing organ culture preservation shall employ methods of microbiological testing of the storage medium to test for the presence of microbiological contaminants. These results shall be retained as part of the tissue records.

- The maximum recommended storage time by this method is 30 days (depending on the medium used) but the storage time may be extended upon the approval of the Medical Director and agreement with the transplanting surgeon.

Transport Phase:

- Eye Banks performing organ culture preservation may elect to transfer the cornea into a 'transport' medium in order to thin the cornea prior to transplantation. This transfer process shall be performed in an aseptic manner in a biohazard safety cabinet.

- The maximum recommended time in transport medium by this method is 5 days (depending on the medium used) but this may be extended upon the approval of the Medical Director and agreement with the transplanting surgeon.

11.2.4: Cryopreservation of Corneas

This refers to excised corneas stored by freezing at sub-zero temperatures between -75°C to -196°C for long-term storage, for the purposes of tectonic (structural) keratoplasty only. It is recognised that the functional integrity of the corneal endothelium will be lost, and Eye Banks may elect to remove the endothelium before storage by this method.

- Eye Banks shall use an appropriate cryopreservation medium in accordance with regulatory requirements.

- The maximum recommended storage time by this method is two years but this may be extended upon the approval of the Medical Director and agreement with the transplanting surgeon.

11.2.5: Preservation of Sclera

Sclera are used surgically as a structural tissue where viability is not important.

- There are various methods of preserving sclera, including the use of 70% or greater ethyl alcohol, sterile glycerin, cryopreservation and gamma irradiation. Eye Banks shall preserve scleral tissue using aseptic technique, using one of these methods.

- Details of the preservation method shall be documented in the Policy and Procedures (Quality) Manual.

12 SEROLOGY AND MICROBIOLOGY TESTING

12.1 General

- The Medical Director shall prescribe tests and procedures for measuring, assaying or monitoring properties of eye tissues essential to the evaluation of their safety for transplantation, and to conform to all relevant Federal and State legislation and regulations.
- Results of all such tests or procedures, together with evaluations based on these findings, shall become part of the record of all tissues processed.
- Infectious disease testing shall be performed by a laboratory certified under the applicable regulatory body according to all relevant Federal and State legislation and regulations.
- Testing of donor blood for specified infectious agents shall be performed with *in vitro* diagnostic devices that comply with regulatory requirements.

12.2 Serologic Testing

12.2.1: General

This section specifies the EBAANZ- required serologic tests which shall be performed on each donor from which tissue is designated for surgical use.

- A blood sample from the donor shall be tested - this may be either:
  a. a post-mortem sample procured as soon as practicable after the time of death, or at the time of tissue retrieval, or
  b. a pre-mortem sample procured within 7 days prior to death
- A hard copy of serological results, or verbal confirmation of results (using a process to allow traceability, cross-checks and eliminate ambiguity), shall be received and assessed by the Eye Bank prior to release of tissue designated for surgical use.
- Eye tissue from the donor may be released for transplantation if the donor's sample is non-reactive for each mandatory infectious disease, and all other requirements are met.
- EBAANZ recognises the use of neutralisation assays or confirmatory tests as scientifically valid e.g. NAT testing, and may be utilised where initial screening assays are equivocal.
- All tissue intended for transplantation shall be stored in quarantine until results of mandatory tests are known.

12.2.2: Plasma Dilution Donor Evaluation

- The testing of plasma or serum samples shall take into account any factors which may cause dilution sufficient to alter tests results. In particular, recognition shall be given to the transfusion of blood and other fluids within 48 hours of the sample being taken. In these instances, either:
  a. a pre-transfusion/infusion sample shall be obtained and tested. It is recommended that testing be done on the most recent pre-transfusion/infusion specimen for which identity and quality can be ensured, or
  b. the Eye Bank shall establish an algorithm for calculating the effect of plasma dilution on the donor sample and demonstrate that it is less than the designated limit.

12.2.3: Mandatory Testing

- Mandatory tests are those which are the minimum requirement for release of tissue for transplantation.
- Blood (serum or plasma) must test non-reactive to the following infectious diseases:
  - Human Immunodeficiency Virus Types 1 and 2: anti -HIV-1 , anti-HIV-2
  - Hepatitis C Virus (HCV): anti-HCV

- Hepatitis B Virus (HBV*): HBsAg

*HB surface antigen is the minimum marker required to be tested, however two further markers (HB core and HB surface antibody) may be tested to more precisely determine infectivity status.

- *Serology testing for HTLV-I and HTLV-II is not required for eye tissue donors.*
- *Serology testing for syphilis is not required for eye tissue donors.*

12.2.4: Non-required Laboratory Results

- If laboratory results *of non-required or conflicting* serologic tests for infectious disease are reported for tissue for transplantation to the Eye Bank, they shall be taken into account in determining suitability for eye tissue transplantation. Guidance shall be sought from the Medical Director.

12.2.5: Non-surgical Donor Eye Tissue

- If donor tissue is provided for purposes other than transplantation e.g. research, clinical training etc, and if that donor tissue is not screened or tested for HIV, hepatitis B or hepatitis C, a label stating that screening for these has not been carried out or stating "potentially hazardous biologic material" or some other designation shall be attached to the container used for the donor tissue storage and/or transport.

12.3 Microbiological Testing

12.3.1: General

Eye Banks may perform microbiological tests on the donor tissue and/or the preservation medium, if this is applicable to the storage method being utilised for that tissue.

- Eye Banks performing microbiological testing of tissue and/or storage medium shall establish and document procedures for these tests in their Policy and Procedures (Quality) Manual.
  a. Microbiological testing in Eye Banks performing the hypothermic storage method is not mandatory for the release of tissue.
  b. Microbiological testing of the storage medium is mandatory for release of tissue in Eye Banks performing the organ culture storage method.

- Results of such tests shall be interpreted and reported according to a policy and procedure established by the Medical Director and documented in the Policy and Procedures (Quality) Manual.

- Microbiological testing shall be performed by a laboratory certified under the applicable regulatory body according to all relevant Federal and State legislation and regulations..

- Any positive microbiological culture should have the organism identified to at least the genus level.

12.3.2: Microbiological Tests

If performed, microbiological tests may include, but are not limited to, the following:

A: Test(s) of storage medium for organ-culture (normothermic) storage

- Microbiological tests shall be performed on a sample of the organ culture medium for each cornea during the storage period. Aseptic technique shall be used when performing such sampling.

- This test shall be performed several days into the storage period, and/or at a point near distribution of the cornea e.g. at the time of terminal evaluation and transfer of the cornea into transport medium.

B: Surgical Cultures

- Surgeons may elect to perform a microbiological test of either the donor tissue remaining after corneal trephination (i.e. the 'donor rim') and/or of the storage medium in which the cornea is received. If either of these tests are performed, the Eye Bank may request that the results are reported to them by the surgeon and be retained as part of the records for that tissue.

- Eye Banks shall request that positive results in cases of post-operative infection, that are in the opinion of the surgeon likely to be attributable to the donor tissue, should be reported to the Eye Bank as an adverse reaction.

13 UNIQUE IDENTIFICATION, LABELLING AND TRACEABILITY

13.1 General

- Each eye tissue shall be stored in an individual labelled container with unique identification at all times. i.e. no pooling of tissue can occur.

- The Eye Bank shall assign a unique identification code (which may be a combination of alphanumeric and/or numeric characters) that allows for the tracking of each individual tissue from the donor to the recipient and vice versa, and if applicable, the tracking of archived serum samples and quality control specimens to the donor.

13.2 In-process Labelling and Traceability

- Eye tissues shall be labelled for unique identification and tracking during all phases of retrieval, processing, preservation, storage and distribution.

13.2.1: Temporary Labelling at Retrieval

- Final unique tissue numbers may not be known at the point of retrieval. Therefore at the time of retrieval, a temporary label such as the donor's identification code, name or other identifier should be affixed to each tissue container.

13.2.2: Permanent Labelling at Processing

- Once the tissue has been transported back to the laboratory for final processing and storage, a permanent label shall be attached specifying the unique tissue code.

13.3 Documentation to Enable Traceability

- As a minimum Eye Banks shall keep accurate records of:
  - the identity of the donor
  - the unique donor identification code
  - the types of tissues retrieved and processed
  - the unique tissue identification code(s) for all tissues derived from each donor
  - the distribution of all tissues according to the unique tissue identification code(s)
  - the personnel involved in procedures
  - the identification of the recipient
  - the dates of retrieval and transplantation

13.4 Labelling for Distribution and Transplant

- This applies to the labelling of the final container in which the tissue is sent for transplantation. Each corneal or scleral tissue container shall be clearly and indelibly labelled to include at least the information below:
  - Name of distributing Eye Bank
  - Eye tissue identification code
  - Type of tissue
  - Type of preservation medium

14 DOCUMENTATION OF DONOR EYE TISSUE

14.1 General

- Forms for retaining donor and recipient information shall be established and shall be readily accessible for inspection by an applicable regulatory agency. These records shall be retained in a secure fashion for a minimum of twenty years.

- Donor screening forms shall contain adequate information regarding the donor's cause of death and medical and social history.

14.2 Minimum Information to be Retained

- Eye Bank records shall include the following minimum information:
  - Name of source Eye Bank (if tissue sourced from another Eye Bank)
  - Unique donor and tissue identification code(s)
  - Name of donor
  - Date of birth of donor (or year of birth where no precise date of birth is known)
  - Cause of death
  - Death date and time
  - Enucleation or in situ excision date and time
  - Type of preservation medium
  - Lot numbers of preservation medium (and other reagents if used)
  - Preservation date and time
  - Slit lamp report (if performed)
  - Results of evaluation by microscopy
  - Names of persons performing donor screening, consent, retrieval, processing, evaluation, and release
  - Printed results of all required serologic tests
  - Printed results of microbiological tests (if performed)
  - Utilisation of tissue i.e. surgical, research, training, quality control etc

- And if tissue was sent for surgical use:
  - Date, time and method of transportation
  - Name of surgeon receiving/transplanting tissue
  - Place and date of transplant
  - Name of recipient
  - Date of birth of recipient (or year of birth where no precise date of birth is known)
  - Adverse reaction reports (if received)
  - Follow-up reports (if received)

15 Utilisation and Release of Eye Tissue

15.1 Suitability for Transplantation

The Eye Bank shall specify whether any tissue intended for transplantation meets the criteria for penetrating keratoplasty, anterior lamellar keratoplasty, endothelial keratoplasty, and/or tectonic use.

15.2 Utilisation of Eye Tissue

- Records for each unit of eye tissue retrieved and processed shall contain information on the final utilisation of that tissue i.e. either
  - distributed for transplantation into a recipient
  - used for research/clinical training/education or other purpose
  - discarded

- Records should indicate the reason if tissue is not distributed, or ultimately used, for transplantation.

15.3 Release of Eye Tissue

- Prior to distribution of tissue for transplantation, authorised staff shall review and document that the medical and laboratory information is in accordance with these Standards.

- Before tissues are released for transplantation, all pertinent records concerning donor screening, testing and quality control shall be reviewed and found to be complete and accurate.

- The Eye Bank shall establish and document their criteria for release of tissue for transplantation, which shall include (but is not limited to) the following:
  - Donor screening suitability
  - Slit-lamp and microscopic evaluation criteria
  - Non-reactivity for required serological tests
  - Acceptable results of microbiological tests (if performed)

- The Eye Bank shall establish and document a system of checks in the Policy and Procedures (Quality) Manual to ensure that all required donor screening, inspection checks, tests and evaluations have been performed, that results conform to criteria for release, and that authorising signatures(s) are in place.

- In particular, a system shall demonstrate that tissues not suitable for release can be distinguished from those which conform to requirements and may be released.

15.4 Exceptional Release of Eye Tissue

Exceptional release is defined as *the distribution of a unit of tissue because of an unusual or urgent clinical need that circumvents normal release procedures.*
This would normally involve release of tissue before some or all of the required tests have been reported.

- The Eye Bank shall establish and document procedures to be followed in cases where exceptional release of tissue is advocated, either on a case-by-case basis or by pre-established criteria.

- Exceptional release of tissue shall require approval of both the Medical Director and of the transplanting surgeon and conform to any applicable regulatory requirements.

- Documentation accompanying the tissue shall state:
  - which donor and/or testing information is available at the time of release
  - which donor and/or testing information is not available, and a guideline as to when this information will be available

- Final test results or donor screening information shall be forwarded to the transplanting surgeon upon receipt by the Eye Bank.
- Documentation of exceptional release shall be retained in the donor records.

16 DOCUMENTATION TO ACCOMPANY EYE TISSUE

16.1 General

- Documentation shall accompany tissue for transplantation, and shall comprise two components:
  1) An Eye **Tissue Report**, containing information specific to the tissue being sent
  2) a **Package Insert**, containing general information of importance to the surgeon

- Information contained in the Eye Tissue Report and Package Insert can remain as separate forms, or be contained on the one form as long as each component is easily discernable; otherwise separate forms are advised

16.2 Eye Tissue Report

- The Eye Tissue Report shall contain the following minimum information:
  - Name of distributing Eye Bank
  - Address and telephone number of Eye Bank
  - Unique tissue identification code
  - Type of preservation medium
  - Age of donor
  - Death and preservation dates and times , and/or death-to-preservation interval and storage interval
  - Results of the mandatory serological tests i.e. that HIV, HBV and HCV results were non-reactive

  and in addition for corneal tissue:
  - Results of microbiological tests (if performed)
  - Results of endothelial evaluation by microscopy (indicate if not performed)
  - Type of keratoplasty that tissue is suitable for i.e. penetrating, anterior lamellar, endothelial lamellar etc
  - If a cornea is pre-cut, clearly indicate the type of pre-cut method performed or the indicated use (e.g. endothelial keratoplasty, posterior lamellar keratoplasty, anterior lamellar keratoplasty, laser-assisted keratoplasty, etc.)
    - If prepared for laser-assisted penetrating keratoplasty:
      - Morphology and dimensions of cut
      - Post-cut endothelial microscopy report (if performed)
    - If prepared for lamellar anterior or endothelial keratoplasty:
      - Estimated thickness of transplant portion
      - Estimated diameter of cut
      - Post-cut endothelial microscopy reports for tissue intended for endothelial keratoplasty (if performed)

16.3 Package Insert

- The Package Insert shall include the following minimum information:
  - Recommended storage temperature for specific type of tissue (cornea, sclera, whole eye) and type of storage method. Specific emphasis should be made in regard to conditions under which tissue should NOT be stored after arrival at the transplant unit.
  - That the surgeon should check for integrity of the seal and immediately report to the Eye Bank any evidence of possible tampering.
  - For corneas:- that colour change of storage medium outside a specified range may indicate an unacceptable change in pH, in which case the tissue should not be used and reported immediately to the Eye Bank.
  - If microbiological tests were *not* performed by the Eye Bank, a statement to that effect.
  - The form shall also advise the receiving surgeon that the tissues are delivered with no absolute guarantee of safety or efficacy, or fitness for a particular purpose, and that the receiving surgeon is ultimately responsible for judging if the tissue is suitable for intended use.
  - The form shall advise the transplanting surgeon that the distributing Eye Bank must be notified in writing of recipient information, for the purpose of tracking the tissue from the donor to the recipient, when tissue is transplanted (this may be achieved through the return to the distributing Eye Bank of the Australian Corneal Graft Registry Form or the New Zealand

Corneal Transplant Registry Form)

- That serologic tests (and microbiologic tests if applicable) were performed by a testing laboratory certified under regulatory requirements.
- It must be advised if all or any of the tests performed have not been validated.

17 PACKAGING AND TRANSPORT

17.1 Packaging and Sealing for Transport

- Procedures shall be established and maintained to ensure that:
  - The tissue is presented in a container designed to maintain quality and prevent contamination.
  - The tissue is capable of being presented in an aseptic manner.
  - Each tissue shall be individually packaged and sealed with a tamper-evident seal.
  - Packing shall be done so that the packaging insert and tissue label do not become wet.
  - The Eye Bank shall use a validated packaging method so as to maintain the temperature of the tissue at an acceptable level while in transit.

- The exterior of the transport container (if a third party is used for delivery) should clearly display:
  - the name, address, telephone number of the Eye Bank distributing the tissue
  - the name, address, telephone number of the Transplant Unit receiving the tissue
  - the type of tissue
  - recommended storage conditions
  - any special handling instructions

17.2 Transport

- Transport from Eye Bank to Transplant Unit may be performed by:-
  - hand delivery by Eye Bank personnel or,
  - the use of a third party, usually transport company/courier

- The Eye Bank shall establish and maintain procedures that account for the different modes of transport used, to ensure that the quality of the tissue is maintained. These procedures should take account of factors such as time in transit, temperature conditions and tracking of the tissue.

18 DISTRIBUTION OF EYE TISSUE AND RECIPIENT INFORMATION

18.1 General

- Eye Banks shall establish and document a system of eye tissue distribution that is applicable to their health service, that conforms to all relevant Federal and State legislation and regulations, and local rules or guidelines, and that is just, equitable and fair to all surgeons and recipients served by the Eye Bank.
- All tissue distributed shall comply with these Standards, and those required by applicable regulatory agencies.
- Tissue for transplantation shall be only distributed to registered medical practitioners, and to other Eye Banks.
- Ultimate responsibility for the suitability of each tissue for transplantation rests with the transplanting surgeon.
- Access to tissue shall be provided without regard to recipient sex, age, religion, race, creed, colour or national origin.
- Documentation of distribution of tissue shall be available for inspection by applicable regulatory agencies.
- Eye Banks shall require receipt of specific recipient identification details for all tissues transplanted, and retain these as part of the records to enable traceability from a named donor to a named recipient.
- Bookings for supply of eye tissue shall be taken only for a specific named potential recipient. However, if in the event of unforeseen medical reasons the surgeon is not able to perform the transplant on this named recipient and the tissue is transplanted into another individual, the Eye Bank shall require the surgeon to notify them of this information.
- The Eye Bank shall request that each unit of tissue distributed shall be only transplanted into a single patient e.g. parts of a whole scleral shell supplied cannot be divided by the surgeon and used in multiple recipients.
- The Eye Bank shall ensure anonymity of the donor to any individual or institution receiving tissue for surgical use, and that any details which may identify the donor are not provided.
- If tissue is transferred to another Eye Bank for distribution (e.g. excess to requirements, for emergency surgery), the Eye Bank sending the tissue (the source Eye Bank) shall provide all donor screening and testing information as required by the receiving Eye Bank (the distributing Eye Bank) to ensure they are satisfied as to the adequacy of the processes performed by the source Eye Bank.

18.2 Recipient Information

- The Eye Bank shall obtain recipient information from the transplanting surgeon on each eye tissue used for transplantation.
- This information shall include the following (as a minimum):
    - Recipient's name
    - Date of birth (or year of birth if a precise date of birth is unknown)
    - Diagnosis i.e. indication for transplant
    - Name of surgeon receiving/transplanting tissue
    - Date of surgery
    - Location of surgery
    - Post-operative complications (tissue-related) if reported.

18.3 Recipient Follow-Up

- The distributing Eye Bank shall request from the transplanting surgeon post-operative outcome and recipient follow-up information concerning possible adverse reactions on all eye tissue used for transplantation.

- Eye Banks may request that provision of this, and any additional follow-up information required, is mandatory for the supply of tissue.

18.4 Cost Recovery

- With the recognition that there should be no commercial dealing or profiteering in the supply of donated human tissues, service fees may be levied by the Eye Bank to surgeons, individuals or institutions to recover costs of retrieval, processing, storage and distribution of tissues, provision of the service, and development of banking techniques.

19 ADVERSE REACTIONS, RETURN AND RECALL OF EYE TISSUE

19.1 General

- The Eye Bank's Quality System shall provide for the documentation and investigation of errors, complaints and adverse reactions that may affect the safety and quality of eye tissues provided for transplantation.

19.2 Adverse Reaction Reporting

An adverse reaction is defined as *an undesirable or untoward complication in a recipient consequent to, or reasonably related to, transplantation of tissue, which requires non-standard clinical treatment or intervention.*

- The Eye Bank shall establish and document a procedure in their Policy and Procedures (Quality) Manual for the receiving surgeon to notify the Eye Bank of any adverse reactions arising from the transplantation of eye tissue.
- A reportable adverse reaction is any communicable or other disease potentially transmitted by and/or attributable to transplantation of donor eye tissue or biologic dysfunction of the eye tissue. This includes:-
    - Infection - as manifested by endophthalmitis, keratitis or systemic viral disease
    - Biologic dysfunction - such as primary graft failure, donor corneal dystrophy or evidence suggestive of prior refractive surgery.
- If systemic infectious disease such as HIV, hepatitis, syphilis or CJD develops in a recipient, whether or not it is suspected to be due to donor tissue, this must be reported to the Eye Bank, and to regulatory agencies if required.
- The Eye Bank shall establish a procedure for investigating, documenting and reporting on all adverse reaction notifications. The Medical Director shall receive and review such reports on each adverse reaction and authorise a response to the transplanting surgeon. As part of this process, the Medical Director shall also determine if any corrective/preventative actions are required. These shall be documented and reviewed as part of regular quality management review processes as required by the Eye Bank's Quality System and regulatory agencies (if applicable).
- Adverse reaction reports shall be available for inspection by regulatory agencies, and be retained for a minimum period of twenty years.

19.3 Return of Eye Tissue

- If tissue is unable to be used for transplantation after distribution, the Eye Bank shall establish and document in it's Policy and Procedures (Quality) Manual a procedure for determining suitability of that tissue for:
    - re-distribution for transplantation (which may include re-assignment and possible use for anterior lamellar or tectonic surgery)
    - other use such as for research, clinical training or education
- Documentation shall record all available information as to the status and conditions under which the tissue has been handled and stored while away from the Eye Bank. In particular, attention should be paid to:
    - Integrity of the tamper-evident seal and container for evidence of tampering or contamination
    - Environmental conditions under which the tissue has been stored
- Documentation shall record the reason for the return, all investigations performed to determine tissue quality, and the ultimate disposition of the tissue. These records shall be retained as part of the record for that tissue.

19.4 **Recall of Eye Tissue**

Recall is defined as *the requested return of tissue known or suspected to be non-compliant to quality procedures.*

- The Eye Bank shall establish and document in its Policy and Procedures (Quality) Manual criteria and procedures to be followed in circumstances where the tissue has been found to be (actually or potentially) unsafe for transplantation.
- Information or test results received by the Eye Bank after release of tissue that indicate a potential risk to the health of the recipient e.g. HIV, viral hepatitis, CJD constitute a recall and shall be reported to the Medical Director and the transplanting surgeon as soon as possible. Similarly, information or test results that indicate the transplant has a high likelihood of failure will constitute a recall.
- The Medical Director is ultimately responsible for determining compliance in notification of tissue recall because of possible transmission of a notifiable disease to applicable Federal, State and /or local regulatory agencies.
- Upon notification of a recall, the Eye Bank shall promptly notify all consignees to whom tissue (that might be affected) from the same donor was distributed.
- Tissues from the same donor not already released and/or distributed for transplantation shall be quarantined pending resolution of the recall.
- If the tissue has already been transplanted, the notification, in-house actions and notification to transplant surgeons shall be considered as a potential adverse reaction investigation in accordance with these Standards.
- All information relating to a recall of eye tissue shall be retained for a minimum of twenty years beyond the date of distribution of the tissue.

20 Supply of Eye Tissue for Non-Surgical Purposes

Eye Banks may facilitate the supply of eye tissues for the purposes of research, clinical training and/or education. This may be for uses required by the Eye Bank itself, or for other researchers or medical practitioners.

20.1 Types of Non-Surgical Eye Tissues

- Tissues for non-surgical purposes may include (but are not limited to):
    - those which do not meet donor screening, testing or evaluation criteria and cannot be distributed for transplantation
    - other structures in the eye that are not able to be transplanted e.g. lens, retina
    - those which are derived directly from donors screened as not suitable for donation for transplant purposes
    - surgical tissue derived from recipients e.g. the defective cornea removed during surgery
- Eye Banks may also require tissues to validate their quality control systems and/or processes.

20.2 General

- As for tissues for surgical use, authorisation for the donation and use of ocular tissues for research, clinical training or educational use shall be received from an authorised person by a process of informed consent. Informed consent for use of tissue for quality control purposes may or may not be required, subject to applicable Federal, State and /or local laws and Regulations.
- Documentation concerning the distribution, use and traceability of each tissue distributed for non-surgical use shall be retained by the distributing Eye Bank as part of the record of that tissue.
- The Eye Bank shall ensure anonymity of the donor to any individual or institution receiving tissue for non-surgical use, and that any details which may identify the donor are not provided.
- The Eye Bank shall ensure that provision of tissue for research or clinical training purposes is on condition that any applicable regulatory requirements such as Ethical Approval have been fulfilled.
- If donor tissue is provided for non-surgical purposes and if that donor has not been tested for HIV, HBV or HCV, a label stating that such testing has not been carried out or stating potentially hazardous biologic material (or some similar designation) shall be attached to the container in which the tissue is provided.

21 DEFINITIONS AND TERMINOLOGY

This list contains definitions and terminology used in these Quality and Medical Standards.

Adverse Event/Reaction
An undesirable effect or untoward complication in a recipient consequent to, or reasonably related to, transplantation of tissue, including disease transmission, infection or biological dysfunction.

Anterior lamellar keratoplasty
Transplantation of the anterior stroma of the cornea, but not the posterior stroma or endothelium.

Aseptic Technique
The measures used to prevent contamination of tissue by microorganisms during handling and processing.

Audit
A documented activity which is aimed at verifying that the applicable element of the Quality System has been established, documented, and implemented in accordance with requirements. Usually a review of procedures, records, equipment, materials, facilities, personnel functions is performed to evaluate adherence to written standards and operating procedures. External audits are performed by applicable regulatory agencies.

Autopsy
An examination of the body after death to determine the cause of death and/or to discover and describe pathological processes present in the body at the time of death.

Batch or Lot
A defined quantity of material, reagent or product processed in one series of processes that is intended to have uniform character and quality within specific limits, which is produced according to a single processing method during the same processing cycle.

Cadaver
A dead body, or corpse.

Cadaveric donor
A person who donates organs and/or tissues after death for the purpose of transplantation into another person.

Calibration
Checking an inspection, testing, or measuring instrument against another instrument or standard that is of known accuracy to national / international standards. The aim of calibration is to detect, and adjust any variation in the instrument being checked, in order to maximise accuracy.

Competency
The ability of an employee to acceptably perform tasks concomitant with his/her role for which he/she has been trained.

Competency Assessment
The evaluation of the ability of an employee to acceptably perform tasks that form part of their role.

Complaint
A written or oral report of deficiencies related to the identity, quality, reliability, delivery, safety, effectiveness or performance of a tissue, or dissatisfaction with aspects of service delivery.

Consent
See Informed Consent.

Container
A receptacle that is used to contain tissues and is in direct contact with the tissue.

Corrective action
Action that is taken to eliminate the cause(s) of an existing non-conformance in order to correct that

non-conformance, and prevent it from recurring.

Cross-contamination
Transfer of infectious agents from one tissue to another tissue.

Cryopreservation
The storage of tissues to a set temperature below 0°C with or without the addition of a cryoprotectant. Cryopreservation does not necessarily imply maintenance of viability or structural integrity.

Decontamination
Chemical or physical treatment which reduces, removes inactivates or destroys potential pathogens on the surface of an item, but does not necessarily destroy all microbial forms.

Deviation
An event that is a departure from a procedure or normal practice.

Disposition
The final destination of tissue, including use for transplantation, research, clinical training, education, quality control or discard.

Distribution
Transportation and delivery of tissues for surgical use in a recipient.

Distributing Eye Bank
The Eye Bank that provides tissue to the end-user i.e. transplanting surgeon. The distributing Eye Bank is responsible for obtaining recipient information, post-operative follow-up information and reporting any adverse event/reaction to the source Eye Bank.

Donor
A living or recently-deceased person from whom organs or tissues have been removed. In the case of eye donation, this is almost invariably a deceased person.

Donor Family
The next-of-kin of the donor. May be formally or informally defined.

Donor Referral Source(s)
Entities such as hospitals, Coronial services, hospices and individual allied health care professionals who identify potential donors and refer them, or their next-of-kin, to the Eye Bank.

Donor Screening / Donor Suitability Assessment
The process of determining the suitability of a specific individual for eye (tissue or organ) donation based on available information. This includes, but is not limited to medical and social history, physical examination, and autopsy finding (if an autopsy was performed).

Endothelial Keratoplasty
Transplantation of the endothelium of the cornea, with or without an amount of carrier posterior stroma.

Enucleation
Retrieval/recovery of the whole intact eye globe.

Evaluation (of tissue)
The assessment of eye tissue, either *in situ*, or in the laboratory, to determine conformance to predetermined criteria.

Exceptional Release
The distribution of a unit of tissue, because of urgent or unusual clinical need that circumvents normal release procedures. Requires approval of both the Medical Director and transplanting surgeon.

Expiry Date
The date after which instruments, supplies, reagents or tissues are usually deemed no longer suitable for use for a particular purpose.

Eye Bank
A unit, service or organisation that is responsible for the activities of donor screening, retrieval, processing, preservation, storage, testing, packaging and delivery of suitable eye tissue for

transplantation. May also be involved in directly maintaining donor programmes consent for donation, donor family support and in provision of tissues for research.

Eye Donor
A person who by the circumstance of circulatory or brain death, can donate eye tissue for transplantation such as corneas, sclera, and other eye tissues for research or clinical education. Such donors can present in many situations such as hospitals, Coroners, hospices, rest-homes or directly from the community.

Eye Tissue
Tissues derived from the human eye. Eye tissue that can be transplanted includes corneas and sclera. Other eye tissues such as lens, retina and other structures can be used for research or other educational use.

Finished Tissue
Tissue that has been fully evaluated, enclosed in its final container, labelled and released for distribution. Such tissue will have been determined non-reactive for standard serological and microbiological tests performed.

Form
A document required to perform or assist with the tasks referenced in a Quality Procedure or Work Instruction.

Graft
A tissue, whether whole or in part, that is used surgically in transplantation.

Haemodilution
See plasma dilution.

Identification Number
See Unique Identifying Number.

Infectious Material
Blood, tissue, organ or body fluid or secretion from a human (living or dead) potentially containing infective organisms, to which a worker may become exposed.

Informed Consent
A process by which information concerning the donation process is presented to a potential or to the donor's next-of-kin or other legally recognised representative with an opportunity for them to ask questions, after which specific approval is documented. Relevant legislation and professional donation guidelines govern informed consent.

Label
Any written, printed or graphic material on, or affixed to, a container or package of tissue.

Laser-assisted Keratoplasty
Corneal transplantation surgery in which the corneal architecture is shaped by a laser. This can include shaping for penetrating, anterior or posterior keratoplasty.

'May'
Used to refer to an acceptable method that is recognised but not essential.

Medical/Social History Interview
A documented dialogue in person or by telephone with an individual who would be knowledgeable about the potential donor's relevant medical history and social behaviour that might lead to increased risk for infectious disease or dysfunction of tissue. Usually a close relative or other person with affinity relationship. May also be performed with a GP or primary treating physician.

'Must'
Used to indicate a mandatory requirement.

Next-of-kin
The person(s) most closely related to a deceased individual as designated by applicable law, or by family determination. Legal precedence would apply if dispute occurs.

Non-conformance
A deficiency in characteristic, measured quantity, documentation, or procedure which may render tissue unacceptable to specified requirements.

Organ Culture
The storage and maintenance of corneas *in vitro* in a nutrient medium at 28° - 37°C for periods up to 30 days.
Also called *normothermic* storage.

Organ donor
A person who can donate solid vascularised organs such as heart, lungs, liver, kidney and pancreas, as well as other tissues. These donors always present to, and are maintained in, an Intensive Care Unit.

Package
A labelled carton or other receptacle containing one or more containers of tissue and accompanying forms and labelling.

Package Insert
The written material accompanying tissue which bears general information about the tissue, testing performed, directions for use, and any applicable instructions or warnings.

Plasma Dilution
A decrease in the concentration of the donor's plasma proteins and circulating antigens or antibodies resulting from transfusion of blood or blood components, and/or infusion of fluids e.g. colloids and/or crystalloids.

Posterior Lamellar Keratoplasty
See Endothelial Keratoplasty.

Pre-Cut Tissue
Corneal tissue for transplantation in which lamellar dissection or shaping has been performed by the Eye Bank (either manually or assisted by keratome or laser) prior to distribution to the end-user.

Preservation
The combination of conditions and procedures that conserve the quality of tissues during specified storage periods, and prevent or retard biological or physical deterioration.

Preservation Medium
See Storage Medium.

Preventative action
Action taken to eliminate the cause(s) of a potential non-conformance in order to prevent it from occurring.

Primary Graft Failure
Corneal oedema or other dysfunction present from the time of keratoplasty that does not resolve in the weeks subsequent to the surgery and in which there is no other known operative or post-operative complication or underlying recipient condition that would explain the dysfunction. This, for instance, does not include endothelial dislocation in endothelial keratoplasty. Usually results in re-grafting of the patient.

Procedure
A series of steps, which when followed, is designed to result in a specific outcome.

Process Control
A system of checks and balances incorporated into Quality Procedures involving critical operations to prevent errors.

Processing
Procedure(s) employed after tissue retrieval and before distribution in the final container, includi dissection of tissue, physical, chemical or mechanical treatment, preparation of components from su tissue, testing, labelling and associated record keeping.

Product (as applicable to therapeutic goods)
Result of activities, or processes. Product may be, or may include service provided, in addition to

physical materials, parts, components etc. In the case of the Eye Bank, eye tissue for transplantation.

Quality
The conformance of tissue or a process with pre-established specifications or Standards.
All the characteristics of the product conforming to requirements.

Quality Assurance
A positive declaration to provide confidence that the product shall consistently conform to requirements.

Quality System
A planned and documented pattern of the resources, methods, and actions to provide confidence that the product will consistently conform to specified requirements.

Quality Procedure **(Standard Operating Procedure)**
A written document/method detailing the specific policies and instructions to be used by staff and personnel. This includes, but is not limited to, procedures to assess donor suitability, and to retrieve, process, preserve, test, evaluate and distribute tissue. It also includes methods to maintain and review a Quality Assurance System.

Quarantine
The status of retrieved tissue isolated physically or by a system whilst awaiting a decision on suitability for release or rejection based on completion of testing procedures. Such systems are designed to prevent the premature release of tissues for transplantation.

Recall
The requested return of tissue known or suspected to be non-compliant to the quality procedures of the bank, in accordance with the instructions contained in an advisory notice.

Recipient
The person into whom donor tissue is transplanted/implanted/grafted.

Retrieval/Recovery
The surgical removal of eye tissue from a donor.

Safety
A quality of tissue indicating handling according to Standards, and substantial freedom from the potential for harmful effects to recipients. Also, the condition of being protected from risk or injury associated with occupational exposure.

Screening/Serology Tests
Laboratory tests approved by regulation, which screen for infectious disease such as presence of HIV, Hepatitis B and Hepatitis C.

'Shall'
The same as 'must' i.e. a mandatory requirement.

'Should'
Used to indicate a recommendation; advisory, indicating a commonly accepted activity for which there may be effective alternatives.

Source Eye Bank
The Eye Bank that retrieves eye tissue from a donor following donor screening, and who usually performs storage, testing and evaluation of the tissue. The source Eye Bank maintains all donor and testing records, but is required to pass this information on to the distributing Eye Bank if they so request.

Standard Operating Procedure
See Quality Procedure.

Status
The classification of any material or tissue in relation to their acceptance or otherwise, for use, further processing or distribution. Terms used include 'Quarantine', 'Released', 'Hold', or 'Rejected'.

Sterile
Condition of a product that is free of detectable, viable micro-organisms.

Storage
Maintenance of tissue in a state ready for transplantation or other future use.

Storage Medium (Preservation Medium)
The reagent used to preserve tissue for its intended future use.

Therapeutic Goods
Goods that are in any way for therapeutic use, or for use as an ingredient or component in the manufacture of therapeutic goods.

Time of Death
For the purposes of eye banking, the time of cessation of heartbeat, cardiac death, asystole or cross-clamp time.

Tissue
Material of human origin, as a functional group of cells. Definition for therapeutic purposes distinguishes tissue from organs, blood or reproductive tissue.

Tissue Release
The process which enables a tissue to be released from quarantine status by the use of systems and procedures to ensure that the finished product (tissue) meets its release specifications and is acceptable for transplant purposes.

Tissue Report
The written material accompanying tissue which bears specific information about the donor (although unidentifiable), processing information, donor and tissue testing and evaluations performed.

Traceability/Tracking
The ability to trace or track a product, or batch of products by means of **unique** identification. For tissue, the ability to trace the tissue during any step of its donation, retrieval, processing, testing, storage and distribution. It also implies the capability of identifying the medical personnel receiving/transplanting the tissue, and the ability to identify the recipient.

Transfer
In relation to corneal tissue preserved by the organ culture method, the process by which a cornea is removed from storage, evaluated and placed into specialised medium for transport to transplant centre.

Transplantation
The surgical removal of compromised host tissue and grafting of donor tissue into a recipient.

Transport Medium
In relation to corneal tissue preserved by the organ culture method, a specific medium containing a thinning agent, capable of maintaining cellular viability during the transport of tissue from the bank to transplanting hospital.

Universal Precautions
Treating body fluids/materials as if infectious and emphasising work practice controls such as hand washing, protective clothing and needle stick injury precautions.

Unique Identifying Code
A unique code (composed of numeric and/or alphanumeric characters) assigned to any individual donor or tissue, (whether retained as whole or divided from that originally retrieved) to ensure traceability and confidentiality.

Validation
Establishment of documented evidence that provides a high degree of assurance that a specific process will consistently produce a result meeting its predetermined specifications and quality attributes. A process is validated to evaluate the performance of a system with regard to its effectiveness based on intended use.

附录7 深圳经济特区人体器官捐献移植条例

（2003年8月22日深圳市第三届人民代表大会常务委员会第二十六次会议通过深圳市人民代表大会常务委员会公告第91号公布　自2003年10月1日起施行）

第一章　总则

第一条　为恢复人体器官功能或者挽救生命，规范人体器官捐献移植行为，保障人体器官捐献者和接受人体器官移植者的合法权益，根据法律、行政法规的基本原则，制定本条例。

第二条　本条例适用于人体器官（人体组织）的捐献移植活动，但下列人体组织除外：

（一）血液及其制品；

（二）精子、卵子；

（三）胚胎；

（四）法律、法规另有规定的。

第三条　捐献人体器官实行自愿、无偿的原则，禁止以任何方式买卖人体器官。

鼓励个人身后捐献人体器官。

第四条　移植人体器官实行公正、公平的原则。

人体器官移植应当依据公认的医学原理，符合国家医学科技的发展水平，并应当优先考虑其他更为适当的医疗方法。

人体器官移植不得违反有关法律、法规。

第五条　深圳市卫生行政管理部门（以下简称市卫生部门）是人体器官捐献移植的主管部门。

第二章　人体器官摘取与植入

第六条　身后捐献人体器官的，应当符合下列条件之一：

（一）死者生前以书面遗嘱或者其他书面形式同意捐献；

（二）死者近亲属书面同意且死者生前未有不同意捐献的意思表示；

（三）死者生前意识清醒且有同意捐献的口头意思表示，并有不参与该人体器官的摘取或者植入的医师二人以上书面证明，而且其近亲属也不反对的。

第七条　生前捐献人体器官的，应当符合下列条件：

（一）年满十八周岁并且具有完全民事行为能力；

（二）有书面同意捐献的真实意思表示；

（三）不危害其生命安全；

（四）以移植于其直系亲属和三代以内旁系亲属为限，但捐献人体组织的除外。

不满十八周岁的未成年人，经其父母或者监护人同意，可以捐献骨髓给近亲属。

捐献的人体器官移植于配偶的,接受人体器官移植的配偶应当与人体器官捐献者生育有子女或者结婚满二年以上。但婚后患病确需接受人体器官移植的除外。

其他生前捐献人体器官的,应当向市卫生部门申请,经批准后方可实施。

第八条 人体器官捐献者(以下简称捐献者)、接受人体器官移植者(以下简称患者)享有知情权和决定权,有权了解人体器官移植的可行性及其后果、手术的过程及对自身健康的影响,有权决定是否捐献人体器官或者是否接受人体器官移植,有权以口头或者书面形式撤销已作出的捐献或者接受移植决定。

无民事行为能力、限制民事行为能力等不能行使知情权、决定权的患者,应当由其法定代理人或者监护人决定是否接受器官移植。

第九条 医院、医师应当告知捐献者、患者享有的知情权和决定权,并对捐献者和患者应当知情的事项作出真实、全面的说明。

第十条 自遗体摘取人体器官的,应当经至少两名未参与治疗的具有副主任医师资格以上的医师作出书面判定,确认捐献者死亡后方可进行。

判定捐献者死亡的医师,不得参与该人体器官的摘取或者植入手术。

第十一条 遗体需要依法鉴定或者经鉴定认为需要继续查验的,不得摘取遗体的人体器官。

判定捐献者死亡的医师认定死者死亡的原因明显与摘取的人体器官无关,并且等待依法鉴定将延误摘取时机的,经法医和死者近亲属书面同意,可以摘取。

第十二条 医师自遗体摘取人体器官后,对摘取部位应当予以妥善处理。

第十三条 在摘取人体器官后二小时内,医师应当将摘取的人体器官及捐献者的有关资料报告医院,医院应当在二十四小时内将有关资料报送市红十字会。

第十四条 实施人体器官移植手术的医院应当设置人体器官保存库,妥善保存摘取的人体器官。

人体器官保存库的设置和管理应当符合有关技术标准和管理规定。

第十五条 摘取的人体器官经检查不适宜植入的,可以用于科学研究和教学或者予以焚毁,但应当报市卫生部门备案。

第十六条 患者享有平等获得人体器官移植的权利。

患者接受移植的顺序由市红十字会按照申请登记的时间先后确定。只有当前一名备选患者不适合接受该人体器官移植时,方可选择后一顺序的备选患者。

是否适合接受人体器官移植,应当遵循公认的医学标准。

近亲属中有已经捐献人体器官的患者,在接受人体器官移植时享有优先权。同时享有优先权的患者由市红十字会根据申请登记的时间先后确定顺序。

第十七条 患者不得以任何方式有偿获取人体器官,但应当支付移植手术所需的正常医疗费用。

第三章 管理与监督

第十八条 市卫生部门负责人体器官捐献移植的管理与监督工作。具体履行以下职责:

(一) 制定人体器官捐献移植的技术标准和相关管理规定;

(二) 对人体器官捐献移植活动进行监督检查;

(三) 审定(核)实施人体器官捐献移植的医院、医师的资格和类别;

（四）法律、法规规定的其他职责。

第十九条　市红十字会负责受理人体器官捐献的申请，建立人体器官信息库。对医院报送的资料应当予以登记、统计，并实现与各医院和有关部门的信息联网。

医院接到人体器官捐献申请的，应当予以登记，并在五日内报送市红十字会。

第二十条　医院负责受理人体器官移植的申请，并对患者的资料进行登记。

医院应当在三日内将登记的资料全面、真实地报送市红十字会。

第二十一条　市红十字会应当将人体器官捐献者、患者的资料，按照适应证、禁忌证、适宜的年龄和组织配型等医学标准进行分类，如实录入人体器官信息库，录入的资料应当及时反馈给捐献者或者死者近亲属、患者，并由其予以确认。

市红十字会应当保证人体器官信息库的信息数据的完整和真实，未经捐献者或者患者书面申请，不得删减、更改。

第二十二条　实施人体器官移植手术的医院和医师应当具有市卫生部门认定的资格并按核定的类别进行移植，不具有相应资格的医院、其他医疗机构和个人，不得实施人体器官的摘取或者植入手术。

第二十三条　市卫生部门应当对人体器官信息库患者的排序情况进行监督，有关当事人对排序情况有异议的，可以向市卫生部门投诉，市卫生部门应当对投诉进行调查、核实，并于接到投诉后十五个工作日内作出书面答复。

第二十四条　医院、市红十字会、医师及有关工作人员应当对人体器官捐献者和患者的资料予以保密。

第四章　法律责任

第二十五条　违反本条例规定，以任何方式买卖人体器官的，由市卫生部门没收违法所得。

对倒卖人体器官的，并处以违法所得十倍的罚款；对购买人体器官的，并处以售价三倍以上五倍以下的罚款。

医师、医院、其他医疗机构进行或者参与人体器官买卖的，对医师处以交易额十倍的罚款，吊销其执业证书，并给予行政开除处分或者予以辞退；对医院、其他医疗机构处以交易额二十倍的罚款，并取消其人体器官移植手术的专门资格；对医院、其他医疗机构的相关责任人，吊销其执业证书，并给予行政开除处分或者予以辞退。

买卖人体器官构成犯罪的，依法追究刑事责任。

第二十六条　违反本条例第十条规定，由市卫生部门对相关责任人给予行政处分，情节严重的，并可以吊销其执业证书。

第二十七条　违反本条例第十五条规定，医院、医师不按规定的方法处理不适宜植入的人体器官的，由市卫生部门给予警告，并对医院处以五千元以上三万元以下罚款。

第二十八条　市红十字会违反本条例第十六条、第二十一条的规定，有下列情形之一的，由市卫生部门责令改正，对直接责任人给予行政处分，并处以三万元罚款：

（一）擅自更改患者排序位次的；

（二）擅自删减或者更改人体器官信息库资料的。

第二十九条　违反本条例第二十二条规定，不具有资格的医师实施人体器官移植手术的，由市卫生部门给予行政处分，并处以五万元以上十万元以下罚款，吊销其执业证书；不具备器官移植专门资格的医院、其他医疗机构实施人体器官摘取或者植入手术的，处以三十万元以上五十万元以下罚款,并吊销其负责人的执业证书。

第三十条　违反本条例第二十四条规定,泄露捐献者或者患者资料的,由市卫生部门对直接责任人处以一万元罚款。

第三十一条　医院、其他医疗机构、市红十字会及其工作人员有违反本条例规定行为的,由市卫生部门对其单位负责人和直接责任人给予行政处分;造成当事人损失的,应当依法承担赔偿责任。

第三十二条　市卫生部门工作人员在执行本条例过程中,不履行职责或者滥用职权、玩忽职守、徇私舞弊的,依法给予行政处分;构成犯罪的,依法追究刑事责任。

第三十三条　医院、医师在实施人体器官移植时,违反法律规定构成犯罪的,依法追究刑事责任。

第五章　附则

第三十四条　市卫生部门应当制定以下与人体器官捐献移植工作相配套的规定:

(一) 可实施移植的人体器官的种类目录;

(二) 人体器官保存库的设置标准及管理办法;

(三) 对不适宜植入的人体器官的具体处理办法;

(四) 人体器官信息库的管理和保密规定;

(五) 实施人体器官移植手术的医院和医师的资格认定办法。

第三十五条　本条例所称死者近亲属范围及顺序如下:

第一顺序:配偶、子女、父母;

第二顺序:兄弟姐妹;

第三顺序:祖父母、外祖父母、孙子女、外孙子女。

死者近亲属依本条例作出书面同意的,应当由第一顺序中具有完全民事行为能力的近亲属均作出书面同意表示;没有第一顺序近亲属或者第一顺序近亲属均没有完全民事行为能力的,应当由第二顺序中具有完全民事行为能力的近亲属均作出书面同意表示;没有第二顺序近亲属或者第二顺序近亲属均没有完全民事行为能力的,应当由第三顺序中具有完全民事行为能力的近亲属均作出书面同意表示。

第三十六条　本条例自 2003 年 10 月 1 日起施行。

附录8 深航四方供体运输协议书

深圳航空有限责任公司、深圳市红十字会、
中华医学会器官移植学分会和深圳市眼科医院眼库
关于运送国际标准化人体捐献角膜和器官的协议

我国现有角膜盲患者约400万，各种终末期器官衰竭的患者约100万，而每年实施的角膜移植术和器官移植术仅分别约为5000例和8000例。角膜盲和器官衰竭不仅严重威胁患者的生存质量或生命，还给患者家庭和社会造成很大的负担。制约我国角膜和器官移植开展的主要原因是供体的匮乏。深圳航空有限责任公司（甲方）热心公益事业，与深圳市红十字会（乙方）密切合作，多次为中华医学会器官移植学分会（丙方）和深圳市眼科医院眼库（丁方）获取的外地志愿者捐献的角膜无偿提供航班运输。在各方的积极配合下，我市不仅在短时间内迅速跻身于国内无偿捐献角膜的先进行列，同时，也实现了深圳符合国际标准的器官捐献的零的突破。深圳航空有限责任公司开我国航空业无偿运输人体捐献器官之先河，为我国人体器官组织移植事业做出了重要贡献。

为适应日益发展的器官捐献活动的需要，推动全国的角膜和器官的无偿捐献，促进社会的文明进步，四方经友好协商，签订如下合作协议。

一、合作方式

丙方和丁方负责符合国际标准的捐献器官的采集。乙方负责深圳市内外的角膜和器官捐献的相关协调。甲方负责将供体角膜和器官送达丙方和丁方指定的目的地。

二、各方责任

（一）甲方

1. 在不违反民航有关法规、确保航空安全的前提下，按照丙方和丁方提供的联系方式，利用其现有正常航班，将供体角膜和/或器官无偿运抵目的地。

2. 供体运送方式一般以机组人员携带为主，如遇影响供体质量，可能危及角膜和器官移植效果的情形时，可提供运送人员的舱位（原则上不超过1人）。

3. 运送时若遇航班延误，甲方将在第一时间知会丙方或丁方，并尽量协助其将供体角膜尽早运送至目的地。由此产生的额外费用由丙方或丁方承担。

（二）乙方

1. 依照《深圳经济特区人体器官捐献移植条例》和有关法规，授权丙方和丁方在深圳开展供体器官的采集、保存和分配等工作；协调有关单位和部门与丙方和丁方合作；

2. 遇深圳以外地区捐献者负责知会捐献者所在地的有关主管部门，协调与丙方和丁方

的合作。

（三）丙方

1. 负责对器官和/或角膜捐献者提供的资料进行审核，确保其符合医学移植标准，避免经移植而传播的疾病发生。

2. 通知甲方有关捐献器官和/或角膜运送的时间、地点、交接人员和注意事项。

3. 向甲方提供申请运送捐献器官和/或角膜的相关文件。

4. 负责供体器官的标准包装，符合航空公司对特殊物品运输的要求，确保在运输过程中不对航空器的环境造成不利影响，并将其送达机场，交给甲方派驻机场地面服务人员。

（四）丁方

1. 负责对角膜和器官捐献者提供的资料进行审核，确保其符合眼库医学标准，避免经移植而传播的疾病发生。

2. 通知甲方有关捐献角膜运送的时间、地点、交接人员和注意事项。

3. 向甲方提供乙方批准运送捐献角膜的相关文件。

4. 负责捐献角膜的标准包装，确保在运输过程中不对航空器的环境造成不利影响，并将其送达机场，交给甲方派驻机场地面服务人员。

三、免责条款

各方对自己所提供的信息、服务负责，因活动发生的法律纠纷由各方分别承担，因不可抗力导致的责任，各方互不承担责任。

四、协议生效与终止

本协议经四方签字盖章后即可生效。四方中任何一方均有权在本协议到期前一个月内提出终止协议的书面通知。

本协议遇下列情况发生时可由任何一方终止：

1. 任何一方有违反国家法律法规的行为者。

2. 任何一方未按照协议履行义务者。

3. 任何一方有损害国家利益，损害对方及相关用户权益的行为者。

五、争议处理

本协议各方发生争议时应通过各方友好协商解决，协商未果最终由四方一致认可的仲裁机构裁决。

六、本协议一式八份，各方各执两份，具有同等法律效力。本协议自四方当事人签字盖章完毕之日起生效。

深圳航空公司

深圳市红十字会

中华医学会器官移植学分会

深圳市眼科医院眼库

二〇〇七年一月十六日

附录9 深圳航空有限责任公司人体捐献器官运输风险告知书

OPO 工作人员姓名：____________

乘机证件：____________

证件号码：____________

联系电话：____________________________

乘机日期：______________　　航班号：____________

始发地：________________　　目的地：____________

第一部分　信息申报和声明

1. 本航班运输的人体捐献器官完全符合中华人民共和国各项法律法规及中华人民共和国相关部门的规章要求。

2. 本航班运输的人体捐献器官配有专业的携带设备，有相关单位（例如医院）提供的证明材料，包装符合相关专业要求及民航安全检查标准。

3. 危险品声明 器官运输包装箱中含有：

☐ 干冰：________千克

☐ 液氮：__________千克/升

☐ 水冰/冰袋：____________　千克/升

☐ 其他危险品、名称：____________

☐ 数量：__________　单位：__________

第二部分　风险告知

在保证航空安全的前提下，深航将竭力为人体捐献器官提供便捷、顺畅、高效的服务，但仍可能发生由于天气原因、机械故障或其他不可抗力因素导致的航班返航、备降或长时间延误，造成人体捐献器官无法在预定的时间内到达目的地。鉴于航空运输及特种物品的特殊性：

1. 深航不承担人体捐献器官的保管及运输途中晚点等未知因素影响的责任以及后续的损失或风险。

2. 深航不承担因包装或存放位置不合理所导致的人体捐献器官损失及其后果。

续表

本人声明上述提供的信息真实准确，已知晓并确认人体捐献器官航空运输的风险，若因非航空公司原因致使人体器官运输不畅，相应损失或风险由委托人承担。 OPO 工作人员签字：______________ 日期：________年____ 月 ____ 日

附录10 常用英汉眼库词汇

A

abnormality 异常、畸形
abrasion 擦破，磨损
abscess 脓肿，脓疮
accompanying documentation 附随文件
accounting coordinator 会计学协调员
acquired immune disease 获得性免疫疾病
accreditation 委派；鉴定合格
accredited eye bank 获得认证的眼库
actinic keratopathy 光化学角膜病变
adherence 依附，坚持
adhesion 粘连
adenochrome deposits 肾上腺色素沉着
adult inclusion conjunctivitis 成人包涵体性结膜炎
adverse reaction 副作用
AIDS，acquired immunodeficiency syndrome 艾滋病
AK，astigmatism keratotomy（治疗）散光性角膜切开术
alcohol 酒精
Albania 阿尔巴尼亚
ALK，anterior lamellar keratoplasty
Alzheimer's disease 阿尔茨海默病，老年性痴呆
alkaptonuria 尿黑酸尿
allergic conjunctivitis 变应性结膜炎
alligator 标尺
allograft rejection 异体移植排斥反应
amendment 修订
amniotic membrane transplantation，AMT 羊膜移植术
amoebic keratitis 阿米巴角膜炎
amyloidosis 淀粉样变性
amyotrophic lateral sclerosis 肌萎缩性侧索硬化
amiodarone 胺碘酮
anesthesia 麻醉
angiomatosis 血管瘤病
aniridia 无虹膜
anterior basement membrane 前基底膜
anterior capsule 前囊
anterior chamber 前房
anterior chamber angle 前房角
anterior corneal dystrophy 前部角膜营养不良
anterior lamellar keratoplasty 前板层角膜移植
anterior scleritis 前部巩膜炎
anterior segment developmental anomaly 眼前段发育性异常
anterior segment dysgeneses 眼前段发育不全
anterior segment surgery 眼前节手术
antibiotics 抗生素
aphakic bullous keratopathy 无晶状体眼大泡性角膜病变
aqueous humor 房水
arcus 弓，弧
arcus lipoids 脂质环
arcuate keratotomy 角膜切开术
arcussenilis 老年环
arc welder's flash，ultraviolet kertopathy 电焊弧性眼炎
argyrosis 银质沉着症
Arlt's line 位于上睑结膜的白色瘢痕（见于沙眼）
aseptic practice 无菌操作
astigmatism 散光
astigmatism keratotomy，AK 散光（治疗性）角膜切开术
atopic keratoconjunctivitis 特应性角结膜炎
autoclave 消毒炉
autopsy 验尸，尸体解剖
Avellino corneal dystrophy 格子状营养不良的变异型，前基质结节状面包碎屑浑浊，后基质格子状

浑浊

Axenfeld's anomaly 常染色体显性遗传或零星散发,双眼发病,虹膜色素横跨房角附着于后胚胎环

B

backlight corneal microscopy 背后照明角膜显微镜检
barcode 条形码
bacteremia 菌血症
bacterial keratitis 细菌性角膜炎
bacteriologic contamination 细菌污染
band keratitis 带状角膜炎
Belgium 比利时
biomicroscopic examination 生物显微镜检查
biomicroscopy 生物显微镜检查
bisexual 双性恋
bisexuhass 双性恋者
bisexuings 双性恋者
Bitot's spot 比托斑,角膜干燥斑
blepharitis 睑缘炎
blepharocarcinoma 睑癌
blindness 盲
blood product 血液制品
blood sample 血标本
blood transfusion 输血
blunt tip scissors 钝头剪
body 身体,尸体,主体,团体
Bosnia-Herzegovina 波斯尼亚-黑塞哥维纳
Bowman's membrane 前弹力膜
brain death 脑死亡
Brown-McLean syndrome 见于无晶状体眼,周边角膜水肿,长期水肿可致上皮下纤维增生
Bruch's membrane 脉络膜基底层
Bulgaria 保加利亚
bullous keratopathy 大泡性角膜病变
buphthalmos
burns 烧伤

C

cage 笼子;监狱
calcium concretion 钙质结石
Candida keratitis 念珠菌性角膜炎
capillary hemangioma 毛细血管瘤
Cameroon 喀麦隆
canthus 眦角
canal of Schlemm 施雷姆管,巩膜静脉窦
cancer 癌
carbon copy 复写本;副本
carbon monoxide poisoning 一氧化碳中毒
cardiac arrest 心搏停止
caruncle 肉阜
casual sex 性滥交
cataract surgery 白内障手术
cataract wound 白内障切口
CCL,corneal cross linking 角膜交联
CDC,centers for disease control 疾病控制中心
cell density 细胞密度
Central African Republic 中非共和国
CEO,chief executive officer 首席执行官
cerebrovascular disease 脑血管疾病
certification 认证
CFU,colony-forming unit 菌落形成单位
chalazion 睑板腺囊肿
Chandle syndrome 钱德勒综合征
chemical burns 化学烧伤
chief financial officer,CFO 首席财务官
Chad 乍得
chest X-rays 胸部 X 线检查
chlamydial conjunctivitis 衣原体性结膜炎
choroid 脉络膜
choroiditis 脉络膜炎
chronic obstructive pulmonary disease 慢性阻塞性肺病
chrysiasis 金质沉着
cicatricialpemphigoid 瘢痕性天疱疮
cilia 睫毛
ciliary body 睫状体
circulator 循环器
cirrhosis of liver 肝硬化
clamp 夹钳,夹具
clarity 清晰
clean room 洁净室;无菌室
cleaning 清洁,打扫
client 顾客
climatic droplet keratopathy 气候性小滴状角膜病变
Cogan-Reese (iris nevus) syndrome 多发性虹膜色素结节,为 ICE 综合征的体征之一
Cogan's microcystic dystrophy 上皮基底膜营养不良

collagen cross-linking,CXL,CCL 胶原交联
collagen vascular disease 胶原血管病
colloid 胶质
colony-forming unit,CFU 菌落形成单位
co-medical director 医学主任助理
confidentiality 机密
confluent 支流;汇合的
confocal microscopy 共焦显微镜
congenital anterior staphyloma 先天性眼前部葡萄肿
congenital hereditary endothelial dystrophy（CHED）先天性遗传性角膜营养不良
congenital rubella 先天性风疹
conjunctival epithelial melanosis 结膜上皮黑色素沉着病
conjunctival flap surgery 结膜瓣手术
Congo 刚果
conjunctival epithelial neoplasia 结膜上皮新生物
conjunctiva 结膜
conjunctivitis 结膜炎
consent 知情同意
consignee 受托人
contact lens-assisted collagen cross-linking,CACXL 接触镜辅助下胶原交联术
contact lens wear(角膜)接触镜配戴
contact lens keratopathy 接触镜相关角膜病变
contact lens overwear syndrome 接触镜过度配戴综合征
contaminant identification 污染识别
contaminant identification and response system 污染识别和响应体系
contaminated 污染的
contraindication 禁忌证
controversy 争论,争吵
corectopia 瞳孔异位
cornea 角膜
cornea farinata 角膜粉屑样变性
corneal abrasion 角膜擦伤
corneal arcus 角膜环
corneal avascularity 角膜无血管性
corneal biomechanics 角膜生物力学
corneal biopsy 角膜活检
corneal blood staining 角膜血染
corneal caps 角膜帽
corneal collagen cross-linking(C3R)角膜胶原交联术
corneal dystrophy 角膜营养不良
corneal elastosis 角膜弹性组织变性
corneal endothelium 角膜内皮细胞
corneal erosion 角膜糜烂
corneal excision 角膜切口,角膜切除
corneal folds grating atlas 角膜皱褶分级图谱
corneal gutata 角膜小滴
corneal hydration 角膜水化
corneal hysteresis 角膜磁滞(现象),角膜滞后量
corneal iron deposits 角膜铁质沉着
corneal neovascularization 角膜新生血管
corneal patch graft 角膜修补片移植
corneal perforation 角膜穿孔
corneal resistance factor 角膜阻力因子
corneal rust ring 角膜铁锈环
corneal scarring 角膜扫描
corneal section scissors 角膜
corneal staphyloma 角膜葡萄肿
corneal transparency 角膜透明度
corneal transplant wound dehiscence 角膜移植创口开裂
corneo-scleral rim 角膜巩膜缘
corneo-scleral rim excision 角巩膜缘切除
cornea plana 扁平角膜
cornea verticillata,vortex corneal dystrophy 涡状角膜营养不良
coroner 冠
corpse 尸体
cortex 皮质
cortical spokes 皮质辐轮
cosmetic 美容
Creutzfeldt-Jacob syndrome 克-雅综合征,传染性海绵状脑病,多认为系慢病毒所致
criterion 标准
cross-contamination 交叉感染
cross-hair 负压环钻中的十字定位准星
crystallinelens 晶状体
crystalloid 类晶状体
CSVC's(corneal storage and viewing chambers)一种用于保存角膜和检查其内皮细胞的容器
culture 培养
customs 海关
Cyclosporine A 环孢霉素 A
cystic fibrosis 囊膜纤维化

cytomegalovirus 巨细胞病毒
Czech Republic 捷克共和国

D

DALK, deep anterior lamellar keratoplasty 深板层角膜移植术
death of unknown cause 死因不明
death to preservation time(供体)死亡至保存时间
death-to-preservation interval(供体)死亡至保存时间
death with neurologic disease 因神经系统疾病死亡
deep lamellar endothelial keratoplasty 深板层内皮移植术
deferment 延期
deferral 延期
dementia 痴呆
Denmark 丹麦
dependent edema 依赖性水肿
Descemet's detachment 后弹力层脱离
Descemet's fold 后弹力层皱褶
Descemet's membrane 后弹力层
Descemet's membrane endothelial keratoplasty, DMEK 后弹力层角膜内皮移植术
Descemet's stripping automated endothelial keratoplasty, DSAEK 后弹力层撕除自动板层刀(辅助)内皮移植术
Descemet's stripping with endothelial keratoplasty, DSEK 后弹力层撕除内皮移植术
development of referral partner 转诊合作伙伴的开发
deviation 离差,偏离
diabetes 糖尿病
diffuse illumination 弥散光照明
direct diffuse illumination 直接弥散光照明
director of clinical development 临床发展主任
director of operation 运行主任,手术主任
director of quality assurance 质量保证主任
director of research 研究主任
disagreement 不同意,拒绝
discordance 不一致
disseminated lymphoma 播散性淋巴瘤
distribution 分配
DLEK, deep lamellar endothelial keratoplasty 深板层内皮移植术
DMEK, Descemet's membrane endothelial keratoplasty 后弹力层内皮移植术
DMAEK, Descemet's membrane automated endothelial keratoplasty 后弹力层撕除自动板层刀(辅助)内皮移植术
documentation 文献;文件的提供和使用
donation after brain death, DBD 脑死亡器官捐献
donation after brain death plus cardiac death, DBCD 脑-心双死亡器官捐献
donation after death, DCD 心死亡器官捐献
donation process cycle 捐献流程
donor age 供体年龄
donor coordinator 捐献协调员
donor disk 供体片
donor eye maintenance 供体眼的维护
donor identification 供体身份确认
donor information record 供体信息记录
donor maintenance 供体维护
donor preparation 供体制备
donor-recipient interface 供体-受体交界面
donor rim 供体边缘
donor rim with iris 带虹膜的供体缘
donor screening 供体筛查
donor with lens implant and iris 植入人工晶状体、带虹膜的供体(眼)
Down syndrome 21 三体综合征,可合并斜视、屈光不正、白内障、圆锥角膜、青光眼
dry ice 干冰
drape(手术室用)消毒铺巾
drowning 溺水
DSAEK, Descemet's stripping automated endothelial keratoplasty 后弹力层撕除自动板层刀(辅助)内皮移植术
DSEK, Descemet's stripping with endothelial keratoplasty 后弹力层撕除内皮移植术
dura mater 硬脑膜

E

EBAA, The Eye Bank Association of America 美国眼库协会
ectasia 扩张,膨胀
edema 水肿
E-DMEK, endoilluminator-assisted Descemet's membrane endothelial keratoplasty 内照明辅助下后弹力层-内皮移植术
EEBA, The European Eye Bank Association 欧洲眼库

协会
electrocution 电刑
eligibility 适任,合格,适用性
embryotoxon 胚胎环
EMS,Emergency Medical Services 急症医学服务
encephalitis 脑炎
encephalopathy 脑病
endocarditis 心内膜炎
endoilluminator-assisted Descemet's membrane endothelial keratoplasty,E-DMEK 内照明辅助下后弹力层-内皮移植术
endothelial barrier 内皮细胞屏障
endothelial cell 内皮细胞
endothelial cell density 内皮细胞密度
endothelial dystrophy 内皮细胞营养不良
endothelial fold 内皮皱褶
endothelial keratoplasty 角膜内皮病变
endothelial striae 内皮细胞条纹
endothelium 内皮细胞
end-user 终端用户,(产品的)最后用户
England 英国
enucleation 剜除
enucleation scissors 剜除剪
enucleation spoon 剜除匙
environmental control investigation report 环境控制调查报告
environmental monitoring 环境监控
epilepsy 癫痫
epikeratoplasty 上皮移植术
epithelial 上皮细胞
epithelial basement membrane dystrophy 上皮基底膜营养不良
epithelial defect and exposure 上皮缺损和暴露
epithelial downgrowth 上皮向下生长
epithelial rejection line 上皮排斥线
epithelial sloughing 上皮脱落
epithelium 上皮细胞
equator 赤道
Equatorial Guinea 赤道几内亚
equipment 设备,器材
ergonomics 工效学;人类工程学
Estonia 爱沙尼亚
Ethanol 乙醇
ethic 伦理
ethics 伦理学
etiology 病因学
Europe 欧洲
Eusol-C 一种角膜保存液
euthanasia 安乐死
evisceration 器官取出术
evisceration spoon(器官)取出匙
excision 切除
exclusionary criteria 除外的标准
excrescence 赘生物,疣
executive director,chief executive officer,CEO 首席执行官
exposure 暴露
exposure keratopathy 暴露性角膜病变
external 外部的,外侧的
external hordeolum 外麦粒肿,睑腺炎
external ocular anatomy 外眼解剖学
exempt employee 享受工资的雇员
exporting tissue 出口组织
external monitoring 外部监控
extraocular muscles 眼外肌
eye bank association of America,EBAA 美国眼库协会
eye bank checklist(核对用)眼库清单
eye banking 眼组织获取
eye bank records 眼库记录
eye bank specular microscope 眼库用内皮细胞显微镜
eye bank specialist 眼库专家
eye jar(装眼球用)广口瓶
eyelid 眼睑
eye maintenance 眼部维护

F

Fabry's disease 一种 X 连锁隐性遗传的神经鞘脂病变,多有角膜浑浊、结膜视网膜血管异常。白内障等
facility 设施,设备
fair and equitable system 公平公正的系统
fascia 招牌,绷带
Falkland Islands,Falklands 福克兰群岛
femtosecond laser 飞秒激光
FDA(food drug agency)(美)食品药品管理局
federal requirement 联邦要求,联邦的必要条件

femtosecond lenticule extraction, FLEx 飞秒激光透镜摘出术
Ferry's line 青光眼滤过泡前缘的铁线
fever 发热
final suitability determination 适宜性的最终确定
financial manager 财务经理
filamentary keratopathy 丝状角膜病变
filamentous keratitis 丝状角膜炎
Finland 芬兰
first-person consent 第一人称同意书
Fleischer's ring 弗莱舍环,出现在圆锥角膜锥底的铁锈环
FLEx, femtosecond lenticule extraction 飞秒激光透镜摘出术
floppy eyelid syndrome 眼睑松垂综合征
flow hood 层流罩
fold 皱褶
forceps 镊子
foreign material 异物
form 表格
formefrustekeratoconus 顿挫型圆锥角膜
fornix 穹窿
France 法国
freight 货运,运费
freight forwarder 货运代理,货运代理人
Fuchs' endothelial dystrophy 福克斯内皮营养不良
Fuchs' marginal keratitis 福克斯边缘性角膜炎
funeral home 殡仪馆
fungal keratitis 真菌性角膜炎
fungemia 真菌血症

G

Gabon 加蓬
gays 男同性恋者
gastrointestinal bleed 胃肠出血
Germany 德国
Garibralt 直布罗陀(海峡)
gelatinous drop-like corneal dystrophy 胶滴状角膜营养不良
glaucoma 青光眼
glaucoma filtration 青光眼滤过手术
graft-versus-host disease (GVHD)移植物抗宿主病
Greece 希腊
gross examination 肉眼检查,大体检查
gunpowder 弹药
guttae 点,滴

H

hand-held trephination 手持环钻
haptics 袢
harvesting technique(供体)获取技术
HCV, hepatitis C virus
hemophilia 血友病
hemorrhage 出血
hemostat 止血剂,止血钳
hepatitis 肝炎
hepatitis B core antibody 乙肝核心抗体
hepatitis B surface antigen 乙肝表面抗原
hepatitis C 丙型肝炎
heterosexual 异性恋
high-resolution imaging 高分辨率影像
HIV, human immunodeficiency virus 人类免疫缺陷病毒
HIV screening 人类免疫缺陷病毒筛查
Hodgkin's lymphoma 何杰金淋巴瘤
homosexual 同性恋
hospice 收容所
hostel 旅舍,招待所
hospital 医院
host cornea 宿主角膜
host-versus-graft disease (HVGD)宿主抗移植物病
Hudson Stahli's line 位于上 2/3 和下 1/3 交界处正常角膜的锈质线
human immunodeficiency virus, HIV 人类免疫缺陷病毒
human pituitary-derived growth hormone, pit-hGH 人类垂体衍生的生长激素
human tissue 人体组织
Hungary 匈牙利
Huntington's chorea 亨廷顿舞蹈症
hyperopia 远视
hypoxia 缺氧

I

icterus/jaundice 黄疸
immunohistochemistry 免疫化学
incarceration 监禁
incubator 孵育箱,孵化器

infant cornea 婴儿角膜
infection 感染
infection control 感染控制
inferior rectus 内直肌
infiltrate 浸润
inflammation 炎症
information technology 信息技术
infusion 输血
injected drug 注射的药物
in situ 在原地
in-situ 现场
inspection 视察,检查
instrument 仪器
instrument pack 仪器包装
interface blood 层间积血
internal 内部的
internal canthus 内眦
internal monitoring 内部监控
internal rectus, internus 内直肌
international program 国际计划
interviewee 被接见者,被访问者
intrastromal corneal ring segment 角膜基质环
intravenous 静脉内的
intrinsic eye disease 固有眼病
inversa cilia 反向睫毛
intraocular lens, IOL 眼内晶状体,人工晶状体
iridectomy 虹膜切除
Ireland 爱尔兰
iris 虹膜
iris radial muscles 虹膜放射状肌
iris sphincter 虹膜平滑肌
iritis 虹膜炎
Isle of Man 曼岛(英国属地,位于欧洲,首都道格拉斯)
ISO designation 国际标准组织委派
isolation 隔离
Italy 意大利
IV drug abuse 静脉药物滥用

J

Jaeger chart 耶格近视力表
Jakob-Creutzfeldt disease 雅-克病,痉挛性假硬化
joystick 操纵杆
jump graft 迁移移植片
juncture 接合,交界处
juvenile amaurotic familial idiocy 家族性黑朦性白痴
juvenile cataract 青年性白内障

K

Kaposi's sarcoma 卡波济肉瘤,皮肤多发性出血性肉瘤
Kahler's disease 卡勒病,多发性骨髓瘤
keratic precipitate, KP 角膜后沉淀物
keratitis 角膜炎
keratoconus 圆锥角膜
keratocyte 角膜细胞
keratoglobus 球形角膜
keratolimbal allograft transplantation 异体角结膜缘移植
keratomoleusis 角膜磨镶术
keratoplasty 角膜成形术,角膜移植术
KLAL, keratolimbalallgraft transplantation 异体角结膜缘移植术
Khodadoust's line 柯达都斯特线,角膜移植术后内皮排斥线
KP, keratic precipitate 角膜后沉淀物

L

Labeling 做标记,做标签
laboratory 实验室
laboratory corneal excision 实验性角膜切除
laboratory excision of ocular tissue 实验性眼组织切除
lamellar 板层
lamellar keratectomy 板层角膜移植术
lamellar keratomileusis 板层角膜磨镶术
laminar-flow hood 层流罩
laser photoablation 激光切除术,激光磨蚀术
laser scanning confocal microscope 激光扫描共焦显微镜
laser surgical procedure 激光手术步骤
laser trabeculoplasty 激光小梁成形术
lateral canthus 内眦
lateral rectus 内直肌
lattice dystrophy 格子状营养不良
learning curve 学习曲线
lens 晶状体
lesbian 女同性恋者

leukemia 白血病
leukocytosis 白细胞增多症
leukoencephalopathy 脑白质病变
leucopenia 白血病减少
level of priority 优先层级
LGBT 为 lesbian、gays、bisexual 和 transgender 的缩写
lid 眼睑
lid speculum 开睑器
limbus 角膜缘
living donor 活体(捐献)供体
local infection 局部感染
long term preservation 长期保存
long term care facilities 长期护理设施
long-term follow up 长期随访
look back 回顾
lupus 狼疮
Luxembourg 卢森堡
lysed cell 溶解的细胞

M

maintenance 维持,维护
malaria 疟疾
malignant tumor 恶性肿瘤
Marfan's syndrome 马方综合征
marketing coordinator 营销协调员
mechanical injury 机械性损伤
media 媒体,保存液(复数)
medial canthus 内眦
medical advisory board 医学顾问委员会
medical director 医学主任
medical examiner 医学审查官;验尸官
medical history 病史
medical record 病历
medical/social history 医学/社会史
medical standards 医学标准
medication 医疗,治疗
Meibomian gland orifices 睑板腺(梅氏腺)开口
meningitis 脑(脊)膜炎
mental eye 独眼
metabolic-induced-dementia 代谢(障碍)诱发的痴呆
metastasis 迁徙,转移
microbicide 杀微生物药
microbiologic culturing 微生物培养
microkeratome 微型角膜刀
microkeratome-assisted posterior lamellar keratoplasty (MMAPLK)微型角膜刀辅助的后角膜板层移植术
microscopic anatomy 显微解剖学
mild fold 轻度皱褶
military 军事
military member 军方成员
moderate folds 中度皱褶
moisture chamber 湿房
monitoring 监视,监控
motor neurone disease(MND),运动神经元病
mosaic 镶嵌(图形)
mosquito hemostat 蚊式止血钳
mucocutaneous junction 黏膜与皮肤接合部
mucopolysaccharidoses 粘多糖病
multiple sclerosis 多发性硬化
muscular sclerosis 肌硬化
muscle hook 肌肉拉钩
muscular dystrophy 肌营养不良
myelodysplasia 脊髓发育不良
myeloma 脊髓瘤
myoclonus 肌阵挛
narrow slit beam 窄裂隙光带
myopia 近视眼

N

National Sanitation Foundation(NSF) Standards 国家环境卫生基金标准
needle stick 针刺
Netherland 荷兰
neo-scleral rim 角巩膜缘
next of kin 最近亲属
noncompliance 不遵守,不符合
non-required laboratory results
normal cell morphology 正常细胞形态学
normal endothelium 正常内皮细胞
neuclear sclerosis 核性硬化
neuleus 核,晶状体核
Niger 尼日尔
Nigeria 尼日利亚
Nitrogen 氮
non-exempt employees 兼职或全职并按工时领取薪酬的雇员
non-Hodgkin's lymphoma 非何杰金淋巴瘤

noninfectious ulcerative keratitis 非感染性溃疡性角膜炎
non-mechanical injury 非机械性创伤
non-sterile items 非无菌物品
non-syphilitic interstitial keratitis 非梅毒性间质角膜炎
North America 北美
Northern Ireland 北爱尔兰
Norway 挪威

O

oblique muscle 斜肌
OCT, optical coherence tomography 光学相干断层扫描技术
ocular glands 眼腺体
oculus dexter 右眼
oculus sinister 左眼
office assistant 办公助理
operating ophthalmic microscope 眼科手术显微镜
operator 手术者
OPO, organ procurement organization 器官获取组织
optic 眼睛,镜片,光学的
optic nerve 视神经
optical coherence tomography, OCT 光学相干断层扫描技术
optical response analyzer, ORA 眼反应分析仪
optical section 光学部
Optisol GS 一种角膜中期保存液
orbital anatomy 眼眶解剖
organ procurement organization, OPO 器官获取组织
organizational chart 组织图表
osteo-odonto-keratoprothesis(自体)骨-牙-人工角膜

P

pachymetric corneal mapping 角膜厚度图
pachymetry 厚度测量
package insert 包装附页
packaging 包装,装箱
packing 包装,包装材料,充填物,包装盒
Parkinson's disease 帕金森病
pars plana(睫状体)平部
particular 详细说明;个别项目
pediatric donor 小儿供体
penetrating keratoplasty 穿透性角膜移植
penlight examination 笔式手电筒检查
permanent label 永久性标签
personal protective equipment 个人防护设备
photoablation 光切除
photokeratitis 光性角膜炎
phototherapeutic keratectomy(PTK)激光治疗性角膜切除术
physical examination 体格检查
piercings 穿孔
pinguecula 睑裂斑
pit-hGH, human pituitary-derived growth hormone 人类垂体衍生的生长激素
planimetry 面积测量
plasma dilution algorithm 血浆稀释计算法
pleomorphism 多形性
pneumodissection 气体分离(层)
pneumonia 肺炎
Poland 波兰
polymegathism 多巨细胞性
polymorphism 多形性
Portugal 葡萄牙
posterior capsule 后囊
posterior chamber 后房
posterior polymorphous dystrophy (PPMD) 后极部多形性营养不良
post-operative report 术后报告
post-preparation form 术后准(制)备报告
povidone-iodine 聚维酮碘
pre-corneal tear film 角膜前泪膜
pre-Descemet' endothelial keratoplasty, PDEK 后弹力层前内皮移植术
predisposing factor 素因性因素
pre-recovery preparation 康复前准备
preservation 保存
preservation medium 保存液
presurgical culture 术前培养
presumed consent 推定同意
presumptive approach 推定的方法
process form 处置表格
procurement 获得,获取
progressive multifocal leukoencephalopathy 进行性多灶性脑白质病变
promulgation 颁布
provisional number 临时编号

prosthetic contact lens 假体性接触镜,美容性接触镜
pseudoguttae 假滴状
pseudohypopyon 假性前房积脓
pseudomembrane 假膜
pseudophakic bullous keratopathy 人工晶状体性大泡性角膜病变
pterygia/pterygium 翼状胬肉
punch 钻枕(用于切取供体角膜)
puncta 泪点
puncture wound 穿刺伤
pupil 瞳孔

Q

QA,quality assurance 质量保证
quality assurance coordinator 质量保证协调员
quality control audit 质量控制审计
quality control 质量控制
quality improvement 质量改进
quarantine 检疫
quarantined tissue 已检疫的组织

R

rabies 狂犬病
radial keratotomy 放射状角膜切开术
radial vaccum trephine 辐射状真空环钻
recipient 受体
recipient preparation 受体制备
recipient & donor family follow-up 受体和供体家庭随访
recipient follow-up form 受体随访表格
recipient form 受体(登记)表
reconciliation 和解,调解
reconstitution form 改组表,修复表,重建表
recovery specialist 康复专家
rectus 直肌
rectus muscle 直肌
referral 转诊;参照
refractive corneal procedure 屈光性角膜手术
refrigerator 电冰箱
regraft related to allograft rejection 与异体角膜移植排斥反应有关的再移植
regraft unrelated to allograft rejection 与异体角膜移植排斥反应无关的再移植
refrigerator temperature monitoring 冰箱温度监控
registration form 注册(登记)表
registration of the eye bank 眼库登记
relaxing descemetotomy 后弹力层松解切开术
replication rate of bacteria 细菌复制率
requirement 要求;必要条件;必需品
research assistant 研究助理
respiratory arrest 呼吸抑制
retention 保留;扣留
retina 视网膜
retinal detachment 视网膜脱离
retinal pigment epithelium,REP 视网膜色素上皮
retinal pigmentosa 视网膜色素变性
retinitis 视网膜炎
retinoblastoma 视网膜母细胞瘤
retroilluumination 后照检查法
retrocorneal fibrous membrane 角膜后纤维膜(形成)
returned tissue 返还的组织
Reyes syndrome 瑞氏综合征,急性脑病肝脂肪浸润综合征,多与流感病毒和水痘病毒感染有关
rhegmatogenousDescemet's detachment 孔源性后弹力层脱离
rheumatic heart disease 风湿性心脏病
rheumatoid 类风湿
ring scissors 环形剪
rheumatic arthritis 风湿性动脉炎
ring-end handle scissors 环形剪
root cause 根本原因
Romania 罗马尼亚
rosette 玫瑰花形
rust ring 角膜金属异物移除后残留的锈环

S

sandism 施虐狂,性施虐狂
sadomasochism 施虐受虐狂
SARS(severe acute respiratory syndromes)非典型肺炎
Saudi Arabia 沙特阿拉伯
safety 安全性
satellite laboratories 卫星实验室,附属实验室
scar 瘢痕
scissors 剪刀
sclera 巩膜
scleral preservation 巩膜保存
scleritis 巩膜炎

sclerocornea 硬化性角膜
sclerosingpanencephalitis 硬化性全脑炎
sclerotic scatter 硬化播散
Scotland 苏格兰
screening 筛查
scrub nurse 手术助理护士
SCUBA, submerged cornea using backgrounds away technique 一种分离后弹力层-内皮的技术，即把角膜浸入液体中并以此为背景将后弹力层-内皮与基质分离
sealing 封口，封闭
secondary acquired melanosis 继发性获得性黑变病
semilunar fold 半月形皱褶
sepsis 脓毒症
septicemia 败血症
serologic test 血清学试验
serrated forceps 有齿镊
sex partner 性伴侣
sexual orientation 性取向
shipment 装货；装载的货物
shipping 装运
shipping label 货运标签
site inspection 现场考察；现场审视
Sjogren's syndrome 斯耶格兰综合征，泪腺涎腺干燥病
slit lamp 裂隙灯
sloughing 崩塌；蜕皮
Slovak Republic 斯洛伐克共和国
Slovenia 斯洛文尼亚
smallpox 天花
small incision lenticule extraction, SMILE 小切口角膜基质内微透镜摘出术
SMILE, small incision lenticule extraction 小切口角膜基质内微透镜摘出术
smooth forceps 无齿镊
snail tracks 蜗牛痕迹
Spain 西班牙
specific exclusionary criteria 特定的唯一标准
spectrum 光谱；抗菌谱；范围
specular microscope 镜面反射显微镜
specular microscopy 镜面反射显微镜检查
specular reflection 镜面反射
speculum 开睑器
species 物种，种类
spring handle scissors 弹性手持剪
stab knife 穿刺刀
standard operating procedure 标准手术步骤
standard resolution imaging 标准分辨图像处理
state laws 州法律
stem-cell transplantation 干细胞移植
sterile 无菌
sterile field 无菌术野
sterile keratitis 无菌性角膜炎
sterile scrubs 无菌手术服
Stocker's line 位于翼状胬肉前缘的铁质沉着线
storage 贮存
stress 应力
stress line, endothelial striae 张力线，内皮皱褶
stress striae 张力性皱褶
striae 皱褶
strain 应变
stroma 基质
stromal pathology 基质病理学
sub-acute sclerosingpanencephalitis 亚急性硬化性全脑炎
subarachnoid hemorrhage 蛛网膜下出血
subcapsular cataract 囊膜下白内障
submerged cornea using backgrounds away technique, SCUBA 一种分离后弹力层-内皮的技术，即把角膜浸入液体中并以此为背景将后弹力层-内皮与基质分离
sudden infant death syndrome 婴儿猝死综合征
suprachoroidal space 脉络膜上腔
surgical culturing 手术(组织)的(致病菌)培养
surgical incision 手术切口
surgical suitability 手术可适性
suture 缝合；缝线
suture abscess 缝线脓肿
suturing technique 缝合技术
Sweden 瑞典
Switzerland 瑞士
syphilis 伤寒
systemic infection 全身感染

T

Tacrolimus (FK-506) 他克莫司
tangent 正切
tangential illumination, wide slit beam 正切照明，宽裂

隙光束
tarsus 睑板
tattooing 刺青
TB, tuberculosis 结核
tear film 泪膜
technical director 技术主任
technical employees 技术雇员
technical hand-on training 技术传授培训
technical staff 技术人员
telangiectasia 毛细管扩张
temporary labels 临时性标签
Tenon's capsule 特纳囊,筋膜囊
Tenon's fascia 特纳囊,筋膜囊
tenotomy 筋膜切除
tenotomy scissors 筋膜剪
tensile modulus 拉伸模量
Terrien's marginal degeneration
The European Eye Bank Association, EEBA 欧洲眼库协会
Thygeson's superficial punctuatekeratopathy 泰格森点状浅层角膜病变
tight lens syndrome 接触镜密闭配戴综合征
time intervals 时间间隔
time-limited accreditation system 时限认证体系
tissue bank 组织库
tissue disposal form 组织废弃表
tissue distribution 组织分配
tissue distribution coordinator 组织分配协调员
tissue evaluation and storage 组织评估与保存
tissue evaluation form 组织评估表
tissue exchange network 组织交换网络
tissue identification system 组织认证系统
tissue inventory 组织(库存)清单
tissue monitoring 组织监测
tissue placement 组织配置
tissue placement coordinator, tissue distribution coordinator 组织配置协调员
tissue processing 组织处理
tissue procurement 组织获取
tissue recall 组织召回
tissue return 组织返还
tissue waiting determination 组织轮候决定
toothed forceps 有齿镊
total blood volume 总血容量
total plasma volume 血浆总容积
toxic anterior segment syndrome (TASS)眼前段毒性综合征
toxic-induced-dementia 中毒诱发的痴呆
toxoplasmosis 弓形体病
trabecular meshwork 小梁网
trabeculoplasty 小梁成形术
trachoma 沙眼
training folder 培训手册
training program 培训项目
trace folds
transfusion 输送,输血
transgender 跨性别者
transplantation 移植
transplantating surgeon 移植医生
transportation 运输
trauma 外伤
trephine 环钻
triage manager 应急分配经理
trochlea 滑车
trypan blue staining 台盼蓝染色
tuberculosis 结核
Turkey 土耳其
two-dimension code 二维码

U

ultrathin Descemet's stripping automated endothelial keratoplasty, ST-DSAEK　超薄后弹力层撕除自动板层刀(辅助)内皮移植术
United Kingdom 英国
universal precaution 全面性防护措施
urinary tract infections 尿路感染
uvea 葡萄膜
uveitis 葡萄膜炎

V

vacuolated cell 空泡状细胞
vadidated procedures monitoring 验证程序监控
variant Creutzfeldt-Jakob disease, vCJD 变异性克-雅病
vascular lesions 血管损害
vasculitis 脉管炎
vCJD, variant Creutzfeldt-Jakob disease 变异性克-雅病

ventilator 通气机
vernal keratoconjunctivitis 春季角结膜炎
viral conjunctivitis 病毒性结膜炎
viral keratitis 病毒性角膜炎
viremia 病毒血症
viscoelastic agent 黏弹剂
viscoelastic material 黏弹性物质
vital signs 致命体征
vitreitis 玻璃体炎
vitreous 玻璃体
vitreous humor 玻璃体液
vitreous leakage 玻璃体渗漏
vitreaous removal 清除玻璃体
votex keratopathy, cornea verticillata 涡状角膜营养不良

W

Wales 威尔士
WBC, white blood cell 白细胞
waste disposal 废物处置
West Nile virus 西尼罗河病毒
wet ice 湿冰
white blood cells, WBC 白细胞
whole body donation organization 全遗体捐献组织
whole globe exam 全眼球检查
wide slit beam, tangential illumination 宽光带照明
white limbal girdle of Vogt 佛格特角膜缘白色栅栏（结构）
Wilson's disease 威尔逊病，剥脱性皮炎；进行性豆状核变性
wound dehiscence 伤口开裂

X

xanthoma 黄色瘤
Xenotransplantation 异种移植
xerosis of cornea and conjunctiva 角结膜干燥症

Y

yellow precipitates 黄色沉淀
yoke muscles 配偶肌
Yugoslavia 南斯拉夫

Z

Zika virus 寨卡病毒
Zeisianstye 蔡司睑腺炎
Zinnannules, Zinn circle 秦氏韧带，总腱环
Zinn central arteries 视网膜中央动脉
zonular corneal dystrohpy 带状角膜营养不良
zonular keratitis 带状角膜炎
zonules 小带
zoster ophthalmicus 眼部带状疱疹

（姚晓明 编译　黎明 校）

52检